Knochen
Biologie, Gewinnung, Transplantation
in der zahnärztlichen Implantologie

KNOCHEN
Biologie, Gewinnung, Transplantation in der zahnärztlichen Implantologie

Arun K. Garg, DMD

Professor of Surgery
Division of Oral and Maxillofacial Surgery
University of Miami School of Medicine
Miami, Florida

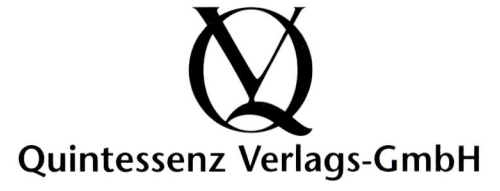

Quintessenz Verlags-GmbH

Berlin, Chicago, Tokio, Barcelona, Istanbul, London, Mailand, Moskau,
Mumbai, Paris, Peking, Prag, São Paulo, Seoul und Warschau

Titel der amerikanischen Originalausgabe:
Bone Biology, Harvesting, and Grafting for Dental Implants
Rationale and Clinical Applications
© 2004 Quintessence Publishing Co, Inc, Chigaco, USA

Bibliografische Informationen Der Deutschen Bibliothek
Die Deutsche Bibliothek verzeichnet diese Publikation in der deutschen Nationalbibliografie;
detaillierte bibliografische Daten sind im Internet über <http://dnb.ddb.de> abrufbar.
ISBN 3-87652-672-8

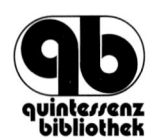

© 2006 Quintessenz Verlags-GmbH, Berlin

Dieses Werk ist urheberrechtlich geschützt. Jede Verwertung außerhalb der engen Grenzen des Urheberrechts ist ohne Zustimmung des Verlages unzulässig und strafbar. Dies gilt insbesondere für Vervielfältigungen, Übersetzungen, Mikroverfilmungen und die Einspeicherung und Verarbeitung in elektronischen Systemen.

Übersetzung: Prof. Dr. Dr. Hendrik Terheyden, Kiel
Lektorat: Kerstin Ploch, Quintessenz Verlags-GmbH, Berlin
Reproduktionen: Sun Art, Tokyo
Herstellung der deutschen Ausgabe: Ina Steinbrück, Quintessenz Verlags-GmbH, Berlin
Druck: freiburger graphische betriebe, Freiburg

ISBN 3-87652-672-8
Printed in Germany

Inhaltsverzeichnis

Vorwort   vii

Teil 1: Knochenbiologie

1 Die Physiologie des Knochens in der zahnärztlichen Implantologie   *3*
Knochenzellen
Knochenstoffwechsel
Makroskopische Knochenstruktur
Mikrostruktur des Knochens
Molekulare Struktur des Knochens
Modelling und Remodelling des Knochens
Knochenformation und Modelling von Knochenaugmentationsmaterialien
Osseointegration von Zahnimplantaten
Biologischer Prozess der Osseointegration von Implantaten
Zusammenfassung

2 Übersicht der Knochenaugmentationsmaterialien   *21*
Mechanismen der Knochenregeneration und -augmentation
Typen von Knochenaugmentationsmaterialien
Schlussfolgerung

3 Barrieremembranen zur gesteuerten Knochenregeneration   *57*
Materialien in der Barrieremembrantechnik
Die Mikrobiologie im Zusammenhang mit Barrieremembranen
Schlussfolgerung

4 Erhaltung des Alveolarfortsatzes nach Zahnextraktion   *97*
Alveolarkammresorption
Atraumatische Zahnentfernung
Erhaltung des Kieferkamms
Materialien für den Knochenaufbau
Auswahl des Knochenaufbaumaterials
Prothetische Maßnahmen bei der Kieferkammerhaltung
Kieferkammerhaltung bei der Implantatinsertion
Zukünftige Aussichten

Teil 2: Knochengewinnung

5 Gewinnung des Knochens vom Ramus mandibulae   *121*
Chirurgische Technik
Potenzielle Komplikationen

6 Gewinnung des Knochens aus der Kinnregion *131*
    Biologie der Knochenentnahmeregion der Unterkiefersymphyse
    Methoden zur Gewinnung monokortikaler Knochenblöcke aus der Unterkiefersymphyse
    Gewinnung von partikulärem Material
    Hebung von Blocktransplantaten
    Postoperative Nachsorge
    Potenzielle Komplikationen

7 Knochenentnahme aus der Tibia *151*
    Vorteile und Kontraindikationen
    Anatomie
    Chirurgischer Zugang und Technik
    Anwendung des Transplantates
    Postoperative Wundversorgung
    Potenzielle Komplikationen
    Schlussfolgerung

Teil 3: Knochentransplantation

8 Die Augmentation des Kieferhöhlenbodens zur Insertion von Zahnimplantaten *171*
    Anatomie der Kieferhöhle
    Physiologie der Kieferhöhle
    Mechanismen der Knochentransplantation
    Augmentationsmaterialien
    Präoperative Untersuchung
    Chirurgische Technik
    Postoperative Maßnahmen
    Klinische Fälle

9 Augmentationen und Knochentransplantation im anterioren Oberkiefer *213*
    Untersuchung der Gewebe zur Bestimmung des Augmentationsbedarfs
    Methoden zur Augmentation des anterioren Kieferkamms

10 Nasenbodenaugmentation *241*
    Anatomie und Gefäßversorgung der Nase
    Auswahl des Augmentationsmaterials
    Vorgehen
    Schussfolgerung

Teil 4: Zukünftige Entwicklungen

11 Biologische Wachstumsfaktoren und Knochenmorphogene in der Knochenregeneration *253*
    Wachstumsfaktoren
    Bone Morphogenetic Proteins
    Zukünftige Ausrichtung

Register 273

Vorwort

In den vergangenen zehn Jahren bezogen sich viele der Fragen, die mir während meiner praktischen Kurse an Leichen, bei Live-Operationen und Vorlesungen gestellt wurden, auf Knochenbiologie, Knochenaugmentationsmaterialen, Membranen, Knochenentnahmetechniken oder Knochentransplantationen. Es macht den Eindruck, dass die meisten Zahnärzte heutzutage ausreichend in den technischen Aspekten der Implantatinsertion ausgebildet sind, dass aber aus meiner Sicht ein Wissensmangel bei den grundlegenden biologischen Prozessen besteht, die uns erlauben, Knochen aus einem Gebiet des Mundes zu entnehmen und an eine andere Stelle zu transplantieren. Weil das Format einer kurzen Vorlesung oder sogar eines eintägigen Kurses nicht erlaubt, sich weiter in das Gebiet der Knochengewinnung, Knochentransplantation hineinzubegeben, als die simple klinische Step-by-Step-Anweisung des operativen Vorgehens, habe ich die Idee bekommen, ein Buch zu verfassen, das nicht nur erklärt wie der eine oder andere Operationsschritt durchgeführt wird, sondern auch warum wir ihn auf diese und nicht eine andere Weise durchführen und was das Operationsverfahren effektiv macht. Grundsätzlich aber war mein Ziel bei der Zusammenstellung dieses Buches, den Zahnarzt mit suffizienten Kenntnissen über den Knochen und Knochentransplantationen auszurüsten, damit er in der Lage ist, Entscheidungen zu treffen, die dem einzelnen Patienten nützen, ohne den Zahnarzt aber mit Informationen, die nicht direkt auf diesen Zweck bezogen sind, zu überfluten.

Es ist wirklich bemerkenswert, wie weit sich die Implantologie über die vergangenen zwei Jahrzehnte entwickelt hat. Heute sind wir in der Lage, die Kaufunktion auch bei Patienten wiederherzustellen, die nur 1 mm Kieferkammhöhe aufweisen, vorausgesetzt, dass eine ausreichende Kieferkammbreite zur Aufnahme des gewünschten Implantates vorliegt. Dadurch ist die Zahl der Patienten, die sich als Kandidaten für eine Implantatbehandlung eignen, deutlich erhöht, aber der Zahnarzt muss auch die nötigen Kenntnisse besitzen und wissen, welche Bedürfnisse diese Patienten haben und wie er sie erfolgreich erfüllen kann. Dieses Buch ist entworfen, um diese Wissenslücken zu füllen. Es beginnt mit einem breiten Überblick über die Knochenbiologie, um das Wissen des Lesers aufzufrischen, wie sich Knochen auf der mikroskopischen Ebene bildet. Dieser Teil des Buches gibt auch eine Übersicht über Knochenaufbaumaterialien und Barrieremembranen und empfiehlt die Situationen und Defekttypen, in denen diese Materialen am günstigsten eingesetzt werden. Ein weiterer Teil des Buches beschreibt die chirurgischen Techniken und möglichen Komplikationen bei der Gewinnung von Knochentransplantaten vom Ramus mandibulae, der Kinnregion und aus der Tibia. Danach folgt ein Abschnitt über die Knochentransplantationstechniken in der Kieferhöhle, im anterioren Oberkiefer und am Nasenboden. Die Operationsmethoden, Materialien, Techniken und postoperativen Gesichtspunkte werden durch zahllose klinische Bilder verdeutlicht. Jedes operative Vorgehen ist im Zusammenhang mit den biologischen

Prozessen beschrieben, die durch das operative Vorgehen ausgelöst werden, sodass der Leser nicht nur versteht wie, sondern auch warum es funktioniert. Das Buch schließt mit einem Ausblick auf die Knochenwachstumsfaktoren ab, die gegenwärtig verfügbar sind und die zurzeit für mögliche zukünftige Anwendungen in der Knochentransplantation um zahnärztliche Implantate erforscht werden. Meine Hoffnung ist, dass dieses Buch den zahnärztlichen Berufsstand mit einer umfassenden und prägnanten Ressource zum Hintergrundwissen und zur Behandlung der Patienten versorgt, denen die Knochenentnahme und -transplantation nützt. Dieses Buch richtet sich primär an den fortgeschrittenen Kliniker in der Parodontologie oder der Mund-Kiefer-Gesichtschirurgie, der sich einen umfassenden und klinisch relevanten Überblick über die grundlegende Wissenschaft und die klinischen Anwendungen des Knochens im Rahmen der dentalen Implantologie wünscht. Das Buch ist aber auch für Assistenten in der Ausbildung zum Mund-Kiefer-Gesichtschirurgen oder zum Parodontologen, für Assistenten in Weiterbildungsprogrammen an Krankenhäusern und für akademische Chirurgen nützlich, sofern sie Interesse an diesem wichtigen Gebiet haben.

Nachdem ich dieses Buch abgeschlossen habe, muss ich meinem Abteilungschef, Dr. Robert E. Marx – Kollege, Lehrer, Mentor und – in aller Bescheidenheit – Freund danken. Dr. Marx ist international als Pionier in der Entwicklung großer maxillofazialer Rekonstruktionen anerkannt. Er ist ein vollendeter akademischer Chirurg, der höchste Qualität in der medizinischen Versorgung leistet, in einfühlender Weise mit dem Patienten umgeht, erhebliche Forschungsleistungen erzielt und, was am wichtigsten ist, brillant lehrt. Worte allein können niemals den Dank ausdrücken, den ich für das Privileg empfinde, dass ich meine Ideen mit ihm teilen kann, ihm zuhören kann, Zeuge seiner Arbeitsethik bin, seine brillanten und innovativen Ideen höre und all das anwende, was er mir als Mentor in der Knochenwissenschaft generell und in der Praxis der Knochengewinnung und -transplantation, speziell in der zahnärztlichen Implantologie, beigebracht hat.

Ich stehe auch tief in der Schuld aller Forscher und Kliniker, deren veröffentlichte Resultate mir ermöglicht haben, die wissenschaftliche Basis meiner Arbeit und dieses Buches zu bilden. Zusätzlich möchte ich mit Dank die enormen Beiträge der Studenten, Assistenten und Kollegen anerkennen, mit denen ich während der 18 Jahre an der Medizinischen Hochschule der Universität von Miami zusammenarbeiten durfte. Ein spezieller Dank geht an meine Herausgeber bei Quintessenz, die mich fortwährend motiviert haben, meine persönliche Bestleistung zu geben. Dieses Buch hat erheblich von ihrer exzellenten Herausgeberschaft, der großartigen Führung und den Ideen zu Hinzufügungen oder Löschungen profitiert. Außerdem möchte ich dem gesamten Quintessenz-Publishing-Team für die hervorragende Qualität in allem, was sie tun, danken.

Ich hatte außergewöhnliches Glück, so viele wirklich talentierte und kreative Menschen in meinem Team zu haben. Ich möchte meiner Kollegin in der Ausbildungszeit, Dr. Aura Pikon, für ihre Hilfe bei der Patientenversorgung und ihre organisatorischen Fähigkeiten, ihren Fleiß und ihre Arbeitsethik danken. Ich möchte meinen klinischen Mitarbeitern Cathie Ellyn RN, Gina Lewis CDA und Amy CDA für ihre Mithilfe bei der Behandlung der Patienten, die in diesem Buch abgebildet sind, danken. Die Fürsorge und Liebe, die sie ihren Patienten geben, ist unvergleichlich und ich schätze das Teamwork und die Unterstützung, die sie mir geben.

Ich danke auch Dr. Morton Perell für seine Durchsicht des Manuskriptes, seine Testfragen, Anleitung und Ansporn. Mein herzlicher Dank geht an die Freunde und Assistenten, die mir stets zur Seite stehen: Rick, Kuy, Lillibeth, Leo, Michael, Karen, Robert, Katarinia, Vivian und Frank.

Schließlich danke ich meiner Familie – Mutter, Vater, Heather, Nathan, Jeremy, Kyle, Lovey, Ravi und Anil für ihre Unterstützung und Verständnis und dafür, dass sie mir eine Oase der Ruhe geschaffen haben, in die ich mich von meinem oft chaotischen Tagesablauf zurückziehen kann. Ohne ihre Hilfe, direkt und indirekt, wäre dieses Buch nicht möglich gewesen.

TEIL I

Knochenbiologie

KAPITEL 1

Die Physiologie des Knochens in der zahnärztlichen Implantologie

Das gesamte erwachsene Skelett befindet sich in einem dynamischen Zustand und es wird fortwährend durch die koordinierten Aktionen von Osteoklasten und Osteoblasten abgebaut und neu formiert (Abb. 1-1). Knochen ist ein lebendiges Gewebe, das zwei primäre Funktionen erfüllt: struktureller Halt und Kalziumstoffwechsel[1]. Die Knochenmatrix besteht aus einem extrem komplexen Netzwerk von Kollagen-Proteinfasern, die mit mineralischen Salzen imprägniert sind, die Kalziumphosphate (85%), Kalziumkarbonat (10%) und kleine Mengen von Kalziumfluorid und Magnesiumfluorid (5%)[2] enthalten. Die Mineralien des Knochens liegen hauptsächlich in Formen der Hydroxylapatite vor. Knochen enthält auch kleine Mengen von Nicht-Kollagen-Proteinen, die in die mineralische Matrix eingebettet sind. Unter diesen befindet sich die sehr wichtige Familie der Bone Morphogenetic Proteins (BMPs). Das Blut strömt in einem dichten Gefäßnetzwerk, das die Blutversorgung zu den vitalen Zellen bringt. Außerdem besteht ein Netzwerk von Nerven (Abb. 1-2). Um eine normale Knochenstruktur zu erhalten, müssen ausreichende Mengen von Proteinen und Mineralien vorhanden sein.

Wegen seiner einzigartigen Architektur ist Knochen eine materialsparende Struktur, in der eine maximale Festigkeit mit einer absolut minimalen Masse erzielt wird (Abb. 1-3). Beim Menschen erreicht die Knochenmasse das höchste Niveau ungefähr zehn Jahre nach Beendigung des linearen Wachstums. Dieses Niveau bleibt normalerweise einigermaßen konstant, solange der Knochen in gleichem Maße im Gesamtskelett an- und abgebaut wird, bis irgendwann im vierten Lebensjahrzehnt die Knochenmasse langsam abzunehmen beginnt. Obwohl die Ursachen dafür nicht klar bekannt sind, ist der Abfall der Knochenmasse ein Resultat eines fortwährenden Nettoverlustes im Knochenremodellierungsprozess. Im 80. Lebensjahr haben typischerweise sowohl Männer als auch Frauen die Hälfte ihrer maximalen Knochenmassewerte. Die Spitzenmineraldichte wird vom Menschen im dritten Lebensjahrzehnt erreicht. Sie ist bei Frauen geringer als bei Männern und bei Weißen geringer als bei Farbigen. Frauen verlieren geschätzt 35% ihres kortikalen Knochens und 50% ihres spongiösen Knochens im Alterungsprozess, während Männer ungefähr nur zwei Drittel dieser Mengen verlieren[3]. Knochen, der vom

1 Die Physiologie des Knochens in der zahnärztlichen Implantologie

Abb. 1-1

(a) Um das Verhalten des Knochens bei intraoralen Knochentransplantationen, Implantatinsertionen, bei der Osseointegration und der Langzeiterhaltung des Knochens zu verstehen, ist ein gründliches Wissen über die Knochenphysiologie wichtig.

(b) Osteoblasten und Osteoklasten bewirken das metabolische Gleichgewicht aller menschlichen Knochen inklusive Unter- und Oberkiefer. Wenn die Osteoblasten erfolgreich neuen Knochen gebildet haben und in ihn eingebettet werden, bilden sie sich in Osteozyten um. Osteozyten kommunizieren untereinander und mit Zellen auf der Knochenoberfläche über dentritische Fortsätze, die in Canaliculi verlaufen (PT=Parathormon, CT=Calcitonin).

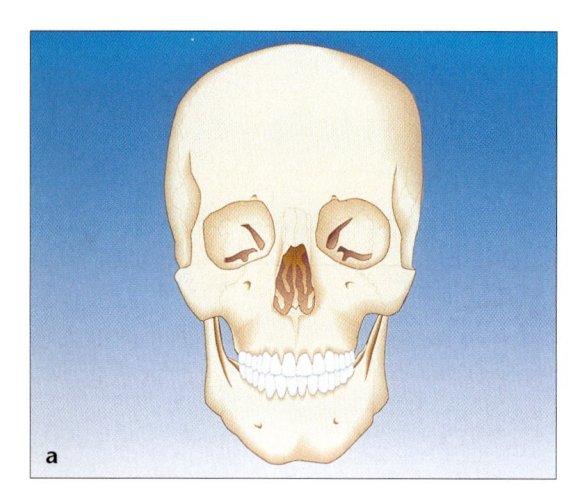

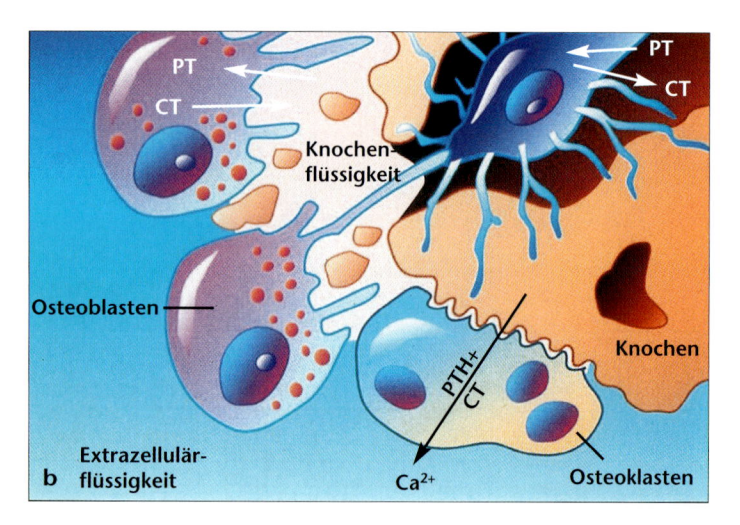

Organismus für unnötig gehalten wird (z. B. Atrophie oder Knochenverlust bei gelähmten Patienten), geht ebenfalls durch eine Verschiebung des Gleichgewichtes zwischen An- und Abbau im Knochenremodelling verloren; zusätzlich kann ein erhöhter Umbau eine Antwort auf Stoffwechselveränderungen sein.

In all diesen Szenarien sind Schädel und Kiefer fraglos mitbetroffen.

Deshalb ist es wichtig, dass der Zahnarzt, der mit zahnärztlichen Implantaten arbeitet, ausreichende Kenntnisse über Knochenstruktur und -stoffwechsel und auch über den Prozess der Osseointegration hat, wenn er Knochentransplantate oder Implantate einsetzt.

Knochenzellen

Drei Haupttypen von Zellen nehmen am Knochenstoffwechsel und an der Knochenphysiologie teil: Osteoblasten, Osteozyten und Osteoklasten.

Osteoklasten, die in den Knochenaufbauprozess einbezogen sind, finden sich hauptsächlich an zwei Orten: diese Zellen sezernieren die Knochenmatrix (Abb. 1-4) und werden in endostale und periostale Osteoblasten unterteilt. Periostale Osteoblasten finden sich auf den Außenflächen des Knochens unter dem Periost, während endostale Osteoblasten die Gefäßkanäle innerhalb des Knochens auskleiden. Reife Osteoblasten sind für die Produktion der Proteine der Knochenmatrix verantwortlich. Tatsächlich

Abb. 1-2

(a) Die Knochenzellen erhalten die Vitalität des Knochens auf Basis einer ausgeprägten arteriellen Versorgung. Kleinere Gefäße erreichen die in die Knochenmatrix eingebetteten Zellen.

(b) Das Gefäßsystem im lamellären Knochen entspringt aus den Markräumen; durch interkonnektierende Verbindungen wird die gesamte Knochenstruktur durchströmt.

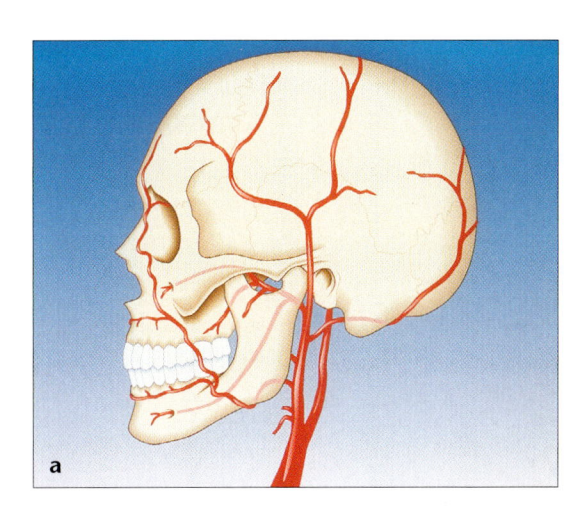

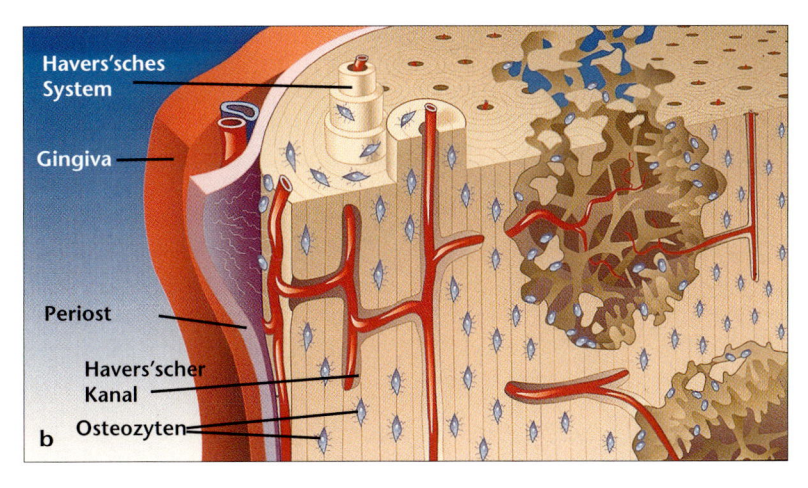

Abb. 1-3

Knochen ist ein gewichtssparendes Gewebe, das einen trabekulären Aufbau hat, der eine Nachgiebigkeit unter funktioneller Belastung ermöglicht.

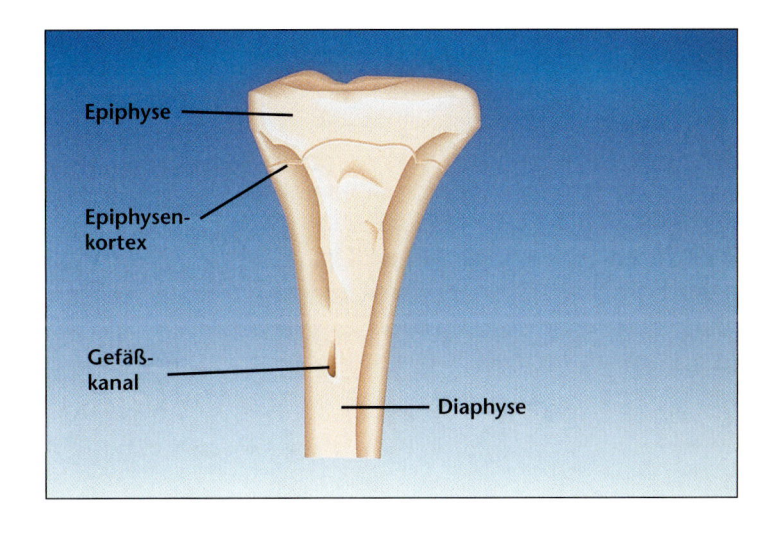

ist das Zytoplasma der Osteoblasten intensiv basophil, was auf die Anwesenheit von Ribo- und Nukleoproteinen zurückzuführen ist, die in Verbindung mit der Synthese dieser Proteinkomponenten stehen. Die Knochenapposition in einem Gebiet von aktivem Wachstum hält für mehrere Monate an und Osteoblasten lagern neuen Knochen in aufeinander folgenden Schichten in konzentrischen Kreisen an die Innenoberfläche des

Hohlraums, in dem sie arbeiten, an. Diese Aktivität hält an, bis der Tunnel soweit mit neuem Knochen ausgefüllt ist, dass die Blutgefäße, die durch den Tunnel laufen, eingeengt werden. Zusätzlich zur Mineralisierung der neuen Knochenmatrix produzieren die Osteoblasten andere Bestandteile der Matrix, wie Phosphorlipide und Proteoglykane, die ebenfalls Bedeutung im Mineralisationsprozess haben. Während der Osteogenese sezernieren die Osteoblasten Wachstumsfaktoren, unter anderem Transforming Growth Factor beta (TGF-β), BMPs, Platelet Derived Growth Factor (PDGF), die in die Knochenmatrix eingebaut werden[4]. Neue Forschungsergebnisse legen nahe, dass die Osteoblasten als Helferzellen für die Osteoklasten während der normalen Knochenresorption fungieren, indem sie möglicherweise die Knochenoberfläche für den Angriff der Osteoklasten vorbereiten[4]. Weitere Forschungsergebnisse zur Klärung der möglichen Rolle der Osteoblasten sind erforderlich.

Wenn Osteoblasten erfolgreich Knochenmatrix aufgebaut haben und in diese Knochenmatrix eingebaut worden sind, formen sie sich in Osteozyten um (siehe Abb. 1-1b). Osteozyten sind die häufigsten Knochenzellen, sie kommunizieren miteinander und mit Zellen auf der Knochenoberfläche über dentritische Fortsätze, die sich in Canaliculi befinden. Osteozyten haben ein leicht basophiles Zytoplasma, dessen Fortsätze sich vom Osteozyten in ein feines Netzwerk von Canaliculi erstrecken, die von den Osteozytenhöhlen ausgehen. Während der Knochenbildungsphase erstrecken sich die Zytoplasmafortsätze jenseits ihrer normalen Grenzen und stellen so eine direkte Kontinuität mit der benachbarten Osteozytenhöhle und mit den Gewebehohlräumen her. Flüssigkeiten in diesen Hohlräumen vermischen sich mit Flüssigkeiten der Canaliculi. Damit scheint ein Austausch von Stoffwechselprodukten und biochemischen Botenstoffen zwischen dem Blutstrom und den Osteozyten möglich zu sein. In reifem Knochen gibt es fast keine Zytoplasmafortsätze, aber die Canaliculi übernehmen selbst die Funktion des Austausches von Botenstoffen. Dieser Mechanismus erlaubt den Osteozyten vital zu bleiben, obwohl sie in Interzellulärsubstanz eingemauert sind. Dieses Gangsystem funktioniert aber nicht mehr, wenn es weiter als 0,5 mm von einer Kapillare entfernt ist. Diese Distanz erklärt die allgegenwärtige Blutversorgung im Knochen durch die Kapillaren, die durch die Havers'schen Systeme und Volkmann'schen Kanäle laufen (s. u.). In Osteozyten konnte auch die Expression von TGF-β und möglicherweise von anderen Wachstumsfaktoren gezeigt werden. Einige Forscher haben auch postuliert, dass die Belastung des Knochens das Verhalten von remodellierenden Zellen auf der Knochenoberfläche durch Effekte auf die Osteozyten im Inneren des Knochens beeinflusst, die daraufhin TGF-β in das Kanalsystem sezernieren[4]. Andere Forschungsergebnisse legen nahe, dass Osteozyten eine Rolle im Kalziumtransport innerhalb des Knochens spielen[5].

Die Osteoklasten sind für die Knochenresorption verantwortlich und ihre Aktivität wird durch Parathormon gesteuert[4]. Osteoklasten sind fusionierte Monozyten, die histologisch als große vielkernige Riesenzellen erscheinen, da sie mehr als 50 Kerne enthalten. Sie befinden sich in flachen Aushöhlungen (Howship'schen Lakunen) entlang der mineralisierten Knochenoberfläche[6]. Entlang der zu resorbierenden Knochenoberfläche bildet sich ein spezialisiertes Areal ihrer Zellmembran aus. Diese Gebiet, Bürstensaum genannt, besteht aus mikrovilliartigen Zytoplasmaaustülpungen, die die Osteoklasten zum Knochen hin ausstrecken. Es besteht aus Falten und Invaginationen, die Oberflächenvergrößerung am Kontakt zwischen Zellmembran und Knochenoberfläche erlauben (siehe Abb. 1-1b). Die Knochenresorption tritt entlang des Bürstensaumes auf, solange die Villi proteolytische Enzyme sezernieren, die die organische Knochenmatrix verdauen oder auflösen, und solange sie Säuren sezer-

Abb. 1-4
Durch den Einfluss von Transforming growth factor aus Blutplättchen und Osteoblasten differenzieren undifferenzierte Stammzellen in Präosteoblasten, später Osteoblasten und schließlich Osteozyten. So reifen die Zellen zu den für den Körper wichtigen Geweben aus.

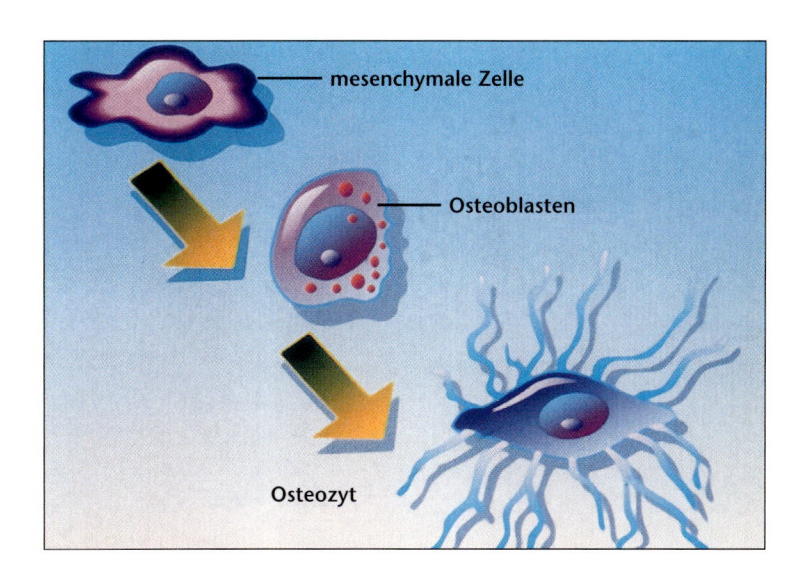

nieren, die die Auflösung des Knochens bewirken. Durch Phagozytose absorbieren die Osteoklasten auch winzige Partikel der Knochenmatrix und Kristalle, lösen sie dann am Ende auf und geben deren Produkte in den Blutstrom frei. Beim Erwachsenen sind die Osteoklasten üblicherweise auf weniger als 1% der Knochenoberflächen zu einem gegebenen Zeitpunkt aktiv[7]. Sie existieren typischerweise in kleinen, aber konzentrierten Mengen. Sobald sich eine gewisse Osteoklastenmasse gebildet hat, baut sie etwa für drei Wochen Knochen ab und schafft einen Tunnel, der zwischen 0,2 mm und 1 mm Durchmesser aufweist und einige Millimeter lang ist. Nachdem die lokale Knochenresorption erfüllt ist, verschwinden die Osteoklasten möglicherweise durch Degeneration. Danach wird der Tunnel durch Osteoblasten besiedelt, der Knochen formiert sich neu und der kontinuierliche Remodellierungszyklus beginnt erneut.

Zusätzlich zu den drei Haupttypen von Knochenzellen gibt es einen vierten Typ, die Lining-Zellen des Knochens. Diese Zellen ähneln in gewisser Weise Osteozyten, indem sie Osteoblasten „im Ruhestand" sind – mit anderen Worten sind sie Osteoblasten, die nicht in den neu gebildeten Knochen eingebaut werden, sondern stattdessen auf der äußeren Knochenoberfläche verbleiben, wenn die Knochenbildung zum Ende kommt. Lining-Zellen gehen in einen Ruhezustand über und liegen flach der Knochenoberfläche auf, aber sie bilden keine undurchlässige lückenlose Barriere. Sie halten die Kommunikation mit den Osteozyten über Gap-Junction-Fortsätze aufrecht und sie behalten offenbar auch ihre Rezeptoren für Hormone, wie Parathormon und Östrogen. Ähnlich wie bei den Osteozyten wird auch für die Lining-Zellen vermutet, dass sie eine Rolle im Mineralaustausch in beiden Richtungen des Knochens und in der Rezeption der mechanischen Belastung spielen[8]. Man nimmt ebenfalls an, dass sie den Knochenumbau als Antwort auf verschiedene chemische oder mechanische Reize anregen können[9].

Knochenstoffwechsel

Der Knochen ist das primäre Reservoir des Körpers für Kalzium. Die enormen Stoffwechselfähigkeiten des Knochens erlauben ihm auf die metabolischen Anforderungen des Körpers zu antworten und ein stabiles Kalziumniveau im Serum aufrechtzuerhalten[1,2]. Kalzium hat eine essenzielle lebenserhaltende Funktion. Dieses System arbeitet mit Lunge und Niere bei der Aufrechterhaltung des pH-Gleichgewichts des Körpers durch Produktion zusätzlicher Phosphate und Karbonate zusammen. Kalzium spielt auch für die Nervenleitung und die elektrische Ladung der Muskeln, inklusive der Herztätigkeit eine Rolle (siehe Abb. 1-1b).

Die Struktur und Masse des Knochens – inklusive Schädel und Kiefer – werden direkt durch den Stoffwechselzustand des Körpers beeinflusst. Wenn das Skelett überhöhten Kalziumanforderungen oder gewissen Krankheiten ausgesetzt ist, kann die strukturelle Integrität des Knochens geändert oder sogar geschädigt werden. Ein Beispiel ist die Knochenstruktur bei Frauen nach der Menopause. Als Antwort auf einen fallenden Östrogenspiegel im System beginnt die Knochenmasse zu schwinden und die Verbindungen zwischen den Knochentrabekeln gehen verloren. Weil eine normale Vernetzung der Knochentrabekel entscheidend für die biomechanische Steifigkeit des Knochens ist, kann der Rückgang des Knochens zu einem Anstieg der Brüchigkeit führen. Dies ist ein wichtiges Phänomen in der zahnärztlichen Implantologie und bei Knochentransplantationen, denn fallende Östrogenspiegel scheinen signifikant das Risiko von Implantatverlusten zu steigern. Die Effekte eines gestörten Gleichgewichts im Knochenumbau werden auch durch die Albers-Schönberg-Krankheit oder „Marmorknochen-Krankheit" illustriert, bei der eine gestörte Osteoklastenfunktion eine Rolle spielt. Weil diese Osteoklasten den existierenden Knochen nicht resorbieren und damit BMP freisetzen, wird kein neuer Knochen gebildet, sodass am Ende ein avaskulärer und azellulärer Knochen (im Grunde genommen alter Knochen) entsteht. Dieser ist spröde, frakturiert deshalb leicht und infiziert sich häufig. Andere Krankheiten, die häufig mit Abnormalitäten des Knochenumbaus vergesellschaftet sind, sind Krebs, primärer Hyperparathyroidismus und Morbus Paget. Obwohl diese Störungen häufig vorkommen, wissen die wenigsten, welche Mechanismen für die Steuerung des normalen Knochenumbaus verantwortlich sind oder wie er koordiniert und im Gleichgewicht gehalten wird.

Hormonell metabolische Interaktionen haben entscheidenden Einfluss auf die Aufrechterhaltung der Knochenstruktur. In erster Linie wirken sie auf die durch BMP verbundenen Zyklen von Knochenresorption und Knochenaufbau ein. Wie zuvor schon erwähnt, bauen Osteoblasten, wenn sie Knochen bilden, auch BMPs in die mineralische Matrix ein. Dieses säurenunlösliche Protein bleibt in der Matrix bis es von dort durch die osteoklastische Resorption freigesetzt wird. Die Säurenunlöslichkeit ist ein evolutionärer Mechanismus. Der pH-Wert von 1, der durch die Osteoklasten erzeugt wird, ist in der Lage, Knochen, nicht aber das BMP aufzulösen[11]. Einmal freigesetzt, bindet sich das BMP an die Zelloberfläche von undifferenzierten mesenchymalen Stammzellen, wo dann ein Membransignal-Protein durch Phosphorylierung aktiviert wird. Das wiederum verändert die Genaktivierung im Kern, wodurch eine osteoblastäre Differenzierung und die Stimulierung von neuer Knochenbildung ausgelöst wird. Eine Störung dieses Prozesses kann möglicherweise eine Erklärung für die Osteoporose sein. Das therapeutisch Potenzial, die BMPs direkt in die Wunde zu applizieren, um Knochen zu bilden, ist gegenwärtig von großem Forschungsinteresse. Einige Forscher meinen, dass in der Zukunft dieses biologische Material Knochentransplantate unterstützen oder sogar ganz in der restaurativen Therapie ersetzen kann[12]. Dieses Thema wird detailliert in Kapitel 11 diskutiert.

Normalerweise werden 0,7% des menschlichen Skeletts täglich resorbiert und durch neuen gesunden Knochen ersetzt (siehe Abb. 1-1b, 1-2b). Deshalb wird das gesamte Skelett durchschnittlich alle 142 Tage erneuert. Im Laufe der Alterung und bei Stoffwechselkrankheiten kann sich dieser Knochenaustauschprozess verlangsamen und mit einer Zunahme des durchschnittlichen Alters des funktionellen Knochens einhergehen. Das erhöht das Risiko von Ermüdungsbrüchen des überalterten Knochens und bewirkt eine eingeschränkte Heilungskapazität. Das kann zu Fehlschlägen der Implantatintegration und Verlust der Osseointegration von Implantaten führen[13]. Deshalb ist es für Zahnärzte wichtig zu erkennen, dass ein eingeschränkter Knochenstoffwechselstatus bereits vor der Planungsphase berücksichtigt wird, weil sich dessen Effekte möglicherweise erst zeigen, wenn der Zahnarzt versucht, Implantate zu setzen oder nachdem diese bereits einige Zeit im Knochen liegen.

Makroskopische Knochenstruktur

Den Knochen des menschlichen Skeletts kann man aufgrund seiner Porosität in zwei Knochenarten einteilen: dichtes kortikales Knochengewebe und spongiöses Knochengewebe (Abb. 1-5). Im Prinzip könnte die Porosität des Knochens kontinuierlich von 0% bis 100% variieren; in den meisten Gebieten exisiert aber entweder Knochen von sehr hoher oder sehr niedriger Porosität. Fast immer findet sich sowohl kortikaler als auch spongiöser Knochen an jedem Knochenort, aber Quantität und Verteilungsmuster variieren. Die nicht mineralisierten Räume im Knochen enthalten Knochenmark, ein Gewebe, das aus Blutgefäßen, Nerven und verschiedenen Zelltypen besteht. Die Hauptfunktion des Knochenmarks ist die Erzeugung der wichtigsten Blutzellen; es ist aber auch ein sehr osteogenes Material, das die Knochenneubildung stimulieren kann, wenn es an einen extraskelettalen Gewebeort verpflanzt wird, wie zum Beispiel bei einer Knochentransplantation im zahnärztlichen Gebiet.

Kortikaler oder Kompaktaknochen, der etwa 85% des Gesamtknochens im Körper ausmacht[4], findet sich in den Schäften der langen Röhrenknochen und bildet eine Schale um die Wirbelkörper und die anderen spongiösen Knochen (Abb. 1-6). Dieses Gewebe ist in Form von Knochenzylindern organisiert, die sich in ein zentrales Blutgefäß fügen und Havers'sches System genannt werden. Havers'sche Kanäle, die Nerven und Kapillaren enthalten, werden untereinander und mit der Außenfläche des Knochens durch kurze transversale Volkmann'sche Kanäle verbunden.

Trabekulärer oder spongiöser Knochen, der etwa 15% der Gesamtknochenmasse des Körpers ausmacht, findet sich in kubischen oder flachen Knochen und in den Enden der langen Röhrenknochen. Die Poren der Spongiosa sind untereinander verbunden und mit Knochenmark angefüllt. Die Knochenmatrix ist in Form von Platten in variabler Form angeordnet, Trabekel genannt. Manchmal erscheinen sie in rechtwinkeliger Form arrangiert, aber oft liegt ein Zufallsprinzip vor[14]. Die Knochenmarkhöhlen sind durch Knochenmark angefüllt, das im Falle der aktiven Produktion von Blutzellen oder einer Reservepopulation von mesenchymalen Stammzellen rot und gelb ist, wenn im Zuge des Alterungsprozesses die Markhöhle in einen Ort der Fettspeicherung umgewandelt wird.

Mit Ausnahme der Gelenkflächen ist die Außenfläche des Knochens mit Periost überzogen, das eine Grenze zwischen dem Hartgewebe und dem bedeckenden Weichgewebe ausbildet. Das Periost ist ebenfalls ein Ort beachtlicher Stoffwechselumsätze, zellulärer und biomechanischer Aktivitäten, die das Knochenwachstum und die Knochenform modellieren (Abb. 1-7). Das Periost besteht aus zwei Schichten von spezialisiertem Bindegewebe. Die äußere fibröse Schicht besteht hauptsächlich aus dichten Kollagenfasern und Fibroblasten und sorgt für die Reißfestigkeit, während die innere zelluläre Schicht, auch Kambiumschicht genannt, im Direktkontakt mit dem Knochen steht und funktionelle Osteoblasten enthält. Die Markhöhlen und Markräume sind durch Endost ausge-

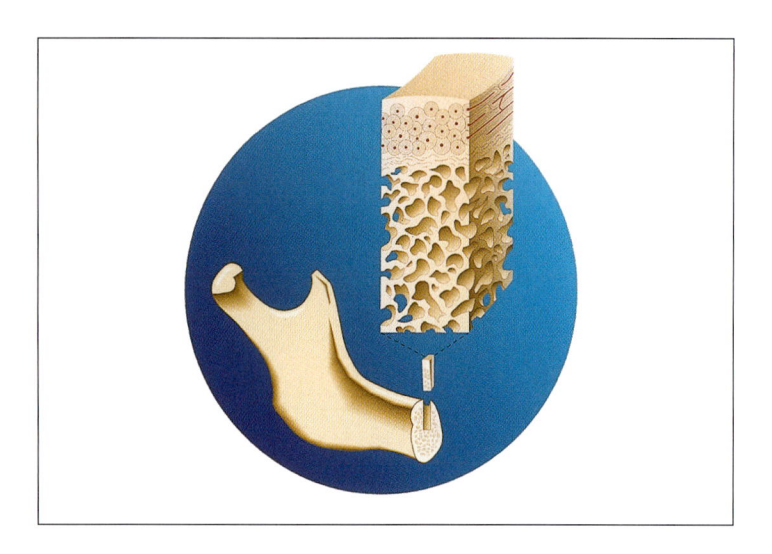

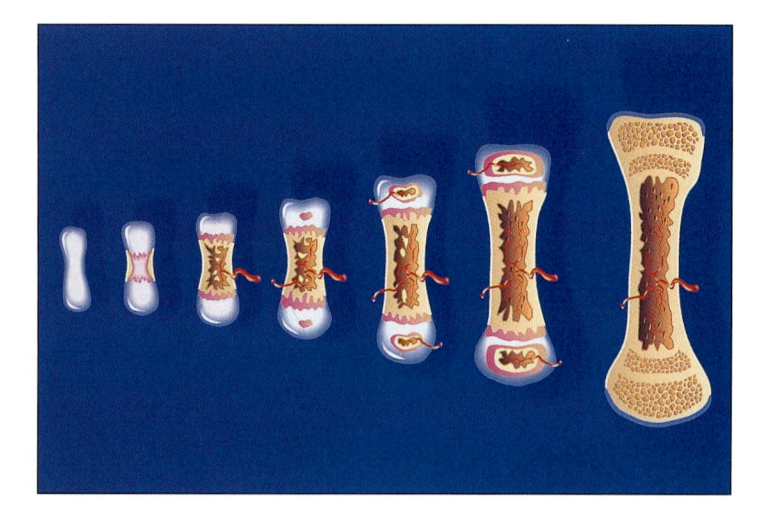

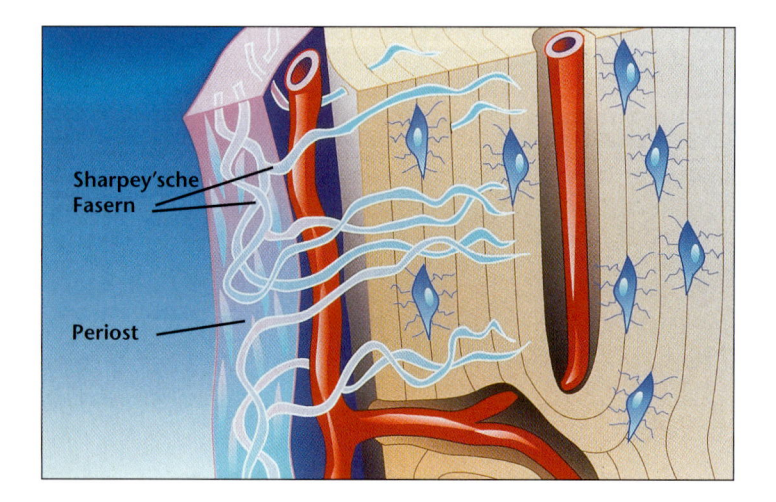

1 Die Physiologie des Knochens in der zahnärztlichen Implantologie

Abb. 1-5
Für eine erfolgreiche Knochengewinnung, Transplantation und Osseointegration sollte die Knochendichte und das Verhältnis von kortikalem zu spongiösem Knochen in Unter- und Oberkiefer gründlich untersucht werden.

Abb. 1-6
Bildung und Ausreifung langer Röhrenknochen. Die Knochendichte und das Verhältnis von kortikalem zu spongiösem Knochen in den langen Röhrenknochen, die als Spenderregionen Verwendung finden, sind grundsätzliche Faktoren, um einen klinischen Erfolg bei der Knochenentnahme, Knochentransplantation und Osseointegration zu erzielen.

Abb. 1-7
Das Periost, eine Bindegewebemembran, die den kortikalen Knochen umgibt, sollte sorgfältig reponiert werden, sodass das osteogene Potenzial postoperativ das Transplantat und den darunter liegenden Knochen ernähren kann.

kleidet, eine dünne und empfindliche Membran aus einer einzigen Schicht von Osteoblasten. Die Endostschicht ähnelt in ihrer Architektur der Kambiumschicht des Periostes, weil in ihr Osteoprogenitorzellen, Osteoblasten und Osteoklasten enthalten sind.

Mikrostruktur des Knochens

Auf der mikroskopischen Ebene bestehen vier Typen von Knochen: Geflechtknochen zusammengesetzter, lamellärer und bündelförmiger Knochen.

Geflechtknochen spielt eine bedeutende Rolle in der Heilung, weil er sich sehr schnell bildet (ungefähr 30 mm bis 60 mm pro Tag). Er bildet sich in einer unorganisierten Weise ohne lamelläre Architektur oder Havers'sche Systeme. Deshalb ist er relativ weich, hat wenig biomechanische Festigkeit und besteht nicht sehr lange. Auf der Plusseite kann Geflechtknochen aber höher mineralisiert werden als lamellärer Knochen, ein Umstand, der aus mechanischer Sicht, den Mangel seiner Organisation ausgleichen könnte[14]. Während der Heilung wird Geflechtknochen häufig als Phase-1-Knochen bezeichnet. Geflechtknochen wird recht schnell resorbiert und durch reiferen lamellären Knochen ersetzt, der auch als Phase-2-Knochen bezeichnet wird.

Der Ausdruck zusammengesetzter Knochen bezieht sich auf den Übergangszustand zwischen Geflecht- (Phase I) und lamellärem Knochen (Phase 2), bei dem man ein Gitternetzwerk aus Geflechtknochen gefüllt mit lamellärem Knochen sehen kann.

Lamellärer Knochen ist der häufigste, reife und lasttragende Knochen im Körper und er ist extrem stabil. Dieser Knochentyp bildet sich langsam (etwa 0,6 mm bis 1 mm pro Tag) und hat in Folge dessen eine hoch organisierte Kollagen-Protein- und Mineralstruktur. Lamellärer Knochen besteht aus multipel orientierten Schichten.

Bündelknochen ist der führende Knochen um Ligamente und Gelenke und besteht aus den Insertionen der Ligamente mit einem gestreiften Aussehen.

Molekulare Struktur des Knochens

Auf molekularer Ebene besteht der Knochen aus Kollagen (hauptsächlich Typ I), Wasser, Hydroxylapatit und kleinen Mengen von Proteoglykanen und nicht-kollagenen Proteinen. Die Kollagenmatrix ist quer vernetzt mit einer dreidimensionalen Anordnung von Matrixfasern. Die Ausrichtung der Kollagenfasern legt das Mineralisierungsmuster fest. Auf diese Weise kann sich der Knochen an seine biomechanische Umgebung anpassen und die größte Festigkeit auf die Kompressionsbelastungen ausrichten. Kollagen bedingt sowohl die Zugfestigkeit als auch die Biegsamkeit und bietet einen Platz für die Mineralisationskerne der Knochenmineralkristalle, die dem Knochen die Stabilität und Druckfestigkeit geben.

Die interzelluläre Knochensubstanz hat eine organisierte Struktur. Der organische Anteil nimmt etwa 35% Rauminhalt der Matrix ein und wird hauptsächlich durch osteokollagene Fasern gebildet, ähnlich wie die Kollagenfasern im Bindegewebe. Die Fasern sind untereinander durch eine zementartige Substanz verbunden, die hauptsächlich aus Glukosaminoglykanen (Protein-Polysaccharide) besteht.

Der anorganische Anteil nimmt etwa 65% des Knochengewichtes ein und befindet sich ausschließlich in dem interfibrinösen Zement. Die Mineralien im Knochen bestehen hauptsächlich aus Hydroxylapatitkristallen, die in dichten Ablagerungen entlang der osteokollagenen Fasern liegen. Die Interzellularsubstanz enthält auch andere Substanzen wie Karbonate, Fluoride, Proteine und Peptide. Einige dieser Materialien werden durch die Zusammensetzung der Körperflüssigkeiten reguliert und beeinflussen die Löslichkeit des Knochenminerals[14].

Andere Komponenten, wie die BMPs, regulieren die Bildung und Erhaltung des Knochens. Die Knochenmatrix besteht aus aufeinander folgenden Schichten, die in ihrer Dicke zwischen 300 μm und 700 μm liegen. Diese Schichten sind das Resultat einer rhythmischen und gleichförmigen Matrixablagerung. Auch das Muster der Fasern in jeder Schicht ist charakteristisch, parallel ausgerichtet mit einer spiralartigen Orientierung, die zwischen den Schichten wechselt, sodass die Fasern der einen Schicht um 90 Grad versetzt zu den Fasern der benachbarten Schicht laufen. Dieses Muster schafft die voneinander unterscheidbaren Knochenschichten.

Modelling und Remodelling des Knochens

Wie zuvor schon erwähnt, wird der Knochen kontinuierlich durch Osteoblasten gebildet und durch Osteoklasten an aktiven Orten im Körper abgebaut. Bei Erwachsenen wird nur ein kleiner Anteil des Knochens kontinuierlich durch Osteoblasten aufgebaut, die an etwa 4% aller Oberflächen zu einem bestimmten Zeitpunkt arbeiten[7]. Obwohl viele Orthopäden und Knochenforscher beide Prozesse als Remodelling (Knochenumbau) bezeichnen, ist es wichtig zu wissen, dass Knochenmodelling und Knochenremodelling zwei unterschiedliche Prozesse in der Knochenregeneration sind. Knochenmodelling bezeichnet üblicherweise die Konturierung und Formung des Knochens, nachdem er in der Länge gewachsen ist. Dieser Vorgang bezeichnet die unabhängige, nicht miteinander verbundene Aktion von Osteoklasten und Osteoblasten, sodass der Knochen in einigen Gebieten abgebaut und in anderen Gebieten angebaut wird. Das Modelling des Knochens kann auch durch mechanische Faktoren, zum Beispiel während der kieferorthopädischen Zahnbewegung, ausgelöst werden, bei der die Anwendung von Kraft eine Resorption des Knochens oberhalb der Zahnoberfläche auslöst und neuer Knochen auf der gegenüberliegenden Oberfläche wächst, während der Zahn sich mehr mit dem umgebenden Knochen als durch den Alveolarknochen hindurch bewegt. Das Knochenmodelling kann sowohl die Größe als auch die Form des Knochens verändern.

Knochenremodelling dagegen bezeichnet die miteinander verbundene Aktion der beiden Zelltypen. Es ist ein zyklischer Prozess, der üblicherweise den Status quo aufrecht erhält und nicht die Größe und die Form des Knochens verändert. Knochenremodelling entfernt einen Teil des alten Knochens und ersetzt ihn mit neuem Knochen.

Anders als das Knochenmodelling, das sich nach Beendigung des Wachstums stark verlangsamt, tritt das Remodelling im gesamten Lebenszeitraum auf (obwohl sich seine Rate nach Wachstumsabschluss ebenfalls verlangsamt). Knochenremodelling findet auch im gesamten Skelett in fokalen, voneinander abgetrennten Paketen statt, die sich in Ort und Zeitablauf unterscheiden. Dieser Umstand legt nahe, dass die Aktivierung der zellulären Abfolge für das Knochenremodelling lokal gesteuert wird, eventuell durch einen Autoregulationsmechanismus, wie zum Beispiel autokrine oder parakrine Faktoren, die in der Mikroumgebung des Knochens erzeugt werden.

Das Modelling des Knochens tritt auch während der Wundheilung auf (zum Beispiel während der Stabilisation eines enossalen Implantates) und als Antwort auf die Knochenbelastung. Anders als das Remodelling muss dem Modelling keine Resorption vorangehen. Die Aktivierung der Zellen, die Knochen resorbieren und derer, die Knochen bilden, kann an verschiedenen Oberflächen innerhalb desselben Knochens stattfinden.

Modelling und Remodelling des Knochens

Abb. 1-8

(a) Autologe Spongiosatransplantate enthalten große Mengen von Osteozyten, Osteoblasten und Osteoklasten, während das Empfängerlager eine Quelle für Blutgefäße und Zellen ist.

(b) Ein autologes Knochentransplantat enthält Fibrin, Blutplättchen, Leukozyten und Erythrozyten. Die Blutplättchen sezernieren Wachstumsfaktoren als Startsignal für die knöcherne Regeneration.

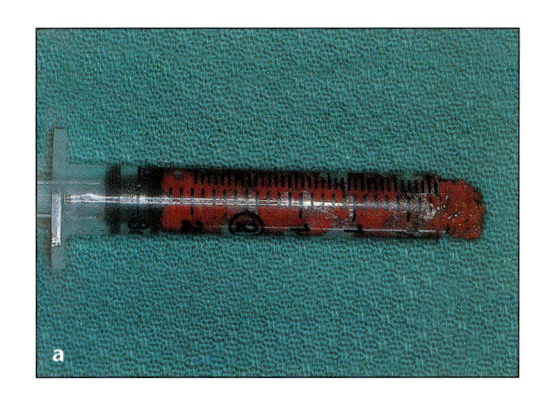

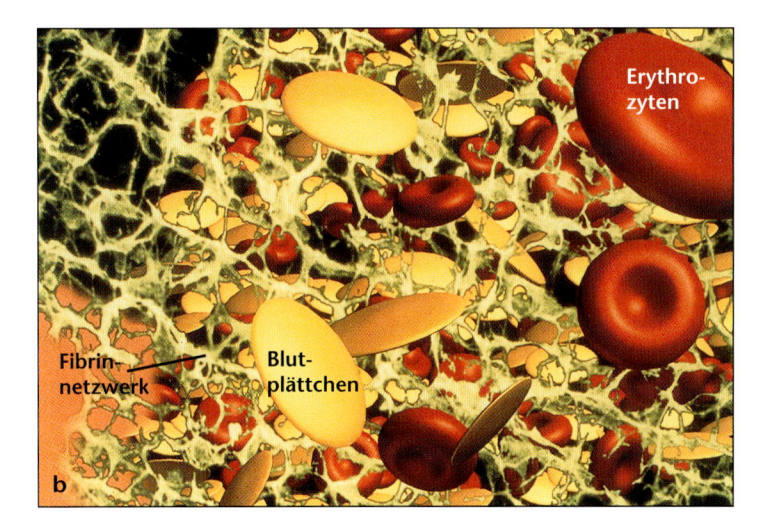

Zusätzlich kann das Modelling auch durch Wachstumsfaktoren gesteuert werden, wie bei der Knochenheilung, der Knochentransplantation und der Osseointegration.

Unabhängig davon, ob Modellation oder Remodellation stattfindet, wird der Knochen im Verhältnis zur Kompressionskraft, die er tragen muss, aufgebaut. Beispielsweise wird der Knochen von Sportlern bedeutend schwerer als bei Nichtsportlern. Entsprechend wird der Knochen bei einer Person, die längere Zeit mit einem eingegipsten Bein läuft, sich im weniger genutzten Bein ausdünnen.

Kontinuierliche physische Belastung stimuliert die Aktivität der Osteoblasten und die Kalzifizierung des Knochens[7]. Knochenbelastung legt auch in gewissem Umfang die Form des Knochens fest. Um das zu erklären, wurde die Theorie formuliert, dass Knochenkompression ein negatives elektrisches Potenzial im belasteten Bereich und ein positives elektrisches Potenzial an anderen Orten des Knochens erzeugt. Es konnte gezeigt werden, dass durch schwache elektrische Ströme, die im Knochen fließen, die Aktivität von Osteoblasten auf der negativen Seite des Stroms ausgelöst werden konnte, was die gesteigerte Knochenablagerung an Kompressionsorten erklären könnte[7]. Das ist die Grundlage der Studien, die elektrischen Strom zur Knochenbildung und Osseointegration ausnutzen[15-17], obwohl weitere Forschungen notwendig sind, um den behaupteten Nutzen zu überprüfen.

Knochenformation und Modelling durch Knochenaugmentationsmaterialien

In den meisten Fällen ist das Ziel der Einpflanzung eines Knochentransplantates oder Knochenersatzmaterials, verloren gegangenes Gewebe zu ersetzen und einfach einen Defekt zu füllen oder zu reparieren. Deshalb sollten die verpflanzten Materialien idealerweise eine optimale Quantität von lebendigen osteokompetenten Zellen – inklusive Osteoblasten und Stammzellen der Spongiosa – in das Empfängergebiet transferieren. Um das verpflanzte Material erfolgreich zu osseointegrieren, sollte das Empfängergewebe eine ausreichende Gefäßversorgung haben, damit Nährstoffe durch Diffusion vor Eintreten der Revaskularisation zu den Zellen transportiert werden und damit neue Kapillaren ausknospen können, um ein permanentes vaskuläres Netzwerk aufzubauen. Deshalb ist die Qualität des Empfängerlagers aufgrund seiner Dichte von osteokompetenten Knochen bildenden Zellen zu bewerten. Ein autologes Knochentransplantat enthält Inseln von mineralisiertem spongiösem Knochen, Fibrin und Blutplättchen im Gerinnsel (Abb. 1-8). In absteigender Anordnung der Menge von verfügbarem spongiösem Knochen stehen die folgenden autologen Spendergebiete zur Verfügung: posteriorer und anteriorer Beckenkamm, Tibiaplateau, Hüftkopf, Symphysenregion des Unterkiefers, Schädel, Rippe und Fibula[18]. Andere intraorale Orte können ebenfalls eine gute Wahl für die Entnahme von autologem Knochen sein. Nicht autologes Material kann in einigen Fällen verwendet werden (die spezielle Materialauswahl wird detailliert in Kapitel 2 diskutiert). Das Einbringen des verpflanzten Knochenmaterials, das aus endostalen Osteoblasten und Knochenmarkstammzellen besteht und durch ein vaskuläres und zelluläres Gewebebett umgeben wird, schafft ein Empfängergebiet mit einer Biochemie, die hypoxisch (Sauerstoffspannung zwischen 3 und 19 mm/HG), azidotisch (pH-Wert zwischen 4,0 bis 6,0) und durch hohe Laktatkonzentrationen charakterisiert ist[19]. Die Osteoblastenstammzellen überleben die ersten drei bis fünf Tage nach der Transplantation an den Empfängerort meistens wegen ihrer oberflächlichen Position und der Möglichkeit, Nährstoffe aus den benachbarten Empfängergeweben aufzunehmen. Die Osteozyten innerhalb des mineralisierten spongiösen Knochens sterben aufgrund ihres Einbaus in Mineral ab, das als Nährstoffbarriere wirkt. Weil das Transplantat von Natur aus hypoxisch und die umgebenden Gewebe normoxisch sind (50 bis 55 mm/HG), baut sich ein Sauerstoffgradient von mehr als 20 mm/HG (üblicherweise 35 bis 55 mm/HG) auf und als Folge werden Makrophagen stimuliert, die den Macrophage Derived Angiogenesis Factor (MDAF) und Macrophage Derived Growth Factor (MDGF) sezernieren.

Die Plättchen, die im Inneren des Transplantates im Blutgerinnsel eingeschlossen sind, degranulieren innerhalb der ersten Stunden nach Transplantation und setzen PDGF frei. Deshalb lösen die natürlichen Eigenschaften der Wunde, insbesondere das Phänomen des Sauerstoffgradienten, und PDGF die frühe Angiogenese aus den umgebenden Kapillaren und die Mitogenese der verpflanzten osteokompetenten Zellen aus[13]. An Tag drei können erste Ausknospungen aus den existierenden Kapillaren außerhalb des Transplantates sichtbar werden. Diese Kapillarknospen durchdringen das Transplantat und proliferieren innerhalb des Transplantates und des Netzwerkes des spongiösen Knochens, um ein vollständiges Netzwerk zwischen Tag 10 und 14 aufzubauen. Weil diese Kapillaren auf den Sauerstoffgradienten reagieren, reduzieren die MDAF-Botenstoffe effektiv den Sauerstoffgradienten. Sobald die Perfusion des Transplantates eintritt, schützt ein Beendigungsmechanismus vor einer überschießenden Angiogenese.

PDGF ist der erste Botenstoff zur Stimulation der frühen Bildung des Osteoides und wird später möglicherweise durch MDGF und andere mesenchymale Gewebestimulatoren aus der TGF-β Familie ersetzt. Während der ersten drei bis sieben Tage nach Einbringen des Transplantates produzieren die Stammzellen und endostalen Osteoblasten nur eine kleine Menge von Osteoid. Während der nächsten Tage steigert sich die Produktion von Osteoid, nachdem ein Gefäßnetzwerk aufgebaut worden ist, möglicherweise wegen der Verfügbarkeit von Sauerstoff und Nährstoffen. Das neue Osteoid bildet sich zunächst auf der Oberfläche der mineralisierten Trabekel der Spongiosa durch die endostalen Osteoblasten. Kurz danach entwickeln sich individuelle Osteoidinseln zwischen den Trabekeln des spongiösen Knochens, möglicherweise aus den mit dem natürlichen Transplantatmaterial verpflanzten Stammzellen. Eine dritte Quelle der Produktion von Osteoid sind zirkulierende Stammzellen, die durch die Wunde angezogen werden und von denen man glaubt, dass sie sich im Transplantat absiedeln und proliferieren[20].

Während der ersten drei bis vier Wochen verbindet diese biochemische und zelluläre Phase der Knochenregeneration vereinzelte Osteoidinseln, Oberflächenosteoid auf den Spongiosabälkchen und den Knochen des Empfängerbettes, um das Transplantat klinisch zu konsolidieren. Dieser Prozess nutzt das Fibrinnetzwerk des Transplantates als Gerüst, um darauf aufzubauen – ein Prozess, der als Osteokonduktion bezeichnet wird. Üblicherweise nicht bewegliche Zellen werden unter Umständen zu einem gewissen Grad durch den Prozess der Endozytose entlang des gerüstartigen Fibrins mobil. Während der Endozytose wird die Zellmembran von der sich zurückziehenden Seite der Zelle durch das Zytoplasma auf die voranschreitende Seite der Zellmembran transportiert, um eine neue Membran zu bilden. Während dieses Prozesses bewegt sich die Zelle langsam vorwärts und sezerniert ihre Produkte auf dem Weg, in diesem Fall Osteoid auf das Fibrinnetzwerk. Die zelluläre Regenerationsphase wird häufig als Phase-1-Kochenregeneration bezeichnet. Deren Produkte sind nicht organisierter Geflechtknochen ähnlich zum Frakturkallus, der strukturell solide, aber nicht so stark wie reifer Knochen ist.

Die Menge der Knochenbildung in der Phase 1 hängt von der Dichte der osteokompetenten Zelle im Transplantatmaterial ab. Die Knochenausbeute kann auch durch Verdichtung des Transplantatmaterials erfolgen, indem eine Knochenmühle benutzt wird, die Späne durch einen Spritzenstempel zusammengedrückt werden und dann weiter im Empfängergebiet mit Kondensationsinstrumenten verdichtet werden.

Die gegenwärtige Forschung und klinische Erfahrung legen auch nahe, dass die Hinzufügung von Wachstumsfaktoren ebenfalls die Menge der Knochenbildung in Phase 1 steigern kann. In Laborstudien und einigen frühen Versuchen am Menschen zur Verbesserung der Knochentransplantation konnte gezeigt werden, dass BMPs (insbesondere rekombinante DNA-produzierte BMPs), TGF-β PDGF und IGF vielversprechende Fähigkeiten zur Steigerung der Menge und Quantität der Knochenregeneration gezeigt haben[21,22]. Klinische Studien mit Hinzufügung von Platelet-Rich-Plasma (PRP) zum Transplantatmaterial haben eine frühere Reifung und Mineralisation des Transplantates in der Hälfte der Zeit bei 15% bis 30% Verbesserung der Dichte der Knochentrabekel gezeigt[15,23-25]. Dieses Material, ein mit Thrombozyten angereichertes Fibringerinnsel, das PDGF freisetzt, wird detailliert in Kapitel 11 diskutiert. Man nimmt an, dass die gesteigerte Anwesenheit von PDGF die Aktivität der osteokompetenten Zellen besser stimuliert, als die natürlicherweise vorhandenen Faktoren und das Milieu des Gerinnsels allein. Das

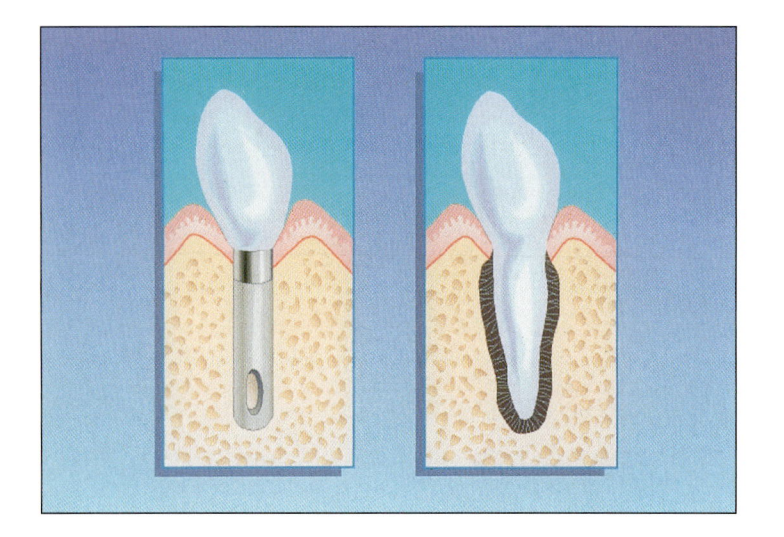

1 Die Physiologie des Knochens in der zahnärztlichen Implantologie

Abb. 1-9
Anders als ein natürlicher Zahn, der (wenn er nicht ankylosiert ist) vom Knochen durch den Parodontalspalt und die Sharpey'schen Fasern getrennt ist, berührt die Implantatfläche direkt Knochen mit einer sehr dünnen Grenzschicht (ähnlich der Zementlinie zwischen neu gebildetem und bestehendem Knochen).

durch PRP verbesserte Fibrinnetzwerk kann ebenfalls die Osteokonduktion im Transplantat steigern und damit die Ausreifung unterstützen.

Der Phase-1-Knochen wird resorbiert und remodelliert, bis er am Ende durch Phase-2-Knochen ersetzt wird, der weniger zellulär, aber besser mineralisiert und höher strukturell organisiert ist.

Die Phase 2 wird durch Osteoklasten initiiert, die im Transplantationsgebiet auf dem Wege des neu gebildeten vaskulären Netzwerkes erscheinen[6,26]. Dabei wird BMP während der Resorption des neu gebildeten Phase-1-Knochens und des nicht lebendigen spongiösen Trabekelknochens des Transplantates freigesetzt. Wie bei dem normalen Knochenumbau, ist BMP das Bindeglied zwischen Knochenresorption und neuer Apposition des Knochens. Stammzellen im Transplantat, in den lokalen Geweben und im Gefäßsystem antworten auf das BMP-Signal durch Differenzierung von Osteoblasten und Neubildung von Knochen. Neuer Knochen bildet sich, während der Kiefer und das Transplantat unter Funktion stehen, sodass er sich in Anpassung an die in ihn gesetzten Anforderungen entwickelt. Dieser Knochen bildet sich zu reifen Havers'schen Systemen und lamellärem Knochen aus, der den normalen Scherkräften und den stoßförmigen Kompressionskräften, die typischerweise unter Prothesen und implantatgestützten Brücken auftreten, widersteht. Histologisch unterliegen die Transplantate einem langfristigen Remodelling, das dem normalen Skelettumbau gleicht. Als Teil dieses Zyklus entwickelt sich ein Periost und Endost. Obwohl der Kortex des Transplantates niemals so dick wie normale Kieferkortikalis wird, behält das Transplantat ein dichtes spongiöses Trabekelmuster, das günstig für die Insertion von Implantaten ist, weil seine Dichte die Osseointegration des Implantates fördert. Es ist ebenfalls nützlich bei der Eingliederung von konventionellen Prothesen, weil der dichte trabekuläre Knochen sich leicht an eine Vielzahl von funktionellen Belastungen anpassen kann. Im Röntgenbild übernimmt das Transplantatgebiet nach einigen Jahren die Struktur und kortikalen Umrisse des Unter- oder des Oberkiefers. Präprothetische Operationen, wie Weichteiltransplantate, können etwa vier Monate später durchgeführt werden, wenn sich ein funktionelles Periost ausgebildet hat. Zu diesem Zeitpunkt können auch osseointegrierte Zahnimplantate eingesetzt werden.

Osseointegration von Zahnimplantaten

Abb. 1-10

(a) Die Insertion eines Implantates traumatisiert den Knochen und ruft eine Gewebereaktion im Sinne der Heilung und Remodellierung hervor. Durch scharfe Bohrer und sorgfältiges Spülen mit Kochsalzlösung kann das Knochen- und Weichteiltrauma minimiert werden. Dies ist ein Beitrag zur Erhaltung der Gewebevitalität.

(b) Die raue Oberfläche des Zahnimplantates ermöglicht die Anheftung von Fibrin, daraufhin die Produktion von Adhäsionsmolekülen, dann die zelluläre Proliferation mit Steigerung der Kollagensynthese und die Regulierung des Knochenstoffwechsels.

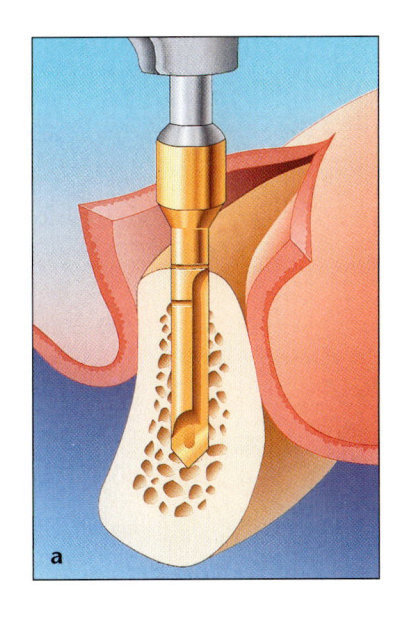

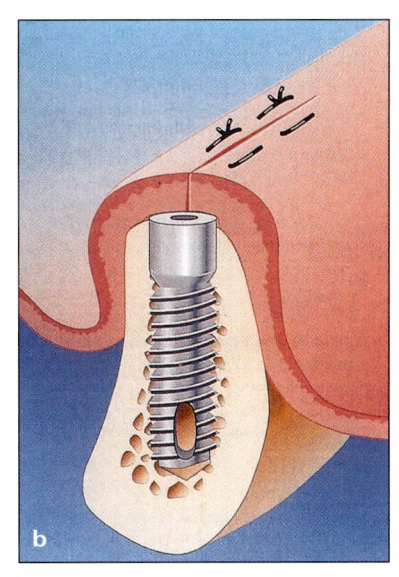

Osseointegration von Zahnimplantaten

Die Einheilung und das Remodelling der Gewebe um ein Implantat beinhaltet eine komplexe Abfolge von Ereignissen. In diesem Fall bezieht sich der Ausdruck Osseointegration auf die direkte knöcherne Verankerung des Implantatkörpers, die die Grundlage zur Stützung der Prothese darstellt und damit okklusale Kräfte direkt auf den Knochen überträgt (Abb. 1-9). Dieses Konzept wurde durch Per Ingvar Brånemark entwickelt, der auch den Ausdruck Osseointegration geprägt hat. Brånemark ist Professor am Institut für angewandte Biotechnologie der Universität Göteborg in Schweden und Erfinder des bekannten Brånemark-Implantatsystems. Während tierexperimenteller Studien zur Mikrozirkulation während der Knochenheilung in den 50er Jahren hat Brånemark die enge Verbindung von Knochen und Titan entdeckt. Heute wissen wir, dass eine auf Implantaten verankerte Brücke Kaukräfte entwickeln kann, die denen der natürlichen Dentition ähneln.

Verschiedene Schlüsselfaktoren beeinflussen die erfolgreiche Osseointegration der Implantate[27,28]. Unter anderem die folgenden Faktoren:

- Die Eigenschaften des Implantatmaterials (einige scheinen sich chemisch besser mit dem Knochen zu verbinden als andere)[29] und die Einhaltung der Implantatsterilität vor der Insertion.
- Implantatdesign, Form, Makro- und Mikrotopografie der Oberfläche.
- Verhinderung von Erzeugung exzessiver Hitze während des Bohrprozesses.

Die langfristige Osseointegration von Zahnimplantaten erfordert auch die Insertion in einem Knochen, der eine adäquate Trabekeldichte, Kieferkammhöhe und -breite bei systemischer Gesundheit (insbesondere guter Vaskularisierung)[13] aufweist. Wenn der Empfängerknochen oder das Transplantat keine ausreichende Höhe hat, wird der Anteil der Prothese oberhalb des Knochens größer als das Implantat im Knochen, wodurch sich ein destruktiver Hebelarm bildet, der das Implantat mit der Zeit lockern wird. Bei einem Kieferkamm, der zu schmal ist (zum Beispiel weniger als 5 mm), um Standard-Implantate mit 3,75 mm Durchmesser aufzunehmen, wird ein Teil des Implantates außerhalb des Knochens liegen oder der Kliniker wird gezwungen, weniger wünschenswerte, durchmesserreduzierte Implantate zu verwenden, um die erforderliche Osseointegrationsoberfläche zu erzielen. Entsprechend wird auch nicht ausreichend dichter trabekulärer Knochen keine Osseointegration aufbauen oder die Osseointegration mit der Zeit wieder verlieren. Am Anfang sollten sowohl die marginalen als auch apikalen Anteile des Implantates vollständig von kortikalem Knochen oder von spongiösem Knochen mit einem hohen Anteil von knöchernen Trabekeln umgeben sein, um das Implantat zu stützen. Das Einwachsen von fibrösem Gewebe zwischen Knochen und Implantat mindert ebenfalls die Chancen für einen Langzeiterfolg und die Möglichkeit, mechanischen oder mikrobiologischen Belastungen zu widerstehen. In einigen Fällen kann es gelingen, das Einwachsen von Bindegewebe durch Schutz vor Mikromobilität und durch die Verwendung von protektiven Barrieremembranen im Heilungsprozess zu verhindern. Das wird in Kapitel 3 diskutiert. Es ist entscheidend, gleich initial Stabilität und Osseointegration zu erzielen, weil noch nie beobachtet wurde, dass ein klinisch mobiles Implantat reosseointegriert wird[28]. Wenn einmal die Stabilität verloren gegangen ist, kann das Implantat nur noch entfernt werden.

Biologischer Prozess der Osseointegration von Implantaten

Der Heilungsprozess um ein Implantat gleicht dem eines normalen primären Knochens. Untersuchungen mit Titanimplantaten legen den folgenden dreistufigen Ablauf nahe[13].

Osseophyllische Phase

Wenn ein Implantat mit einer rauen Oberfläche im Spongiosaraum des Unterkiefers oder Oberkiefers eingesetzt wird, ist von Beginn an Blut zwischen Implantat und Knochen vorhanden und es bildet sich ein Blutgerinnsel aus. Nur ein kleiner Teil des Knochens steht in direktem Kontakt mit der Implantatoberfläche; der Rest ist der extrazellulären Flüssigkeit und Zellen ausgesetzt. Während der initialen Interaktion zwischen Implantat und knöchernem Lager werden zahlreiche Zytokine freigesetzt, die eine Vielzahl von Funktionen haben. Diese Funktionen reichen von der Produktion regulierender Adhäsionsmoleküle über die Veränderung der zellulären Proliferation, bis hin zur Steigerung der Kollagensynthese und Regulation des Knochenstoffwechsels. Diese Ereignisse entsprechen auch dem Beginn der allgemeinen entzündlichen Antwort auf das chirurgische Trauma (Abb. 1-10). Am Ende der ersten Woche reagieren Entzündungszellen auf fremde Antigene, die durch die Operation eingetragen wurden.

Während die inflammatorische Phase noch aktiv ist, beginnt von Tag drei an das Einwachsen von Blutgefäßen aus den umgebenden vitalen Geweben, sodass sich ein reiferes vaskuläres Netzwerk während der ersten drei Wochen nach Implantatinsertion ausbildet[29]. Zusätzlich fängt die zelluläre Differenzierung, Proliferation und Aktivierung an. Die Ossifikation beginnt ebenfalls mit der ersten Woche und die beginnende Gewebeantwort, die beobachtet wird, ist die Migration der Osteoblasten von der endostalen Oberfläche des trabekulären Knochens und der inneren Oberfläche des bukkalen und lingualen Kortex auf die Implantatoberfläche. Diese Migration ist wahrscheinlich eine Gewebeantwort auf die Freisetzung von BMP während der Implantatinsertion und während der initialen Resorption von Knochen, der entlang der Metalloberfläche zerquetscht wurde. Die osteophyllische Phase dauert etwa einen Monat.

Osteokonduktive Phase

Wenn sie das Implantat erreicht haben, breiten sich die Knochenzellen entlang der Metalloberfläche (Osteokonduktion) aus und produzieren Osteoid. Initial ist dies eine unreife Bindegewebsmatrix und der gebildete Knochen ist eine dünne Schicht von Geflechtknochen, die Fußplatte (Basis stapedis) genannt wird. Der fibrokartilaginöse Kallus wird schließlich in einem Prozess, der der enchondralen Ossifikation ähnelt, in Knochen umgebaut (Geflechtknochen und später lamellärer Knochen). Dieser Prozess läuft während der nächsten drei Monate ab, wenn mehr Knochen an das gesamte Oberflächengebiet des Implantates angelagert wird und erreicht sein Maximum zwischen der dritten und vierten Woche. Vier Monate nach Implantatinsertion ist ein maximaler Oberflächenanteil des Implantates durch Knochen bedeckt. An diesem Punkt wird ein relativ stabiler Zustand erreicht und es findet kein weiterer Knochenanbau an die Implantatoberfläche statt[29].

Osteoadaptive Phase

Die endgültige oder osteoadaptive Phase beginnt etwa vier Monate nach der Implantatinsertion. Eine ausgewogene Knochenumbauphase hat begonnen und setzt sich fort, wenn die Implantate freigelegt und belastet werden. Grundsätzlich nimmt der Knochenkontakt des Implantates nach Freilegung nicht zu oder ab, aber die Fußplatte verdickt sich als Gewebeantwort auf die Belastung, die vom Implantat auf den umgebenden Knochen übertragen wird, und eine gewisse Reorientierung im vaskulären Versorgungsmuster kann beobachtet werden.

Weil der transplantierte Knochen mit dem Implantat einen höheren Oberflächenkontakt als natürlicher Lagerknochen eingeht[13], wird die Knochentransplantation um Implantate an Stellen empfohlen, wo das Knochenvolumen oder die Knochendichte mangelhaft ist oder wo ein Implantatverlust in der Vorgeschichte vorliegt. Bei der Rehabilitation rekonstruierter Kiefer ist es gegenüber dem ortsständigen Knochen vorzuziehen, die Implantate im transplantierten Bereich zu setzen, obwohl letztendlich jeder Typ von Knochen akzeptiert werden kann. Um optimale Resultate zu erzielen, sollte eine Osseointegrationsperiode von vier Monaten vor Belastung für Implantate in transplantiertem Knochen empfohlen werden. Implantate, die in ortsständigen Knochen eingesetzt wurden, sollten, in Abhängigkeit von ihrer Dichte, vier bis acht Monate vor Belastung einheilen

Zusammenfassung

Eine gründliches Wissen über die Knochenphysiologie, -biologie und Knochenmenge ist entscheidend für das Verständnis der oralen Knochentransplantation, Implantatinsertion, Osseointegration und Langzeiterhaltung des Knochens. Die Osteoblasten, die in den Knochenaufbauprozess involviert sind, können nach dem Ort ihrer Bildung der Knochenmatrix in periostale und endostale Osteoblasten eingeteilt werden. Beide Typen von Osteoblasten sind für die Knochentransplantation und für das Modelling und Remodelling des Knochens wichtig. Das Modelling des Knochens kann durch Wachstumsfaktoren, durch Knochenheilung, Knochentransplantation, Osseointegration und durch mechanische Faktoren gesteuert werden. Das Remodelling des Knochens wird lokal kontrolliert, möglicherweise durch einen autoregulatorischen Mechanismus. Kontinuierliche physische Belastung stimuliert die Aktivität von Osteoblasten und die Kalzifizierung von Knochen. Knochenbelastung determiniert auch die Form des Knochens unter gewissen Umständen. Bei der Knochentransplantation, wie auch bei der Remodellierung des natürlichen Knochens, sind Wachstumsfaktoren das Bindeglied zwischen Knochenresorption und neuer Apposition von Knochen. Weil der transplantierte Knochen einen höheren Oberflächenkontakt mit den Implantaten aufnimmt als der natürliche Lagerknochen, ist die Knochentransplantation für Gebiete zu empfehlen, wo entweder ein Mangel an Volumen oder an Knochendichte besteht oder wo vorher schon Implantate verloren gegangen sind. Bei der okklusalen Rehabilitation eines rekonstruierten Kiefers sollte man die Implantate in den transplantierten Knochen stellen, obwohl letztendlich jeder Typ von Knochen für eine Implantatversorgung akzeptabel ist.

Literatur

1. Roberts WE, Turley PK, Breznick N, Fielder PJ. Implants: Bone physiology and metabolism. CDA J 1987;15:54–61.
2. Dalen N, Olsson KE. Bone mineral content and physical activity. Acta Orthop Scand 1974;45: 170–176.
3. Mazess RB. On aging bone loss. Clin Orthop 1982;165:239–252.
4. Mundy GR. Bone remodeling. In: Mundy GR (ed). Bone Remodeling and Its Disorders, ed 2. London: Martin Dunitz, 1999;1–11.
5. De Barnard C. Calcium metabolism and bone minerals. In: Hall BK (ed). Bone, vol 4. Boca Raton: CRC, 1990;73–98.
6. Bonucci E. New knowledge on the origin, function and fate of osteoclasts. Clin Orthop 1981; 158: 252–269.
7. Guyton AC, Hall JE. Bone and its relations to extracellular calcium and phosphates. In: Guyton AC, Hall JE (eds). Textbook of Medical Physiology, ed 9. Philadelphia: Saunders, 1996;989–992.
8. Parfitt AM. Bone and plasma calcium homeostasis. Bone 1987;8(suppl 1):S1–S8.
9. Miller SC, Jee WSS. Bone lining cells. In: Hall BK (ed). Bone, vol 4. Boca Raton: CRC, 1990; 1–19.
10. August M, Chung K, Chang Y, Glowacki J. Influence of estrogen status on endosseous implant osseointegration. J Oral Maxillofac Surg 2001; 59:1285–1291.
11. Urist MR. Bone morphogenetic protein. In: Habal MB, Reddi AR (eds). Bone Graft and Bone Substitute. Philadelphia: Saunders, 1992; 70–82.
12. Wang EA, Gerhart TN, Toriumi DM. BMPs and development. In: Slavkin HC, Price PA (eds). Chemistry and Biology of Mineralized Tissues. [Proceedings of the Fourth International Conference on Chemistry and Biology of Mineralized Tissues, 5-19 Feb 1992, Coronado, CA]. Amsterdam: Excerpta Medica, 1992: 352–360.
13. Marx RE, Ehler WJ, Peleg M. Mandibular and facial reconstruction: Rehabilitation of the head and neck cancer patient. Bone 1996;19(1 suppl):59S–82S.
14. Martin RB, Burr DB, Sharkey NA. Skeletal biology. In: Martin RB, Burr DB, Sharkey NA (eds). Skeletal Tissue Mechanics. New York: Springer-Verlag, 1998; 29–78.
15. Kassolis JD, Rosen PS, Reynolds MA. Alveolar ridge and sinus augmentation utilizing platelet-rich plasma in combination with freeze-dried bone allograft: Case series. J Periodontol 2000;71:1654–1661.
16. Shigino T, Ochi M, Hirose Y, Hirayama H, Sakaguchi K. Enhancing osseointegration by capacitively coupled electrical field: A pilot study on early occlusal loading in the dog mandible. Int J Oral Maxillofac Implants 2001; 16:841–850.
17. Shigino T, Ochi M, Kagami H, Sakaguchi K, Nakade O. Application of capacitively coupled electrical field enhances periimplant osteogenesis in the dog mandible. Int J Prosthodont 2000;13:365–372.
18. Marx RE. Philosophy and particulars of autogenous bone grafting. Oral Maxillofac Surg Clin North Am 1993;5:599–612.
19. Knighton DR, Oredsson S, Banda M. Regulation of repair hypoxic control of macrophage-mediated angiogenesis. In: Hunt TK, Happenstall RB, Pennes E (eds). Soft and Hard Tissue Repair. New York: Prager, 1984;41–49.
20. Caplan AI. The mesengenic process. Clin Plast Surg 1995;21:429–435.
21. Lind M. Growth factors: Possible new clinical tools. Acta Orthop Scand 1996;67:407–417.
22. Garg AK. The future role of growth factors in bone grafting. Dent Implantol Update 1999; 10:5–7.
23. Marx RE, Carlson ER, Eichstaedt RM, Schimmele SR, Strauss JE, Georgeff KR. Platelet-rich plasma: Growth factor enhancement for bone grafts. Oral Surg Oral Med Oral Pathol Oral Radiol Endod 1998;85:638–646.
24. Kim SG, Chung CH, Kim YK, Park JC, Lim SC. Use of particulate dentin–plaster of Paris combination with/without platelet-rich plasma in the treatment of bone defects around implants. Int J Oral Maxillofac Implants 2002;17: 86–94.
25. Shanaman R, Filstein MR, Danesh-Meyer MJ. Localized ridge augmentation using GBR and platelet-rich plasma: Case reports. Int J Periodontics Restorative Dent 2001;21:345–355.
26. Marx RE. Clinical application of bone biology to mandibular and maxillary reconstruction. Clin Plast Surg 1994;21:377–392.
27. Hobo S, Ichida E, Garcia LT. Introduction. In: Osseointegration and Occlusal Rehabilitation. Tokyo: Quintessence, 1989:3–18.
28. Adell R. Surgical principles of osseointegration. In: Worthington P, Brånemark PI (eds). Advanced Osseointegration Surgery: Applications in the Maxillofacial Region. Chicago: Quintessence, 1992:94–119.
29. Zoldos J, Kent JN. Healing of endosseous implants. In: Block MS, Kent JN (eds). Endosseous Implants for Maxillofacial Reconstruction. Philadelphia: Saunders, 1995:40–70.

KAPITEL 2

Übersicht der Knochenaugmentationsmaterialien

Obwohl Alveolarknochenmangel möglicherweise eine Kontraindikation für Zahnimplantate darstellt, kann in solchen Fällen eine Knochentransplantation die notwendige strukturelle oder funktionelle Unterstützung ermöglichen. Augmentationsmaterialien oder Knochentransplantate können ein Gerüst (Abb. 2-1) für die Knochenregeneration[1] und die Augmentation von Knochendefekten herstellen, die sich aufgrund von Trauma, Pathologie oder vorangegangenen Operationen ergeben haben. Sie können auch eingesetzt werden, um Knochenverluste auszugleichen, die aus zahnbedingten Erkrankungen resultieren, um Extraktionsalveolen zu füllen und um die Höhe und Breite des Alveolarkamms durch Augmentation und Rekonstruktion zu erhalten. Autologer Knochen bleibt das beste Knochenaufbaumaterial wegen seiner osteogenen Eigenschaften, die es ihm erlauben, sich schneller in Situationen zu regenerieren, die erhebliche Augmentationen oder Reparaturen erfordern. Die am häufigsten benutzen Allotransplantate zur Restauration knöcherner Defekte sind mineralisierter oder demineralisierter gefriergetrockneter Knochen (Freeze Dried Bone Allograft = FDBA). Die wichtigsten alloplastischen Materialien sind Hydroxylapatite, bioaktive Gläser, Trikalziumphosphat (TCP)-Partikel und synthetische Polymere. Das wichtigste xenogene Material ist gereinigter anorganischer Knochen, entweder allein oder angereichert mit biotechnologisch hergestellten Molekülen. Diese Augmentationsmaterialien können in den Modelling-, Remodelling- oder Heilungsprozess des Knochens eingebunden werden, um das Knochenwachstum zu unterstützen oder dieses in Gebieten zu stimulieren, wo Resorptionen aufgetreten sind und Implantate benötigt werden.

Mechanismen der Knochenregeneration und -augmentation

Drei verschiedene Vorgänge sind an einer erfolgreichen Knochentransplantation beteiligt: Osteogenese, Osteoinduktion und Osteokonduktion[2-5]. *Osteogenese* ist die Bildung und Entwicklung von Knochen. Ein osteogenes Transplantat besteht aus Gewebe oder wird aus den Geweben kombiniert, die das natürliche Knochenwachstum oder die Knochenheilung bewirken. Osteogene Zellen können die Knochenbil-

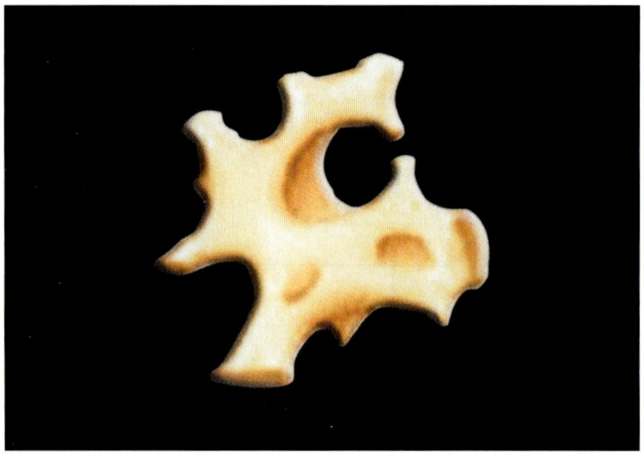

2 Übersicht der Knochenaugmentationsmaterialien

Abb. 2-1
Knochenersatzmaterialien sind eine abbaubare Gerüststruktur, die das Einwachsen von Knochengewebe ermöglicht. Im Idealfall wird das Knochenersatzmaterial schrittweise abgebaut, um dem umgebenden Knochen zu ermöglichen, das Empfängerlager komplett auszufüllen, und um das schnelle Einwachsen der Implantate in den neuen Knochen zu fördern.

dung im Weichgewebe fördern oder ein schnelleres Knochenwachstum in knöchernen Defekten stimulieren. *Osteoinduktion* ist der der Stimulation der Osteogenese zugrunde liegende Prozess. Osteoinduktive Knochenaugmentationsmaterialien können zur Steigerung der Knochenregeneration eingesetzt werden und können sogar bewirken, dass Knochen in ein Gebiet vorwächst oder sich erstreckt, wo normalerweise kein Knochen vorhanden ist. Die *Osteokonduktion* bietet eine physikalische Matrix oder ein passendes Gerüst zum Anbau neuen Knochens. Osteokonduktive Materialien leiten das Knochenwachstum und ermöglichen eine Knochenapposition ausgehend vom bestehenden Knochen, aber sie regen keine Knochenneubildung an, wenn sie in ein Weichgewebelager eingebracht werden. Um das Knochenwachstum entlang seiner Oberflächen zu fördern, benötigt ein osteokonduktives Transplantat die Anwesenheit von vorbestehendem Knochen oder von differenzierten mesenchymalen Stammzellen. Alle Knochenaufbaumaterialien besitzen zumindest eine dieser drei Wirkungsweisen.

Typen von Knochenaugmentationsmaterialien

Wie oben schon festgestellt, sind die primären Typen von Knochenaufbaumaterialien der autologe Knochen, Allotransplantate und alloplastische Materialien, unter denen kommerziell verfügbare Xenotransplantate eine allgemein anerkannte Untergruppe darstellen. Der Mechanismus, mit dem diese Transplantate üblicherweise arbeiten, hängt von der Herkunft und der Zusammensetzung der Materialien ab[3,6]. Autologer Knochen, ein organisches Material, das vom Patienten gewonnen wird, bildet neuen Knochen durch Osteogenese, Osteoinduktion und Osteokonduktion. Allotransplantate von Leichenspendern, die kortikal oder trabekulär sein können, haben osteokonduktive und möglicherweise osteoinduktive Eigenschaften, aber sie sind nicht osteogen. Alloplastische Materialien, die aus natürlichen oder synthetischen Materialien bestehen können, sind üblicherweise nur osteokonduktiv.

Bei der Entscheidung zur Verwendung eines bestimmten Typs von Knochenaufbaumaterial muss der Zahnarzt die Eigenschaften des zu restaurierenden

Knochendefektes einbeziehen[3]. Im Allgemeinen ist die Menge des benötigen autologen Knochens umso größer, je größer der Defekt ist. Für kleine Defekte und solche mit drei bis fünf intakten knöchernen Wänden können alloplastische Materialien allein oder in Kombination mit Allotransplantaten eingesetzt werden. Für relativ große Defekte oder solche mit nur einer bis drei intakten knöchernen Wänden muss autologer Knochen zu jedem anderen beabsichtigten Typ von Aufbaumaterial hinzugemischt werden. Das Einwachsen von Weichgewebe kann eine Komplikation während der Augmentationsmaßnahmen bei jedem Knochenaufbaumaterial darstellen, sodass eine gesteuerte Knochenregeneration (GBR) durch resorbierbare oder nicht resorbierbare Membranen durchgeführt wird[7].

Autologer Knochen

Autologer Knochen, lange als "Goldstandard" der Knochenaufbaumaterialien bezeichnet, ist gegenwärtig das einzige osteogene Transplantatmaterial, das dem praktizierenden Zahnarzt zur Verfügung steht. Transplantierter autogener Knochen heilt als wachsender Knochen aufgrund aller drei Vorgänge der Knochenbildung ein; diese Stufen sind nicht voneinander getrennt und unterscheidbar, sondern überschneiden sich gegenseitig[3]. Die üblichen Orte, an denen autologer Knochen gewonnen werden kann, sind extraorale Gebiete, wie der Beckenkamm oder das Tibiaplateau, und intraorale Gebiete, wie die Symphyse des Unterkiefers, das Tuber maxillae, der Ramus mandibulae oder Exostosen[3,8,9]. Bei Verwendung von Unterkieferknochentransplantaten wurde weniger Resorption beobachtet als bei der Verwendung von Beckenkammtransplantaten[8]. Die Resorption während der Heilung wird möglicherweise auch durch die Verwendung von expandierten Polytetrafluorethylen (e-PTFE)-Membranen oder langsam resorbierbaren Kollagenmembranen reduziert[10]. Die intraorale Gewinnung von Knochentransplantaten hat im Allgemeinen weniger Morbidität zur Folge als die extraorale Gewinnung, wie vom Beckenkamm oder vom Tibiaplateau. Allerdings bieten intraorale Spenderregionen ein erheblich geringeres Knochenvolumen.

Das optimale Spendergebiet hängt vom Volumen und Typ des zu regenerierenden Knochens, der in einem speziellen Fall benötigt wird, ab. Der posteriore Beckenkamm bietet die größte Knochenmenge – bis zu 140 ml (Tabelle 2-1, Abb. 2-2). Im Vergleich können 70 ml aus dem anterioren Beckenkamm, 20 ml bis 40 ml aus dem Tibiaplateau (Abb. 2-3) und 5 ml bis 10 ml aus dem aufsteigenden Unterkieferast und bis zu 5 ml aus dem anterioren Unterkiefer (Abb. 2-4), bis zu 2 ml aus dem Tuber maxillae und unterschiedliche Mengen durch Knochenschaber (Abb. 2-5) oder aus Exostosen oder bei der Verwendung von Knochenfiltern im Absaugtrakt (Abb. 2-6) gewonnen werden. Autogener Knochen ist hochgradig osteogen und erfüllt am besten die Anforderungen der zahnärztlichen Knochentransplantation, ein Gerüst für die Knochenregeneration zu schaffen[11]. Die Nachteile bei der Verwendung von autologem Knochen sind die Eröffnung eines zweiten Operationsgebietes, die daraus resultierende Morbidität und in einigen Fällen die Schwierigkeit, eine ausreichende Menge von Knochenmaterial (insbesondere aus intraoralen Spenderarealen) zu finden. Diese Einschränkungen haben zur Entwicklung von Allotransplantaten und alloplastischen Materialien als alternative Knochenaufbaumaterialien geführt[2,11,12].

2 Übersicht der Knochenaugmentationsmaterialien

Tabelle 2-1 Verfügbare Transplantatformen und Maximalvolumina verschiedener Entnahmestellen für autologen Knochen

Spenderregion	Verfügbare Formen	Maximalvolumen (mL)
Extraoral		
Posteriorer Beckenkamm	Block und/oder partikulär	140
Anteriorer Beckenkamm	Block und/oder partikulär	70
Tibia	Partikulär	20 bis 40
Schädeldach	Dichter, kortikaler Block	40
Intraoral		
Aufsteigender Ast	Block	5 bis 10
Anteriorer Unterkiefer	Block und/oder partikulär	5
Tuber maxillae	Partikulär	2
gemischt (z. B. Knochenschaber, Knochenfilter)	Partikulär	variabel

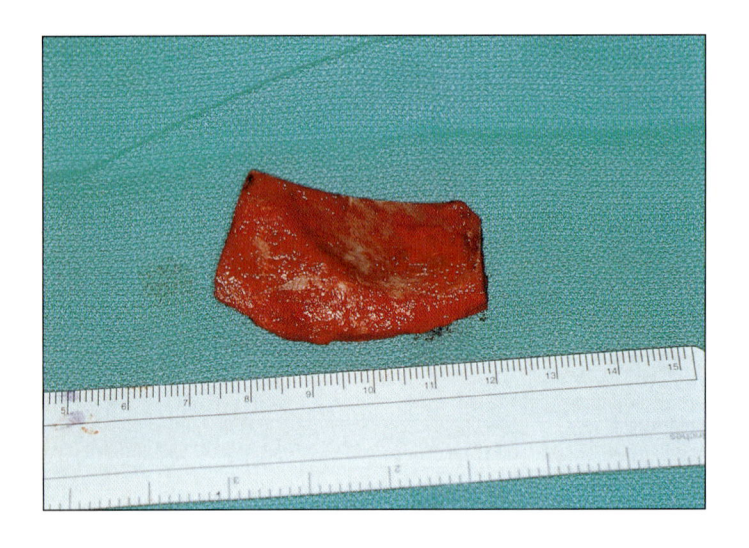

Abb. 2-2
Der Beckenkamm bietet eine größere Knochenmenge als andere Entnahmeregionen, sodass er für Mengen von 50 ml oder mehr ideal ist. Die Gewinnung wird in einem Operationssaal im Krankenhaus unter Vollnarkose durchgeführt. Der entnommene Block wird sorgfältig ausgemessen, bevor er entsprechend den Anforderungen der Defektgröße zerteilt wird.

Typen von Knochenaugmentationsmaterialien 2

Abb. 2-3
Wegen der prominenten Lage und der geringen Morbidität ist das anteriore Tibiaplateau (mit dem Tuberculum Gerdy) ideal für die Knochenentnahme bei ambulanten Patienten unter intravenöser Sedierung in der zahnärztlichen Praxis.

(a) Die exakte Lokalisierung der Osteotomie ist durch einen roten Kreis hervorgehoben.

(b) Die Gewinnung von Knochen vom anterioren Tibiaplateau erfordert eine vollständige chirurgische Händedesinfektion, die desinfizierende Vorbereitung des Operationsgebietes zusammen mit steriler Abdeckung, um ein steriles Operationsfeld zu schaffen und eine Kontaminierung der Wunde zu vermeiden.

(c) Die umgebende Anatomie wird vor Operationsbeginn angezeichnet. Diese Maßnahme wird in Kapitel 7 diskutiert.

(d) Normales Lidocain wird mit Adrenalinzusatz 1:100.000 mit einer Karpulenspritze vor dem Schnitt infiltriert.

(e) Der Hautschnitt verläuft schräg über dem Tuberculum Gerdy auf 1,5 cm Länge.

(f) Das Gewebe wird bis zum Knochen in mehreren Schichten durchtrennt. Mit einer passenden Fräse wird eine kleine Öffnung in den kortikalen Knochen gebohrt. Dann wird der Knochen mit einer Molt Kürette Nr. 4 (G. Hartzell & Son, Concord, CA) oder einem geraden orthopädischen scharfen Löffel entnommen.

(g) Zusätzliches Knochenmark kann mit gewinkelten Küretten aus größerer Tiefe geschabt werden.

(h) Die im Inneren des Knochens geschaffene Höhle. Sie wird mit einem hämostatischen Material vor dem Nahtverschluss ausgefüllt. Der spongiöse Knochen im Inneren wird innerhalb der kommenden drei bis vier Monate regenerieren.

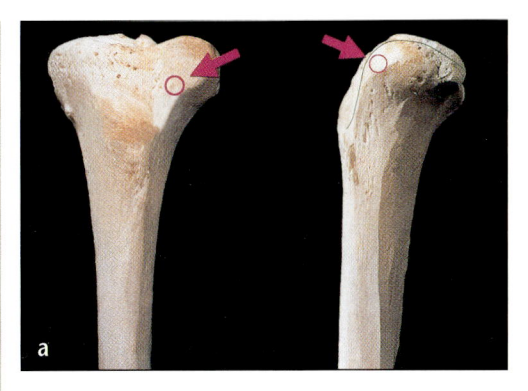

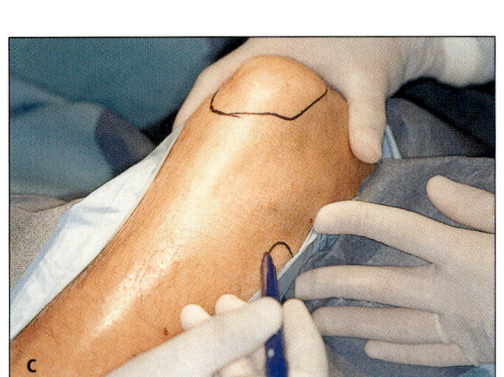

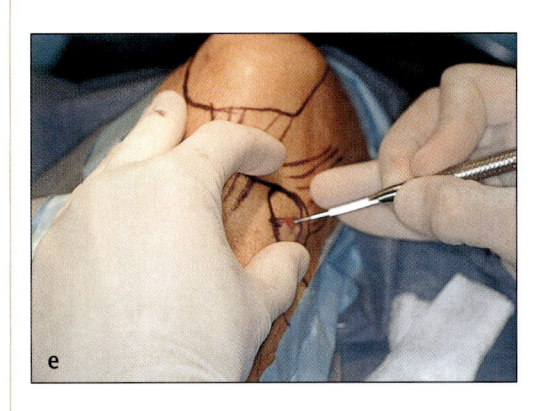

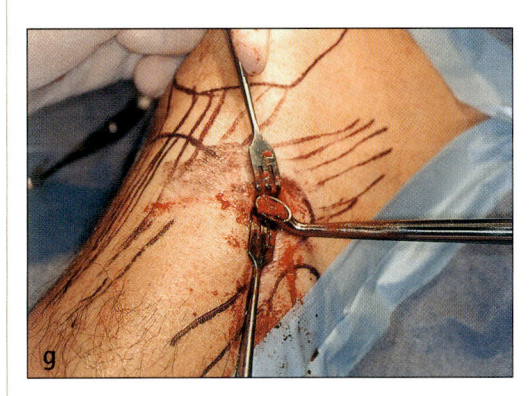

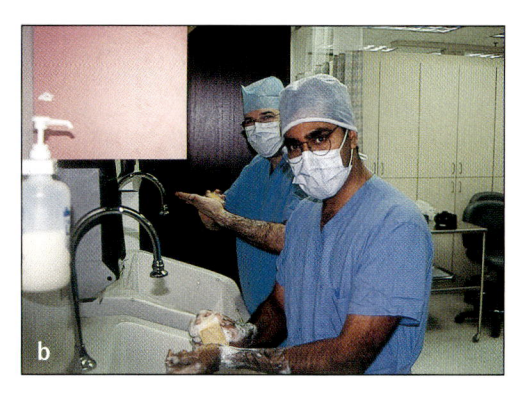

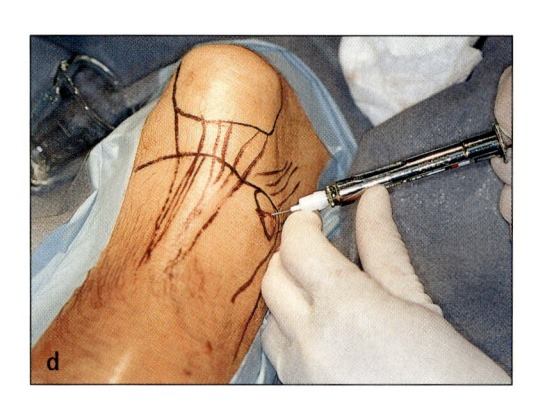

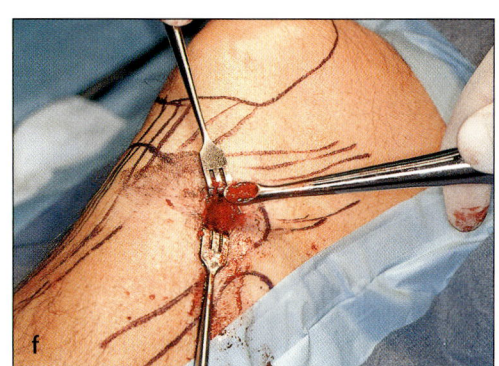

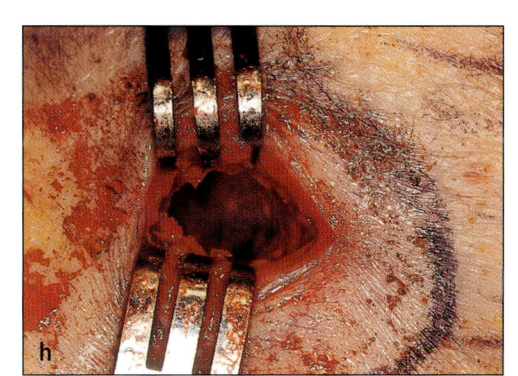

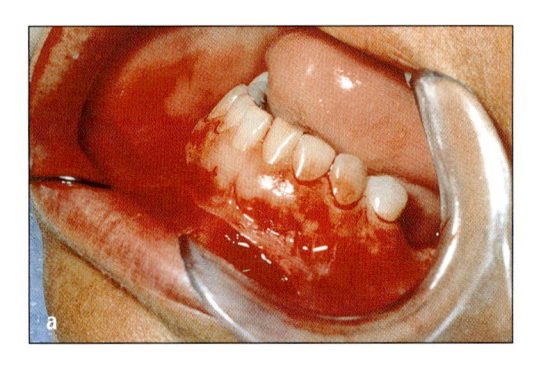

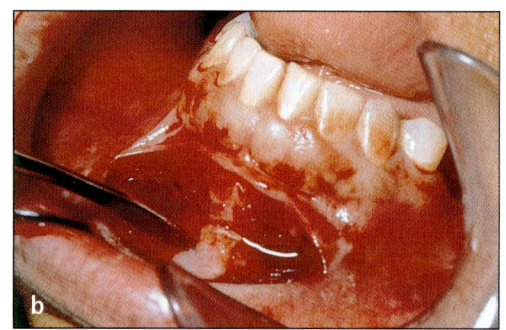

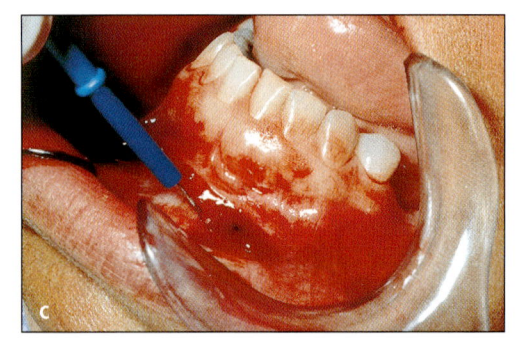

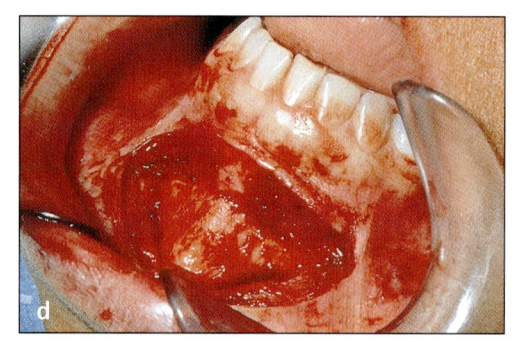

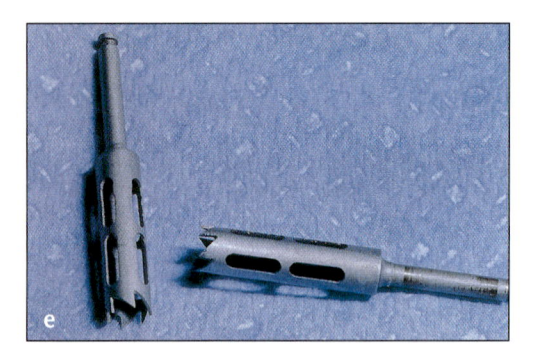

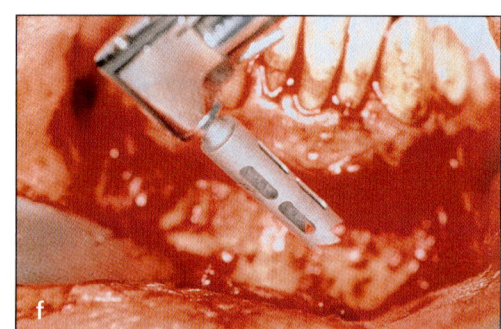

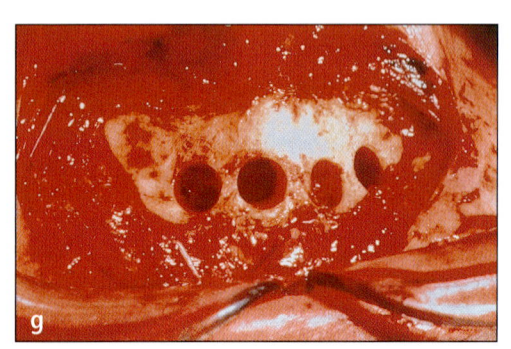

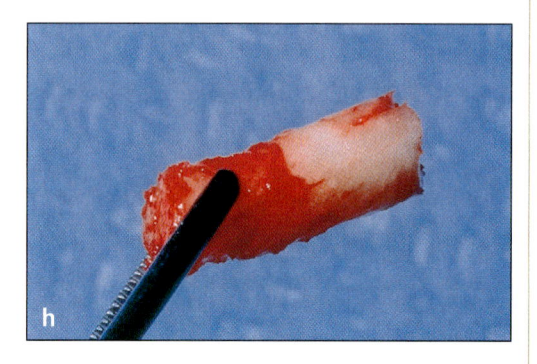

2 Übersicht der Knochenaugmentationsmaterialien

Abb. 2-4
Im anterioren Unterkiefer können bis zu 5 ml kortikospongiöser Knochen gewonnen werden.

(a) Die vestibuläre Schnittführung liegt 3 mm bis 5 mm apikal der mukogingivalen Grenzlinie.

(b) Der Mentalismuskel wird durchtrennt, um die faziale Fläche des anterioren Unterkiefers darzustellen.

(c) Mit der Spitze des Elektrokautergerätes erfolgt die Blutstillung. Die Blutung behindert die Sicht auf die Knochenwände.

(d) Der Kinnbereich ist zur Knochenentnahme freigelegt worden. Diese Maßnahme wird detailliert in Kapitel 6 diskutiert.

(e) Trepanbohrer mit 4 mm Durchmesser sind ideal zur Entnahme von Bohrkernen aus dem Kinn. Sie können später zu Partikeln zerkleinert werden. Knochenblöcke sollten mit einer Mikrosäge oder mit der Fräse umschnitten werden.

(f) Trepanbohrer können im Implantat-Winkelstück oder im geraden chirurgischen Handstück verwendet werden.

(f) Die Knochenbohrungskerne können separat mit dazwischen verbleibenden Stegen oder verbundenen Bohrungen entnommen werden. Sie haben eine Länge von etwa 6 mm bis 8 mm.

(h) Einer der Trepanbohrkerne. Der kortikale Anteil rechts ist relativ avaskulär und azellulär verglichen mit dem Spongiosaanteil links.

Typen von Knochenaugmentationsmaterialien 2

Abb. 2-5
Mit einem Knochenschaber können geringere Mengen von Knochenspänen aus der Implantationsstelle von der bukkalen Kortikalis und vom aufsteigenden Unterkieferast gewonnen werden.

(a) Knochenschaber (Bone shaver) werden zur Entnahme von autologem Knochen verwendet.

(b) Die gebogene Schneide raspelt den Knochen ab, wenn sie mit moderatem Druck über die Kortikalisoberfläche gezogen wird. Dadurch werden sehr dünne gebogene Knochenstreifen abgehoben, die in einer Kammer gesammelt werden, die 2 ml fasst.

(c) Es wird empfohlen, den Shaver wie einen Stift in 20° bis 30° Abwinkelung über den Knochen zu ziehen.

(d) Der Knochen kann durch Zurückziehen der Schneide aus der Kammer entnommen werden. Danach kann der Shaver erneut beim selben Patienten verwendet werden. Er ist ein Einwegartikel.

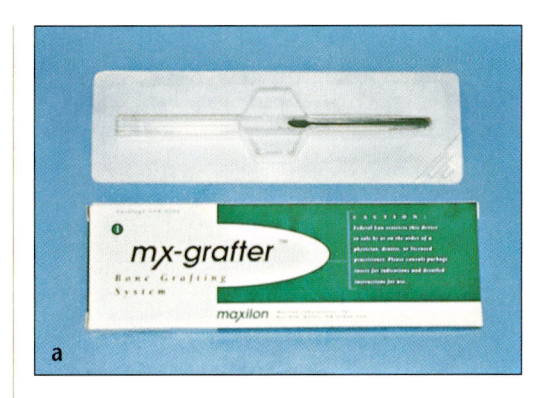

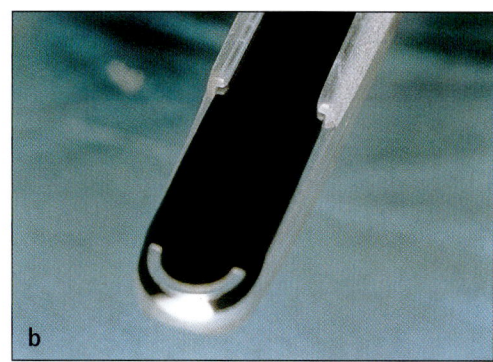

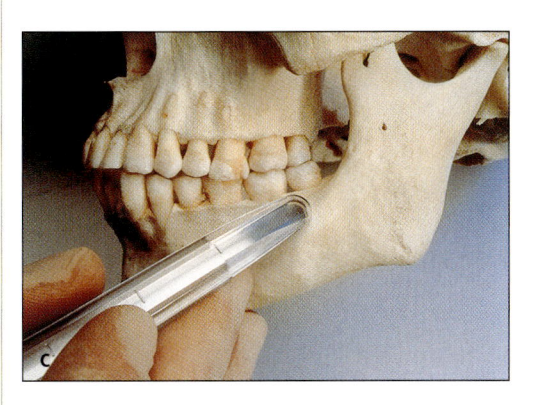

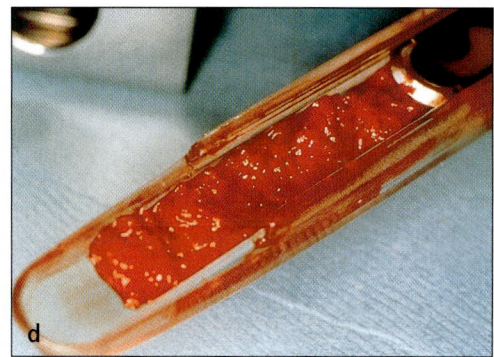

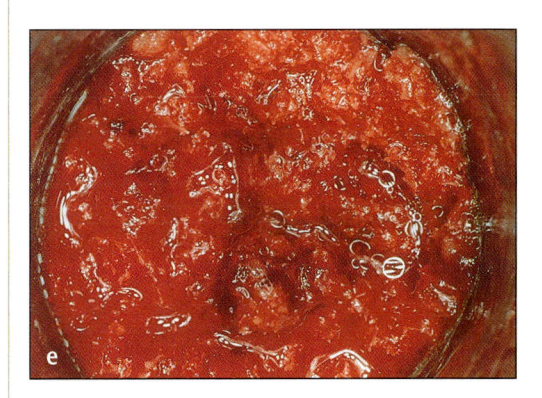

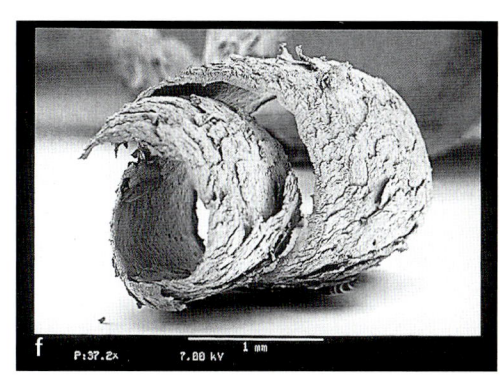

(e) Das Knochentransplantat wird als Koagulum in ein Mischgefäß gebracht und kann dort mit allogenen oder alloplastischen Knochenersatzmaterialien gestreckt werden. Zur Steigerung der Heilungskapazität kann PRP untergemengt werden.

(f) Ein aufgedrehter Streifen, der durch den Knochenshaver vom Knochen abgehoben wurde, im Rasterelektronenmikroskop. Hier zeigt sich, dass durch das Shaving ein größeres Spanvolumen entsteht als dem Entnahmedefekt entspricht. Die Hohlräume füllen sich in vivo mit Zellen. Aus der großen Oberfläche werden Zellen und Proteine freigesetzt.

(g) Ein Knochenshaver für den Mehrfachgebrauch; hier mit einem Handgriff zur ziehenden Arbeitsweise ausgerüstet.

h) Die Schneide kann abgenommen werden, um die entnommene Knochenmenge zu beurteilen.

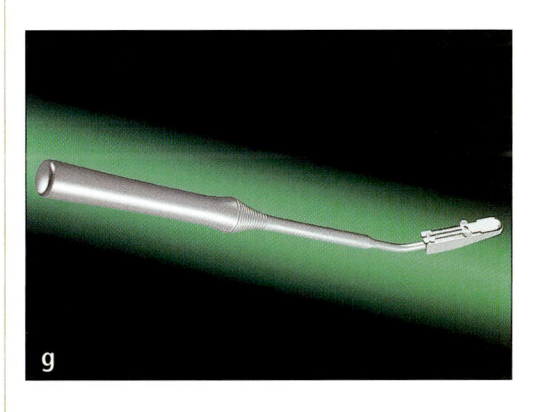

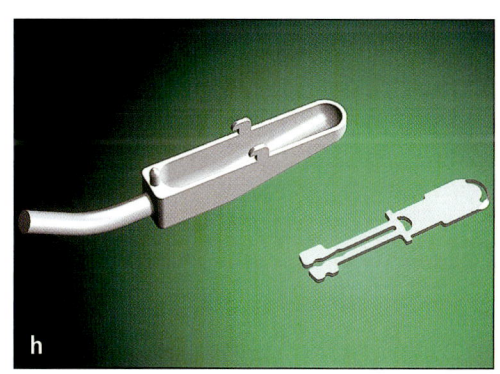

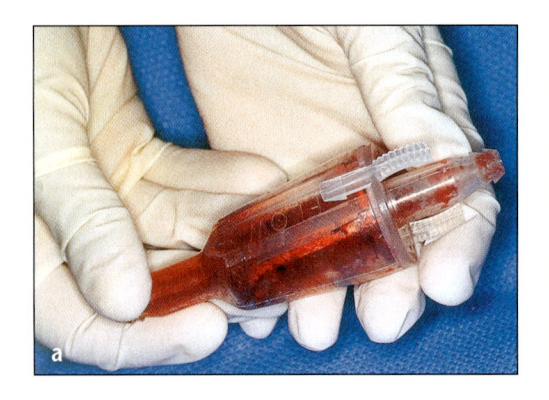

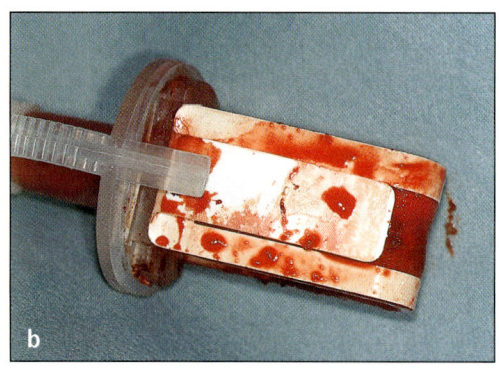

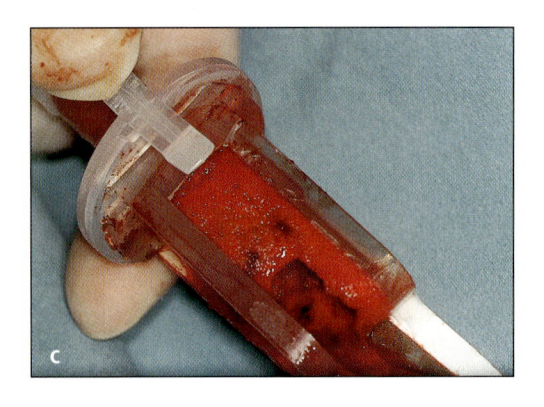

2 Übersicht der Knochenaugmentationsmaterialien

Abb. 2-6
Der mit einem Knochenfilter bei Osteotomien gewonnene Knochen kann zur Füllung von kleinen Defekten verwendet werden.

(a) Ein handelsüblicher Einwegknochenfilter. Außerdem gibt es viele Knochenfilter, die zum Wiedergebrauch sterilisiert werden können und die ein Einwegknochensammelsieb enthalten.

(b) Der Knochen wird aus dem Reservoir des Knochenfilters entnommen. Die mit diesem Gerät gewonnene Knochenmenge hängt von verschiedenen Faktoren ab (z. B. Partikelgröße in Abhängigkeit der verwendeten Fräsengröße, der Stärke der Spülung, der Menge des Speichels und der Bohrgeschwindigkeit). Normalerweise werden die vitalen Knochenzellen aus dem Material ausgesaugt. Außerdem ist der autologe Knochen bakteriell kontaminiert.

(c) Die Seite dieses Einwegfilters kann durch Herausziehen eines Zapfens geöffnet werden. Im Inneren befindet sich ein knochenhaltiges Koagulum, das mit anderen Augmentationsmaterialien für kleine Knochenaufbaumaßnahmen vermischt werden kann.

Allotransplantate

Knochenallotransplantate werden von Leichen (Abb. 2-7) oder von lebenden Verwandten oder von nicht verwandten Personen gewonnen. Die Allotransplantate von Leichenspendern werden durch Gewebebanken verfügbar gemacht, die durch die Amerikanische Gesellschaft für Gewebebanken akkreditiert sind und die die Allotransplantate unter kompletter Sterilität herstellen und lagern (Abb. 2-8). Zu den Vorteilen der Allotransplantate gehören die gebrauchsfertige Verfügbarkeit, die fehlende Notwendigkeit einer Knochenspende durch den Patienten, die reduzierte Anästhesie- und Operationszeit, verminderter Blutverlust und geringere Komplikationen[3]. Die Nachteile hängen in erster Linie mit der Antigenität der Gewebe eines anderen Individuums zusammen; transplantierter Knochen kann im Empfängerorganismus eine Immunantwort auslösen. Leichenknochen kann genauso abgestoßen werden wie andere transplantierte Gewebe oder Organe[2,3,13].

Die am häufigsten eingesetzten Formen von Allotransplantaten sind gefrorener gefriergetrockneter (lyophyllisierter), demineralisierter gefriergetrockneter und bestrahlter Knochen. Frische Allotransplantate haben die stärkste antigene Wirkung; Einfrieren oder Gefriertrocknung reduziert erheblich die Antigenität[6]. Weil Allotransplantate nicht osteogen sind, dauert die Knochenbildung länger und erzeugt weniger Volumen, als bei der Verwendung von autologen Transplantaten[3]. Es wurden Bedenken bezüglich der möglichen Übertragung von HIV durch Knochenallotransplantate geäußert; wenn aber angemessene Vorsichtsmaßnahmen und adäquate Laboruntersuchungen zur Anwendung kommen, ist das Risiko ein Allotransplantat von einem unerkannten früh HIV-infizierten Spender anzunehmen oder zu verwenden ungefähr 1:1,6 Millionen[14].

Abb. 2-7
Ein Gedenkstein an der Universität von Miami. Er ehrt Organ- und Gewebespender. Die Entnahme, die Verarbeitung und Verteilung von gespendeten Geweben ist intensiv reguliert, sodass die Verfügbarkeit des Gewebes eingeschränkt ist.

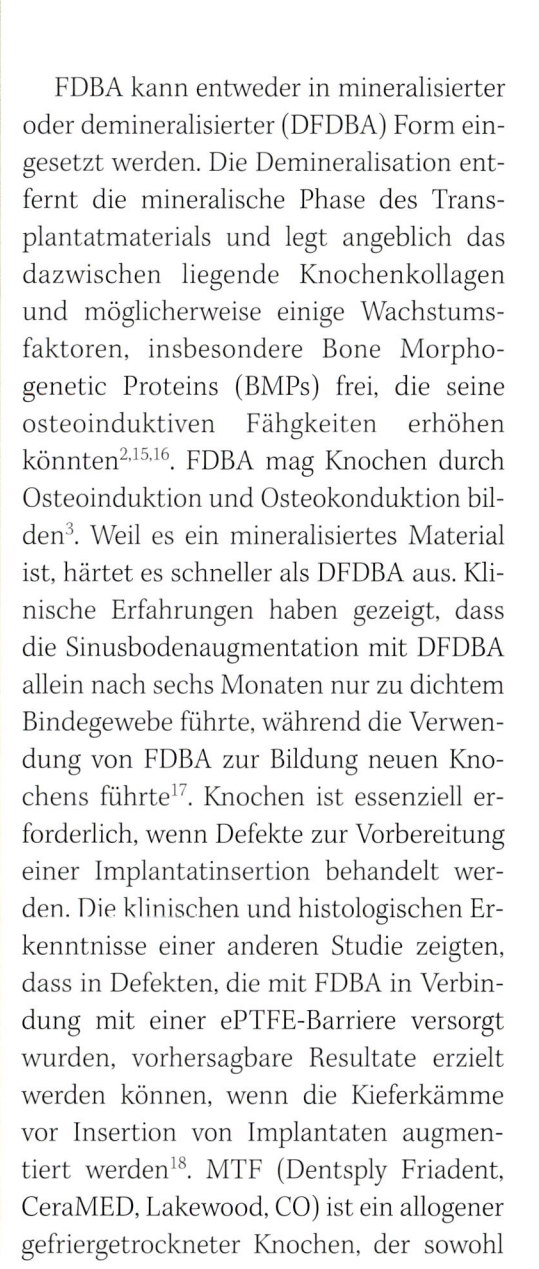

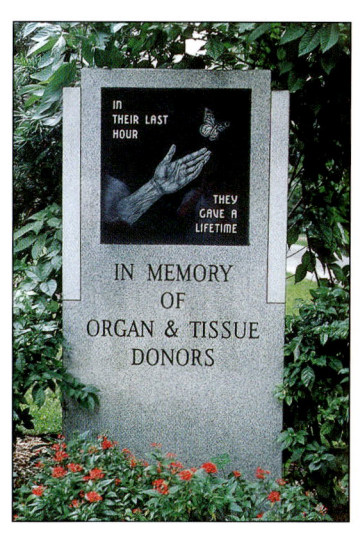

FDBA kann entweder in mineralisierter oder demineralisierter (DFDBA) Form eingesetzt werden. Die Demineralisation entfernt die mineralische Phase des Transplantatmaterials und legt angeblich das dazwischen liegende Knochenkollagen und möglicherweise einige Wachstumsfaktoren, insbesondere Bone Morphogenetic Proteins (BMPs) frei, die seine osteoinduktiven Fähgkeiten erhöhen könnten[2,15,16]. FDBA mag Knochen durch Osteoinduktion und Osteokonduktion bilden[3]. Weil es ein mineralisiertes Material ist, härtet es schneller als DFDBA aus. Klinische Erfahrungen haben gezeigt, dass die Sinusbodenaugmentation mit DFDBA allein nach sechs Monaten nur zu dichtem Bindegewebe führte, während die Verwendung von FDBA zur Bildung neuen Knochens führte[17]. Knochen ist essenziell erforderlich, wenn Defekte zur Vorbereitung einer Implantatinsertion behandelt werden. Die klinischen und histologischen Erkenntnisse einer anderen Studie zeigten, dass in Defekten, die mit FDBA in Verbindung mit einer ePTFE-Barriere versorgt wurden, vorhersagbare Resultate erzielt werden können, wenn die Kieferkämme vor Insertion von Implantaten augmentiert werden[18]. MTF (Dentsply Friadent, CeraMED, Lakewood, CO) ist ein allogener gefriergetrockneter Knochen, der sowohl in mineralisierter als auch demineralisierter Form angeboten wird. FDBA ist in den folgenden Situationen effektiver als DFDBA:

1. Ausheilung und Restauration von Fenestrationen
2. Kleinflächige Kieferkammaugmentation
3. Frische Extraktionsalveolen (als Füller)
4. Sinusbodenaugmentation (Verwendung als Knochentransplantat)
5. Ausheilung von Dehiszenzen und nach Implantatverlusten

Dieses partikuläre Material ist in verschiedenen Größen erhältlich, die entsprechend der gewünschten Applikationsform ausgewählt werden sollten. Ähnliche Transplantationserfolge konnten bei Partikelgrößen von 200 µm bis 1.000 µm, je nach Bedarf, in verschiedenen Fällen gezeigt werden. Indikationen für DFDBA sind auf parodontale Defekte beschränkt.

Puros (Zimmer Dental, Carlsbad, CA) ist ein allogenes Transplantatmaterial, das einer gut geprüften Herstellungsmethode unterliegt, um die Antigenität zu reduzieren und das Risiko einer viralen Kontamination aus dem Spendermaterial zu minimieren[19]. Dieser Typ von Allotransplantaten ist lösungsmittelkonserviert (im Gegensatz zum Wasserentzug bei der Gefriertrocknung) und es wurde nachgewie-

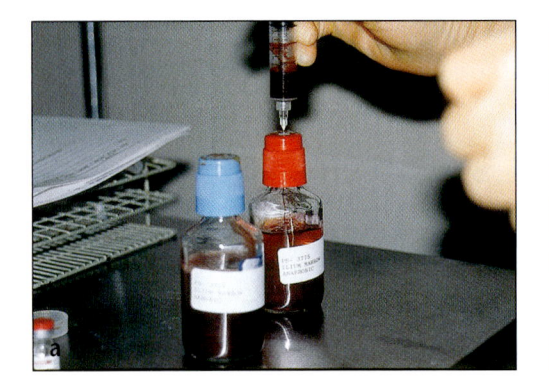

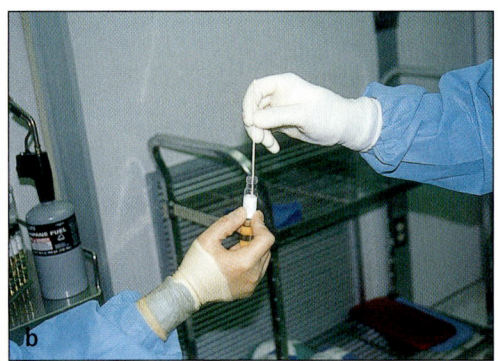

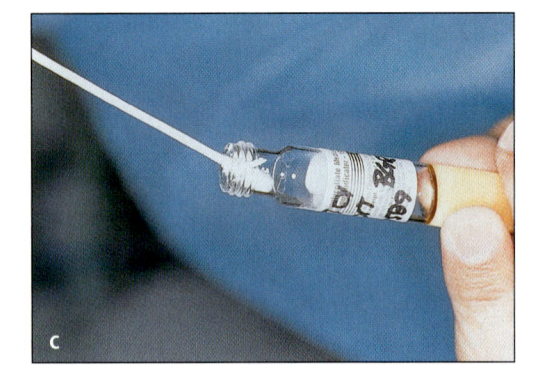

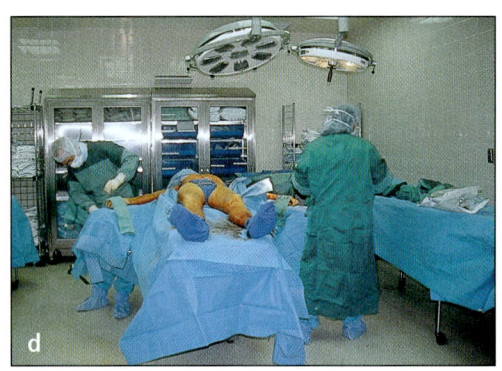

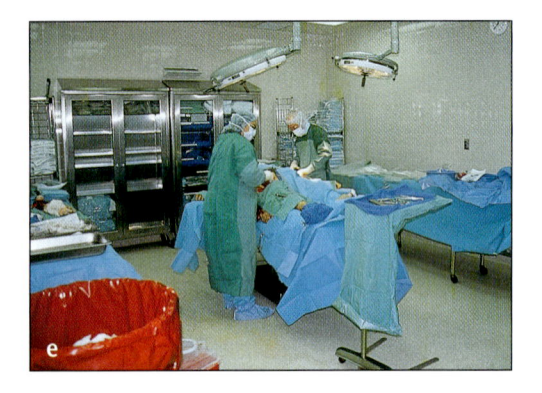

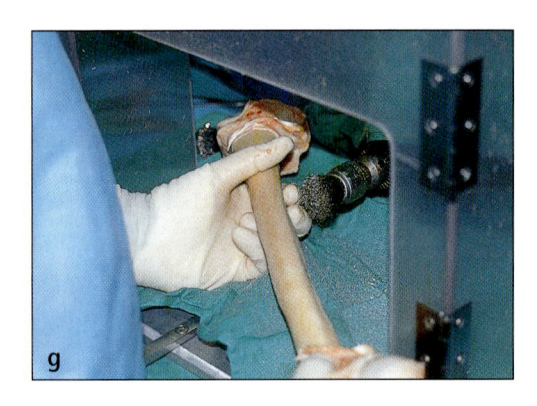

2 Übersicht der Knochenaugmentationsmaterialien

Abb. 2-8
Knochenallotransplantate von Leichen müssen einer strikten Untersuchung und Herstellung durch Gewebebanken unterzogen werden, bevor sie dem Chirurgen zur Verfügung stehen.

(a) Die strenge Untersuchung des Spenders beginnt mit Blutuntersuchungen.

(b) Vom Rückenmark, den speziellen entnommenen Geweben und vom gesamten Spender werden Kulturen angelegt.

(c) Zusätzliche Kulturen werden während der verschiedenen Herstellungsschritte gewonnen. Für die Fertigstellung des Materials bis zum Verkauf können bis zu 200 Kulturen durchgeführt werden.

(d) Gewebebanken von hoher Qualität befolgen strenge Herstellungsvorschriften zur Vorbereitung und Gewinnung der Gewebe, beginnend mit einer kompletten chirurgischen Präparation innerhalb von 24 Stunden nach dem Tod.

(e) Die Präparation des Spenders erfolgt unter komplett sterilen und aseptischen Bedingungen. Es wird eine detaillierte Autopsie durchgeführt, um sicherzustellen, dass keine unerkannten medizinischen Probleme bestehen, die eine Kontraindikation für die Verwendung der Spendergewebe sein könnten.

(f) Die verschiedenen Gewebe werden bezeichnet und in Schalen aufbewahrt.

(g) Das Weichgewebe wird sowohl mechanisch als auch von Hand von der Knochenoberfläche entfernt.

(h) Große Knochenstücke werden gereinigt und in separate Behälter gelegt.

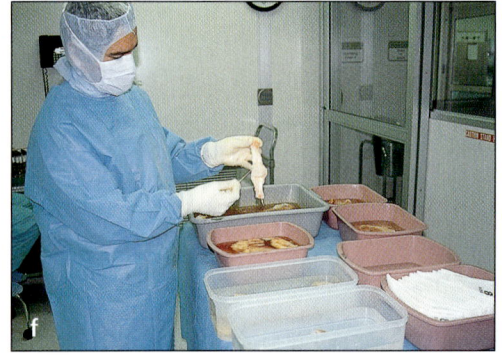

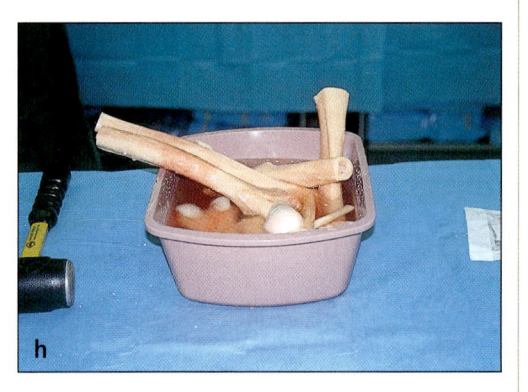

sen, dass er genauso effektiv osseointegriert wie kryokonserviertes Material und ebenso biotolerabel ist[20]. Tierexperimentelle und humane Studien dieses Materials zeigten gute Knochenbildung und Heilungsresultate[21-24]. Weil darüber hinaus die

Typen von Knochenaugmentationsmaterialien 2

Abb. 2-8 *(Fortsetzung)*
(i) Die knöchernen Gewebe werden in verschieden große Segmente, entsprechend den Anforderungen verschiedener chirurgischer Fachbereiche (Orthopädie, Kieferchirurgie) zersägt.

(j) Die Knochenstücke werden, wenn möglich, in Standardgrößen und Formen zersägt, entsprechend den speziellen Bedürfnissen der Chirurgen.

(k) Damit sind die Stücke jetzt zur Auswaschung der Fette, Zellen und Feuchtigkeit vorbereitet.

(l) Die Gewebe werden in sterile Lösungen getaucht, um unerwünschte Komponenten zu entfernen.

(m) Wenn die Lipide und Zellen entfernt sind, werden die Stücke zu Pulver zermahlen.

(n) Die Knochenpulver werden gesiebt, um Partikel verschiedener Größe zu erhalten.

(o) Danach werden die Pulver in Tanks mit Flüssigstickstoff gefriergetrocknet oder restliche Flüssigkeit wird durch chemische Lösungsmittel entfernt.

(p) Der gefriergetrocknete Knochen wird in luftdichte Behälter verpackt und aus Gründen der Chargenverfolgung nummeriert. Demineralisierter gefriergetrockneter Knochen wird hergestellt, indem der gefriergetrocknete Knochen in konzentrierte Salzsäure zur Entfernung der Knochenmineralien eingelegt wird.

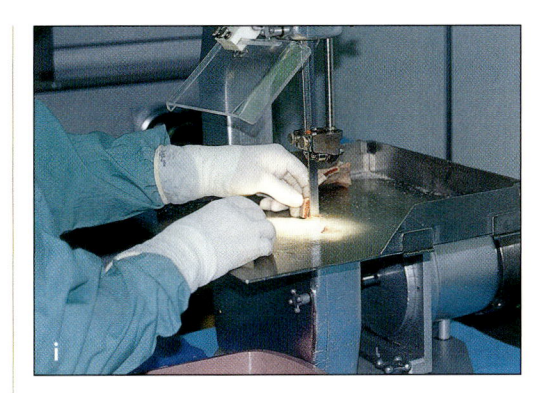

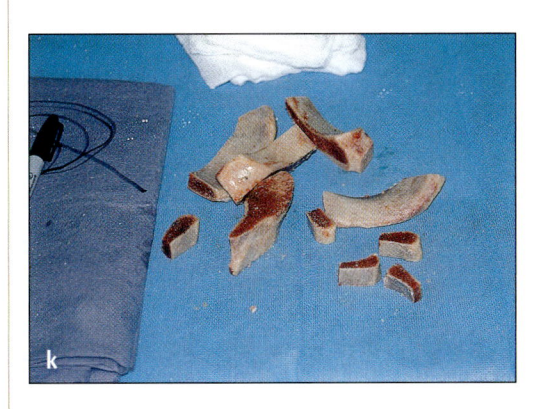

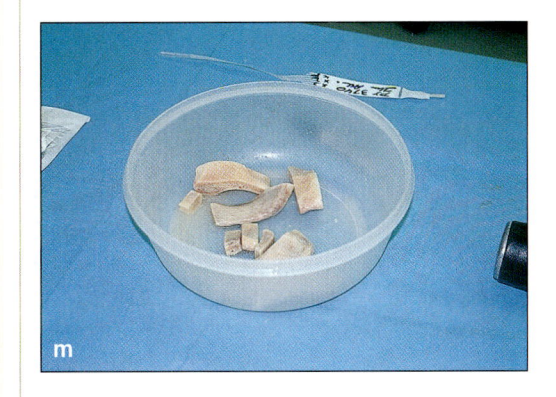

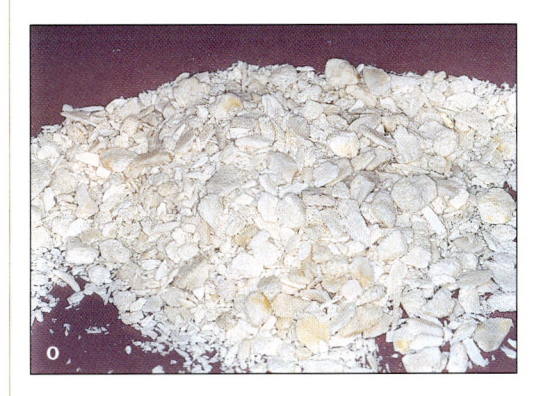

wässrige Komponente durch Lösungsmittel, im Gegensatz zur Gefriertrocknung entfernt wird, die möglicherweise eine Vo-

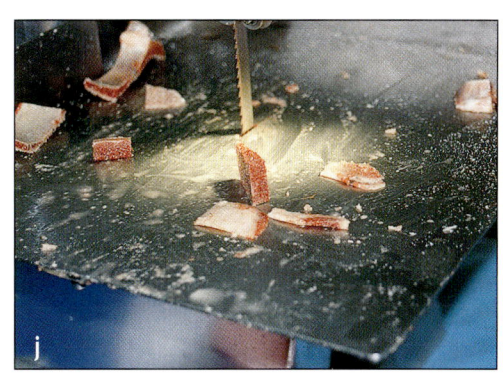

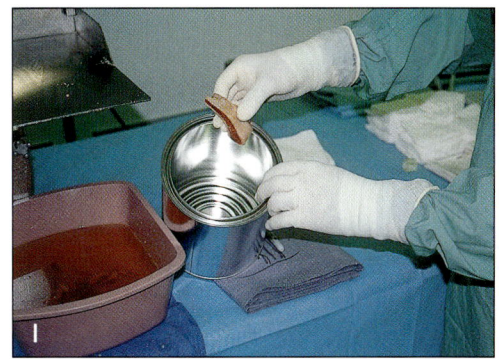

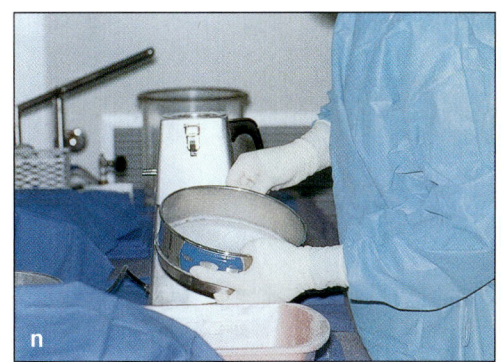

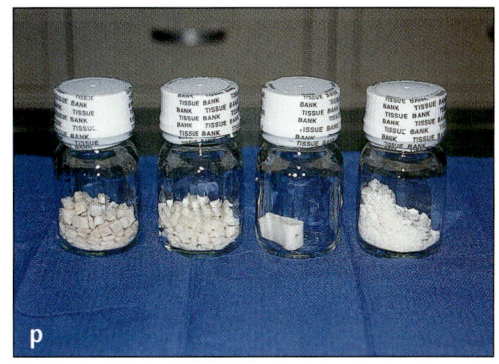

lumenexpansion beim Übergang von der flüssigen auf die feste Phase erzeugt, bleibt angeblich die mineralische Matrix besser

2 Übersicht der Knochenaugmentationsmaterialien

Abb. 2-9

(a) Ein Fläschchen mit Puros Augmentationsmaterial wird in ein steriles Gefäß auf dem Operationstisch umgefüllt.

(b) Das Puros Augmentationsmaterial wird durch nicht aktivierte PRP-Lösung zur Steigerung der Heilung rehydriert. Patientenblut wurde in der Operationswunde aufgenommen und kann ebenfalls zur Rehydrierung verwendet werden; alternativ kann 0,9%ige Kochsalzlösung zum Einsatz kommen. Zu diesem Material wurden Knochenspäne, die mithilfe eines Knochenshavers gewonnen wurden, hinzugefügt. Kombinierte Augmentationsmaterialien sollten wenigstens 20% autologen Knochen zur Erzielung bester Resultate enthalten.

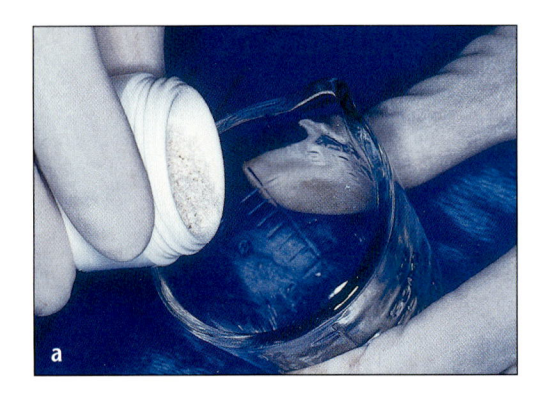

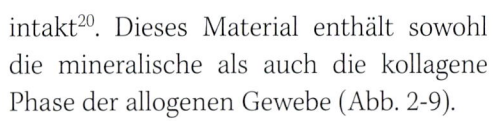

intakt[20]. Dieses Material enthält sowohl die mineralische als auch die kollagene Phase der allogenen Gewebe (Abb. 2-9).

Die Verwendung von DFDBA als Knochenaufbaumaterial wurde aufgrund einiger Berichte, nach denen die Regeneration neuen Knochens unvorhersagbar sei, infrage gestellt. In einer Humanstudie wurde zum Beispiel beschrieben, dass DFDBA-Partikel, von nicht entzündetem Bindegewebe umgeben, einheilten[25]. Eine spätere Studie zeigte positive Regenerate bei der Verwendung von DFDBA mit einer zellokklusiven Membran. Die Inkorporation von DFDBA-Partikeln wurde in neu gebildetem Knochen beobachtet, der Lakunen mit Osteozyten enthielt[25]. Die Resultate dieser Studie hätten eventuell verbessert werden können, wenn FDBA anstatt DFDBA verwendet worden wäre. Der in dieser Studie beobachtete positive Effekt könnte ebenfalls von der Barrieremembran, im Gegensatz zum Transplantatmaterial, ausgegangen sein, weil es sich um DFDBA und nicht um FDBA handelte.

Man nimmt im Allgemeinen an, dass BMPs und andere nicht-kollagene Proteine in der freigelegten Matrix verantwortlich für die Osteoinduktivität von DFDBA sind. Diese Osteoinduktivität aber hängt von der Qualität und Quantität der Knochenmatrix im Material ab[26]. Einige Studien haben gezeigt, dass die osteoinduktive Aktivität von DFDBA erheblich zwischen den verschiedenen Knochenbänken variiert und auch zwischen verschiedenen Proben derselben Knochenbank Unterschiede aufweist[27]. Es gibt keine allgemein akzeptierten Testverfahren oder Garantien, die sicher gewährleisten, dass DFDBA-Materialien irgendwelche Mindeststandards für osteoinduktive Eigenschaften erfüllen. Als Folge davon ist dieses Transplantatmaterial in der Gunst vieler Chirurgen gefallen. In-vitro- und In-vivo-Testverfahren wurden in begrenztem Maße zur Messung der Osteokonduktivität von DFDBA angewandt[26].

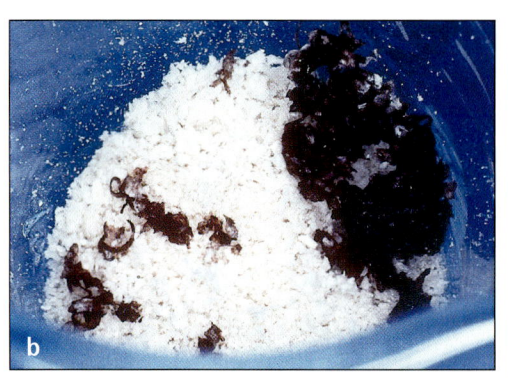

DFDBA ist mit anderen Materialien kombiniert worden, die das Potenzial zur Verstärkung des Knochenwachstums haben. Beispielsweise wurde die Verbindung von Tetrazyclin mit DFDBA-Allotransplantaten untersucht. Es wurde kein signifikanter Nutzen nachgewiesen, wenn DFDBA-Partikel in Tetrazyklin-Hydrochloridlösung zur Transplantation in knöcherne Defekte befeuchtet wurden[28]. Osteogenin, ein knocheninduktives Protein, das aus menschlichen Röhrenknochen isoliert wird, ist mit DFDBA kombiniert und in der Regeneration von knöchernen parodontalen Defekten untersucht worden. Während die Regeneration von neuem Attachment und den zugehörigen Geweben signifikant durch diese Kombination gesteigert werden konnte, galt dies nicht für die Regeneration von neuem Knochen[29].

In einer Studie an Ratten wurden zwei kommerziell hergestellte und verfügbare DFDBA-Zubereitungen in gelförmigen

Trägermaterialien – Osteofil (Regeneration Technologies, Alachula, FL) und Grafton (Osteotech, Eatontown, NJ) – verglichen. Nach 28 Tagen wurden bei beiden Präparaten ähnliche Ergebnisse in der Knochenbildung durch Osteokonduktivität erzielt. Allerdings wurde signifikant mehr Knochen durch Grafton gegenüber Osteofil produziert, was nahe legte, dass die Transplantatherstellungsmethoden eine größere Variabilität bedingen, als Unterschiede zwischen verschiedenen Spendern[30].

Bestrahlter spongiöser Knochen (Rocky Mountain Tissue Bank, Denver, CO) wurde ebenfalls als Ersatzmaterial für autologen Knochen angewendet[31,32]. Dieses Knochenallotransplantat ist trabekulärer Knochen aus der Wirbelsäule, der mit 2,5 bis 3,8 Megarad bestrahlt wurde. Einige Autoren haben berichtet, dass unter den verfügbaren Allotransplantaten der bestrahlte Knochen dem autologen Knochen am meisten ähnelt. Dies bezog sich auf schnellen Ersatz und zuverlässige Bildung eines angemessenen Anteils von neuem Knochen mit weniger Kosten und Morbidität als bei Verwendung von autologem Knochen[31,32]. Wegen eines Mangels an publizierter wissenschaftlicher Dokumentation kann die Verwendung dieses Materials hier nicht empfohlen werden.

Alloplastische Materialien, Xenotransplantate und biotechnologisch hergestellte Materialien

Die am häufigsten benutzen Knochenersatzmaterialien sind keramische Materialien inklusive deorganifizierter Rinderknochen, synthetische Kalziumphosphatkeramiken (z. B. Hydroxylapatite, TCP) und Kalziumkarbonate (z. B. koralines Material). Der Einheilungsmodus dieser Materialien ist streng auf die Osteoinduktion begrenzt. Neue Knochenbildung findet entlang ihrer Oberfläche statt[13,24]. Diese Materialien werden zur Rekonstruktion von Knochendefekten und zur Augmentation resorbierter Alveolarkämme verwendet, indem sie ein Gerüst für eine verstärkte Knochenheilung und Wachstum bieten. Die Materialien können ebenfalls Sondierungstiefen und klinische Attachmenthöhen verbessern, müssen aber noch zeigen, dass sie selbst die Fähigkeit zur Auslösung oder Steigerung der Bildung eines neuen parodontalen Anheftungsapparates besitzen[35]. Im Allgemeinen haben diese Materialien eine gute Druckbelastbarkeit, aber eine geringe Zugbelastbarkeit, ähnlich wie die Materialeigenschaften von Knochen. Obwohl ihre biologischen Reaktionen unterschiedlich ausfallen, wurden sie alle für Augmentationszwecke empfohlen[3]. Andere, gegenwärtig verfügbare alloplastische Materialien sind Hard Tissue Replacement (HTR) Polymer und bioaktive Glaskeramiken.

Alloplastische und xenogene Knochenersatzmaterialien sind in verschiedenen Größen, Texturen und Formen erhältlich. Sie können auf Grundlage ihrer Porosität als dicht, makroporös oder mikroporös eingeteilt werden und entweder kristallin oder amorph sein. Alloplastische Materialien können partikulär oder geformt vorliegen. Die spezifischen Eigenschaften eines alloplastischen Materials legen fest, welcher Typ für eine spezielle Anwendung am besten geeignet ist[3,36].

Hydroxylapatit

Während der letzten zwei Jahrzehnte hat Hydroxylapatit aus Rinderherkunft am meisten Aufmerksamkeit als Knochenersatzmaterial erzeugt. Der primär anorganische natürliche Anteil des Knochens[3,4,28,37], das Hydroxylapatit, ist sehr biokompatibel und verbindet sich bereitwillig mit benachbarten Hart- und Weichgeweben.

Die physikalischen Eigenschaften, z. B. spezifische Oberfläche und Form des Produktes, Porosität und Kristallinität, und chemische Eigenschaften, z. B. Verhältnis von Kalzium zu Phosphor, elementare Unreinheiten, Ionensubstitution im Hydroxylapatit und der pH-Wert im umgebenden Gebiet, bedingen die Resorptionsrate und die klinischen Anwendungen des Augmentationsmaterials[3,39]. Beispielsweise benötigen große Partikel eine längere Resorptionszeit und bleiben länger im Augmentationsgebiet[40]. Je höher die Materialporosität, desto besser ist die Gerüstfunktion für neuen Knochen und umso schneller findet die Resorption statt. Je höher die Kristallinität eines Augmentationsmaterials ist, umso niedriger fällt die Resorptionsrate aus. Deshalb resorbieren amorphe Knochenersatzmaterialien schneller als kristalline Materialien. Dichte feste Blöcke von Hydroxylapatit haben eine hohe Druckbelastbarkeit, sind aber spröde und werden deshalb als unzureichend unter lasttragenden Bedingungen angesehen. Ein genereller Nachteil von porösen Keramiken ist, dass ihre Belastbarkeit exponentiell mit der Zunahme der Porosität abfällt.

In Studien zur Rekonstruktion atrophierter Kieferkämme wurde gezeigt, dass Hydroxylapatite in Bezug auf Wirksamkeit und Morbidität bei segmentalen Osteotomien, bei denen große Segmente von Knochen mobilisiert wurden und die häufig Nervverletzungen erzeugten, überlegen waren[41]. Ein Vorteil bei der Verwendung von Hydroxylapatit ist, dass es nicht die knöcherne Unterlage stört und der Alveolarkamm über den vorhandenen Knochenstrukturen rekonstruiert wird.

Hydroxylapatitpartikel (ungefähr 1 mm im Durchmesser) werden häufig zur Kieferkammaugmentation verwendet und passen sich bestens der unterliegenden Knochenstruktur an. Bei Verwendung von Partikeln anstelle von festen dichten Blöcken, wird das Problem der Sprödigkeit reduziert. In Fällen, in denen poröse Hydroxylapatitblöcke als Alternative zu Hydroxylapatitpartikeln verwendet wurden[4], stieg der Anteil von einwachsendem Knochen[42]. Eine andere Studie stellte eine Abnahme der klinischen Verwendung von nicht resorbierbaren, nicht porösen Hydroxylapatiten in der Kieferkammaugmentation, im Gegensatz zu einer Zunahme der Verwendung von porösen Hydroxylapatiten, fest. Dabei wurde die Tendenz zur Migration von Partikeln unter Belastung während des Heilungsprozesses und der schlechte Zusammenhalt der Partikel hervorgehoben[43].

Bovines anorganisches Knochenmatrixmaterial

Bio-Oss (Osteohealth, Shirley, NC) ist anorganischer Rinderknochen, der chemisch behandelt wurde, um die organischen Komponenten zu entfernen (Abb. 2-10). Nach seiner Sterilisation kann das Material als Knochenaufbaumaterial ohne Erzeugung einer Immunreaktion eingesetzt werden[11]. Bio-Oss ist osteokonduktiv[11,44] und unterliegt mit der Zeit dem physiologischen Remodellierungsprozess und wird in den umgebenden Knochen eingebaut. Anorganischer Knochen kann allein oder in Verbindung mit Barrieremembranen in vereinzelten Läsionen, wie parodontalen Defekten, Dehiszenzen und Fenestrationen um Implantate und bei kleinen Sinusaugmentationen eingesetzt werden. In großen Alveolarkammdefekten kann anorganischer Knochen mit autologem Knochen für eine erfolgreiche Augmentation kombiniert werden. Anorganischer Knochen wurde in einer Vielzahl von Behandlungssituationen wie intraossären Defekten, Sinusbodenaugmentationen, GBR[45] und um Implantate herum eingesetzt.

Bei der Augmentation des Kieferhöhlenbodens von erheblich resorbierten Oberkiefern wurden Bio-Oss und Inter-

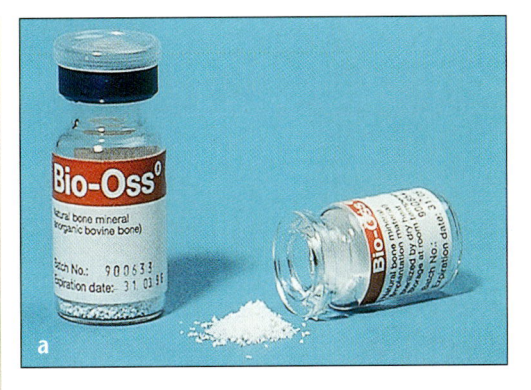

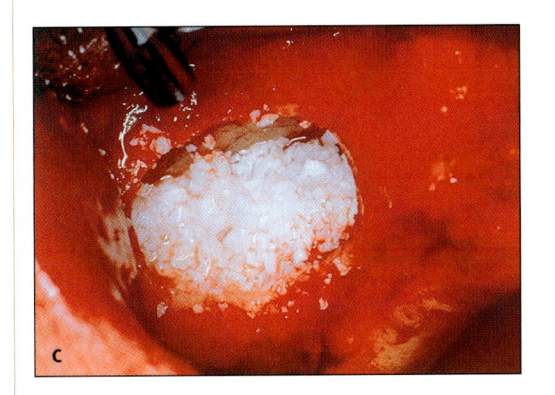

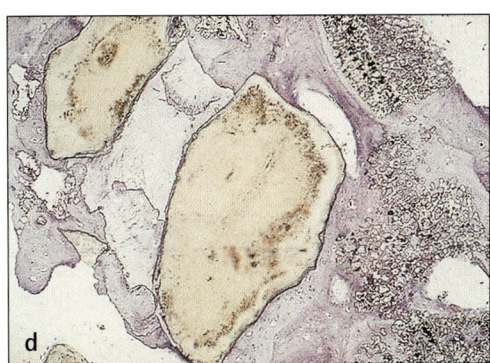

Typen von Knochenaugmentationsmaterialien 2

Abb. 2-10
Bio-Oss ist ein anorganisches Augmentationsmaterial, das entweder allein oder in Verbindung mit Barrieremembranen in einer Vielzahl von Behandlungssituationen verwendet werden kann.

(a) Bio-Oss wird in 0,25 g, 0,5 g, 2,0 g und 5 g Verpackungen in granulärer Form und 0,5 g, 2,0 g und 5 g Packungen mit Kortikalisgranulat vertrieben.

(b) Bio-Oss wird zur Rehydrierung in Kochsalzlösung eingelegt.

(c) Das Bio-Oss-Material bei einer Sinus-lift-Operation.

(d) Die histologische Untersuchung einer Biopsie aus einem mit Bio-Oss 42 Monate zuvor augmentierten Bereich zeigt die Knochenbildung um die Partikel des Augmentationsmaterials. Das Material wird am Ende resorbiert und durch Empfängerknochen ersetzt.

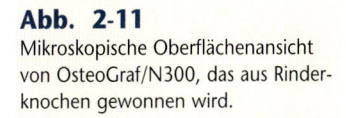

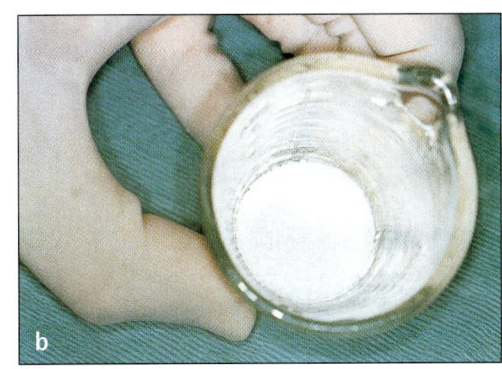

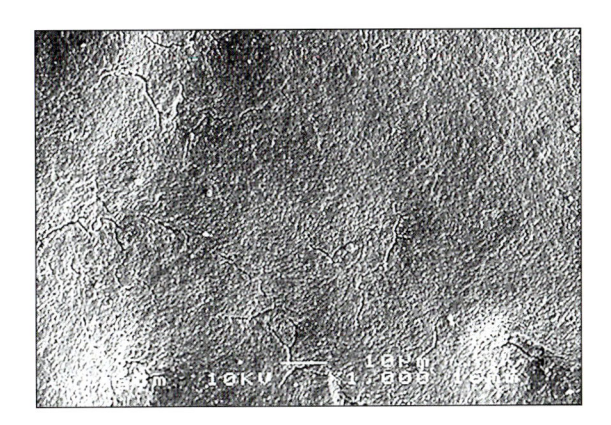

Abb. 2-11
Mikroskopische Oberflächenansicht von OsteoGraf/N300, das aus Rinderknochen gewonnen wird.

pore 200 (Interpore International, Irvine, CA), ein später diskutiertes Korallenmaterial, verglichen. Mit beiden Materialien wurden vorhersagbare Resultate erzielt, gleichgültig, ob sie allein oder in Verbindung mit autologem Knochen vom Kinn oder Beckenkamm eingesetzt wurden[46]. Allerdings resorbierte Interpore 200 sehr langsam und verblieb deshalb eher in Form des Hydroxylapatits, als dass es durch Wirtsknochen ersetzt wurde.

OsteoGraf/N (Dentsply Friadent, CeraMed) ist ein populäres Beispiel von mikroporösem partikulärem Hydroxylapatitmaterial, das aus bovinem Knochen gewonnen wird. Es ist in zwei Varianten erhältlich: OsteoGraf/N300, das Partikel von 250 μm bis 420 μm hat und OsteoGraf/N700, das Partikel zwischen 420 μm und 1.000 μm aufweist (Abb. 2-11). Die Kleinpartikelvariante wurde mit guten Ergebnissen zur Behandlung von Kieferkammdefekten eingesetzt[47]. Nach einer Einheilphase von etwas länger als vier Monaten zeigten die aufgebauten Gebiete einen ähnlichen Gewebetonus und eine

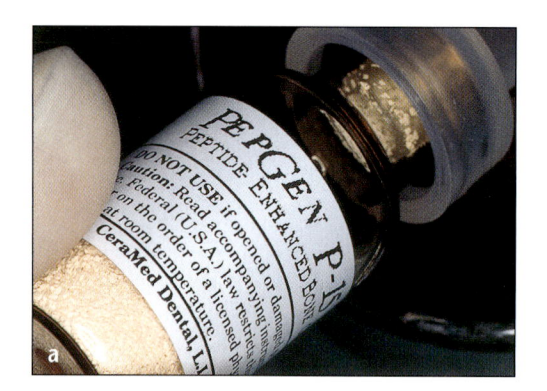

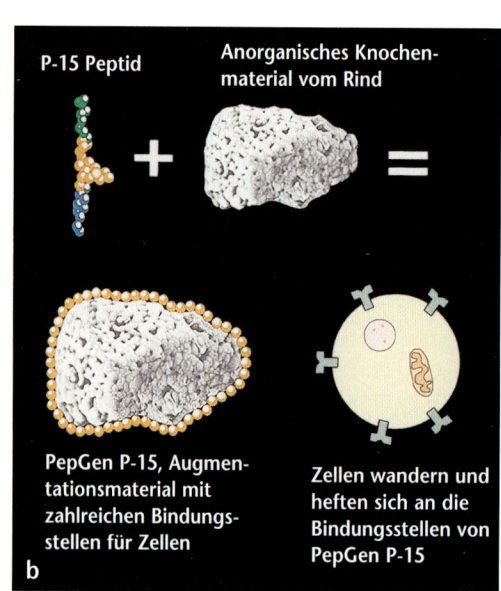

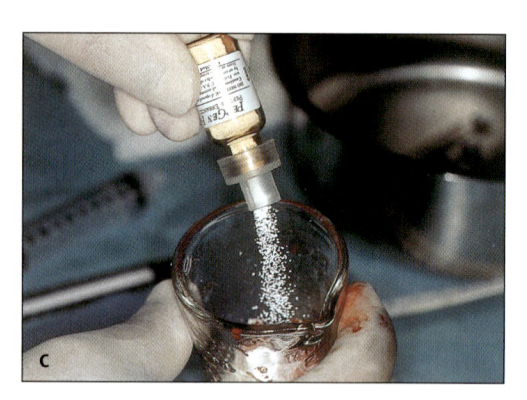

2 Übersicht der Knochenaugmentationsmaterialien

Abb. 2-12

(a) PepGen P-15 ist ein kommerziell erhältliches Augmentationsmaterial, das OsteoGraf/N300 mit einem 15 Aminosäuren großen Peptid kombiniert.

(b) Die Aufgabe dieses Peptides ist die Zellbindung und die Anlockung von Osteoblasten, die exponentiell stärker ausfällt als beim selben Transplantatmaterial ohne das Peptid.

(c) PepGen P-15 ist in 1 g und 2 g-Packungen verfügbar. Bei sterilem Vorgehen können Restmengen bis zu dreimal durch Autoklavieren resterilisiert werden (für bis zu vier verschiedene Patienten). Wenn man einem autologen Knochentransplantat eine kleine Menge PepGen P-15 hinzufügt, kann man damit die schnelle Resorptionsrate des auologen Transplantates verlangsamen und die Radioopazität des Augmentates zur besseren Darstellung im Röntgenbild erhöhen.

Weichgewebefarbe wie in nicht aufgebauten Gebieten. Zusätzlich konnte das Material aus den aufgebauten Gebieten nicht ohne Kraft von dem unterliegenden Knochen abgeschoben werden. OsteoGraf/N ist ebenfalls häufig in Kombination mit DFDBA bei der Sinusbodenaugmentation angewendet worden[48]. In einer Drei-Jahres-Studie zur Sinusbodenaugmentation konnte erheblich mehr Knochenvolumen durch die Mischung von OsteoGraf/N mit autologem Knochen (Verhältnis 80:20) erzielt werden[49].

PegGen P-15 (Dentsply Friadent Cera-Med) ist eine verbesserte Form eines Hydroxylapatits von Rindern, das ein synthetisches kurzkettiges Peptid, P-15, enthält. Diese Komponente simuliert die Zellanheftungsstelle von Typ-I-Kollagen, die beim natürlichen Knochen für Zellmigration, Differenzierung und Proliferation verantwortlich ist[50]. Möglicherweise kann dieses Material die Vorteile eines synthetischen Ersatzmaterials mit einer anorganischen und einer wichtigen organischen Komponente bieten, die gemeinsam die Eigenschaften von autologen Knochentransplantaten nachahmen (Abb. 2-12). Es wurde berichtet, dass PegGen P-15 zu einer gesteigerten Knochenbildung in kürzerer Zeit, im Vergleich mit Rinder-Hydroxylapatit plus DFDBA, wie es traditionell für die Sinusbodenaugmentation eingesetzt wird, führte[48]. In ähnlicher Weise haben andere Studien eine dreifache Steigerung des Anteils von vitalem Knochen bei der Sinus-lift-Operation mit P-15 im Vergleich zu anorganischem Material berichtet[51]. Signifikant bessere regenerative Resultate wurden bei parodontalen Kno-

Typen von Knochenaugmentationsmaterialien

Abb. 2-13
OsteoGen ist ein synthetisches bioaktives resorbierbares Augmentationsmaterial, das zur Knochenaugmentation oder zur Ausheilung von Alveolarkammdefekten entworfen wurde.

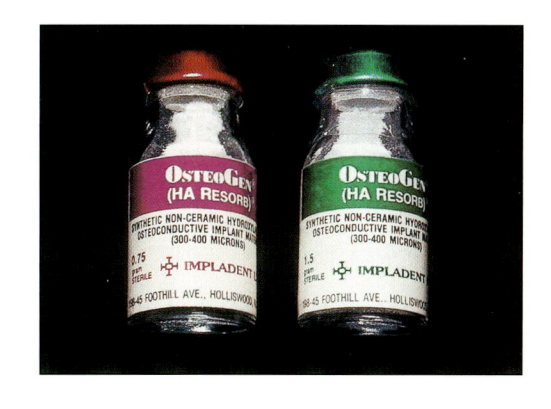

chendefekten mit PepGen P-15 im Vergleich zu DFDBA oder einfacher Lappenoperation beschrieben[52-54]. Eine andere Studie zeigte, dass eine gesteigerte Knochenbildung und schnellere Partikelresorption unter Verwendung von PepGen P-15 Flow (PepGen P-15 Partikel suspendiert in einem biokompatiblen Hydrogel aus Natrium, Carboxymethylzellulose, Glyzerin und Wasser), verglichen mit PepGen P-15 Partikeln, stattfand[55].

Synthetisches Knochenmaterial

OsteoGen (Impladent, Hollywood, NY) ist ein synthetisches bioaktives resorbierbares Knochenersatzmaterial (Synthetic Bioactive Resorbable Graft = SPRG). Es ist ein osteokonduktives, nicht keramisches Aufbaumaterial, das zur Konturierung und Verbesserung von Alveolarkammdeformitäten indiziert ist; Füllung von Extraktionsalveolen; Verwendung um Zahnimplantate und in Sinusbodenaugmentationen und zur Ausheilung marginaler, periapikaler und parodontaler knöcherner Alveolarfortsatzdefekte (Abb. 2-13). Als komplett synthetisches Material enthält OsteoGen keine organischen Komponenten und kann ohne Angst vor Krankheitsübertragungen eingesetzt werden.

Die hochgradig porösen Kristallaggregate dieses Materials wirken als physikalische Matrix zur Infiltration durch Knochen bildende Zellen und zur darauf folgenden Auflagerung von Wirtsknochen. Im Maße, wie neuer Knochen aufgebaut wird, resorbiert das Material fortschreitend über einen Zeitraum von sechs bis acht Monaten. In Abhängigkeit der Größe des Defektes und des Stoffwechsels sowie des Alters des Patienten werden etwa 80% des Materials innerhalb von vier bis sechs Monaten resorbiert.

OsteoGen wurde durch die Food and Drug Administration zum Vertrieb im Jahre 1984 zugelassen und ist in steriler Kristallaggregatform (300 µm bis 400 µm) in 0,75 g, 1,5 g und 3 g Behältern und 0,3 g vorgefüllten Spritzen erhältlich.

Trikalziumphosphat (TCP) ähnelt Hydroxylapatit, ist aber kein natürlicher Bestandteil des Knochenminerals. Im Körper wird TCP teilweise in kristallines Hydroxylapatit ungewandelt[2]. Die Rate der TCP-Resorption variiert und hängt scheinbar stark von der chemischen Strukturporosität und Partikelgröße des Materials ab. Wie alle Knochenersatzmaterialien ist TCP osteokonduktiv. Es ist dafür vorgesehen eine physikalische Matrix für den Anbau von neuem Knochen zu bieten[3]. Es wird oft für die Ausheilung nicht pathologischer Defekte verwendet, wo die Resorption mit zeitgleichem Aufbau des Knochens erwartet werden kann[38]. TCP kann auch mit osteogenen oder osteoinduktiven Materialien verwendet werden, um die Anwendungseigenschaften des Materials beim Einsetzen zu verbessern[3]. Sowohl Hydroxylapatit als auch TCP sind sicher und werden gut vertragen[56].

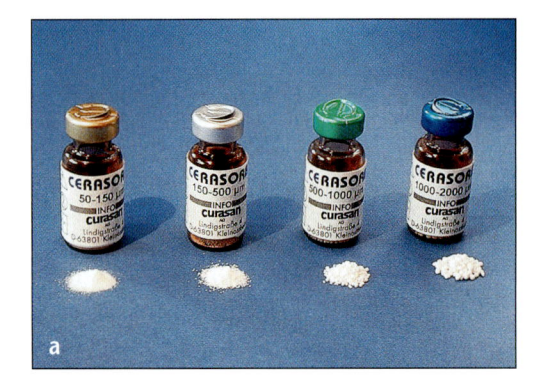

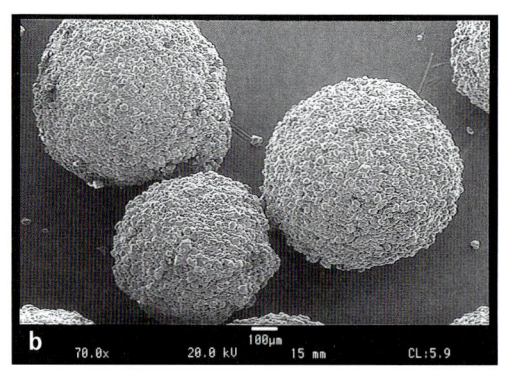

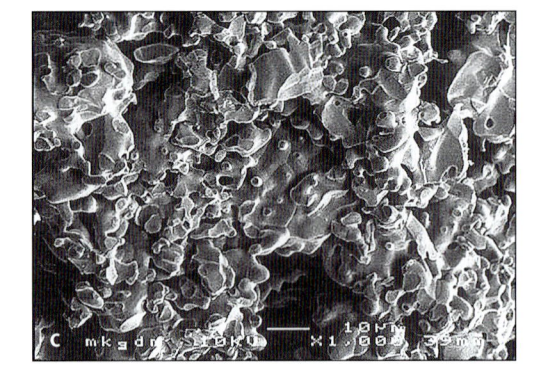

2 Übersicht der Knochenaugmentationsmaterialien

Abb. 2-14

(a) Cerasorb ist ein β-TCP-Material, das in Europa im Jahre 2000 als PRP-Trägermaterial zertifiziert worden ist.

(b) Die poröse Oberfläche der runden Partikel ermöglicht die Einlagerung von neuem Gewebe.

(c) Die mikroskopische Ansicht der Partikel zeigt ihre sphärische Form. Die Partikelgröße reicht von 10 μm bis 63 μm. Diese sind noch zu groß, um vom Makrophagen aufgenommen zu werden.

(d) Das Cerasorb-Material wird komplett resorbiert und innerhalb von drei bis 24 Monaten nach Implantation durch neuen Knochen ersetzt.

Cerasorb (Curasan, Kleinostheim, Deutschland) ist ein β-Trikalziumphosphat- (β-TCP) Material, das zur Defektregeneration im gesamten Skelettsystem zertifiziert wurde (Abb. 2-14). Im Juni 2000 wurde es in Europa als synthetisches Trägermaterial für patienteneigenes PRP zugelassen. Das Material wird komplett resorbiert und im Allgemeinen innerhalb von drei bis 24 Monaten durch natürlichen Knochen ersetzt, abhängig vom Typ des Knochens. Während dieses Vorgangs werden Kollagen und Blutgefäße innerhalb der Mikroporen der Cerasorb-Granulate und in die intergranulären Hohlräume (Makroporen) inkorporiert. Die Kollagenfasern leiten die Kapillaren und den neu gebildeten Knochen bevor die Resorption beginnt. Obwohl Cerasorb hoch porös ist, ist es stabil und resistent gegen Abrasionen. Grundsätzlich verhindert eine Größe der runden Partikel zwischen 10 μm und 63 μm die Phagozytose durch Makrophagen.

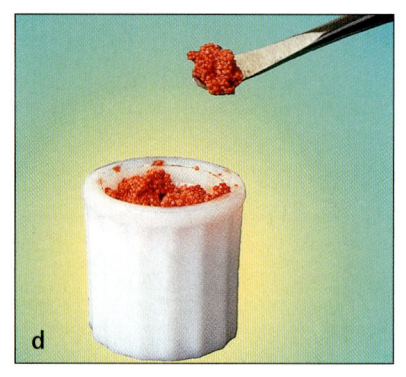

Kalziumkarbonatmineral

Coralline

Coralline ist ein keramisches Knochenaufbaumaterial, das aus dem Kalziumkarbonatskelett von Korallen synthetisiert wird. Einer seiner Vorteile ist seine dreidimensionale Struktur, die Knochen ähnelt[2]. Eine kürzliche Studie an einer Population von jungen, im Wachstum befindlichen Patienten zeigte die Eignung von Korallengranulat für die Kieferkammerhaltung im posterioren Ober- und Unterkiefer bei ankylosierten Milchzähnen und Nichtanlagen von bleibenden Zähnen, aber es wurde für unzureichend für die Behandlung im traumatisierten anterioren Oberkiefer befunden[57].

Wie früher schon erwähnt, ist Interpore 200 ein Beispiel für ein poröses korallines Hydroxylapatit. Dieses Material besteht grundsätzlich aus reinem Hydroxylapatit und etwas TCP. Sein Wirkmechanismus ist die Osteokonduktion[58]. Interpore 200 wurde in Blöcken und Granulatform als

Abb. 2-15
Ein histologischer Schnitt von Partikeln des Interpore 200 mit Knochenwachstum nach 24 Monaten. Zu diesem Zeitpunkt sind die Partikel noch nicht komplett resorbiert und durch Empfängerknochen ersetzt worden.

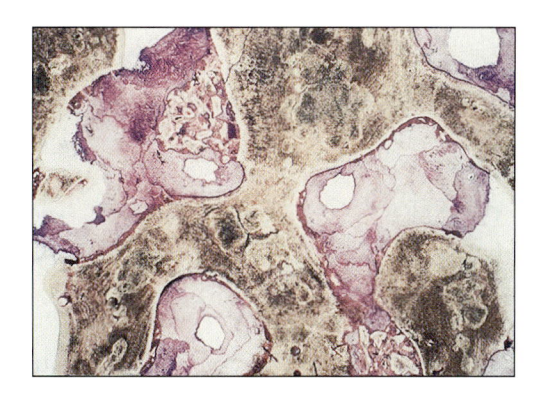

Knochenaufbaumaterial in der Implantologie angewandt. Es bietet eine Matrix für das Einwachsen von Knochen und kann als Auflagerungsosteoplastik für den Alveolarkamm und als Interpositionsimplantat im Unterkiefer eingesetzt werden (Abb. 2-15)[59]. Einige Untersucher haben beschrieben, dass das Material intraoperativ einfach geformt werden kann, um eine exakte Passung zu erzielen[59]. Andere Untersucher bezeichnen das Material als spröde und schwierig in der Anwendung[36].

Die Resorptionsrate von porösem Keramikmaterial, wie Interpore 200, ist untersucht worden[60]. Obwohl erwartet wurde, dass das Material schnell degradieren würde, wenn es in das Weichgewebe eingebracht wird, zeigte sich, dass die Resorption sowohl im Knochen als auch im Weichgewebe extrem langsam eintrat. Knochen kann um das Material und in seine Poren einwachsen, aber das Material benötigt einen erheblichen Zeitraum, um resorbiert und mit Knochen ersetzt zu werden.

Biocoral (Inoteb, LeGuernol, Saint Gonnery, Frankreich) ist ein anderes resorbierbares poröses korallines Knochenersatzmaterial. Es ist eine natürliche Koralle in Form von Aragonit (mehr als 98% Kalziumkarbonat), die nicht durch Herstellungsverfahren verändert wird. Es wurde berichtet, dass die klinische Reaktion auf dieses Material, insbesondere in Bezug auf parodontale Defektfüllung, ähnlich oder leicht besser ist, als die Reaktion auf andere Hydroxylapatitmaterialien[61]. Die Größe und Form der Partikel erleichtert eine einfache Anwendung und Manipulation in der Operation. Außerdem wird dieses Kalziumkarbonat nicht unkontrolliert aus dem Behandlungsgebiet verlagert.

Kalzifizierte Algen

C-Graft (The Clinician's Preference, Golden, CO) wurde für mehr als zehn Jahre erfolgreich zum Aufbau und zur Remodellation des Knochens eingesetzt[62]. Ähnlich wie Knochen in seiner kristallinen porösen Oberflächenstruktur und chemischen Zusammensetzung ist C-Graft eine Kalziumphosphatkeramik mit der hexagonalen Kristallstruktur von Hydroxylapatit und einer großen spezifischen Oberfläche mit hoher Bioaktivität. C-Graft hat eine interkonnektierende Mikroporosität, die Hart- und Weichgewebebildung leitet und es kann sehr effektiv für die Füllung von Alveolen und Knochendefekten sein. Es ist ein anorganisches biokompatibles Kalziumphosphatmaterial, das aus einer Kalzium einlagernden Meeresalge gewonnen wird, die im Herstellungsprozess in ein Apatitmaterial umgewandelt wird, das Knochenapatit entspricht (Abb. 2-16). Es wird steril in Gefäßen abgefüllt angeboten und hat eine Partikelgröße von 300 µm bis 2.000 µm. Eine Studie hat demonstriert, dass die Textur von C-Graft als osteokonduktive Leitschiene für Osteoblasten wirkte, und dass es die Anlagerung von Knochenmatrix erleichterte. Die Partikel

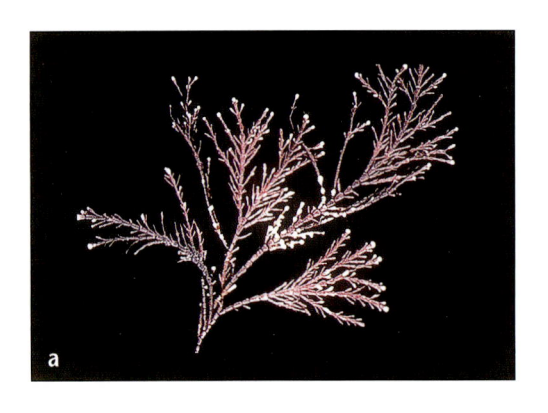

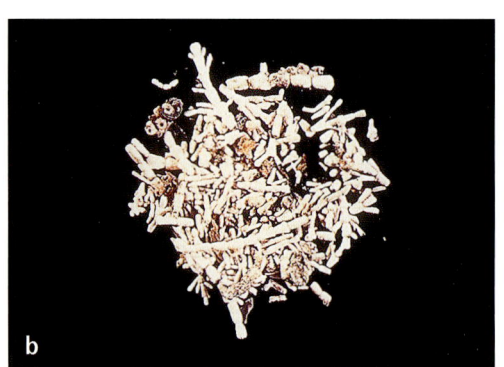

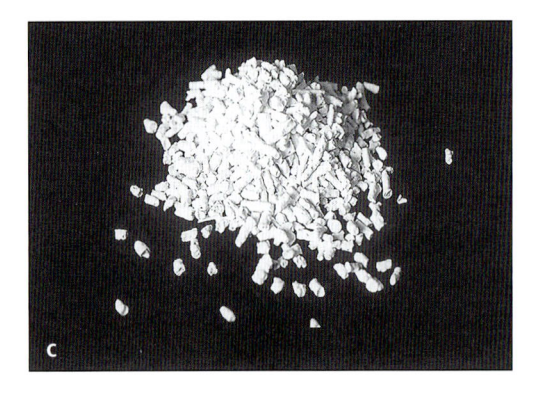

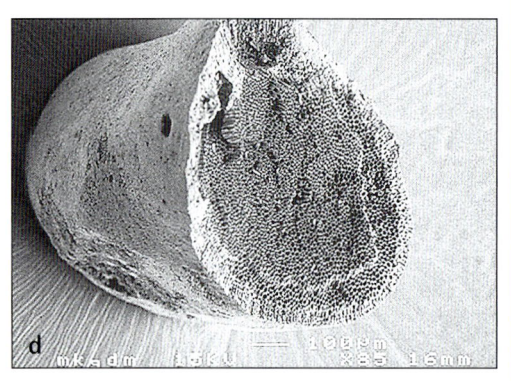

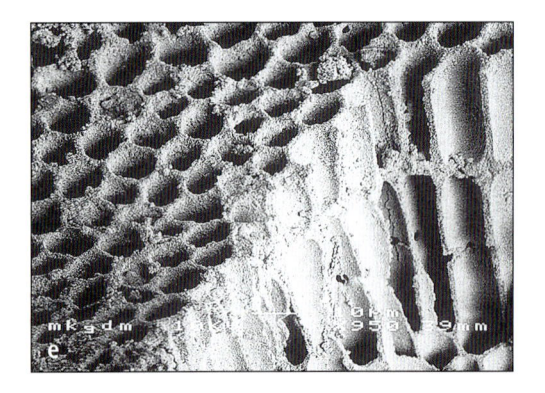

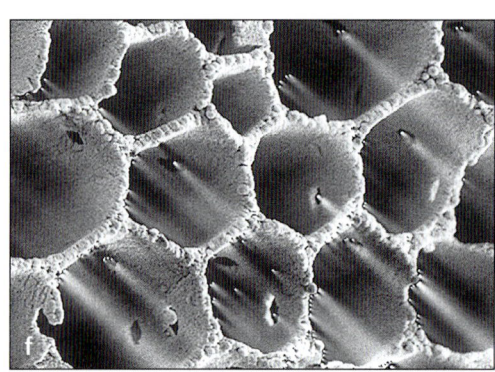

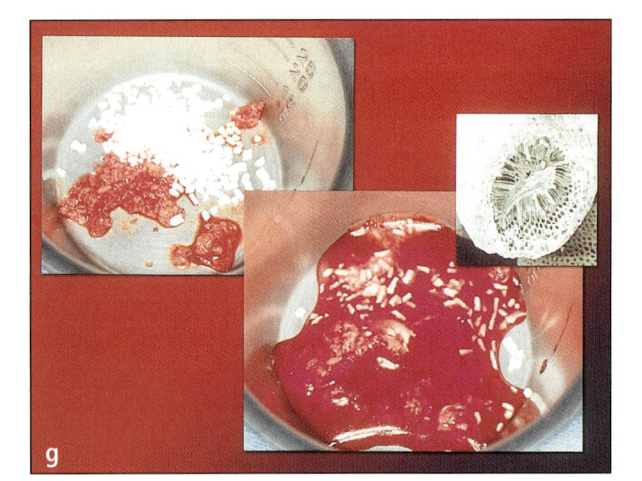

2 Übersicht der Knochenaugmentationsmaterialien

Abb. 2-16

Kalzifizierte Algen sind ein wirksames Augmentationsmaterial für Zahnextraktionsalveolen und Knochendefekte.

(a) Meeresalgen zur Herstellung des C-Graft, hier in der nicht kalzifizierten Form gezeigt.

(b) Die kalzifizierten Algen werden zerstoßen und zur Herstellung des Augmentationsmaterials vorbereitet.

(c) Die Partikel haben den Herstellungsprozess durchlaufen und stehen zur Augmentation zur Verfügung.

(d) Zerstoßenes Partikel des C-Graft mit glatter äußerer Oberfläche und extrem poröser interner Struktur (85fache Vergrößerung).

(e) Honigwabenartige innere Oberfläche. Die Matrix absorbiert Blut. Dazu wird empfohlen, die Partikel vor der Augmentation zu zerstoßen (Vergrößerung 300fach).

(f) Höhere Vergrößerung der honigwabenartigen Strukturen (2.000fache Vergrößerung).

(g) Nachdem das C-Graft-Material Blut absorbiert hat, kleben die Partikel extrem aneinander, sodass die Handhabung sehr einfach ist.

Typen von Knochenaugmentationsmaterialien 2

Abb. 2-16 *(Fortsetzung)*
(h) Eine Portion des C-Graft-Materials, das durch Blut vernetzt wurde und in den Empfängerdefekt eingebracht wird.

(i) C-Graft in seiner kommerziell verfügbaren Form.

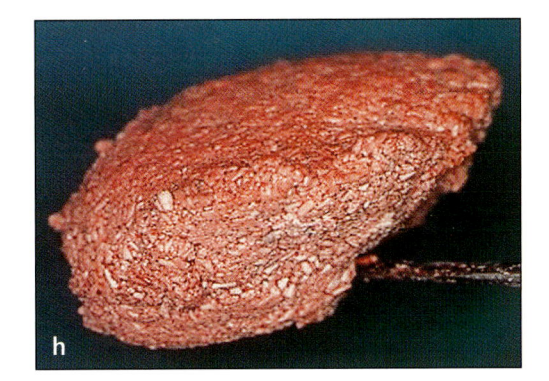

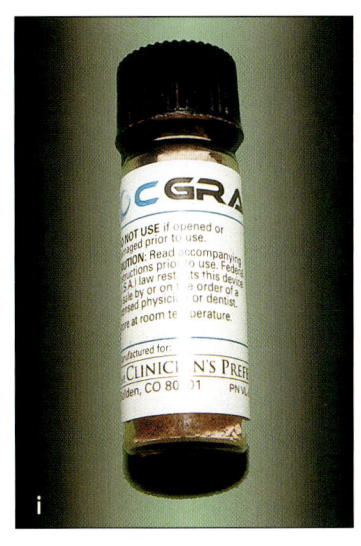

Abb. 2-17
(a) Polymeres Hartgewebe-Ersatzmaterial (Bioplant, HTR Polymer) wird fertig verwendbar in einer Spritze angeboten.

(b) Das Material besteht aus kleinen mikroporösen Perlen.

(c) Mikroskopische Ansicht einer der Perlen. Der Hohlraum ermöglicht ein Knochenwachstum im Inneren der Perle, wie auch auf der Außenseite (200fache Vergrößerung).

(d) Das Diagramm zeigt die Größe einer HTR-Perle. Die Größe der Öffnung der Perle ermöglicht ein Knochenwachstum auf der Innenseite.

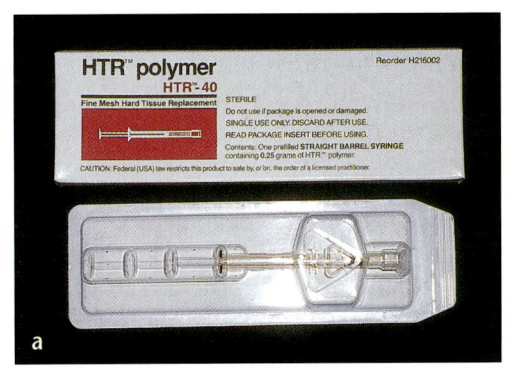

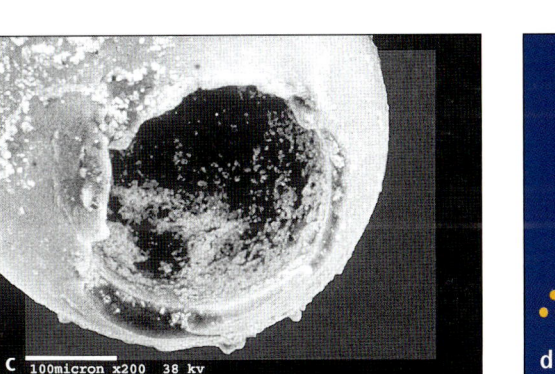

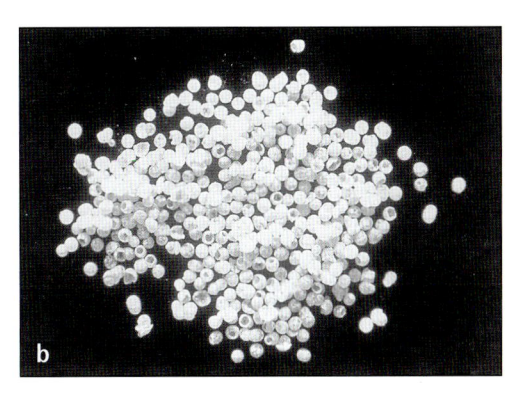

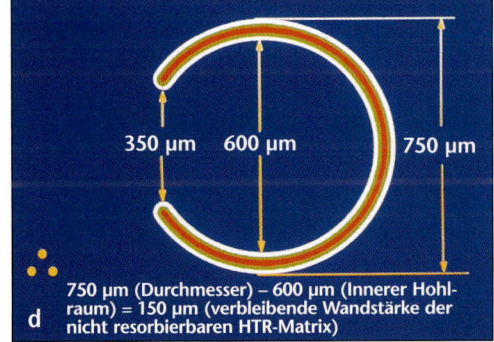

750 µm (Durchmesser) − 600 µm (Innerer Hohlraum) = 150 µm (verbleibende Wandstärke der nicht resorbierbaren HTR-Matrix)

wurden osseointegriert und dem physiologischen Knochenremodelling unterzogen. Neuer Knochen hat langsam das resorbierte Biomaterial ersetzt[63].

Polymeres Hartgewebe-Ersatzmaterial

Bioplant HTR Polymer (Bioplant, Norwalk, CT) ist ein mikroporöses Komposit mit einer Kalziumhydroxidoberfläche[36,64]. Das Polymer resorbiert langsam und wird innerhalb von vier bis fünf Jahren durch Knochen ersetzt (Abb. 2-17). Bioplant HTR ist Berichten zufolge ein effektives Material in folgenden Situationen[36,64,65]:
1. Erhaltung des Knochens (Kieferkamms) durch Verhinderung des zu erwartenden Knochenverlustes nach Zahnextraktion. Dabei erhält das Material die Höhe und Breite des Alveolarfortsatzes.
2. Alveolarfortsatzaugmentation, wobei die sofortige Anwendung nach der Zahnextraktion die Höhe und Breite des Alveolarkamms steigert.
3. Zeitversetzte Augmentation (nachdem eine ausgeprägte Atrophie eingetreten ist); dabei werden die Abmessungen des Alveolarfortsatzes vergrößert und Knochendefekte ausgeglichen.
4. Ausheilung von parodontalen und anderen Knochendefekten.

Die Verwendung von HTR-Polymer-Partikeln wurde in intraossären Läsionen untersucht. Die Forscher fanden unterschiedliche Resultate innerhalb desselben und zwischen verschiedenen Patienten[66]. Einige Implantationsorte zeigten eine schnellere Weichteilheilung durch Adhäsion des Epithels, während andere Implantationsorte einen Gewinn von neuem Attachment verschiedenen Ausmaßes aufwiesen. Die Wurzelglättung allein und zusätzlich unter Verwendung des HTR-Polymers in parodontal knöchernen Defekten wurde ebenfalls studiert[67]. Eine mittlere Füllung von 60,8% wurde an Stellen beobachtet, die die Kombinationsbehandlung erhalten hatten, während eine Defektfüllung von 32,2% an Zähnen, die mit Debridement allein behandelt wurden, gemessen wurde. Eine andere Studie legte nahe, dass HTR die Erhaltung der Kieferkammbreite ermöglicht, wenn es im Zusammenhang mit der Sofortimplantation in frischen Extraktionsalveolen angewendet wird[68].

Bioaktive Glaskeramik

Bioglas (US Biomaterials, Jersey City, NJ) besteht aus Kalziumsalzen und Phosphat in ähnlicher Verteilung wie in Knochen und Zähnen, und zusätzlich Natriumsalz, und Silikaten, die essenziell für die Knochenmineralisation sind. Als amorphes Material ist bioaktive Glaskeramik nicht in kristalliner Form (um die Festigkeit des Materials zu erhöhen) erhältlich, weil die Entwickler des Materials der Ansicht waren, dass die Degradation des Materials durch Gewebeflüssigkeit mit Auflösung der Kristalle einen Verlust der Integrität des Materials bewirken würde. Weil Bioglas nicht porös ist, können Gewebe und Blutgefäße nicht hineinwachsen. Die biologischen Effekte dieser Eigenschaft sind unbekannt und nur wenige Studien unterstützen die Verwendung dieses Materials in parodontalen oder maxillofazialen Anwendungen.

Bioaktive Glaskeramik hat zwei Eigenschaften, die zu den erfolgreichen Resultaten, die bei ihrer Anwendung beobachtet wurden, beitragen:
1. Eine relativ schnelle Interaktion mit den Wirtszellen.
2. Eine Fähigkeit, sich an das Kollagen des Bindegewebes anzubinden[69].

Es wurde berichtet, dass dieser hohe Grad von Bioaktivität den Heilungsprozess stimulieren und Osteogenese induzieren könnte[56]. Weil der Bioaktivitätsindex hoch

Typen von Knochenaugmentationsmaterialien 2

Abb. 2-18
Das enossale Kieferkamm-Erhaltungsimplantat wird zur Kieferkammerhaltung im anterioren Oberkiefer, bei posterioren Unterkieferzähnen und für Prämolaren eingesetzt.

(a) Die Verpackung des Kamm-Erhaltungsimplantats.

(b) Die Form und die Härte dieses Konus aus Bioglas-Material ermöglicht die Einlage in die Alveole nach Extraktion. Die Konusse sind in acht verschiedenen Größen verfügbar.

(c) Acht Fräsen von verschiedenen Größen passen zu den Konussen.

(d) Präoperative Schnittführung an den extraktionsreifen Zähnen.

(e) Nach Zahnextraktion wird die Alveole mit der nächst größeren Fräse präpariert, um Reste vom Parodontalligament zu entfernen und den Knochen leicht zu konturieren.

(f) Jetzt ist die Alveole in der richtigen Form, um den passenden Bioglas-Konus aufzunehmen.

(g) Nach der Vorbereitung der Alveole sollte der Konus aus Augmentationsmaterial leicht in die Alveole gleiten. Danach wird eine plastische Deckung durchgeführt.

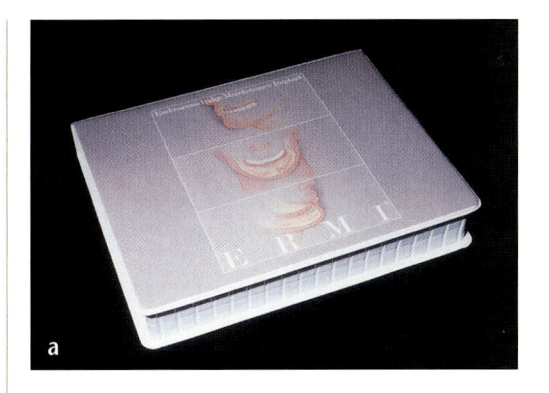

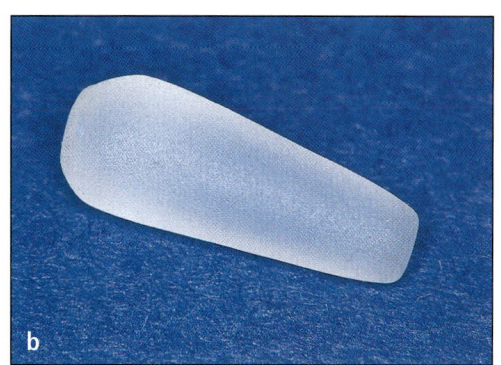

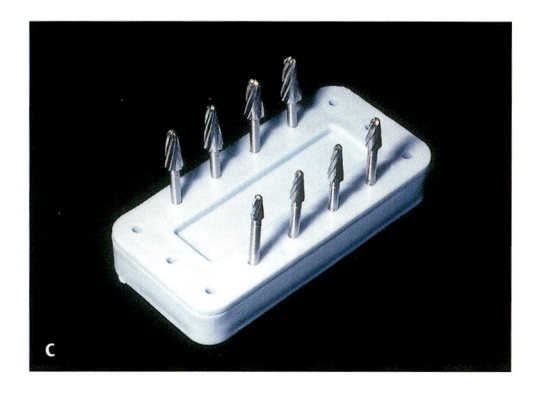

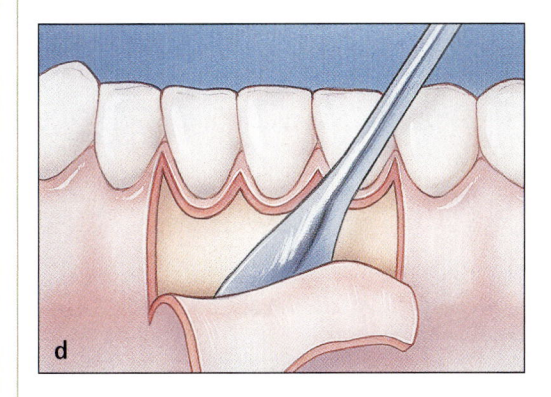

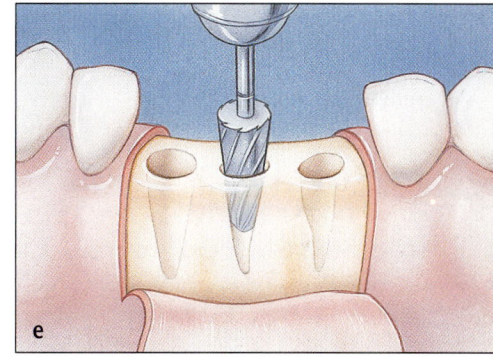

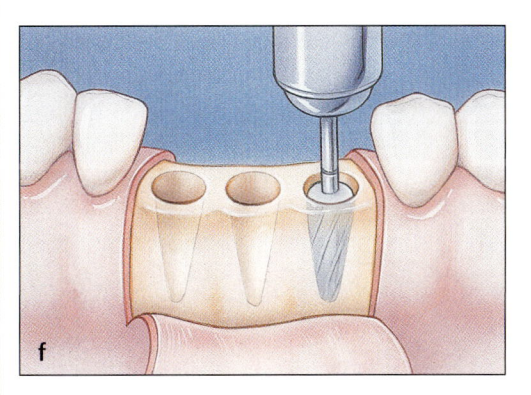

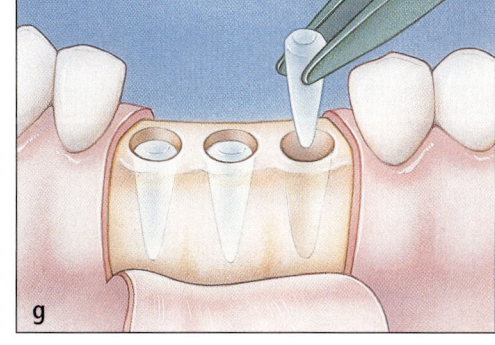

(Fortsetzung nächste Seite)

ist, entwickelt sich eine reaktive Schicht in wenigen Minuten nach der Implantation. Im Ergebnis könnten osteogene Zellen am Implantationsort die Partikeloberfläche besiedeln und Kollagen auf diesen Oberflächen produzieren. Danach bauen Osteoblasten Knochenmaterial auf dem Kollagen auf. Letzteres kann den Knochen, der

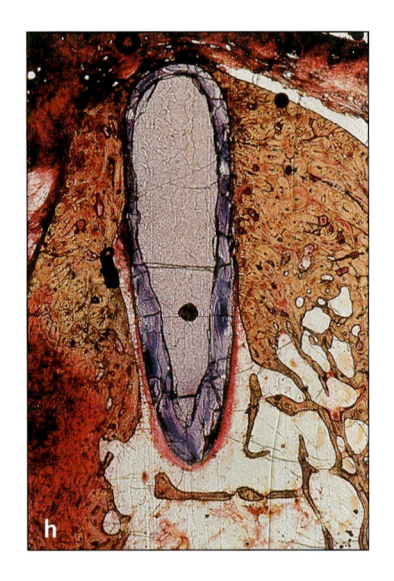

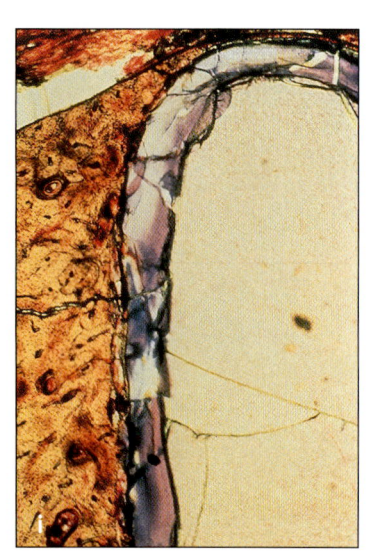

Abb. 2-18 *(Fortsetzung)*

(h) Der histologische Schnitt zeigt, dass der Innenanteil des implantierten Materials nicht resorbiert wurde und intakt blieb, während die äußere Oberfläche bereits resorbiert wurde und sich mit dem Knochen zu verbinden beginnt (10fache Vergrößerung).

(i) Die höhere Vergrößerung zeigt die enge Anlagerung des Knochens an die Oberfläche des Bioglas-Konus (100fache Vergrößerung).

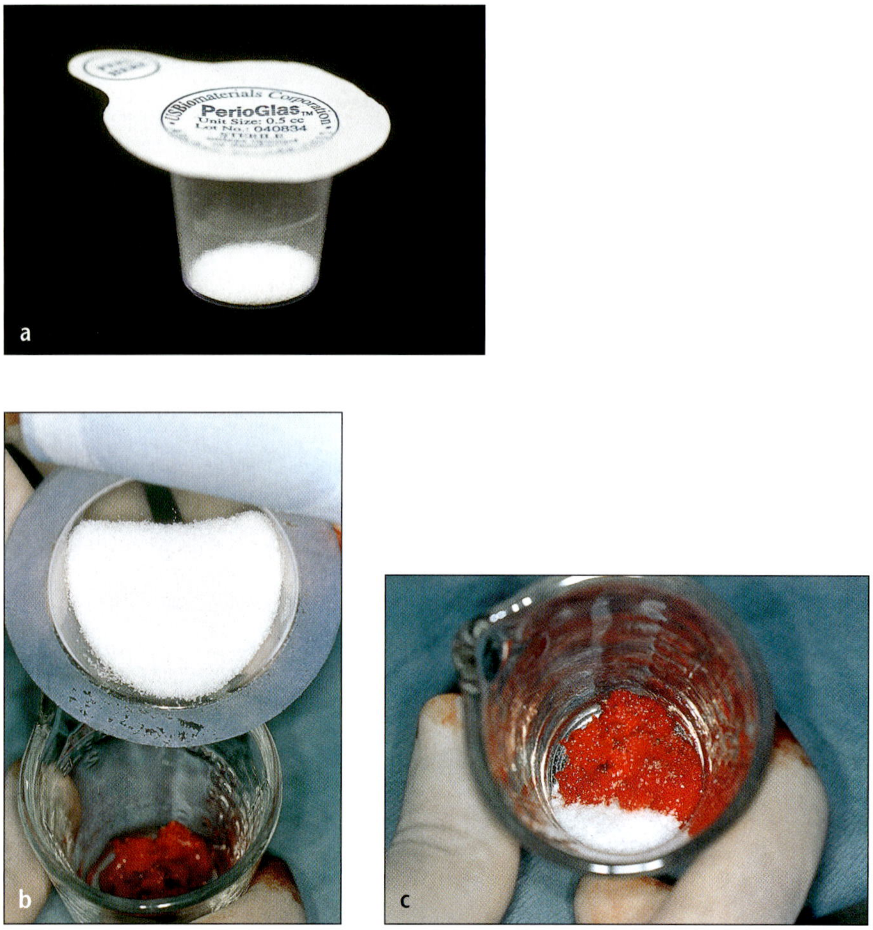

Abb. 2-19
PerioGlas ist ein Material aus verschiedenen Mineralanteilen, das allein oder in Kombination mit autologem Knochen verwendet werden kann.

(a) PerioGlas besteht aus zerstoßenen Bioglas-Partikeln und wird in einem sterilen weichen Plastikgefäß verpackt.

(b) Es kann durch Kochsalzlösung oder Blut befeuchtet werden, abhängig von den Wünschen des Chirurgen und abhängig vom Defekt.

(c) Die Mischung von autologem Knochen und PerioGlas steigert die Knochenregeneration.

durch Osteokonduktion aus der Alveolenwand hervorwächst, ergänzen.

Es wurde berichtet, dass sich Bioglas nicht nur an Knochen, sondern auch an Bindegewebe bindet[70]. Von osteogenen und nicht osteogenen Zellen (z. B. Fibroblasten) produziertes Kollagen wird im Laufe seines Wachstums eingebettet und mag eine günstige, dem Material anhaftende Grenzfläche darstellen. Es zeigt sich, dass die Zellen außerdem Kollagen im Abstand von den Granulaten produzieren. Dieses Kollagen heftet sich an die oberflächlichsten Partikel an und immobilisiert diese im Weichgewebe. Dadurch wird eine mechanisch nachgiebige Schicht von etwa 0,3 mm Dicke geschaffen, die möglicherweise die Ausheilung des Parodontalligamentes unterstützt[71]. Ein großer Teil der biologischen Bedeutung der Eigenschaften von bioaktivem Glas muss noch entdeckt werden und es ist nicht dokumentiert, dass das Material in der parodontalen Regeneration nützt[58]. Beispielsweise wendet sich eine Studie gegen die Verwendung von alloplastischem bioaktivem Glas in Verbindung mit der GBR bei der lokalisierten Kieferkammaugmentation mit Insertion von Implantaten[72].

Das enossale Kieferkamm-Erhaltungsimplantat (Endosseous Ridge Maintenance Implant = ERMI, US Biomaterials) ist ein kegelförmiges Material aus Bioglas, das in die Extraktionsalveole eingelegt wird (Abb. 2-18)[73]. Der Hersteller empfiehlt dieses Implantatmaterial für Prämolaren und Frontzähne im Unter- und Oberkiefer. Es kann zur Erhaltung der Kontur des Alveolarfortsatzes nach Zahnentfernung eingesetzt werden. Dieses Implantat wirkt durch eine zeitabhängige kinetische Modifikation seiner Oberfläche nach Insertion; eine Stunde nach Implantation bildet sich eine chemische Anbindung an Knochengewebe aus[73]. Nach einer Studie wurde bei Trägern von Vollprothesen bei 90% der Patienten ein guter Prothesenhalt bis zu sieben Jahren beobachtet, nachdem Bioglas-Implantate zum Erhalt der Kieferkämme eingesetzt worden waren[73].

PerioGlas (NovaBone, Alachua, FL) ist ein synthetisches partikuläres Bioglas, das sich an Knochen und Bindegewebe anheftet[74]. PerioGlas ist aus Kalzium, Phosphor, Silikat und Natrium zusammengesetzt[56]. Die Knochenanbaurate und Dichte des neu gebildeten Knochens soll sich bei der Verwendung etwa im selben Maß, wie bei der Verwendung von Hydroxylapatitkristallen verbessern[75]. Dieses bioaktive, synthetische, partikuläre Knochenersatzmaterial ist für die Behandlung von intraalveolären Defekten indiziert. Kriterien für den erfolgreichen Einsatz von Perio-Glas sind unter anderem die Behandlungsplanung, die Wurzelreinigung im Defekt, der Erhalt der Durchblutung der Weichgewebe und die Infektionskontrolle (Abb. 2-19)[76]. In tierexperimentellen Studien hat Perio-Glas zwei günstige Eigenschaften gezeigt: eine einfache Kondensierbarkeit und die Möglichkeit, die Blutstillung zu fördern[56]. Wenn es in Knochendefekte gestopft wurde, wurden die Materialpartikel adhärent und härteten nach Füllung des Defektes zu einer festen Masse aus. Nach einigen Minuten verbleibt das Material im Knochendefekt, auch wenn die Absaugkanüle oder ein Handstück in der Nachbarschaft eingesetzt wird. Blutungen aus den Defekten kamen innerhalb weniger Sekunden nach Einbringen des Materials zum Stillstand. Die hämostatischen Effekte sind am wahrscheinlichsten durch die Stopfbarkeit und Adhärenz des Materials bedingt[56]. Das Material

1. zeigte eine teilweise Ausheilung von intraossären Defekten durch Osteoproduktion,
2. ergab eine Ausheilung von Knochen und Zement, die besser war, als bei Hydroxylapatit oder TCP,
3. bewirkte eine rasche chemische Verklebung, die das Herunterwachsen des Epithels offenbar verhinderte (obwohl dieser Befund nicht in humanen Studien bestätigt wurde),
4. konnte leicht gemischt, eingebracht, kondensiert und im Defektort gehalten werden und
5. hat möglicherweise hämostatische Eigenschaften in intraossären Defekten.

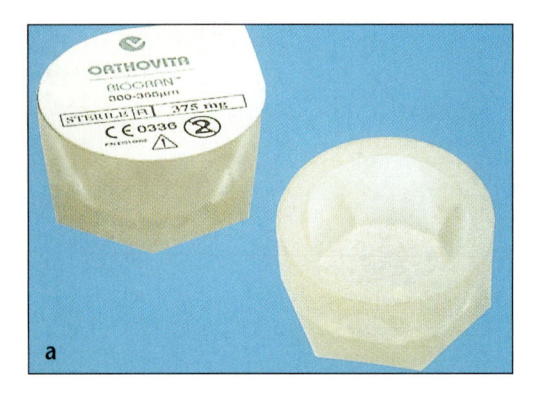

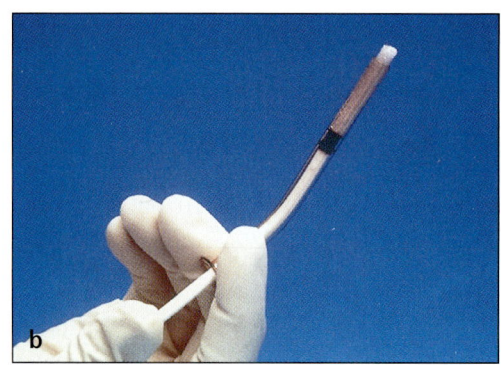

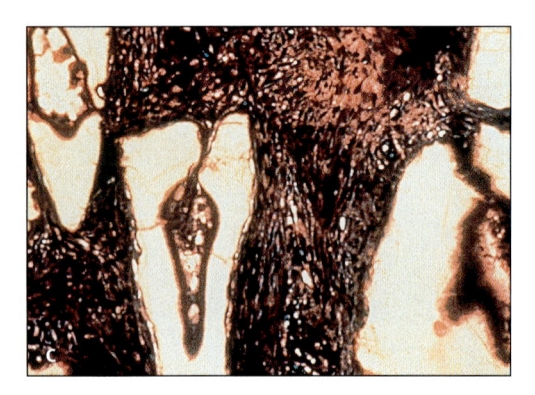

2 Übersicht der Knochenaugmentationsmaterialien

Abb. 2-20
Biogran, ein resorbierbares Augmentationsmaterial aus Partikeln von bioaktivem Glas, fördert die Hohlraumfüllung und die Osteogenese an verschiedenen Orten des Defektes.

(a) Das Biogran-Augmentationsmaterial wird in einem Einweg-Acrylbehälter verpackt, der auch als Mischgefäß für zusätzliche Materialien dient. Die Innenseite des Behälters ist steril.

(b) Biogran wird auch in einer sterilen Spritze vertrieben, deren Spitze eine entfernbare Lochplatte hat, die das Aufsaugen von Kochsalzlösung oder Blut zur Befeuchtung des Materials ermöglicht. Sobald die Partikel so viel Flüssigkeit wie möglich aufgenommen haben, kann die überschüssige Kochsalzlösung oder das Blut herausgedrückt werden. Danach wird die Lochplatte an der Spitze entfernt und das Material in den Defekt eingebracht.

(c) Ein histologischer Schnitt zeigt Knochen um die Partikel und innerhalb von Rissen des Materials.

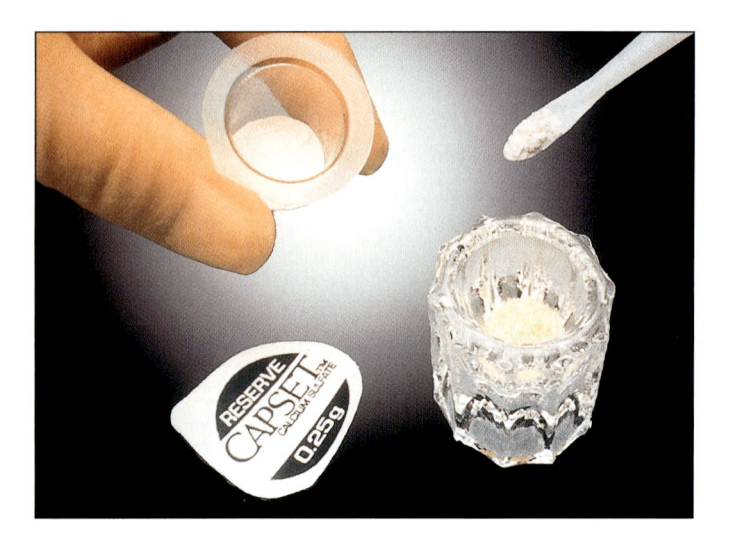

Abb. 2-21
Medizinisch reines Kalziumsulfat kann als Augmentationsmaterial verwendet werden und wird in einem Paket vermarktet, das Kalziumsulfatpulver und das Lösungsmittel enthält. Die Mischung des Pulvers mit der Flüssigkeit bildet eine Paste, die leicht geformt werden kann, um eine Barriere über dem Knochentransplantat zu bilden. Wenn es mit einem Allotransplantat, autologem Knochen oder synthetischem Knochenersatzmaterial gemischt wird, dient es als resorbierbares Bindemittel, das die Handhabung des Augmentationsmaterials einfacher macht, indem es die Migration von Partikeln verhindert.

Die Partikelgröße stand nicht in Beziehung zur Heilungsreaktion. Die Schlussfolgerung war, dass PerioGlas verbesserte Knochenaufbaueigenschaften zeigte, weil es sich an Knochen und Bindegewebe anbindet[56].

Biogran (3i, Implant Innovations, Palm Beach Gardens, FL) ist ein resorbierbares Knochenaufbaumaterial, das aus granulärem bioaktivem Glas besteht, das chemisch identisch mit PerioGlas ist und aus Kalzium, Phosphor, Silizium und Natrium aufgebaut ist. Der Unterschied zwischen PerioGlas und Biogran ist der Größenbereich der Partikel; 300 µm bis 355 µm für Biogran und 90 µm bis 710 µm für PerioGlas.

Biogran ist hydrophil und leicht hämostatisch; es bleibt am Ort, auch wenn eine Blutung auftritt. Wenn es mit steriler Kochsalzlösung oder Patientenblut angefeuchtet wird, bildet sich eine zusammenhängende Masse, die geformt werden kann, um den Defekt zu füllen[77]. Knöcherne Transformationen und Knochenwachstum entstehen innerhalb jedes Körnchens. Die Osteogenese durch die Leitschienenfunktion der Partikel des bioaktiven Glases zeigt sich an multiplen Orten, sodass sich der Defekt rasch mit neuem Knochen füllt, der sich in der normalen physiologischen Weise kontinuierlich umbaut[13,34,78]. Eine solche kontrollierte Bioaktivität soll angeblich eine simultane Material- und Knochentransformation ermöglichen (Abb. 2-20).

Kalziumsulfat

CapSet (Lifecore Biomedical, Chaska, MN) ist ein kommerziell verfügbares Präparat, das medizinisch reines Kalziumsulfat, im Allgemeinen als Gips bekannt, enthält (Abb. 2-21). Es wurde im Rahmen der Sofortimplantation als Zumischung zu Knochentransplantaten um die Implantate eingesetzt. Knochenaufbaumaterialien, die aus medizinisch reinem Kalziumsulfat und DFDBA bestanden, wurden in der Knochenregeneration verwendet. Das sterile Präparat enthält exakte Mengen von medizinisch reinem Kalziumsulfatpulver und eine mit Lösungsmittel vorgefüllte Spritze. Wenn diese Substanzen vermischt werden, entsteht ein formbarer Gips, der auch bei Anwesenheit von Blut die gewünschte Form annimmt. Weil die Mischung adhäsiv ist, sind keine Nähte erforderlich. Kalziumsulfat löst sich in etwa 30 Tagen ohne entzündliche Reaktionen auf, zieht keine Bakterien an und unterstützt Infektionen nicht.

Schlussfolgerung

Die Verwendung von autologem Knochen, Allotransplantaten, alloplastischen Materialien oder biotechnologisch hergestellten Materialien allein oder in Kombination sollte in Abhängigkeit vom osteogenen Potenzial des Empfängerlagers erfolgen. Diese Entscheidung wird aufgrund der individuellen systemischen Heilungsfähigkeit, (z. B. Alter, systemische Erkrankung mit Einschränkung der Heilungsfähigkeit wie Diabetes oder Autoimmunerkrankungen, Sklerodermie oder Lupus, vorangegangene Operationen im Gebiet, vorangegangene Bestrahlung oder Chemotherapie, bestrahltes Gewebebett), aufgrund des lokalen osteogenen Potenzials des Defektes (z. B. Defektgröße, Verhältnis von Lagerknochen zu transplantiertem Material, Zahl der Wände des Defektes, Geometrie des Defektes; Weichteillager, angrenzendes Narbengewebe; Zustand des angrenzenden Periostes; Stabilität des Transplantatmaterials, Weichteilverschluss; Verwendung von Interimsersätzen über und in der Umgebung des aufgebauten Bereiches), aufgrund des osteogenen Potenzials des Materials (z. B. Konfiguration und Geometrie des Transplantatmaterials, Stabilität des Transplantatmaterials, Weichteilverschluss, Weichteilmatrix im Empfängerort), aufgrund des Ausbildungsstandes des Chirurgen und aufgrund der verfügbaren Zeit für die Ausheilung des Transplantates gefällt. Die Zusammensetzung der Transplantatmischung sollte zum Wirkungsmechanismus des Materials, zum osteogenen Potenzial des Defektes (Empfängergewebes) und zur Zeit, die für die Ausheilung des Transplantates zur Verfügung steht, passen.

Grundsätzlich können alloplastische Materialien allein, mit Allotransplantaten oder mit biotechnologisch hergestellten Materialien in kleinen Defekten und an gesunden Patienten eingesetzt werden.

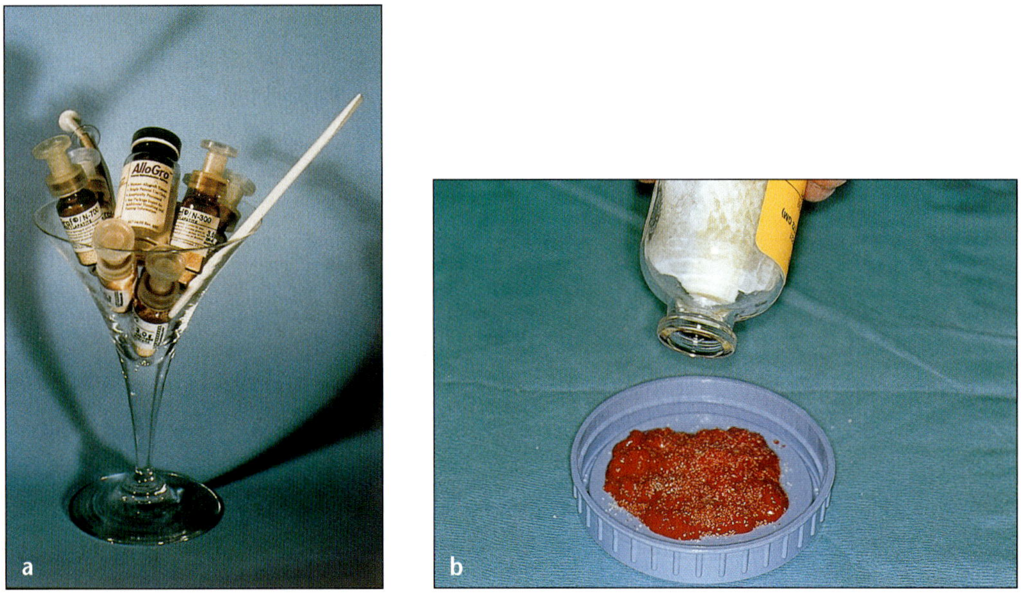

2 Übersicht der Knochenaugmentationsmaterialien

Abb. 2-22
(a) Kombinierte Transplantate aus Knochen und Knochenersatzmaterial werden meist verwendet, um die Vorteile jedes Produktes in der Mischung zu steigern und dessen Nachteile zu mindern. Unzählige Regenerationsmaterialien werden auf dem Markt angeboten, die den Zahnarzt oft verwirren. Es ist grundlegend wichtig, dass der Zahnarzt sich mit den Indikationen, Kontraindikationen und Wirkungsmechanismen dieser verschiedenen Materialien vertraut macht, sodass er den optimalen "Cocktail" (kombiniertes Transplantat) herstellen, und je nach den Eigenschaften des Patienten und des Defektlagers ersetzen kann.

(b) DFDBA wurde zu zuvor entnommenem autologem Knochen zugemischt, um ein kombiniertes Transplantat zu bilden. Autologer Knochen, der als der "Goldstandard" der Augmentationsmaterialien angesehen wird, sollte anderen Augmentationsmaterialien, wenn immer möglich, beigemischt werden, um das osteogene Potenzial des Augmentates zu maximieren.

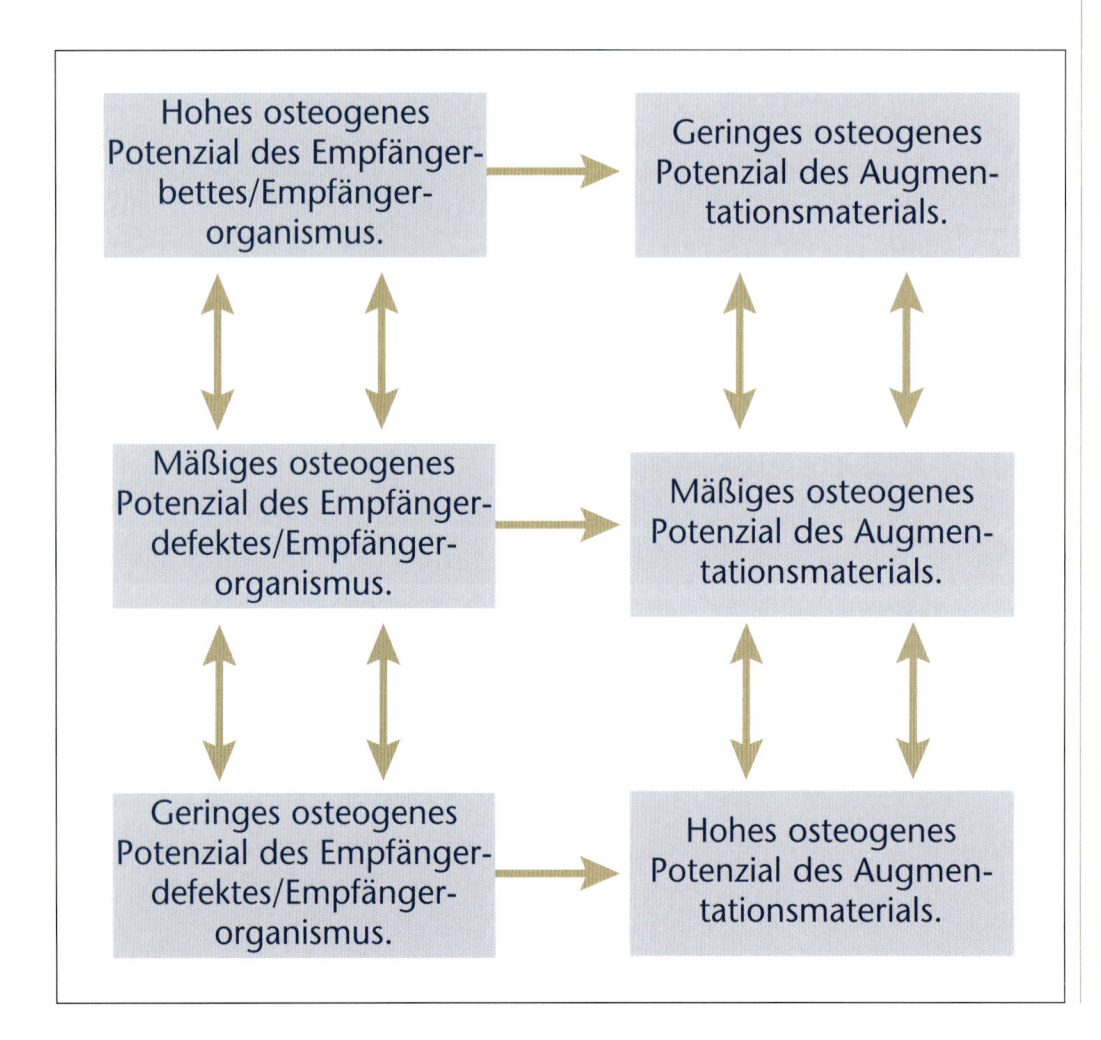

Abb. 2-23
Je höher das osteogene Potenzial des Defektes auf Basis des Allgemeinzustandes des Patienten, der Größe oder Geometrie des Defektes, des Verhältnisses von Empfängerknochen zu transplantiertem Knochen usw., umso geringer ist der erforderliche Anteil von autologem Knochen und umso größer kann der Anteil von allogenem oder alloplastischem Material sein. Je geringer das osteogene Potenzial des Defektes des Patienten ist, umso mehr autologer Knochen ist erforderlich.

Tabelle 2-2 — Partikuläre Augmentationsmaterialien zur Verwendung in Defekten mit hohem, mittlerem und niedrigem osteogenem Potenzial

Osteogenes Potenzial des Defektes	Empfohlenes Augmentationsmaterial
Hoch	80% bis 90% Puros; 10% bis 20% Alloplast
Mittel	40% autologer Knochen; 40% Puros; 20% PepGen P-15, C-Graft oder Bio-Oss und PRP möglich
Niedrig	90% autologer Knochen; 10% langsam resorbierendes, Alloplast als Füller; PRP

Tabelle 2-3 — Vergleich partikulärer Augmentationsmaterialien

Partikuläres Augmentationsmaterial	Ungefähre Resorptionszeit	Relative Qualität des Aufbaumaterials zur Knochenbildung*	Verfügbares Volumen	Relative Kosten†	Indikation/Kontraindikation
Autologer Knochen					
Beckenkamm	3–6 Mon.	10	70–140 ml	Nicht anwendbar	Große Rekonstruktionen in erheblich atrophierten Arealen. Erfordert eine Hospitalisierung und eine Knochenhebungsoperation. Kosten und Morbidität sind hoch. Angemessen nur für Fälle mit großem Knochenbedarf oder Bedarf für spezifische Knochenarten.
Tibiaplateau	3–6 Mon.	10	20–40 ml	Nicht anwendbar	Mittlere bis große Rekonstruktionen bei Defekten mit geringem oder mittlerem osteogenem Potenzial. Kieferkammrekonstruktionen mit Membranen oder Titangittern, unilaterale oder bilaterale pneumatisierte Kieferhöhle. Knochenentnahme in der Praxis mit i.v.-Sedierung durch einen ausgebildeten Chirurgen möglich.

*1 = schlechteste Qualität; 10 = beste Qualität.
†Relative Kosten eines Augmentationsmaterials pro Einzeldosis. $ = niedrige relative Kosten; $$ = mittlere relative Kosten; $$$ = hohe relative Kosten

Autogener Knochen muss in entsprechend großen Mengen bei Patienten mit schlechtem Gesundheitszustand und mit relativ großen Defekten beigemischt werden. Je geringer das osteogene Potenzial des Defektes und des Patienten ist, umso größere Mengen von autogenem Knochen sind erforderlich (Abb. 2-22). Je höher das osteogene Potenzial des Defektes und des Patienten ist, umso geringere Mengen von autologem Knochen sind erforderlich und umso mehr allogene und alloplastische Materialien können eingesetzt werden (Abb. 2-23, Tab. 2-2).

Die Tabelle 2-3 vergleicht die partikulären Knochenersatzmaterialien, die in diesem Kapitel beschrieben wurden und empfiehlt klinische Situationen und De-

Tabelle 2-3 *(Fortsetzung)*

Partikuläres Augmentationsmaterial	Ungefähre Resorptionszeit	Relative Qualität des Aufbaumaterials zur Knochenbildung*	Verfügbares Volumen	Relative Kosten†	Indikation/ Kontraindikation
Unterkiefersymphyse	4–8 Mon.	10	5 ml	Nicht anwendbar	Kleine Rekonstruktionen bei Defekten mit geringem oder mäßigem osteogenem Potenzial, wie die einseitige hyperpneumatisierte Kieferhöhle, atrophierte bis mäßig atrophierte Kieferkämme oder beidseitige Sinusbodenaugmentation in Verbindung mit anderen Augmentationsmaterialien.
Tuber maxillae	3–6 Mon.	7	2–4 ml	Nicht anwendbar	Kleine Rekonstruktionen bei Defekten mit geringem oder mäßigem osteogenem Potenzial, wie die einseitige hyperpneumatisierte Kieferhöhle, atrophierte bis mäßig atrophierte Kieferkämme oder beidseitige Sinusbodenaugmentation in Verbindung mit anderen Augmentationsmaterialien.
Knochenschaber im angrenzenden Bereich des Operationsgebietes oder von der bukkalen Seite des aufsteigenden Astes	3–7 Mon.	6	0,5–2,5 ml	$	Kleine Rekonstruktionen bei Defekten mit geringem oder mäßigem osteogenem Potenzial, wie die einseitige hyperpneumatisierte Kieferhöhle, atrophierte bis mäßig atrophierte Kieferkämme oder beidseitige Sinusbodenaugmentation in Verbindung mit anderen Augmentationsmaterialien.
Knochenfilter bei Impantatbohrungen	1–3 Mon.	4	0–0,5 ml	$	Sehr kleine Defekte, wie bukkal freiliegende Implantatwindungen.
Allotransplantate					
Puros (allogener Knochen)	6–15 Mon.	6	unbegrenzt	$$	Kleine Rekonstruktionen bei Defekten mit geringem oder mäßigem osteogenem Potenzial, wie die einseitige hyperpneumatisierte Kieferhöhle atrophierte bis mäßig atrophierte Kieferkämme oder beidseitige Sinusbodenaugmentation in Verbindung mit anderen Augmentationsmaterialien.
FDBA	6–15 Mon.	5,5	unbegrenzt	$$	Kleine Rekonstruktionen bei Defekten mit geringem oder mäßigem osteogenem Potenzial, wie die einseitige hyperpneumatisierte Kieferhöhle, atrophierte bis mäßig atrophierte Kieferkämme oder beidseitige Sinusbodenaugmentation in Verbindung mit anderen Augmentationsmaterialien.
Bestrahlter spongiöser Knochen	4–12 Mon.	3	unbegrenzt	$	Für den klinischen Verlauf nicht ausreichend in der Literatur belegt.
DFDBA	2–4 Mon.	2	unbegrenzt	$	Nur für Parodontaldefekte, schafft keinen Knochen, sondern nur dichtes Bindegewebe, wenn es zur Knochenfüllung eingesetzt wird.

Tabelle 2-3 *(Fortsetzung)*

Partikuläres Augmentationsmaterial	Ungefähre Resorptionszeit	Relative Qualität des Aufbaumaterials zur Knochenbildung*	Verfügbares Volumen	Relative Kosten†	Indikation/Kontraindikation
Alloplastische Materialien/Xenotransplantate/biotechnologisch hergestelltes Material etc.					
PepGen P-15 (bovines Hydroxylapatit mit synthetischem Peptid)	18–36 Mon.	5	unbegrenzt	$$$	Kleine bis mäßige Rekonsruktionen bei Defekten mit mäßigem bis hohem osteogenem Potenzial, wie z. B. minimal oder moderat resorbierte Kieferhöhlen. Sehr teuer, üblicherweise als Zusatz zum autologen Knochen in Kombination mit anderen, weniger teuren Materialien, kann auch einem autologen Knochentransplantat zur Röntgensichtbarkeit zugesetzt werden.
C-Graft (kalzifizierte Algen)	6–18 Mon.	4	unbegrenzt	$	Kleine Rekonstruktionen bei Defekten mit hohem osteogenem Potenzial, wie minimalresorbierte Kieferhöhlen, leicht resorbierte Kieferkämme dort allein oder in Verbindung mit Barrieremembranen; bukkale Dehiszenzdefekte bei Implantaten, vier- oder fünfwandige Extraktionsalveolen.
Bio-Oss (anorganisches Rinderknochenmaterial)	15–30 Mon.	4	unbegrenzt	$$	Kleine Rekonstruktionen bei Defekten mit geringem oder mäßigem osteogenem Potenzial, wie die einseitige hyperpneumatisierte Kieferhöhle, atrophierte bis mäßig atrophierte Kieferkämme oder beidseitige Sinusbodenaugmentation in Verbindung mit anderen Augmentationsmaterialien.
OsteoGraf/N (mikroporöses partikuläres Hydroxylapatit)	18–36 Mon.	4	unbegrenzt	$$	Kleine Rekonstruktionen bei Defekten mit hohem osteogenem Potenzial, wie minimal resorbierte Kieferhöhlen, leicht resorbierte Kieferkämme; dort allein oder in Verbindung mit Barrieremembranen, bukkale Dehiszenzdefekte bei Implantaten, vier- oder fünfwandige Extraktionsalveolen.
OsteoGen (Poröses anorganisches kristallines Material)	4–10 Mon.	3	unbegrenzt	$	Kleine Rekonstruktionen bei Defekten mit hohem osteogenem Potenzial, wie minimal resorbierte Kieferhöhlen, leicht resorbierte Kieferkämme; dort allein oder in Verbindung mit Barrieremembranen, bukkale Dehiszenzdefekte bei Implantaten, vier- oder fünfwandige Extraktionsalveolen.
Cerasorb (beta-TCP)	4–12 Mon.	3	unbegrenzt	$	Resorbiert für einen alleinigen Einsatz bei der Augmentation zu schnell, kann als preiswerter Zusatz zum autologen Knochen verwendet werden.

Tabelle 2-3 (Fortsetzung)

Partikuläres Augmentationsmaterial	Ungefähre Resorptionszeit	Relative Qualität des Aufbaumaterials zur Knochenbildung*	Verfügbares Volumen	Relative Kosten†	Indikation/ Kontraindikation
Interpore 200 (poröses korallines Hydroxylapatit)	5–7 Jahre	3	unbegrenzt	$$	Resorbiert zu schnell, um es für Knochenaugmentationen zu empfehlen.
CapSet (medizinisch reines Kalziumsulfat)	1–2 Mon.	3	unbegrenzt	$	Erfordert einige Vorbereitungszeit bei beschränkter Verarbeitungszeit. Effektiv für kleine vier- bis fünfwandige Defekte bei Mischung mit anderen Materialien, wie FDBA oder DFDBA.
Bioplant HTR Polymer (mikroporöser Komposit-Kunststoff mit einer Kalziumhydroxydoberfläche)	10–15 Jahre	2	unbegrenzt	$	Resorbiert zu langsam, um es zur Knochenregeneration zu empfehlen, kann in Gebieten eingesetzt werden, die kein neues Knochenwachstum erfordern und wo eine langsame Resoprtion ideal ist, wie eine Extraktionsalveole unterhalb eines Brückengliedes einer festsitzenden Rastauration, um eine langfristige ästhetische Auflagerung des Pontis auf den Kieferkamm zu gewährleisten.
PerioGlas (synthetische partikuläre Glaskeramik)	18–24 Mon.	2	unbegrenzt	$	Nur für Parodontaldefekte empfohlen, sintert stark zusammen und resorbiert für eine Knochenaugmentation zu langsam.
Biogran (synthetische partikuläre Glaskeramik)	20–22 Mon.	1	unbegrenzt	$	Nur für Parodontaldefekte empfohlen, sintert stark zusammen und resorbiert für eine Knochenaugmentation zu langsam.

fekttypen, bei denen die Materialien am besten geeignet sind. Weil jedes Material seine eigenen Vor- und Nachteile hat, sollte der Zahnarzt sorgfältig das ausgewählte Material für jede Operation überdenken, um Erfolg zu maximieren und um Kosten, Zeitbedarf und Morbidität für eine spezielle Knochenaufbausituation zu minimieren. Je höher der relative Rang eines Materials in der Tabelle ist, umso vorhersagbarer ist es für ein Knochenlager mit geringem osteogenem Potenzial; Materialien mit niedrigerem Rang können für Lager mit hohem osteogenem Potenzial eingesetzt werden. Das System der Rangzahlen der Qualität des Knochenersatzmaterials für die Knochenbildung wurde durch den Autor, aufgrund seiner klinischen Erfahrung und aufgrund von Literaturdaten, gewählt.

Literatur

1. Hoexter DL. Bone regeneration graft materials. J Oral Implantol 2002;28:290–294.
2. Lane JM. Bone graft substitutes. West J Med 1995;163:565–566.
3. Misch CE, Dietsh F. Bone-grafting materials in implant dentistry. Implant Dent 1993;2: 158–167.
4. Frame JW. Hydroxyapatite as a biomaterial for alveolar ridge augmentation. Int J Oral Maxillofac Surg 1987;16:642–655.
5. Pinholt EM, Bang G, Haanaes HR. Alveolar ridge augmentation in rats by combined hydroxylapatite and osteoinductive material. Scand J Dent Res 1991;99:64–74.
6. Second-hand bones? Lancet 1992;340:1443.
7. Schopper C, Goriwoda W, Moser D, Spassova E, Watzinger F, Ewers R. Long-term results after guided bone regeneration with resorbable and microporous titanium membranes. Oral Maxillofac Clin North Am 2001;13: 449–457.
8. Koole R, Bosker H, van der Dussen FN. Late secondary autogenous bone grafting in cleft patients comparing mandibular (ectomesenchymal) and iliac crest (mesenchymal) grafts. J Craniomaxillofac Surg 1989;17(suppl 1:28–30.
9. Garg AK. Practical Implant Dentistry. Dallas: Taylor, 1996:89–101.
10. Buser D, Dula K, Hirt HP, Schenk RK. Lateral ridge augmentation using autografts and barrier membranes: A clinical study with 40 partially edentulous patients. J Oral Maxillofac Surg 1996;54: 420–432.
11. Hislop WS, Finlay PM, Moos KF. A preliminary study into the uses of anorganic bone in oral and maxillofacial surgery. Br J Oral Maxillofac Surg 1993;31:149–153.
12. Rummelhart JM, Mellonig JT, Gray JL, Towle HJ. A comparison of freeze-dried bone allograft and demineralized freeze-dried bone allograft in human periodontal osseous defects. J Periodontol 1989;60: 655–663.
13. Schepers EJ, Ducheyne P, Barbier L, Schepers S. Bioactive glass particles of narrow size range: A new material for the repair of bone defects. Implant Dent 1993;2:151–156.
14. Buck BE, Malinin TI, Brown MD. Bone transplantation and human immunodeficiency virus. An estimate of risk of acquired immunodeficiency syndrome (AIDS). Clin Orthop 1989;240:129–136.
15. Acil Y, Springer IN, Broek V, Terheyden H, Jepsen S. Effects of bone morphogenetic protein-7 stimulation on osteoblasts cultured on different biomaterials. J Cell Biochem 2002; 86:90–98.
16. Wikesjo UM, Sorensen RG, Kinoshita A, Wozney JM. RhBMP-2/alphaBSM induces significant vertical alveolar ridge augmentation and dental implant osseointegration. Clin Implant Dent Relat Res 2002;4:174–182.
17. Meffert RA. Current usage of bone fill as an adjunct in implant dentistry. Dent Implantol Update 1998; 9:9–12.
18. Feuille F, Knapp CI, Brunsvold MA, Mellonig JT. Clinical and histologic evaluation of bone-replacement grafts in the treatment of localized alveolar ridge defects. Part 1: Mineralized freeze-dried bone allograft. Int J Periodontics Restorative Dent 2003;23:29–35.
19. Masullo C. Estimate of the theoretical risk of transmission of Creutzfeldt-Jakob disease by human dura mater grafts manufactured by the Tutoplast process: A commissioned report for Biodynamics International. Rome, Italy: Institute of Neurology, Catholic University: 1995.
20. Gunther KP, Scharf HP, Pesch HJ, Puhl W. Osteointegration of solvent-preserved bone transplants in an animal model. Osteologie 1996;5:4–12.
21. Sener BC, Tasar F, Akkocaoglu M, Özgen S, Kasapouglu O. Use of allogenic bone grafts in onlay and sandwich augmentation techniques. Presented at the XIV Congress of the European Association for Cranio-Maxillofacial Surgery, Helsinki, 1–5 September 1998.
22. Becker W, Urist M, Becker BE, et al. Clinical and histologic observations of sites implanted with intraoral autologous bone grafts or allografts. 15 human case reports. J Periodontol 1996;67: 1025–1033.
23. Dalkyz M, Ozcan A, Yapar M, Gokay N, Yuncu M. Evaluation of the effects of different biomaterials on bone defects. Implant Dent 2000;9:226–235.
24. Alexopoulou M, Semergidis T, Sereti M. Allogenic bone grafting of small and medium defects of the jaws. Presented at the XIV Congress of the European Association for Cranio-Maxillofacial Surgery, Helsinki, 1–5 September 1998.
25. Brugnami F, Then PR, Moroi H, Leone CW. Histologic evaluation of human extraction sockets treated with demineralized freeze-dried bone allograft (DFDBA) and cell occlusive membrane. J Periodontol 1996;67:821–825.
26. Zhang M, Powers RM Jr, Wolfinbarger L Jr. A quantitative assessment of osteoinductivity of human demineralized bone matrix. J Periodontol 1997;68:1076–1084.
27. Schwartz Z, Mellonig JT, Carnes DL Jr, et al. Ability of commercial demineralized freeze-dried bone allograft to induce new bone formation. J Periodontol 1996;67:918–926.
28. Masters LB, Mellonig JT, Brunsvold MA, Nummikoski PV. A clinical evaluation of demineralized freeze-dried bone allograft in combination with tetracycline in the treatment of periodontal osseous defects. J Periodontol 1996;67:770–781.
29. Bowers G, Felton F, Middleton C, et al. Histologic comparison of regeneration in human intrabony defects when osteogenin is combined with demineralized freeze-dried bone allograft and with purified bovine collagen. J Periodontol 1991;62: 690–702.
30. Takikawa S, Bauer TW, Kambic H, Togawa D. Comparative evaluation of the osteoinductivity of two formulations of human demineralized bone matrix. J Biomed Mater Res 2003;65A:37–42.

31. Tatum OH Jr, Lebowitz MS, Tatum CA, Borgner RA. Sinus augmentation. Rationale, development, long-term results. N Y State Dent J 1993;59:43–48.
32. Tatum OH Jr. Osseous grafts in intra-oral sites. J Oral Implantol 1996;22:51–52.
33. Meffert RM, Thomas JR, Hamilton KM, Brownstein CN. Hydroxylapatite as an alloplastic graft in the treatment of human periodontal osseous defects. J Periodontol 1985; 56:63–73.
34. Schepers E, de Clercq M, Ducheyne P, Kempeneers R. Bioactive glass particulate material as a filler for bone lesions. J Oral Rehabil 1991;18:439–452.
35. Rosen PS, Reynolds MA, Bowers GM. The treatment of intrabony defects with bone grafts. Periodontol 2000 2000;22:88–103.
36. Ashman A. The use of synthetic bone materials in dentistry. Compendium 1992;13:1020,1022, 1024–1026, passim.
37. Stahl SS, Froum SJ. Histologic and clinical responses to porous hydroxylapatite implants in human periodontal defects. Three to twelve months postimplantation. J Periodontol 1987;58: 689–695.
38. Jarcho M. Biomaterial aspects of calcium phosphates. Properties and applications. Dent Clin North Am 1986;30:25–47.
39. Kasperk C, Ewers R, Simons B, Kasperk R. Algae-derived (phycogene) hydroxylapatite. A comparative histological study. Int J Oral Maxillofac Surg 1988;17:319–324.
40. Fucini SE, Quintero G, Gher ME, Black BS, Richardson AC. Small versus large particles of demineralized freeze-dried bone allografts in human intrabony periodontal defects. J Periodontol 1993;64:844–847.
41. Mercier P, Bellavance F, Cholewa J, Djokovic S. Long-term stability of atrophic ridges reconstructed with hydroxylapatite: A prospective study. J Oral Maxillofac Surg 1996;54:960–968.
42. Frame JW, Rout PG, Browne RM. Ridge augmentation using solid and porous hydroxylapatite particles with and without autogenous bone or plaster. J Oral Maxillofac Surg 1987; 45:771–778.
43. Boyne PJ. Advances in preprosthetic surgery and implantation. Curr Opin Dent 1991;1: 277–281.
44. Pinholt EM, Bang G, Haanaes HR. Alveolar ridge augmentation in rats by Bio-Oss. Scand J Dent Res 1991;99:154–161.
45. Artzi Z, Dayan D, Alpern Y, Nemcovsky CE. Vertical ridge augmentation using xenogenic material supported by a configured titanium mesh: Clinicohistopathologic and histochemical study. Int J Oral Maxillofac Implants 2003;18:440–446.
46. Hurzeler MB, Kirsch A, Ackermann KL, Quinones CR. Reconstruction of the severely resorbed maxilla with dental implants in the augmented maxillary sinus: A 5-year clinical investigation. Int J Oral Maxillofac Implants 1996;11:466–475.
47. Callan DP, Rohrer MD. Use of bovine-derived hydroxyapatite in the treatment of edentulous ridge defects: A human clinical and histologic case report. J Periodontol 1993;64: 575–582.
48. Krauser JT, Rohrer MD, Wallace SS. Human histologic and histomorphometric analysis comparing OsteoGraf/N with PepGen P-15 in the maxillary sinus elevation procedure: A case report. Implant Dent 2000;9:298–302.
49. Froum SJ, Tarnow DP, Wallace SS, Rohrer MD, Cho SC. Sinus floor elevation using anorganic bovine bone matrix (OsteoGraf/N) with and without autogenous bone: A clinical, histologic, radiographic, and histomorphometric analysis – Part 2 of an ongoing prospective study. Int J Periodontics Restorative Dent 1998;18:528–543.
50. Smiler DG. Comparison of anorganic bovine mineral with and without synthetic peptide in a sinus elevation: A case study. Implant Dent 2001;10: 139–142.
51. Bhatnagar RS, Qian JJ, Wedrychowska A, Sadeghi M, Wu YM, Smith N. Design of biomimetic habitats for tissue engineering with P-15, a synthetic peptide analogue of collagen. Tissue Eng 1999;5: 53–65.
52. Yukna RA, Krauser JT, Callan DP, Evans GH, Cruz R, Martin M. Multi-center clinical comparison of combination anorganic bovine-derived hydroxyapatite matrix (ABM)/cell binding peptide (P-15) and ABM in human periodontal osseous defects. 6-month results. J Periodontol 2000;71:1671–1679.
53. Yukna RA, Callan DP, Krauser JT, et al. Multi-center clinical evaluation of combination anorganic bovine-derived hydroxyapatite matrix (ABM)/cell binding peptide (P-15) as a bone replacement graft material in human periodontal osseous defects. 6-month results. J Periodontol 1998;69:655–663.
54. Yukna R, Salinas TJ, Carr RF. Periodontal regeneration following use of ABM/P-15: A case report. Int J Periodontics Restorative Dent 2002;22:146–155.
55. Hahn J, Rohrer MD, Tofe AJ. Clinical, radiographic, histologic, and histomorphometric comparison of PepGen P-15 particulate and PepGen P-15 flow in extraction sockets: A same-mouth case study. Implant Dent 2003; 12:170–174.
56. Fetner AE, Hartigan MS, Low SB. Periodontal repair using PerioGlas in nonhuman primates: Clinical and histologic observations. Compendium 1994;15:932, 935–938.
57. Sandor GK, Kainulainen VT, Quieroz JO, Carmichael RP, Oikarinen KS. Preservation of ridge dimensions following grafting with coral granules of 48 post-traumatic and post-extraction dento-alveolar defects. Dent Traumatol 2003;19: 221–227.
58. Schmitt JM, Buck DC, Joh SP, Lynch SE, Hollinger JO. Comparison of porous bone mineral and biologically active glass in critical-sized defects. J Periodontol 1997;68: 1043–1053.
59. White E, Shors EC. Biomaterial aspects of Interpore-200 porous hydroxyapatite. Dent Clin North Am 1986;30:49–67.
60. Pollick S, Shors EC, Holmes RE, Kraut RA. Bone formation and implant degradation of coralline porous ceramics placed in bone and ectopic sites. J Oral Maxillofac Surg 1995;53: 915–922.

61. Yukna RA. Clinical evaluation of coralline calcium carbonate as a bone replacement graft material in human periodontal osseous defects. J Periodontol 1994;65:177–185.
62. Schopper C, Ewers R, Moser D. Bioresorption of Algipore at human recipient sites. J Cranio Max Fac Surg 1998;26(suppl 1):172–173.
63. Schopper C, Moser D, Wanschitz F, et al. Histomorphologic findings on human bone samples six months after bone augmentation of the maxillary sinus with Algipore. J Long Term Eff Med Implants 1999;9:203–213.
64. Ashman A. Clinical applications of synthetic bone in dentistry. Part 1. Gen Dent 1992;40:481–487.
65. Ashman A. Clinical applications of synthetic bone in dentistry, Part II: Periodontal and bony defects in conjunction with dental implants. Gen Dent 1993;41:37–44.
66. Stahl SS, Froum SJ, Tarnow D. Human clinical and histologic responses to the placement of HTR polymer particles in 11 intrabony lesions. J Periodontol 1990;61:269–274.
67. Yukna RA. HTR polymer grafts in human periodontal osseous defects. I. 6-month clinical results. J Periodontol 1990;61:633–642.
68. Yukna RA, Saenz AM, Shannon M, Mayer ET. Use of HTR synthetic bone as an augmentation material in conjunction with immediate implant placement: A case report. J Oral Implantol 2003;29:24–28.
69. Wilson J, Nolletti D. Bonding of soft tissues to Bioglass. In: Yamamuro T, Hench LL, Wilson J (eds). Handbook of Bioactive Ceramics, vol 1. Boca Raton, FL: CRC Press, 1990:282–302.
70. Wilson J, Low SB. Bioactive ceramics for periodontal treatment: Comparative studies in the Patus monkey. J Appl Biomater 1992;3:123–129.
71. Greenspan DC. Bioglass bioactivity and clinical use. Presented at the Dental Implant Clinical Research Group Annual Meeting, St Thomas, VI, 27–29 Apr 1995.
72. Knapp CI, Feuille F, Cochran DL, Mellonig JT. Clinical and histologic evaluation of bone-replacement grafts in the treatment of localized alveolar ridge defects. Part 2: Bioactive glass particulate. Int J Periodontics Restorative Dent 2003;23:129–137.
73. Kirsh ER, Garg AK. Postextraction ridge maintenance using the endosseous ridge maintenance implant (ERMI). Compendium 1994;15:234, 236, 238 passim.
74. Wilson J, Clark AE, Hall M, Hench LL. Tissue response to Bioglass endosseous ridge maintenance implants. J Oral Implantol 1993;19:295–302.
75. Oonishi H, Kushitani S, Yasukawa E, et al. Bone growth into spaces between 45S5 Bioglass granules. Presented at the 7th International Symposium on Ceramics in Medicine, Turku, Finland, 28–30 July 1994.
76. Quinones CR, Lovelace TB. Utilization of a bioactive synthetic particulate for periodontal therapy and bone augmentation techniques. Pract Periodont Aesthet Dent 1997; 9:1–7.
77. Bone preservation: Taking appropriate steps to maintain the alveolar ridge. Medco Forum 1997; 4:1,4.
78. Ducheyne P, Bianco P, Radin S, Schepers E (eds). Bioactive Materials: Mechanisms and Bioengineering Considerations. Philadelphia: Reed Healthcare, 1992:1–12.

KAPITEL 3

Barrieremembranen zur gesteuerten Knochenregeneration

Mit der Einführung von Barrieremembrantechniken und -materialien konnte eine besser vorhersagbare Wiederherstellung der Architektur und Funktion des Knochens und Parodontiums durch eine gesteuerte Geweberegeneration (GTR) und gesteuerte Knochenregeneration (GBR) erreicht werden. Barrieremembrantechniken basieren auf Kriterien, die das biologische Verhalten der verschiedenen Gewebe während der Wundheilung berücksichtigen (z. B. Gingivaepithel, Bindegewebe, Parodontalligament, Alveolarknochen)[1]. Der Zweck einer Operation mit einer Barrieremembran ist die selektive Repopulation des Defektes mit Zellen und die Führung der Proliferation der verschiedenen Gewebe während der Heilung (Abb. 3-1)[2]. Zellen, die die Möglichkeit haben, Knochenzement oder Parodontalligament zu bilden, müssen den Defekt besetzen, um die Geweberegeneration zu stimulieren. Die entsprechenden Progenitorzellen befinden sich im Parodontalligament und im Alveolarknochen, die um den Zahn oder in der Umgebung von knöchernen Defekten verblieben sind (Abb. 3-2)[3]. Das Einbringen einer physikalischen Barriere zwischen dem Gingivalappen und dem Defekt vor der Reposition des Lappens und Naht verhindert, dass unerwünschte Zellen aus dem Gingivaepithel und Bindegewebe den Hohlraum unter der Barriere berühren können. Die Barriere erleichtert damit die Repopation des Defektes durch regenerative Zellen[4-7].

Obwohl sich die meisten frühen Studien mit der Behandlung von Parodontaldefekten befassten, sind die Hauptziele der Barrieremembrantechniken die Augmentation von Alveolarkammdefekten zu erleichtern und die Knocheneinheilung um Implantate zu verbessern, eine komplette Knochenheilung zu induzieren, die Resultate nach Knochentransplantationen zu verbessern und vom Verlust bedrohte Implantate zu behandeln[8-14]. Barrieremembrantechniken, auch Osteopromotionsverfahren genannt, verwenden eine Barriere, um andere Gewebe, speziell Bindegewebe, daran zu hindern, in den gewünschten Ort der Knochenbildung einzuwandern, die die Osteogenese und die direkte Knochenformation stören können[9]. Membranen mögen außerdem als zusätzliche Wunddeckung dienen und als verdoppelter chirurgischer Lappen eine zusätzliche Stabilität und Schutz für das Blutgerinnsel bieten. Damit soll eine Dehiszenz entlang der Grenzfläche, zwischen den heilenden Geweben und der Wurzeloberflä-

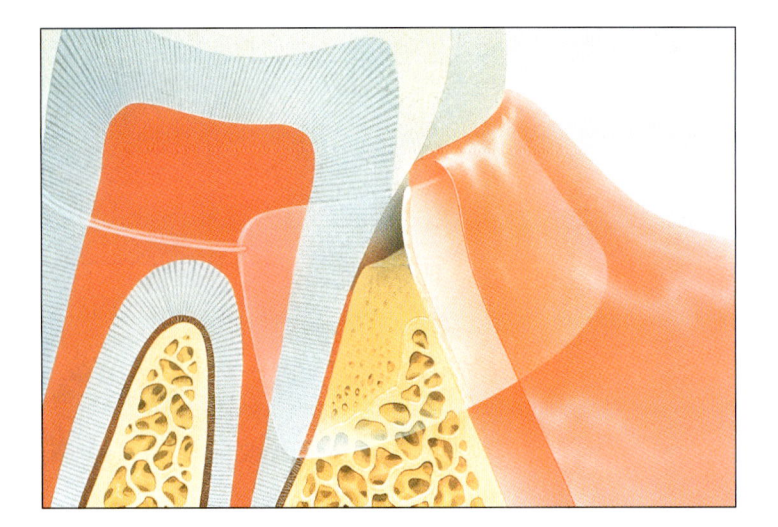

Abb. 3-1
Barrieremembranen werden eingelegt, um unerwünschte Gewebe am Einwachsen in die Wunde zu hindern, und um die erwünschte Gewebebildung im Defekt zu fördern.

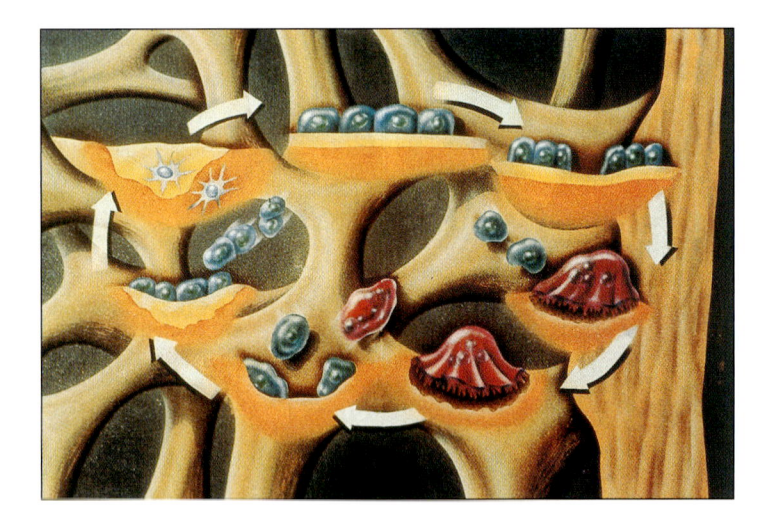

Abb. 3-2
Barrieremembranen können Progenitorzellen im Parodontalligament und Alveolarknochen schützen und isolieren.

che, verhindert werden[15]. Zusätzlich bilden Membranen einen zeltartigen Raum für das Blutgerinnsel. Sie schaffen einen Hohlraum unter dem bedeckenden Lappen, der als Leitschiene für das Einwachsen von Zellen und Blutgefäßen von der Basis der Läsion aus dient[16].

Studien haben gezeigt, dass verschiedene interaktive Faktoren die Vorhersagbarkeit von parodontalen Operationen beeinflussen; die Separation der Gewebe ist nur einer dieser Faktoren[17,18]. Das Hauptziel der Barrieremembranoperationen ist, eine passende Umgebung zu schaffen in der das natürliche biologische Potenzial für die funktionelle Regeneration maximiert werden kann[18]. Die Schaffung und Erhaltung eines mit Blutgerinnsel gefüllten Raumes, die Verhinderung einer Entzündung als Ergebnis einer bakteriellen Invasion, die Isolation des regenerativen Raumes gegenüber anderen unerwünschten Geweben und die Sicherung der mechanischen Stabilität des sich entwickelnden Wundkomplexes sind einige der wichtigsten Faktoren zur Schaffung einer passenden Umgebung für die Regeneration.

Das finale Ziel der Barrieremembrantechnologien ist die Wiederherstellung der Stützgewebe (insbesondere Knochen), die infolge einer entzündlichen Erkrankung oder eines Traumas verloren gegangen sind[19,20]. Verschiedene Behandlungsmodalitäten wurden mit oder ohne Einsatz von Membranen oder Knochenersatzmaterialien eingesetzt, um dieses Ziel zu erreichen[19,21].

Materialien in der Barrieremembrantechnik

Im Zuge der Ausweitung der Barrieremembrantechniken und ihrer klinischen Anwendungen wurden verschiedene Typen von Membranmaterialien entwickelt[8]. Die biomaterialwissenschaftlichen und physikalischen Charakteristika der eingesetzten Membranen können erheblich die Barrierefunktion beeinflussen[18]. Biokompatibilität, Zellokklusivität, Platzhalterwirkung, Gewebeintegration und die klinische Handhabbarkeit sind die Kriterien, die bei der Weiterentwicklung der Materialien für regenerative Maßnahmen in Betracht gezogen werden müssen[22]. Diese Materialien sollten darüber hinaus sicher, effizient, preiswert und einfach anzuwenden sein. Zusätzlich müssen sie am Ort bleiben, bis die Regeneration vollständig ist und sie dürfen nicht die neu gebildeten Gewebe behindern[23,24].

Die klinischen und histologischen Resultate von Studien, in denen die verschiedenen Membranen angewandt wurden, sind im Allgemeinen günstig gewesen. Trotzdem konnte bisher kein einzelnes Material als ideal für jede klinische Situation gefunden werden, weil jeder Typ spezifische Vorteile und gewisse assoziierte Nachteile oder Beschränkungen aufweist[18,25,26]. Um den Erfolg zu gewährleisten, ist es notwendig, die Vor- und Nachteile eines jeden Materials für die Applikationen, bei denen es benutzt werden soll, zu kennen[18]. Beispielsweise können Pinfixationssysteme zur Stabilisation von Membranen in einigen Situationen verwendet werden, unabhängig ob ein Knochentransplantat angewandt wurde oder nicht[25,28]. Im Allgemeinen werden Barrieremembranen in zwei Kategorien eingeteilt, resorbierbare und nicht resorbierbare. Zusätzlich wurden Versuche gemacht, alternative Materialien, wie z. B. Titanfolien, einzusetzen, um die Stabilität einer nicht resorbierbaren Membran ohne die Notwendigkeit zur Membranentfernung zu haben[29].

Nicht resorbierbare Membranen

In den frühesten Studien wurden nicht resorbierbare Materialien, wie Zellulosefilter (Milliporefilter, Millipore, Bedford, MA) und expandiertes Polytetrafluorethylen (e-PTFE) (Gore-Tex, W.L. Gore, Flagstaff, AZ) eingesetzt. Diese Materialien waren ursprünglich nicht zur Verwendung bei medizinischen oder zahnmedizinischen Maßnahmen entwickelt worden (Abb. 3-3). Zellulosefilter und e-PTFE wurden als Barrierematerialien ausgewählt, weil sie den Durchtritt von Flüssigkeiten und Nährstoffen durch die Barriere ermöglichten, aber ihre Mikroporosität eine Zellpassage verhinderte[2]. In einer In-vitro-Studie wurde festgestellt, dass Milliporefilter die Anheftung von frühen Osteoblasten (MC3T3-E1) verstärkten[30]. Eine andere nicht resorbierbare Barrieremembran, die erhebliche Aufmerksamkeit in der Literatur erhielt, war das einfache zahnmedizinische Kofferdamgummi.

Zellulosefilter

In den anfänglichen Studien wurden Zellulosefilter bei Primaten eingesetzt, um das Bindegewebe und gingivale Epithel abzuhalten und den Zellen aus dem Parodontalligament die Repopulation der Wunden zu ermöglichen[31]. Das Parodontalligament, Zement und Alveolarknochen wurden auf der fazialen Seite der Eckzähne entfernt und danach wurden Zellulosefilter über die Defekte gelegt. Die histologische Untersuchung zeigte anschließend die Regeneration des Alveolarknochens und neues Attachment von Zement mit inserierenden Parodontalligamentfasern.

Forscher haben die Verwendung von diesen Filtern an humanen Zähnen untersucht[31]. Im Rahmen einer Lappenoperation wurden eine Reinigung und eine Wurzelglättung an Unterkieferschneidezähnen mit fortgeschrittenem parodontalem Knochenabbau durchgeführt. Mit einem Zellulosefilter wurden die Defekte und ein Teil des Alveolarknochens bedeckt. Die histologische Untersuchung zeigte nach drei Monaten neues Zement mit inserierenden Kollagenfasern. Nachteile bei der Verwendung von Zellulosefiltern waren die Dehiszenz, vorzeitige Freilegung und das Erfordernis einer zweiten Operation zur Membranentfernung.

Expandierte Polytetrafluorethylen-Membranen

Bis heute wurden in den meisten Studien zu Barrieremembranen e-PTFE-Membranen verwendet. Diese Membrantypen wurden in vielen Tier- und Humanstudien breit eingesetzt und als "Goldstandard" bezeichnet, mit denen andere Typen von Membranen verglichen werden[2,24]. E-PTFE-Membranen bestehen aus einer Matrix von Polytetrafluorethylen (PTFE) -knoten und -fibrillen in einer Mikrostruktur, die in ihrer Porosität variiert und die den klinischen oder biologischen Anforderungen ihrer gewünschten Anwendung entspricht. E-PTFE ist für seine Inertheit und Gewebekompatibilität bekannt[32]. Seine poröse Mikrostruktur ermöglicht das Einwachsen und die Anheftung von Bindegewebe zur Stabilisierung des Wundheilungskomplexes und zur Verhinderung der epithelialen Migration. Außerdem hat e-PTFE eine lange Vorgeschichte als sicheres und effektives implantierbares medizinisches Material[18].

E-PTFE-Barrieremembranen bestehen aus zwei Teilen. Der erste ist die koronale Grenze (ein Kragen mit offener Mikrostruktur), die die frühe Bildung des Blutgerinnsels und das Durchwachsen von Kollagenfasern zur Immobilisierung der Membran ermöglicht (Abb. 3-4). Der Kragen muss außerdem das apikale Tiefenwachstum des Epithels durch ein Phänomen, das Kontaktinhibition genannt wird, fernhalten. Der zweite Teil ist ein okklusiver Anteil, der verhindert, dass das gingivale Gewebe auf der Außenseite der Membran den Wundheilungsprozess im Defektvolumen stört[2,20]. Zwei verschiedene Konfigurationen von e-PTFE-Membranen können entsprechend der klinischen Situation verwendet werden. Das transgingivale Design wird zur Behandlung von Defekten an Strukturen wie Zähnen, die sich durch die Gingiva nach außen erstrecken, verwendet. Das mit Schleimhaut bedeckte Design wird zur Behandlung von Situationen wie z. B. Knochendefekten eingesetzt, wenn keine Kommunikation mit dem intraoralen Raum besteht[32]. Titanverstärkte e-PTFE-Membranen wurden entworfen, um den zeltartigen Effekt zu verstärken, der benötigt wird, wenn die Form des Defektes allein keine ausreichende Platzhalterfunktion schafft[33]. Die Schaffung eines Regenerationsraums und dessen Offenhalten wurden als wichtige Voraussetzung zur Erzielung einer Regeneration erkannt (Abb. 3-5). Die Platzhalterfunktion hängt von der mechanischen Fähigkeit der Membran ab, dem Kollaps zu widerstehen. Die ersten Membranen, die für die Regeneration entworfen wurden, sollten einen gewissen Grad von Steifigkeit besitzen. Aber die Membranen hatten auch einen gewissen Grad von Rückstellkraft, der ihre Verwendung in solchen Situationen verhinderte, in denen der Raum bereits durch die benachbarten Knochenwände offen gehalten wurde[18]. Deshalb wurden titanverstärkte e-PTFE-Membranen für die Situationen entworfen, in denen die Anatomie des Defektes bei nicht verstärktem Material einen Kollaps in den Defektraum bewirken würde oder wenn einfach mehr Raum für die gewünschte Regeneration benötigt wird. Wie einfache e-PTFE-Membranen sind durch Titan verstärkte Membranen in der transgingivalen und schleimhautbedeckten Konfiguration verfügbar[32,34]. Verschiedene

Abb. 3-3
Gore-Tex-Membranen sind für eine Vielzahl von medizinischen Anwendungen verfügbar. Diese hohle schlauchförmige Konfiguration ist 12 Inches lang, 0,5 Inches dick und für Gefäßersatzplastiken gedacht.

Abb. 3-4
Diese nicht resorbierbare e-PTFE-Membran (Gore-Tex) wurde zur gedeckten Einheilung in Defekten, die komplett vom intraoralen Milieu durch Lappenreposition getrennt werden können, entworfen. Der Rand der Membran hat eine offene Mikrostruktur, die eine frühe Bildung des Blutgerinnsels und das Durchwachsen von Kollagenfasern erlaubt, um die Stabilisierung der Membran zu unterstützen. Die offene Mikrostruktur stoppt aber auch die apikale Proliferation des Epithels durch Kontakthemmung. Der okklusive zentrale Anteil verhindert das Einwachsen von gingivalen Geweben.

Abb. 3-5
(a) Weil die Größe des Defektes in diesem anterioren Unterkiefer (nach Knochenverlust durch Trauma) einen Membrankollaps verhindert, ist eine e-PTFE-Membran ohne Titanverstärkung indiziert. Die Implantate werden simultan eingebracht. Eine Fixierungsschraube wird unter die Membran gesetzt, um als Zellpfosten unter der Membran zu dienen. Zusätzliche Schrauben können verwendet werden, um die Membran zu fixieren.

(b) Man sieht das exzellente Kammvolumen zum Zeitpunkt der Membranentfernung. Die Membran war gedeckt eingeheilt, sodass ein guter Wundverschluss und Isolation durch den Lappen möglich war, um die marginalen Gewebe, wir hier durch die Papille gezeigt, zu erhalten.

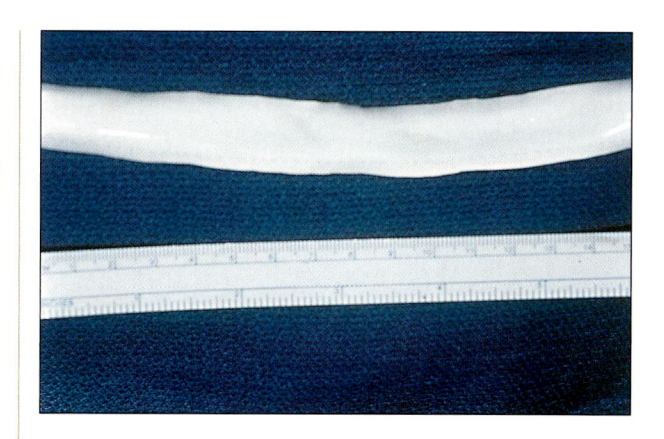

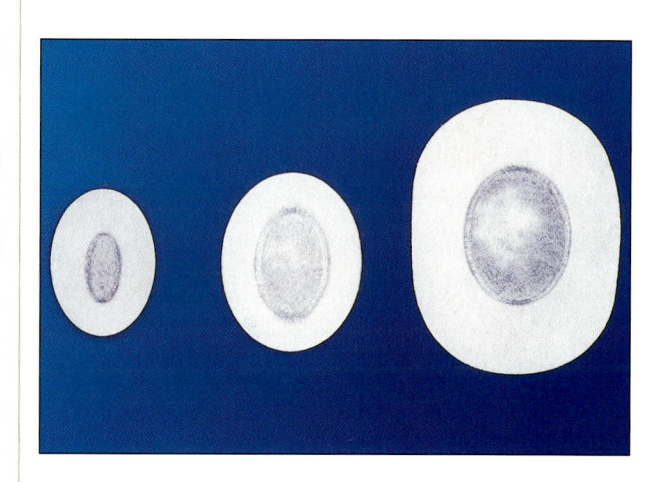

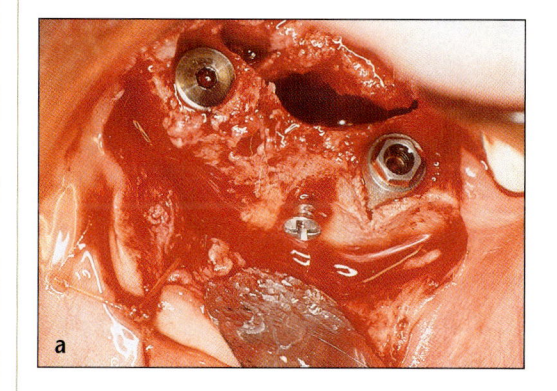

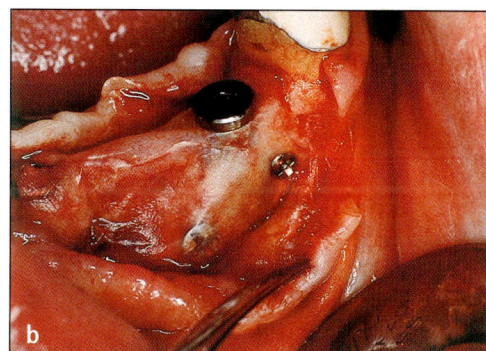

3 Barrieremembranen zur gesteuerten Knochenregeneration

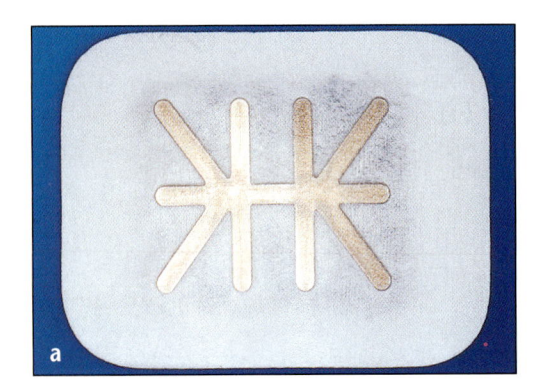

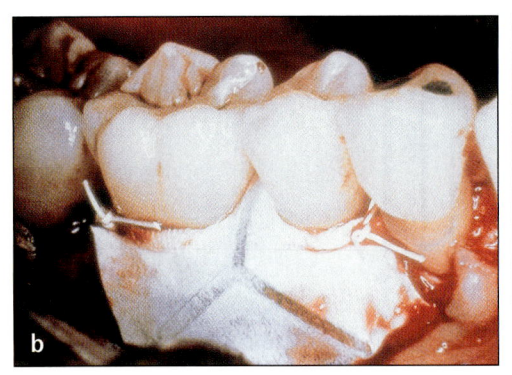

Abb. 3-6

(a) Diese Form einer PTFE-Membran enthält quer verlaufende Titanbänder, um einen nicht kollabierenden Regenerationsraum zu schaffen.

(b) Diese transgingival eingesetzte, nicht resorbierbare e-PTFE-Membranform, die Titanbänder enthält, wird in einen Defekt eingesetzt, der durch die Gingiva bis in die Mundhöhle reicht.

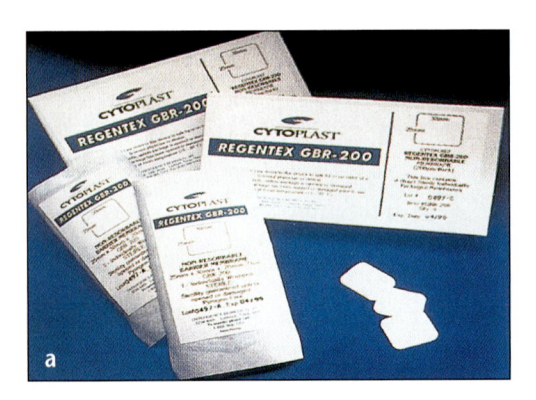

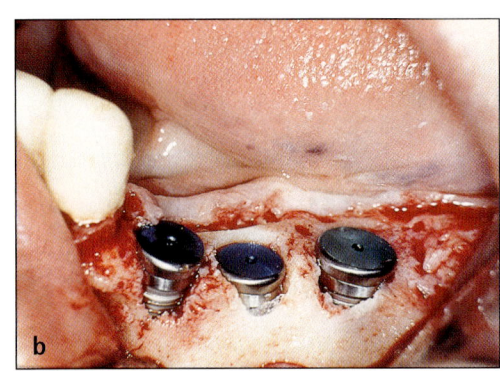

Abb. 3-7

Diese Membran aus nicht expandiertem, hochdichtem PTFE zeigte vielversprechende Ergebnisse als effektive Barriere, die eine Knochenbildung in knöchernen Defekten ermöglicht. Es sind aber weitere Studien erforderlich, um ihren Effekt zu messen.

(a) Regentex GBR-200 wird aus nicht expandiertem PTFE hergestellt und ist für die Verwendung als nicht resorbierbare Membranbarriere entworfen worden.

(b) Der knöcherne Defekt führt zu einem geringen bukkalen Dehiszenzdefekt an den Implantaten.

(c) Nach Bedeckung des Defektes mit einem Augmentationsmaterial besteht die Gefahr der Verlagerung desselben oder der unerwünschten Tiefenwanderung und Defektfüllung durch das Weichgewebe.

(d) Die Membran wird auf die passende Größe zugeschnitten, um das augmentierte Areal zu bedecken.

(e) Durch die optimale Knochenbedeckung hält die Membran das partikuläre Augmentationsmaterial an Ort und Stelle, um die knöcherne Regeneration zu fördern.

(f) Gute Hart- und Weichgewebekonturen 15 Tage nach der Implantatfreilegung zeigen den Effekt der Verwendung eines Knochenaufbaumaterials zusammen mit einer Barrieremembran.

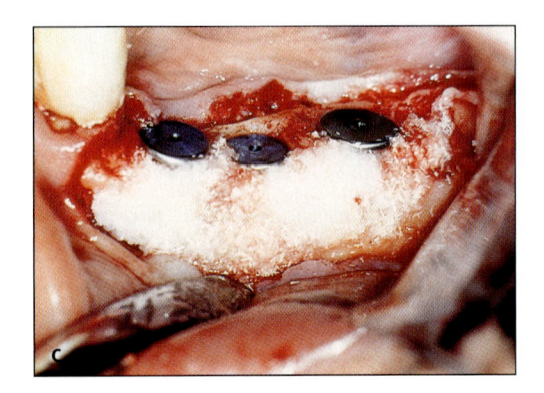

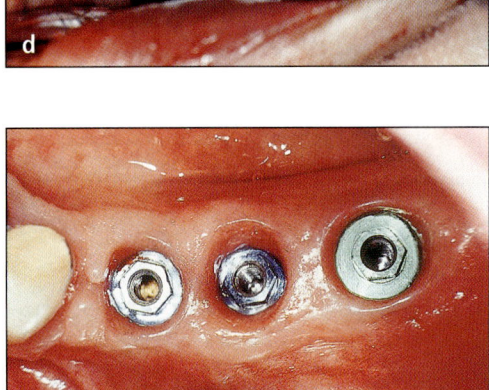

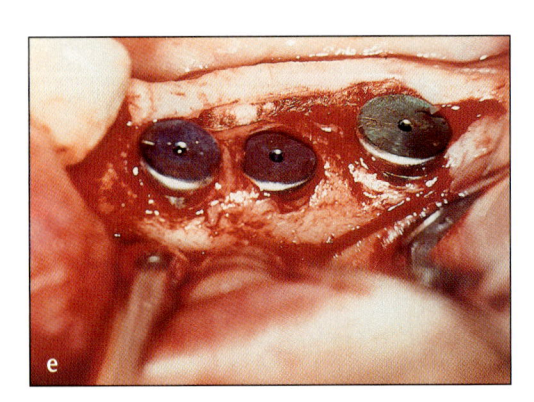

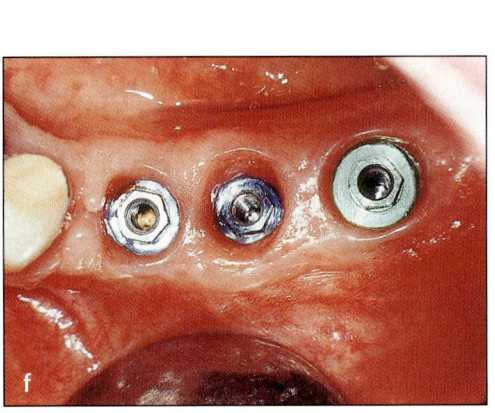

Studien haben gezeigt, dass titanverstärkte e-PTFE-Membranen ein substanzielles biologisches Potenzial zur Regeneration von Alveolarknochen und Parodontalstrukturen besitzen. Der geschaffene Raum war besser vorhersagbar und resistent gegen Kollaps des bedeckenden Schleimhautgewebes im Vergleich zur Platzhalterfunktion von nicht verstärkten Membranen (Abb. 3-6)[35,36].

Der Hauptnachteil bei der Verwendung von e-PTFE-Membranen ist das Problem der zweiten Operation für die Entfernung, wodurch die Kosten und das operative Trauma für den Patienten erhöht werden[2]. Bei der Verwendung dieser Membran kann der Kliniker die Zeitdauer bestimmen, wie lange die Membran am Platz bleibt. Es wurde angesprochen, dass die Heilungszeiten zwischen den verschiedenen Typen oder Größen von Defekten, speziell bei Knochendefekten des Alveolarkamms, variieren könnten[18,36]. Der prinzipielle Vorteil bei der Verwendung dieser Membran ist, dass sie ihre funktionellen Eigenschaften lange genug behält, bis eine adäquate Heilung eintritt. Danach kann sie sofort entfernt werden. Nach der Entfernung besteht nicht die Möglichkeit, dass Degradationsprodukte die Reifung der regenerierten Gewebe stören[24]. Die Verwendung von einer nicht expandierten, hoch dichten PTFE-Barrieremembran (Regentex GBR-200, Oraltronics, Bremen, Deutschland) wurde ebenfalls untersucht[25]. Es zeigte sich eine gute Weichgewebeverträglichkeit. Die Membran verursachte keine Entzündung oder Sekretion und bildete eine effektive Barriere, die eine Knochenauflagerung in den ossären Defekten ermöglichte (Abb. 3-7). Es sind aber zusätzliche klinische Studien notwendig, um den Effekt dieses Typs von Membranen zu evaluieren[25]. Der angebliche Vorteil der Membran soll sein, dass sie zur Mundhöhle offen liegen bleiben kann ohne ein Risiko einer Störung des Knochenregenerationsprozesses einzugehen (Abb. 3-8).

Zahnärztliches Kofferdamgummi

In einer Anzahl von Studien wurde die Eignung von dentalem Kofferdamgummi als Barrieremembran für parodontale Operationen vorgeschlagen[37-41]. Eine Studie aus dem Jahre 1994 demonstrierte beispielsweise fünf Fälle, in denen eine Barrieremembran aus Kofferdamgummi zur GRT-Behandlung von infraalveolären Defekten verwendet worden war[37]. Nach dieser Studie wurde die Barriere nach der Abklappung des Lappens, Reinigung und Wurzelglättung eingesetzt. Das Gummi bedeckte den Defekt und den umgebenden Knochen; der Mukosalappen bedeckte das Kofferdammgummi, das nach fünf Wochen entfernt wurde. Die klinischen Messergebnisse und eine Wiedereröffnung nach einem Jahr bestätigten die Eignung der Barriere aus Kofferdamgummi. Eine Studie aus dem Jahre 1998 hatte zur Schlussfolgerung, dass ein dentales Kofferdamgummi als Barrieremembran für GTR-Operationen benutzt werden kann, aber dass die Ebene der PTFE-Membran bessere Sondierungsergebnisse, Attachmentniveaus und einen höheren vertikalen Knochengewinn erbracht hatte. Dies lag möglicherweise daran, dass das Kofferdamgummi das regenerierte Gewebe nicht vollkommen bedecken konnte, weil es immer zu einer gewissen Rezession der Gingiva in den mit Gummi behandelten Defekten kam[40]. Eine Studie aus dem Jahre 2002 verglich Ablagerungen von Bindegewebe und von Bakterien auf Kofferdam und PTFE-Membranen, die als Barrieremembranen in der GTR verwendet worden waren, und fand keinen signifikanten Unterschied in der Menge von Bindegewebe zwischen beiden Membrantypen[41]. Tatsächlich war die Gesamtmenge von Bakterien auf dem Kofferdamgummi statistisch niedriger als auf den e-PTFE-Membranen. Die Vergleichbarkeit der Menge von Bindegewebe auf beiden Membrantypen legte die Eignung von Kofferdamgummi als Barrieremembran in der GTR nahe. Diese Ergebnisse passen

Abb. 3-8
Membranen aus nicht expandiertem PTFE haben den angeblichen Vorteil, dass sie zur Mundhöhle freiliegen dürfen, ohne eine Verschlechterung des Knochenregenerationsprozesses zu riskieren.

(a) Die Regentex-GBR-200-Membran erlaubt ein Freilegen zur Mundhöhle, ohne dass intraorale Bakterien in den Defekt hineinsickern.

(b) Ein großer Defekt nach Zahnextraktion erfordert die Verwendung einer Barrieremembran, um Augmentationsmaterial in der Alveole zu halten und um das Epithel daran zu hindern in die Tiefe der Alveole zu wachsen. Wegen der Defektgröße wird ein primärer Wundverschluss schwierig. Die Alveole wird mit Knochenaugmentationsmaterial gefüllt.

(c) Danach wird die Regentex-Membran so eingebracht, dass sie die Defekträder wenige Millimeter überlappt.

(d) Trotz fehlendem Wundverschluss ist das Epithel der Gingiva nicht in die Alveole gewandert, sondern stattdessen über den Situs gewachsen. Die Schicht gelblicher Plaque, die auf der Membran gewachsen ist, kann leicht entfernt werden. Das Fehlen von Entzündungszeichen zeigt an, dass keine Infektion vorliegt.

(e) Nachdem die Membran entfernt wurde, sieht man das Epithel über der Alveole und unter der Membran. Neben diesem Gewebe reift das erwünschte osteoide Gewebe aus.

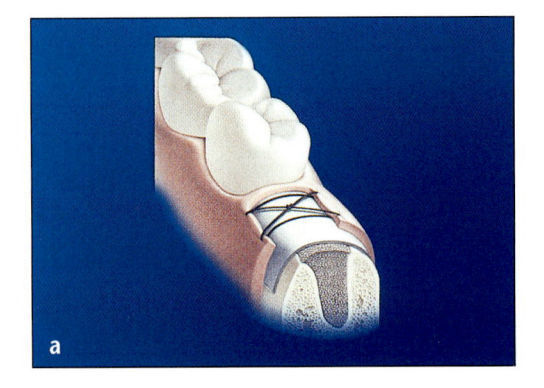

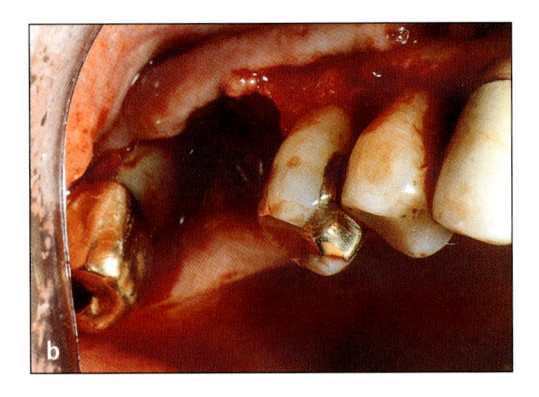

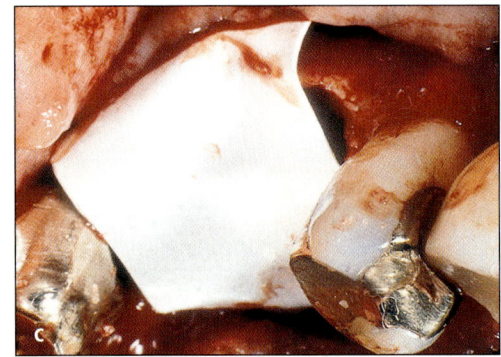

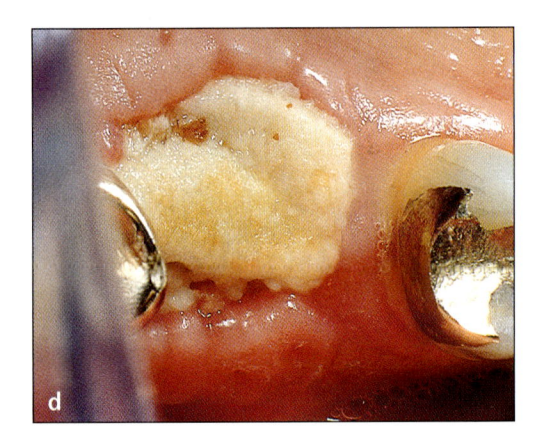

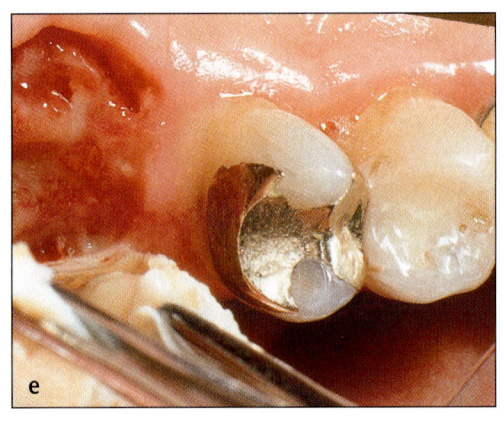

zur Schlussfolgerung früherer Studien, die keine signifikanten Heilungsdifferenzen zwischen Kofferdamgummi und PTFE-Membranen fanden[38,39].

Titanmembranen

Titanmembranen können auch für die GTR/GBR in Anwendungen im Zusammenhang mit oralen Implantaten verwendet werden. Diese Membranen sind vollkommen inert und osteophyllisch. Es wurde berichtet, dass in einer Serie von 42 Patienten, in der 22 μm dicke Titanmembranen in Verbindung mit kombinierten Knochentransplantaten von autologem Knochen und demineralisiertem gefriergetrocknetem Knochen zur Behandlung von periimplantären Knochendefekten zum Zeitpunkt der Implantatinsertion eingesetzt worden waren, eine zufrieden stellende Augmentation in 90% der Fälle erreicht wurde, die damit die Erfolgsrate von Gore-Tex-Membranen übertraf[42].

Materialien in der Barrieremembrantechnik 3

Abb. 3-9
(a) Drei ähnlich große und geformte Defektbezirke im selben Alveolarkamm wurden verschiedenen Heilungsbedingungen ausgesetzt: einer wurde mit einer resorbierbaren Membran bedeckt (*linke Seite*), der zweite Defekt wurde mit einer nicht resorbierbaren Membran bedeckt (*rechte Seite*) und der dritte Defekt wurde als Kontrolle offen gelassen.

(b) Verschiedene Stufen von Knochenbildung können in jedem Situs beobachtet werden. Der Bezirk, der mit nicht resorbierbaren Membranen bedeckt war, zeigte die stärkste Knochenregeneration.

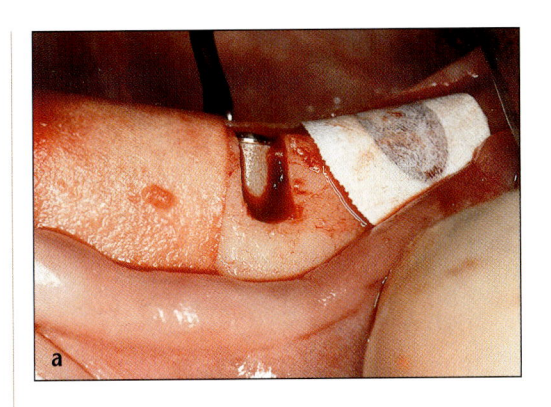

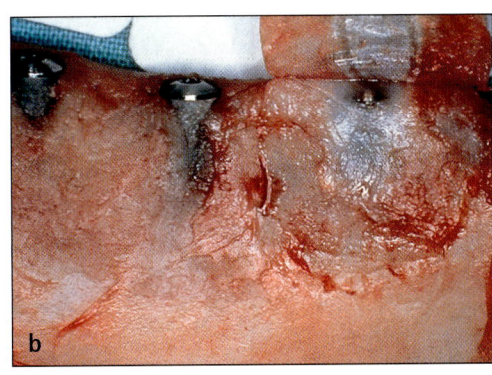

Resorbierbare Membranmaterialien und Hilfsmittel

Der Hauptvorteil der Verwendung einer resorbierbaren Membran ist die Vermeidung einer zweiten Operation und damit die Reduktion der Morbidität und der Kosten für den Patienten[26]. Ein Nachteil ist, dass eine Lappendehiszenz oder ein Freiliegen des Materials Probleme in der postoperativen Versorgung verursachen kann. Die vorzeitige Materialfreilegung in der Folgezeit nach der Operation kann zu bakteriellem Wachstum und einer Änderung der Struktur und Wanderung der Fibroblasten führen, die den Erfolg des Regenerationsvorganges gefährden können. Ein anderes übliches Problem ist die unzureichende Platzhalterfunktion und die Schwierigkeit, einen Kollaps der Membran in den Defekt zu verhindern[43]. Die Verwendung von resorbierbaren Barrieren beruht auf ähnlichen Kriterien, wie bei den nicht resorbierbaren Membranen. Zusätzlich sollte sich der Degradationsprozess nicht negativ auf das regenerative Ergebnis auswirken (Abb. 3-9)[2,18]. Die Resorbierbarkeit kann durch enzymatische Aktivitäten (Biodegradation) oder Hydrolyse (Absorption) als zelluläre Reaktion aus dem umgebenden Gewebe bewirkt werden. Die entzündliche Reaktion sollte minimal und reversibel ausfallen und darf die Regeneration nicht stören[2]. Es existiert eine große Anzahl resorbierbarer Barrierematerialien von unterschiedlicher Popularität.

Kollagenmembranen

Kollagen ist ein in physiologischer Weise metabolisiertes Makromolekül aus dem parodontalen Bindegewebe, das zwei verschiedene Eigenschaften hat: Chemotaxis (für Fibroblasten) und Hämostase. Es ist schwach immunogen und kann als Leitstruktur für einwandernde Zellen dienen (Abb. 3-10)[26,44]. Kollagen besitzt verschiedene Eigenschaften, die es als Barrierematerial eignen, unter anderem günstige Effekte auf die Koagulation und Wundheilung, einen kontrollierbaren Vernetzungsgrad, geringe Antigenität und Dehnbarkeit, hohe Zugfestigkeit und die Orientierung der Fasern. Kollagen kann auch in verschiedenen Formen, wie Blätter, Gele, Röhren, Pulver oder Schwämme produziert werden (Abb. 3-11)[45].

Seit Mitte der 90er Jahre wurden verschiedene, auf Kollagen basierende Materialien als Barrieremembran in der parodontalen Chirurgie und in der Kieferchirurgie eingesetzt. Membranen aus verändertem Rinder-Typ-I-Kollagen aus Sehnen (Abb. 3-12) oder Dermis wurden für Barrieremembranoperationen an Tieren und Menschen mit positiven Resultaten getestet[26]. Multicenterstudien haben Resultate erbracht, nach denen die Parodontaldefekte resorbierbarer Membranen gleichwertig mit denen nicht resorbierbarer Membranen waren[26].

In frühen Studien wurde der schnelle Abbau von Kollagenmembranen festgestellt[46,47]. Die Resultate waren wegen der

Abb. 3-10

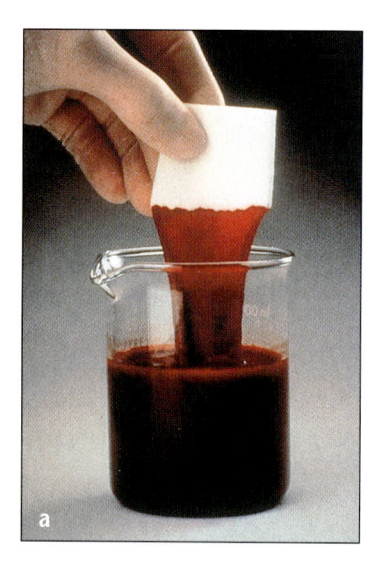

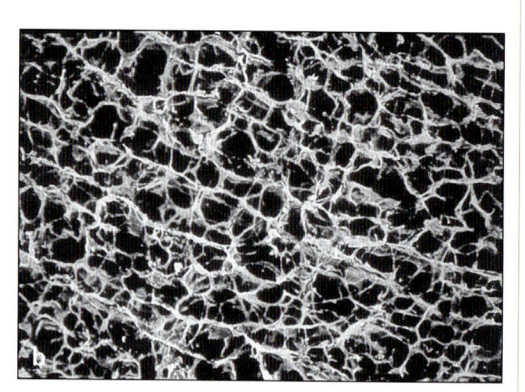

(a) Eine Kollagenmembran wie das CollaTape (Zimmer Dental, Carlsbad, CA) ist ein idealer Träger für Substanzen wie Antibiotika oder Platelet-Rich-Plasma (PRP). Weil Kollagen die Plättchenaggregation verstärkt, hilft diese Membran bei der Stabilisierung des Blutgerinnsels.

(b) Mehr als 90% der schwammartigen Oberfläche des CollaTape (Kollagenmembran aus der Rinderachillessehne) besteht aus offenen Poren, die Flüssigkeit aufsaugen.

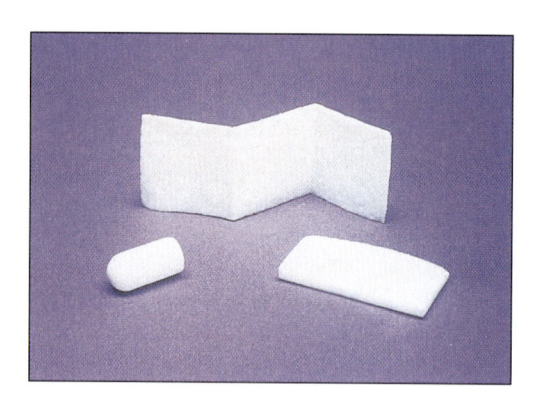

Abb. 3-11

Resorbierbare Kollagen-Wundverbände werden in verschiedenen Formen und Größen angeboten. Das CollaTape (*in der Mitte*) kann zur Bedeckung und Stabilisierung von Knochenaufbaumaterialien verwendet werden, CollaPlug (Zimmer Dental, *links*) kann auf Extraktionsalveolen gelegt werden und CollaCote (Zimmer Dental, *rechts*) kann zur Verwendung von Spenderdefekten für Weichgewebe, wie im Gaumen, eingelegt werden.

schnellen Degradation (30 Tage) durch Enzyme aus der Plaque und der Wundheilung eingeschränkt. Wegen dieser Ergebnisse haben Forscher die Qualität der Kollagenmembranen durch Verwendung von zweischichtigen Barrieren verbessert, um die vorzeitige Degradation auszugleichen. Ein weiterer Ansatz war die Hinzugabe von Heparinsulfat oder Fibronektin zur inneren Schicht. Fibronektin wirkt als chemotaktischer Faktor für Fibroblasten und ist in der Lage, Heparinsulfat an die Kollagenmembran zu binden. Die innere Barriere ist als zweite Barriere für das herunterwachsende Epithel und als Trägersystem für Fibronektin und Heparinsulfat gedacht. Die Ergebnisse dieser Studie zeigten, dass die angereicherte Kollagenbarriere verbesserte Eigenschaften in der Verhinderung der apikalen Migration des Epithels, im Vergleich zu nicht angereicherten Membranen, hatte[48]. In einer Multicenterstudie wurde die Wirksamkeit einer bioabsorbierbaren Kollagenmembran aus bovinem Typ-I-Kollagen aus Sehnen in einer Membranbarriereoperation an humanen Klasse-II-Furkationsdefekten mit der chirurgischen Wurzelglättung allein und mit PTFE-Membranen verglichen[26]. Die Ergebnisse dieser Studie zeigten, dass Kollagenmembranen klinisch wirksam waren und als sicher in der Anwendung als parodontale Barrieremembran bezeichnet wurden. Der Gewinn von Attachment mit Kollagenmembranen war gleich oder sogar größer als der Gewinn bei der chirurgischen Wurzelreinigung allein oder bei der PTFE-Membran.

Eine andere Studie zeigte eine erfolgreichen Behandlung von ein-, zwei- oder drei-

Abb. 3-12
Membranen, die aus bovinem Typ-I-Kollagen hergestellt werden, haben in parodontalen Defekten gleichwertige Ergebnisse wie nicht resorbierbare Membranen gezeigt.

(a) Die tiefe Flexoren(Achilles)sehne von Rindern ist die Quelle für Typ-I-Kollagen für die resorbierbare BioMend-Membran (Zimmer Dental).

(b) Die vorsichtige Verarbeitung der Sehne beinhaltet auch die Entfernung von antigenen Anteilen.

(c) Der vollständige Herstellungsprozess umfasst auch eine rigorose Sichtkontrolle des Materials.

(d) Die Entfernung von antigenen Anteilen der Polypeptidkette steigert die Biokompatibilität und die Toleranz des Empfängers für die BioMend-Membran.

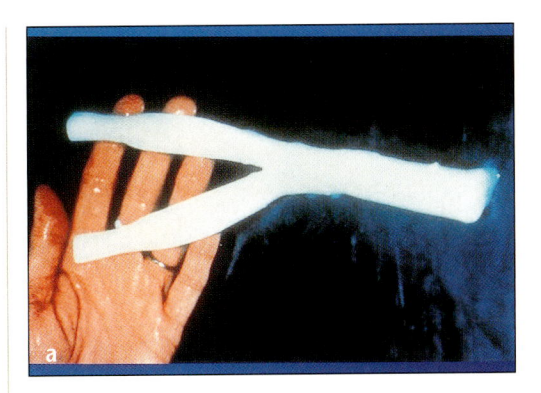

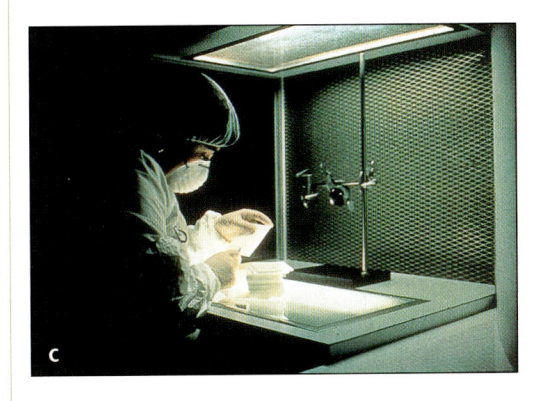

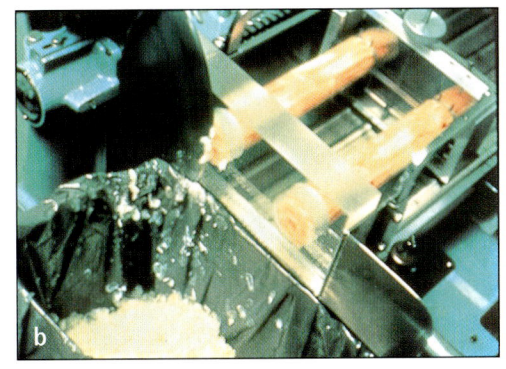

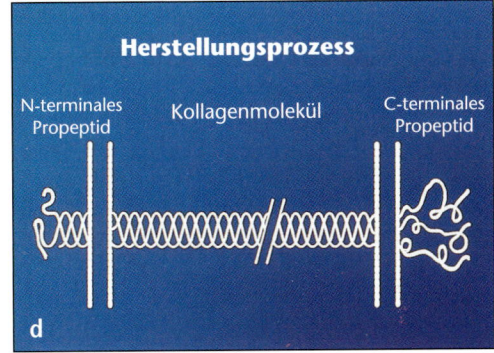

wandigen Defekten mit der Kollagenmembran, kombiniert mit antigenextrahiertem allogenem Knochen und Kollagengel[49]. In dieser Studie wurde ein 1 mm bis 2 mm dicker Film von Kollagengel am Grunde des Defektes aufgebracht und der allogene Knochen in den Defekt eingelagert[49]. Darüber wurde eine Kollagenmembran gelegt.

Eine weitere Studie verglich die e-PTFE-Membran mit Typ-I-Kollagen in der GTR von Klasse-II-Furkationsdefekten an Unterkiefermolaren; die Heilungsdauer betrug ein Jahr und die klinische Nachuntersuchung wurde nach acht Monaten durchgeführt. Zusätzlich wurde nach einem Jahr eine Wiedereröffnung ausgeführt[50]. Die Untersucher beobachteten keine signifikanten Unterschiede zwischen beiden Membrantypen in Bezug auf Reduktion der Taschentiefe, Attachmentgewinn oder horizontale Defektfüllung. Die Kollagenmembran zeigte hinsichtlich der vertikalen Defektfüllung bessere Ergebnisse als die e-PTFE-Membran.

Die Vorteile der Verwendung von Kollagenmembranen sind unter anderem minimale postoperative Komplikationen, eine gute Heilungsrate, keine Inzidenz von spontaner Membranfreilegung, Gewebeperforation, Überempfindlichkeitsreaktionen, Immunantworten, Gewebenekrose, Heilungsverzögerung oder postoperativen Infektionen[51]. Kollagen erschien als praktisches und nützliches Membranmaterial in der regenerativen Therapie, weil Kollagenmembranen die Kriterien für Membrantechniken erfüllen – Platzhalterfunktion, Gewebeintegration, Zellokklusivität, Biokompatibilität und klinische Anwendungsfreundlichkeit[51].

Ein Kollagenprodukt, CollaTape, wurde in kleineren oralen Wunden eingesetzt, um Knochentransplantate zu bedecken oder um Perforationen der Schneider'schen Membran zu decken. Die Vorteile waren eine Blutstillung und Stabilisierung des Blutgerinnsels, der Schutz der Wundbetten und die Bildung einer Matrix für das Einwachsen von Gewebe bei der GTR. Das Material resorbiert innerhalb von 10 bis 14 Tagen vollständig. Ein weiteres Produkt, Paroguide (Coletica, Lyon, Frankreich), wird aus quer vernetztem Kollagen aus Kälberhaut hergestellt. Es besteht zu 96% aus Typ-I-Kollagen und zu 4% aus Chondoitin-4-Sulfat und hat eine Resorptionszeit von etwa vier bis acht Wochen[52]. Paroguide ist eine opake, gebrochen weiße Substanz von mittlerer Festigkeit und wird in zwei doppelkammrigen Blisterverpackungen angeboten, von denen eine die Membran enthält, die andere zwei zuschneidbare Folien, die dazu dienen, Schablonen für die einzusetzende klinische Membran anzufertigen. Paroguide kann zur Rekonstruktion ossärer Defekte, zur Ausheilung von Furkationsdefekten, zur Augmentation des Alveolarkamms, zur Überdeckung von periimplantären Hohlräumen und Extraktionsalveolen verwendet werden. Resorbierbare Nähte können eingesetzt werden, um die Membran zu fixieren.

BioMend ist eine absorbierbare Kollagenmembran aus der Achillessehne der Rinder, die sich bei Knochenregenerationsoperationen als wirksam gezeigt hat[53]. In einer In-vitro-Studie wurde festgestellt, dass die BioMend-Membran die Anheftung früher Osteoblasten (MC3T3-E1) verstärkt[30].

BioMend ist eine komprimierte, nicht bröckelige Typ-I-Kollagenmatrix. Sie ist papierweiß im trockenen Zustand und lederartig in ihrer Oberflächentextur. Im Querschnitt kann man die Zusammensetzung aus verdichteten laminären Schichten erkennen. Im nassen Zustand wird die Membran transluzent, aber nicht glitschig und kann an die Zahnstruktur angepasst werden. Bei der Herstellung werden antigene Anteile des Kollagenmoleküls entfernt, sodass die Biokompatibilität und Gewebetoleranz steigt. Die Immunantwort wurde klinisch überprüft und separate Produktionschargen zeigen, dass das Material nicht pyrogen ist[53]. Die BioMend-Membran resorbiert in Bindegewebe der Gingiva durch Enzyme (Kollagenase). Sie bleibt für vier Wochen komplett intakt und hat eine Standzeit von etwa sechs bis sieben Wochen. Die volle Resorption ist nach acht Wochen abgeschlossen (Abb. 3-13).

In einer Studie unter acht Zentren und 133 Patienten wurde die resorbierbare BioMend-Kollagenmembran mit e-PTFE-Membranen oder Wurzelglättung allein in der Behandlung von Furkationsdefekten verglichen[54]. Es wurde ein statistisch signifikanter Abfall der Sondierungstiefe und ein klinischer Gewinn in sondierbarem Attachment bei Patienten mit BioMend-Membran gegenüber der e-PTFE-Membran gefunden. Nur die Patienten, die mit der BioMend-Membran behandelt worden waren, erlebten komplette Verschlüsse der Furkationen. BioMend-Extend ist eine Version der BioMend mit längerer Standzeit, die dicker, biegsamer und reißfester ist. Sie wird innerhalb von 18 Wochen resorbiert und kann deshalb längere Zeit eine regenerative Barriere aufbauen (Abb. 3-14).

Ossix (ColBar, R. & D., Herzliya, Israel) ist eine resorbierbare Kollagenmembran, die als regenerative Barriere für sechs Monate nach Einbringung funktioniert. Ihre Festigkeit zeigt ein Problem, das bei erfolgreichen Knochenregenerationen durch Kollagenmembranen auftritt, nämlich die Degradation solcher Membranen durch Säugetierkollagenase bei Mukosabedeckung oder durch bakterielle Kollagenase, wenn sie zur Mundhöhle freiliegt[55]. Eine Gruppe von Forschern untersuchte das Barrieremembranpotenzial der Ossix-Membran bei Knochenaugmentationen[56]. Für klinische Zwecke wurden sowohl primäre und insbesondere sekundäre Heilungsmuster studiert. Die Untersucher dokumentierten die Weichteilheilung fotografisch; Bildanalyse oder digitale Fotografien wurden dann zur Untersuchung der Größe der Dehiszenzen herangezogen. Bei der Freilegungsoperation haben die Untersucher die Membran freipräpariert und die Reste der Barrieremembran histologisch untersucht.

Abb. 3-13

(a) Die BioMend-Membran wird in einer Verpackung zusammen mit Schablonen angeboten und passt so zu Defekten verschiedener Formen und Größe.

(b) Unter dem Rasterelektronenmikroskop erscheint die BioMend-Membran im Querschnitt als aus verdichteten Lamellen aufgebaute Folie (200fache Vergrößerung).

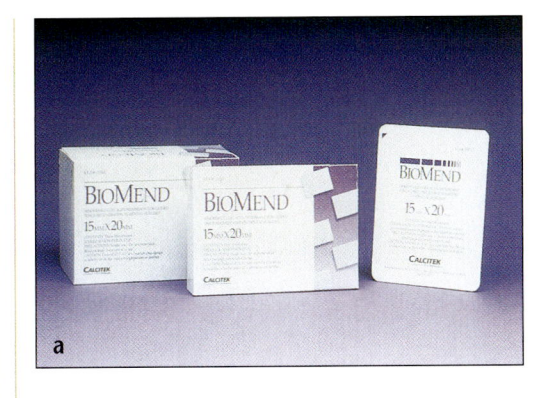

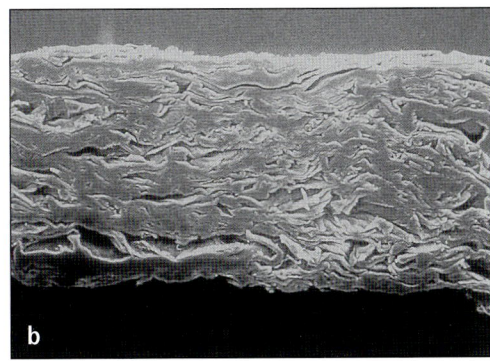

Abb. 3-14

Die BioMend-Extend-Membran ist eine resorbierbare Kollagenmembran mit längerer Standzeit, die innerhalb von 18 Wochen vollständig absorbiert wird und deshalb eine für einen längeren Zeitraum regenerative Barriere darstellt.

(a) Das Fenster einer Kieferhöhle wurde vollkommen durch Augmentationsmaterial bei der Sinus-lift-Operation verschlossen und mit einer Membran abgedeckt, um das Transplantat vor epithelialem Tiefenwachstum zu schützen und zu isolieren.

(b) Die Porengröße (0,004 µm) der BioMend-Extend-Membran, die langsamer als die normale BioMend resorbiert, verhindert effektiv das Eindringen von Epithel in der frühen Heilungsphase.

(c) Die BioMend-Extend-Membran ist steif genug, um in die gewünschte Form gebracht zu werden.

(d) Die Steifheit des Materials ist ideal für die halbflache Form über der Kieferhöhlenfensterung. Die Membran sollte die knöchernen Ränder 2 mm bis 3 mm überlappen.

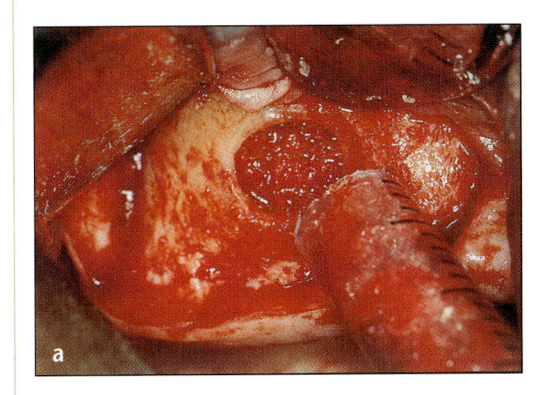

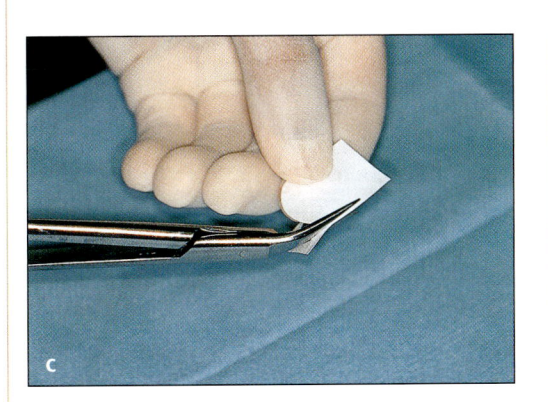

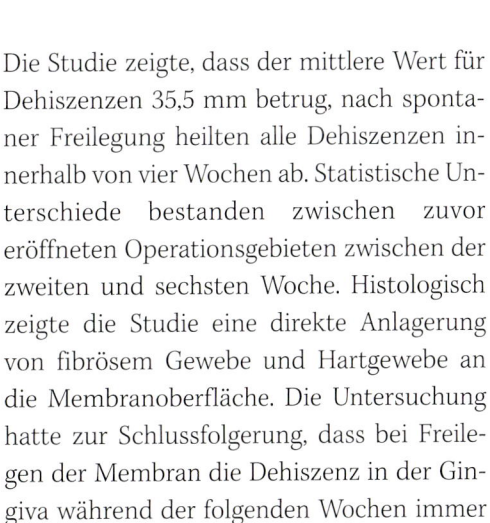

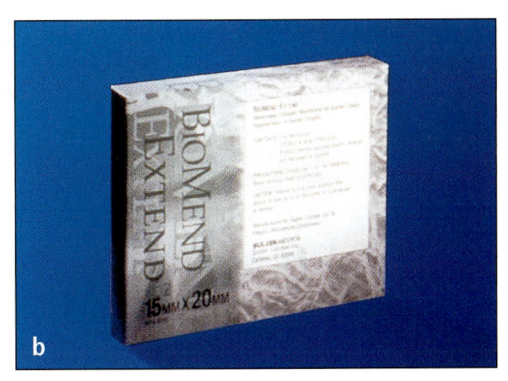

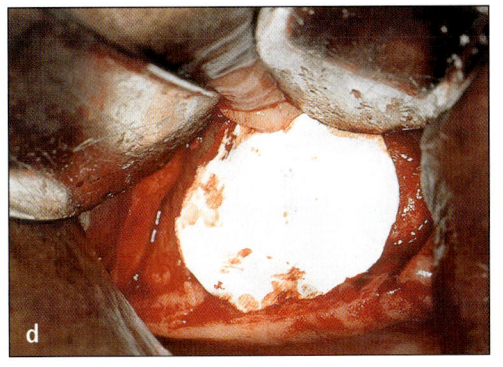

Die Studie zeigte, dass der mittlere Wert für Dehiszenzen 35,5 mm betrug, nach spontaner Freilegung heilten alle Dehiszenzen innerhalb von vier Wochen ab. Statistische Unterschiede bestanden zwischen zuvor eröffneten Operationsgebieten zwischen der zweiten und sechsten Woche. Histologisch zeigte die Studie eine direkte Anlagerung von fibrösem Gewebe und Hartgewebe an die Membranoberfläche. Die Untersuchung hatte zur Schlussfolgerung, dass bei Freilegen der Membran die Dehiszenz in der Gingiva während der folgenden Wochen immer ohne nachteiligen Effekt für die Knochenheilung verschwand. Während der Barrierestabilitätsphase trat über sechs Monate die knöcherne Regeneration entsprechend der histologischen Resultate ein (Abb. 3-15). In einer anderen Studie wurden qualitative histologische Resultate der Ossix-Membran in Kombination mit deproteinisiertem Rinderknochenmineral (DBBM) als Platzhalter mit der Standard-e-PTFE-Membran (Gore-Tex) und dem gleichen Knochenersatzmaterial verglichen, wobei das letztere Material die Kontrollgruppe war[57]. Die Unterschiede in

Abb. 3-15
Die resorbierbare Ossix-Kollagenmembran kann für sechs Monate nach Einbringung verbleiben.

(a) Das Kollagen der Ossix-Membran ist mit Glukosemetaboliten quer vernetzt, um entzündliche Reaktionen zu reduzieren und nach intraoraler Freilegung die Absorption zu verhindern.

(b) Die Membran ist leicht zu schneiden und zu formen. Die Biegsamkeit der Membran ermöglicht, dass sie sich bei der Anwendung den Geweben ohne Nagelung oder Naht anlegt.

(c) Die Wachstumsfaktoren aus dem PRP können die Funktion der Kollagenmembran verbessern; das PRP haftet ohne weiteres auf beiden Seiten der Membran. Die Ossix-Membran bleibt auch nach Befeuchtung verarbeitungsfähig.

(d) Die Ossix-Membran ist mit PRP für den Empfängerdefekt gesättigt und bleibt weiterhin formbar.

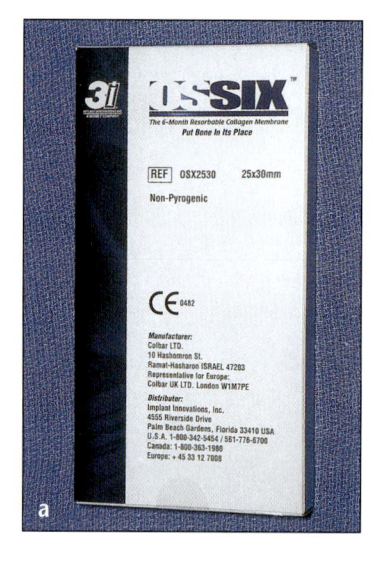

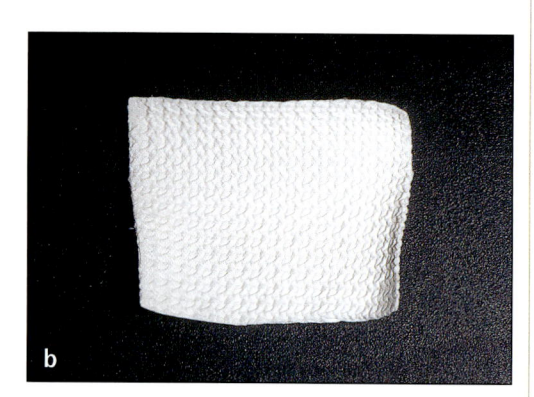

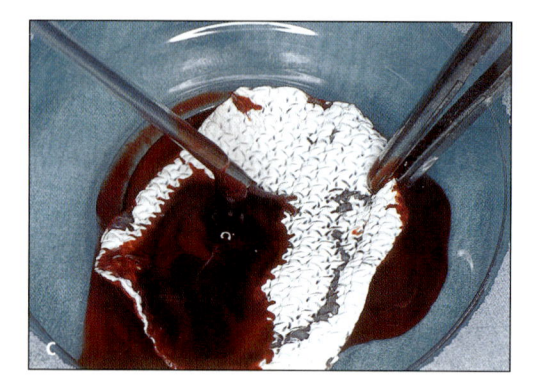

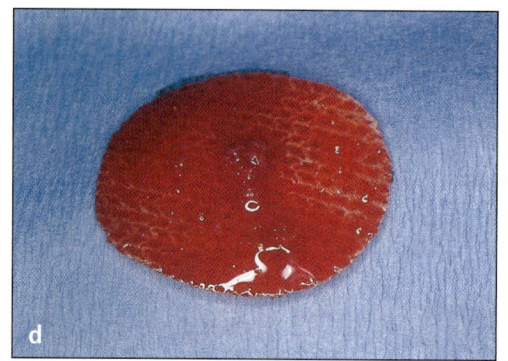

den Ergebnissen wurden durch den Mann-Whitney-Test statistisch geprüft und waren nicht signifikant. Wenn eine vorzeitige Exposition der Barriere auftrat, hatte dies keine negativen Folgen für das histologische Ergebnis in beiden Gruppen. Deshalb waren Knochenregenerationsresultate vergleichbar für Ossix und die e-PTFE-Barriere.

Bio-Gide (Geistlich Biomaterials, Wohlhusen, Schweiz) ist eine langsam resorbierende (mindestens vier Monate), reine (keine organischen Residuen oder zusätzliche Chemikalien), zweischichtige Kollagenmembran, die aus Kollagen Typ I und III vom Schwein hergestellt wird. Unter anderem durch eine Alkalibehandlung wurde jegliche Möglichkeit zur viralen oder bakteriellen Kontamination aus dem Produkt entfernt. Die Bio-Gide-Membran wurde speziell für parodontale und periimplantäre Operationen (wie auch zur Erleichterung der Ossifikation in Knochendefekten) entwickelt. Bio-Gide besteht aus einer kompakten glatten Schicht, die durch einen dichten Film bedeckt wird. Die glatte Seite hat die Aufgabe, das Herunterwachsen von Weichgewebe in der GBR zu vermeiden. Die andere Seite ist rau und dafür bestimmt, zur Knochendefektseite hin gelegt zu werden, um dort das knöcherne Einwachsen zu erleichtern (Abb. 3-16)[58]. Zahllose Studien haben die Effizienz der Bio-Gide bei Knochenregenerationsmaßnahmen belegt, oft in Verbindung mit porösem bovinem Knochenmineral (Bio-Oss, Osteohealth, Shirley, NY). Diese Studien beinhalteten Augmentationen bei Sofortimplantaten, GBR bei Dehiszenzdefekten, lokalisierten Kieferkammaugmentationen vor Implantatinsertion, Rekonstruktion des Alveolarfortsatzes vor prothetischer Behand-

Materialien in der Barrieremembrantechnik

Abb. 3-16
Die Bio-Gide-Membran ist eine langsam resorbierbare Kollagenmembran, die für parodontale und periimplantäre Maßnahmen entwickelt worden ist.

(a) Die Bio-Gide-Membran wird aus Schweinekollagen Typ I und Typ II hergestellt. Die zweischichtige Membran wurde einer Alkalibehandlung unterzogen, um die Übertragung von Viren oder Bakterien zu verhindern.

(b) Die Membran hat zwei unterschiedliche Seiten. Eine der Seiten liegt dem Weichgewebelappen an und wurde so entworfen, dass sie die Heilung des Weichteillappens erleichtert.

(c) Die andere rauere Seite wird zum Knochen gelegt und erleichtert die Knochenbildung. Die Seite der Membran, die zur Mundhöhle hin gelegt wird, trägt die Markierung *up*.

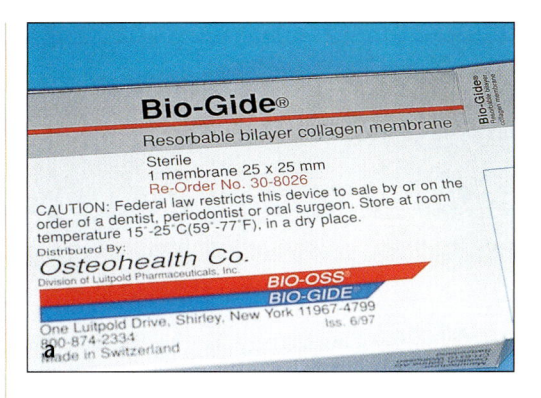

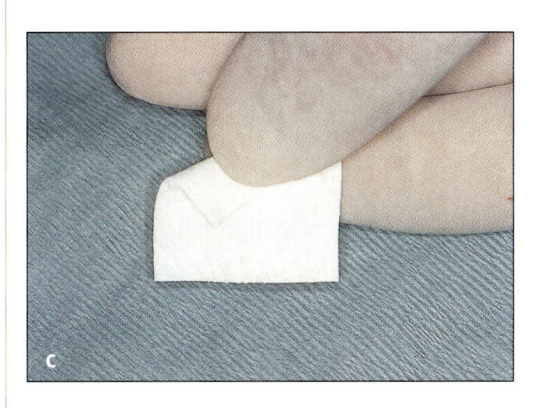

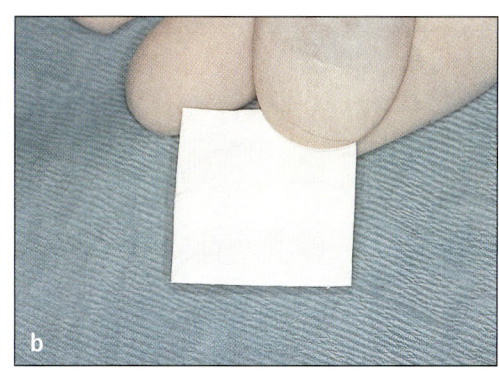

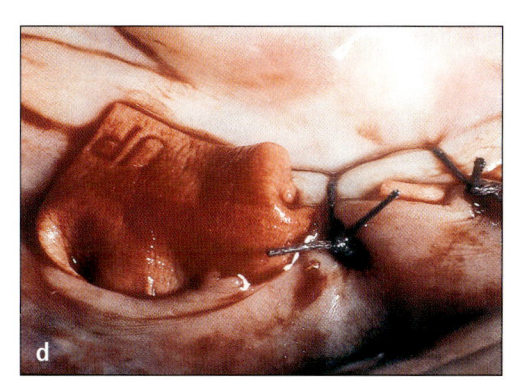

Abb. 3-17
Die Wirksamkeit der Bio-Gide-Membran bei Knochenregenerationsmaßnahmen wurde in zahlreichen Studien belegt.

(a) Wie andere Membranen enthält diese PRP-gesättigte Membran Wachstumsfaktoren. Das PRP wird auf die Membran appliziert, um die Wachstumsfaktoren der Plättchen nutzbar freizusetzen.

(b) Die Bio-Gide-Membran bei der Verwendung in einer Kieferkammaugmentation. Diese Membran ist extrem anpassungsfähig und muss durch knöcherne Wände, Augmentationsmaterialien oder Fixationsschrauben, im Sinne von Zellpfosten, aufgestellt werden.

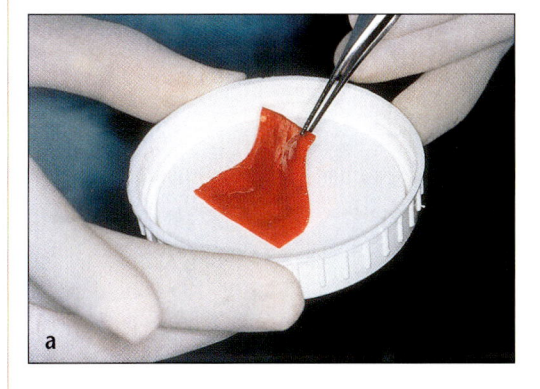

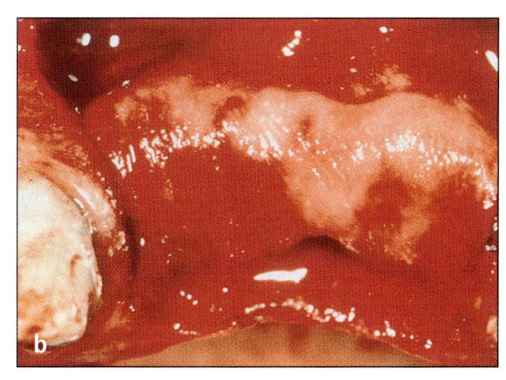

lung, Knochendefektfüllung nach Wurzelspitzenresektion, Zystektomie oder Zahnentfernung (Abb. 3-17)[28,53,59-65].

Reguarde (The Clinician's Preference, Golden, CO) ist eine Rinder-Typ-I-Kollagenmembran, die für die Verwendung bei GBR- und GTR-Maßnahmen indiziert ist. Diese quer vernetzte, nicht pyrogene Membran verhindert das Herunterwachsen von Epithel, während die Poren in der Größe von Makromolekülen den Austausch von Nährstoffen ermöglichen. Ihre mechanische Festigkeit sichert die Membranstabilisierung bei einer Resorptionszeit von 26 bis 38 Wochen. Diese okklusive Membran ist in drei flexiblen Größen erhältlich (15 x 20 mm, 20 x 30 mm, 30 x 40 mm).

Andere Kollagenmembranen sind Periogen (Collagen, Palo Alto, CA), das aus boviner Dermis gewonnen wird und aus dem Kollagen der Typen I und III besteht. Es hat eine Resorptionsrate von vier bis acht Wochen; Biostite (Coletica), das aus Kälberhaut gewonnnen wird und zu 88% aus Hydroxylapatit, 9,5% Typ-I-Kollagen, 2,5% Chondroitin-4-Sulfat besteht, hat eine Resorptionsrate von vier bis acht Wochen. Tissue Guide (Koken, Tokio, Japan) wird aus boviner Dermis und Sehnen hergestellt, besteht aus Atelokollagen und Sehnenkollagen und hat eine Resorptionsrate von vier bis acht Wochen[52].

Polymilchsäure und Polyglykolsäure

Die erste für Barrieremembrantechniken von der Food and Drug Administration (FDA) zugelassene resorbierbare Barriere war Guidor (Guidor, Huddinge, Schweden). Die Guidor-Membran ist eine bioresorbierbare Matrixmembran aus einer Mischung von Polymilchsäure, die mit Zitronensäure zur besseren Formbarkeit erweicht wurde, um die klinische Anwendbarkeit zu erleichtern. Dieses Produkt ist eine vielschichtige Matrix, entworfen, um das Einwachsen von Gingivabindegewebe zu ermöglichen und gleichzeitig das apikale Tiefenwachstum des Gingivaepithels zu verhindern[2]. Die innere Schicht, die in Kontakt mit dem Knochen oder den Zähnen steht, hat kleine kreisrunde Perforationen und mehrere Platzhalter, um ausreichend Platz für die Bildung von neuem Attachment zu schaffen. Die äußere Schicht, die in Kontakt mit dem Gingivagewebe steht, hat große rechteckige Perforationen, um ein schnelles Einwachsen von gingivalen Geweben in den Zwischenraum beider Schichten zu ermöglichen, wodurch das epitheliale Tiefenwachstum verhindert oder minimiert wird[8,66,67]. Der Resorptionsprozess des Materials ist so programmiert, dass es als Barriere für wenigstens sechs Wochen bestehen bleibt. Danach resorbiert die Membran langsam. Die vollständige Resorption tritt nach etwa 12 Monaten ein (Abb. 3-17)[67,68].

Verschiedene Studien haben die Effizienz von Polylaktid-(PLA-)Membranen in der Bildung von neuem Attachment und Knochen bei der Behandlung von approximalen Defekten und gingivalen Rezessionen bei Primaten, wie auch bei infraalveolären Defekten und Klasse-II-Furkationsdefekten am Menschen gezeigt[68-72]. Die Resultate dieser Studien zeigten, dass die Anwendung dieser Barrieremembran an Zähnen zu reduzierten Sondierungstiefen, einem Gewinn an klinischem Attachment und einer sehr geringen Inzidenz von pathologischen Gingivazuständen, Gingivarezessionen oder Membranfreilegungen führte[68].

Einige Untersucher konnten aber keinen Vorteil bei der Verwendung der PLA-Membranen bei der Behandlung von zirkumferenten Parodontaldefekten an Hunden finden, was im Widerspruch zu den Resultaten ihrer früheren Studie mit den gleichen Membranen an Hunden stand[16,73]. Der Grund für die Unterschiede dieser Resultate kann mit dem Defekttyp zusammenhängen – chirurgisch geschaffene Dehiszenzdefekte auf der bukkalen Seite der Ober- und Unterkieferprämolaren versus chirurgisch geschaffene umfassende (einwandige, vertikale und horizontale) Defekte an Oberkieferprämola-

Abb. 3-18

PLA-Membranen wurden so gestaltet, dass das Bindegewebe der Gingiva einwachsen kann und das Herunterwachsen des gingivalen Epithels verhindert wird.

(a) Eine PLA-Membran (Guidor) wurde mit Zitronensäure behandelt, um sie weich und adaptierbar zu machen.

(b) Die Guidor-Membran besteht aus zwei Schichten. Die innere Schicht, die zum parodontalen Bindegewebe zeigen soll, hat kleine kreisförmige Perforationen; die äußere Schicht, die die Gingiva berührt, hat große rechteckige Perforationen, die das Wachstum von Epithel zwischen beiden Schichten ermöglichen.

(c) Hier wurde durch GBR eine Knochenresorption um einen überkronten Molaren behandelt. Die Guidor-Membran wurde mit resorbierbaren Nähten an den Zahn adaptiert und wird für sechs Wochen als Barriere bestehen bleiben und nach 12 Wochen vollständig resorbiert sein.

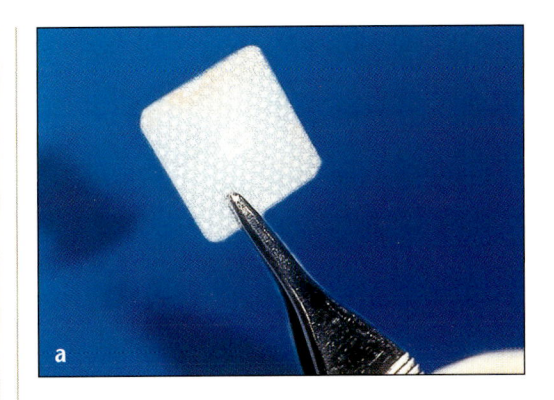

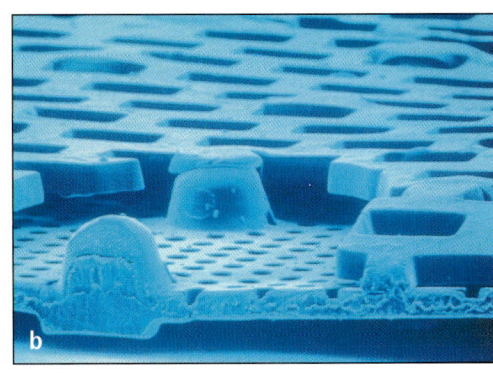

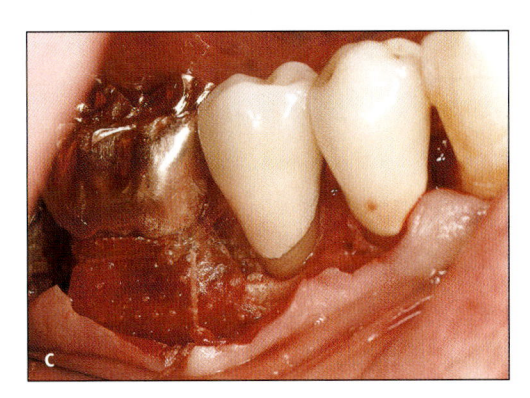

ren[16,73]. Auch eine spätere Studie konnte keine adäquate Regeneration bei der Verwendung von PLA-Membranen (mit unspezifischem Design) in zirkumferenten parodontalen Läsionen an Primaten zeigen[74]. Die Membran bewirkte kein neues Attachment. Gingivarezessionen und die Exposition der Membran waren häufig. Zusätzlich wurde eine epitheliale Schicht unter diesen Membranen gefunden. Diese Resultate legten nahe, dass sich die Membran freigelegt hatte und nicht im Gewebe absorbiert wurde. In der Schlussfolgerung wurde das Material zwar nicht als unverwendbar für Barrieremembrantechniken angesehen; eine Modifikation und Weiterentwicklung sei aber erforderlich, um eine Membran zu schaffen, die alle notwendigen Eigenschaften für bessere Resultate aufweist.

Eine andere klinische Studie an Primaten verglich die PLA-Membran mit PLA-Gitterbarrieren[75]. Die Resultate zeigten die Überlegenheit der Membran bei der Erzeugung von neuem Attachment und in der Biokompatibilität, verglichen mit den Gitterbarrieren, die ein epitheliales Tiefenwachstum entlang des Materials, Gingivarezessionen, Materialfreilegungen und eine erhebliche Weichteilentzündung zeigten. Eine dritte klinische Studie verglich die Effektivität bioresorbierbarer PLA-Membranen mit e-PTFE-Membranen am Menschen in der Behandlung von Klasse-II-Furkationsdefekten[76]. Diese Studie zeigte, dass obwohl es einen signifikanten Gewinn im klinischen Attachment mit beiden Barrieren gab, die Verwendung der bioresorbierbaren Membran zu einem signifikant besseren Gewinn an horizontalem klinischem Attachment und Gingivarezessionen führte. Postoperative Komplikationen, wie Schwellung und Schmerz, wurden häufiger nach der Verwendung der e-PTFE-Membran beobachtet und sie traten üblicherweise während des ersten Heilungsmonats auf.

Die Untersucher verglichen die Verlässlichkeit resorbierbarer PLA-Barrieren und nicht resorbierbarer e-PTFE-Membranen in Bezug auf Wurzeldeckung und klinischem Attachmentgewinn bei der Behandlung humaner Rezessionsdefekte. Sie beobachteten keine Unterschiede für irgendeinen der gemessenen klinischen Parameter[66]. Die Vorteile der bioresorbierbaren Membran waren weniger Beschwerden, weniger Belastung und Kosten aufgrund des einzeitigen Vorgehens. Andere Studien zeigten eine signifikant bessere Attachmentbildung, weniger Gingivaentzündung und Membranfreilegungen bei der Verwendung einer PLA-Membran, verglichen mit e-PTFE-Membranen[77].

Bezüglich des klinischen Behandlungserfolges bei Verwendung von PLA-Barrieremembranen zeigte eine Studie aus dem Jahr 2003, dass die Besiedlung mit parodontalen Bakterien an mit GTR behandelten Defekten mit der Anwesenheit solcher Bakterien im Mund vor Operationsbeginn korrelierte. Die Studie fand heraus, dass zur Verhinderung der Bakterienbesiedelung eine Eradikation oder Suppression der Bakterien vor Operationsbeginn notwendig ist[78]. Im weiteren Verlauf des Jahres fand eine Studie derselben Untersucher, dass aktives Rauchen der stärkste Vorhersageparameter mit negativem Effekt auf Alveolarknochengewinn nach GTR bei der Behandlung parodontaler Defekte ist[79].

Epi-Guide (Kensey Nash, Exton, PA) ist eine bioresorbierbare, poröse, hydrophile, dreidimensionale Matrix, die aus D-, D-L- und L-Polymilchsäure hergestellt wird. Sie wurde in drei Schichten konstruiert und so entworfen, dass sie Fibroblasten und epitheliale Zellen anzieht und halten kann, während sie einen Platzhaltereffekt für die GTR in knöchernen Defekten hat. Epi-Guide wirkt als Barrieremembran für bis zu 20 Wochen; die komplette Bioresorption tritt zwischen sechs und 12 Monaten ein. Das Material zieht Blut schnell an und erleichtert die gesunde Bildung eines Blutgerinnsels. Es hat eine einfache Handhabung und kann beschnitten werden, um in den Defektort zu passen. Eine In-vitro-Studie fand, dass die Epi-Guide-Membran die Anheftung früher Osteoblasten (MC3T3-1) verstärkte[30].

Bioresorbierbare Membranen aus Polyglykolsäure (PGA) und Polymilchsäure (Resolut, W. L. Gore) wurden bei Tieren getestet und es wurde bestätigt, dass sie bei minimaler entzündlicher Reaktion sicher sind und die parodontale Regeneration fördern[24]. Diese Membranen bestehen aus einem okklusiven Film mit einer damit verbundenen, zufällig orientierten Fasermatrix auf jeder Seite. Die Fasern binden und der Film trennt das Weichgewebe vom Defekt ab. Die zufällige Anordnung der Fasern und die Offenheit der Fasermatrix fördern das Einwachsen von Bindegewebe und verhindern die apikale Migration des Epithels. Die Fasermatrix ist die primäre Strukturkomponente, die eine adäquate Festigkeit für die Platzhalterfunktion in den initialen Heilungsphasen bringt (zwei bis vier Wochen für parodontale Defekte) (Abb. 3-19)[18]. Eine multizentrische klinische Studie wurde durchgeführt, um die PGA- und PLA-Membranen zur Förderung der klinischen parodontalen Regeneration bei Klasse-II-Furkationsdefekten und zwei- und dreiwandigen infraalveolären Knochendefekten zu untersuchen[24]. Nach einem Jahr waren die Defekte mit einer günstigen Entwicklung in den gemessenen klinischen Parametern ausgeheilt (z. B. Abnahme der Sondierungstiefe und der horizontalen Sondierung in den Furkationen und ein Gewinn von klinischem Attachment). Eine In-vitro-Studie zeigte, dass die Resolutmembran die Anheftung früher Osteoblasten (MC3T3-E1) steigerte[30]. Die langsam resorbierbare Form (Resolut-XT) zeigte ebenfalls vielversprechende Ergebnisse für die Barrieremembrantechnik.

Andere Forscher studierten die Verwendung einer biodegradierbaren Barriere aus einem 50:50 Copolymer aus Polylaktid und Polyglykolid (DL-PLGA, Böhringer, Ingelheim, Deutschland) bei Patienten mit schweren horizontalen Knochendefekten und aktiver Parodontitis[80]. Zuvor wurde diese Materialkombination für Nahtmaterial und Implantatmaterialien und als Medikamententrägersystem eingesetzt. Eine minimale Gewebereaktion wurde nach der

Abb. 3-19
(a) Die Resolut-Membran ist eine synthetische resorbierbare Membran aus PLA und PGA. Sie besteht aus einer okklusiven Mittelschicht mit einer randomisiert orientierten Faserschicht auf jeder Oberfläche, die das Einwachsen von Bindegewebe unterstützt und die Migration von Epithelzellen in den Defekt verhindert.

(b) *(links)* Oberfläche der Resolut-Membran (65fache Vergrößerung) mit zufällig orientierten Fasern. *(rechts)* Querschnitt der Membran (65fache Vergrößerung) mit erkennbarer okklusiver Mittelschicht.

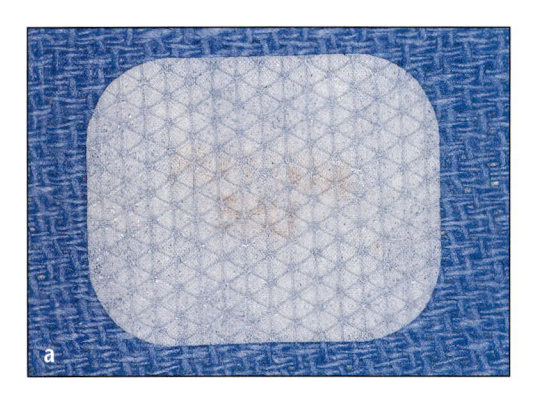

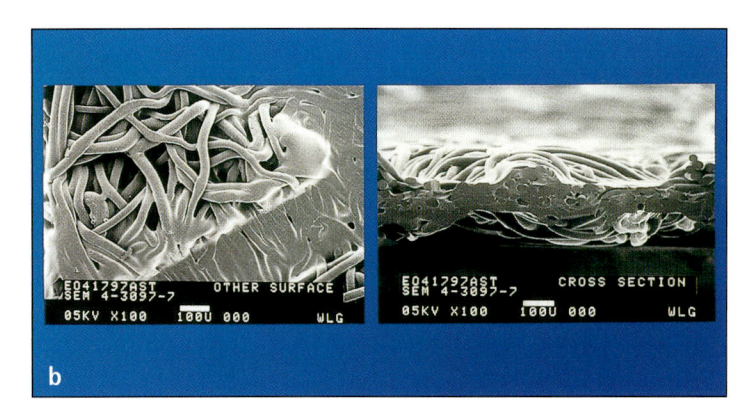

Implantation der Copolymere gesehen. Die Resultate dieser Studie zeigten, dass die Barriere nicht das bindegewebige Attachment förderte oder das epitheliale Tiefenwachstum hemmte. Nach Einsetzen war das Material klinisch nach zehn Tagen bis zu zwei Wochen vorhanden, aber nicht nach 17 Tagen[80].

Eine andere Studie verglich die Verwendung resorbierbarer Membranen aus PGA/PLA mit e-PTFE-Membranen als Barrieremembran[81]. Diese Studie zeigte eine signifikant höhere Knochenregeneration mit den e-PTFE-Membranen im Gegensatz zu den resorbierbaren Membranen. Nach den Autoren ist dieser Unterschied ein Resultat folgender Faktoren:

1) Die Fixationsschrauben können als Zeltpfosten gewirkt haben, um einem Kollaps der e-PTFE-Membran vorzubeugen, sodass der Raum für die Knochenregeneration offen gehalten wurde.
2) Die Steifigkeit des resorbierbaren Materials war nicht ausreichend, um die Platzhalterfunktion zwischen Defekt und Membran zu erfüllen.
3) Die Platzhalterfunktion nahm mit zunehmender Resorption der Membran ab.

Zwischenzeitlich sind andere weichere und leichter manipulierbare Membranen ähnlicher Zusammensetzung auf den Markt gekommen, wie z. B. Resolut Adapt. Diese regenerative, synthetische Membran kann praktisch für acht bis zehn Wochen intakt bleiben; ihre Vorzüge sind Weichheit, Geschmeidigkeit und Anschmiegbarkeit. Resolut Adapt LT (Long Term) kann bis zu 16 bis 24 Wochen intakt bleiben. Es besteht aus denselben bioabsorbierbaren Polymeren, die für lange Zeit sicher für Nahtmaterialien, chirurgische Netze und implantierbare Hilfsmittel eingesetzt worden sind. OsseoQuest (W. L. Gore) ist eine andere synthetische Membran, die substanziell für 16 bis 20 Wochen unversehrt bleibt. Sie besteht aus einer dreilagigen Struktur mit zwei Matrizes aus zufällig angeordneten Fasern auf jeder Seite eines zellok-

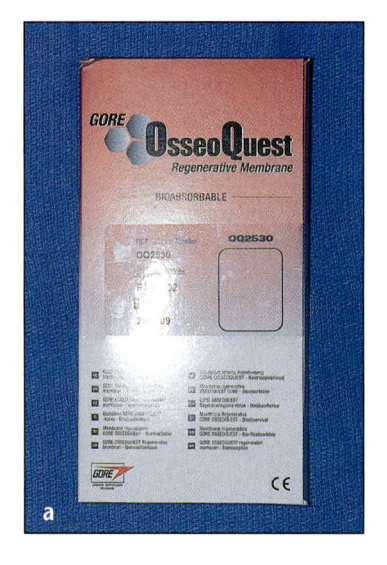

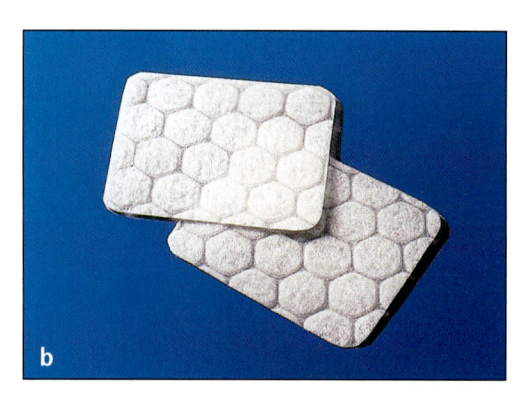

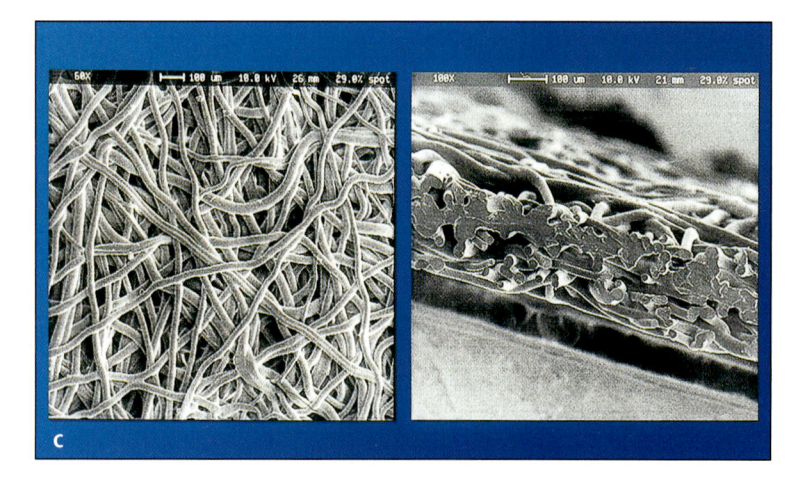

3 Barrieremembranen zur gesteuerten Knochenregeneration

Abb. 3-20

(a) Die OsseoQuest-Membran ist eine synthetische Membran, die aus drei verschiedenen Polymeren besteht: PGR, PLA und Trimethylenkarbonat.

(b) Der Membran ist ein Sechseckmuster aufgeprägt. Sie resorbiert nach 16 bis 20 Wochen. Die OsseoQuest-Membran besteht aus einer zellokklusiven Mittelschicht mit Faserschichten randomisiert angeordneter Fasern auf beiden Seiten.

(c) (*links*) Die okklusale Ansicht der Oberfläche einer OsseoQuest-Membran bei 65facher Vergrößerung mit zufällig ausgerichteten Fasern. (*rechts*) Der Querschnitt der Membran mit erkennbarer okklusiver Mittelschicht. Obwohl die Anordnung der Fasern der Resolut-Membran stark ähnelt, hat die OsseoQuest-Membran eine leicht andere chemische Zusammensetzung, die für ihre langsame Resorptionsrate verantwortlich ist.

klusiven Filmes. Die Membran besteht aus PGA, PLA und Trimethylencarbonat (Abb. 3-20).

Synthetische flüssige Polymere

Ein Polymer der Milchsäure (Poly DL-Laktid, PLA), aufgelöst in N-Methyl-2-Pyrolydon (NMP), wurde als resorbierbares Barrierematerial untersucht. Das Material wird als Lösung aufgetragen, das dann zu einer festen Konsistenz aushärtet, wenn es mit Wasser oder anderen wässrigen Lösungen in Berührung kommt (Atrisorb, Atrix, Laboratories, Fort Collins, CO). Die Polymerzusammensetzung ähnelt der von Vicrylnähten (Ethicon, Somerville, NJ)[82,83]. Außerhalb der Mundhöhle kann die Membran teilweise ausgehärtet werden, was den Zuschnitt auf die Größen des Defektes vor der intraoralen Platzierung ermöglicht. Danach wird die Membran in den Defekt adaptiert und härtet zu einer festen Konsistenz in situ aus. Wegen ihrer semirigiden Konsistenz in der extraoralen Umgebung hat diese Barriere den Vorteil, fest genug für die Platzierung, aber gleichzeitig biegsam genug zu sein, um im Defekt adaptiert zu werden. Die Membran haftet direkt an dentalen Strukturen, deshalb werden keine Nähte benötigt[82,83]. Chemisch ist die Membran ein Polymer, das durch den Prozess der Hydrolyse resorbiert wird. Die Rate der Resorption ist kontrolliert

Materialien in der Barrieremembrantechnik 3

Abb. 3-21

Synthetisches flüssiges Polymer liegt außerhalb der Mundhöhle als flüssiges Gel vor. Das liquide Polymer kann zu einer festen Membran aushärten, wenn es mit einem in Wasser getränkten Schwämmchen, Wasser oder Speichel in Berührung kommt. Die Barrieremembran kann dann an den Defekt adaptiert und eingesetzt werden.

(a) Die flüssige Atrisorb-Membran besteht aus PLA, das in MNP aufgelöst ist. Sie wird nach Kontakt mit anderen Flüssigkeiten fest. Hier ist das Material zur Vorbereitung der Anwendung geöffnet worden.

(b) Die Membran aus synthetisch flüssigem Polymer wird in einer Plastikverpackung angeboten, die zur Formung der Membran dient; das weiße Schaumstoffkissen wird mit Kochsalz befeuchtet. Danach wird auf die feuchte Oberfläche das Atrisorb Gel aufgespritzt, das anschließend zu einer festen Membran aushärtet.

(c) Die blauen Plastikbänder von vorbestimmter Dicke (Abstandshalter) verhindern einen vollständigen Verschluss des Deckels. Das Atrisorb wird zwischen die Platzhalter und das befeuchtete weiße Schwammkissen injiziert und der Deckel wird geschlossen.

(d) Der Raum auf dem Kissen zwischen den Platzhaltern ist jetzt mit dem flüssigen Polymer gefüllt, das nach Kontakt mit der nassen Oberfläche aushärtet. Nach einigen Minuten wird der Deckel geöffnet und die neu gebildete Membran herausgehoben.

(e) Die neue Membran ist jetzt einsatzfertig. Die Steifheit der Membran erleichtert das Beschneiden und die Formgebung, während ihre Biegsamkeit die Adaptation an die Defektränder erleichtert.

(f) Alternativ und sehr viel praktischer in der Anwendung ist es, die Atrisorb-Tube einfach an eine 18 Gauge-Kanüle anzusetzen. Danach kann das Atrisorb direkt auf den Defekt aufgespritzt werden. Dort kann die Härtung durch Befeuchtung mit Wasser oder Speichel erfolgen.

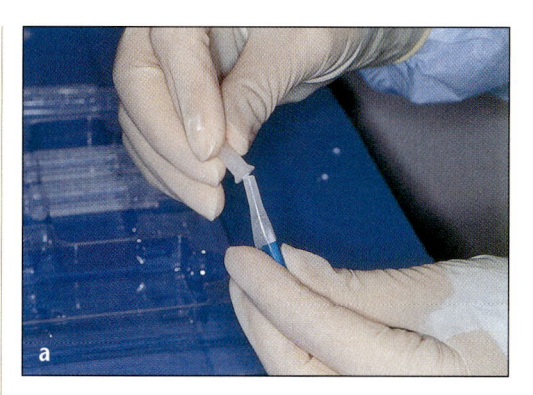

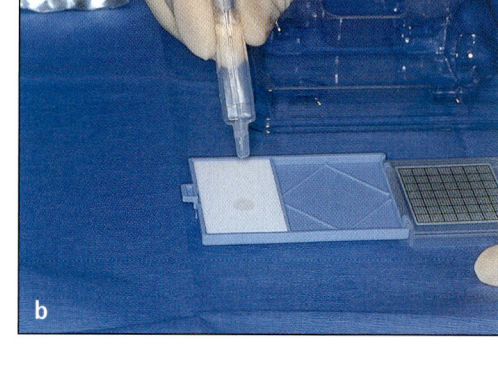

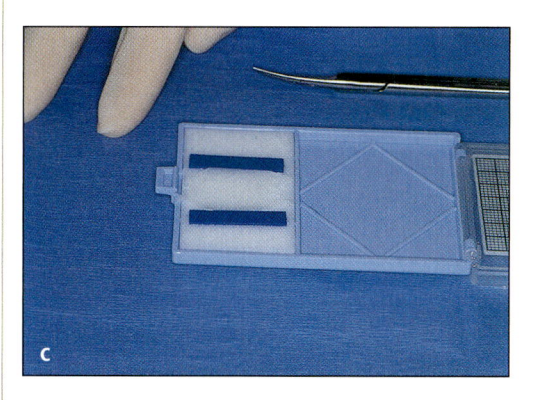

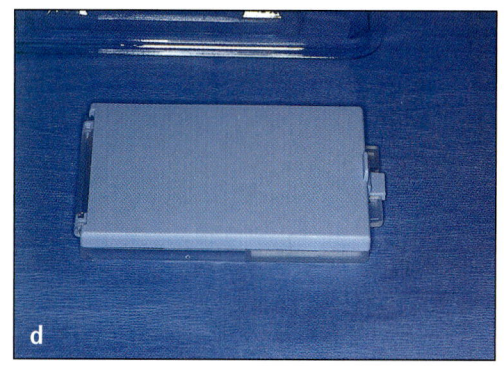

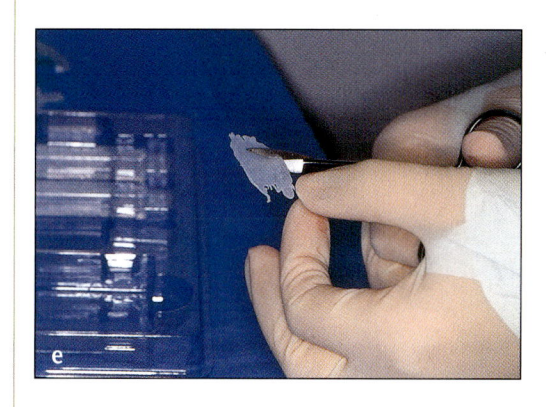

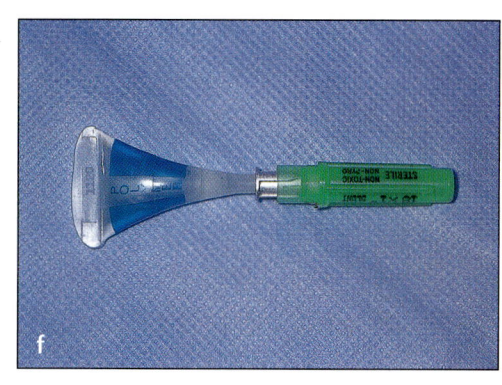

und die Membran ist während der kritischen Periode der Heilung vorhanden, sodass die epitheliale Migration und die Isolation des parodontalen Defektabschnittes gewährleistet sind[83]. Alternativ kann der Zahnarzt Augmentationsmaterial in den Defekt einbringen, um eine zeltartige Position der Membran zu erzeugen und danach das flüssige Polymer direkt in den chirurgischen Situs einlassen, um dann durch Kontakt mit den umgebenden Flüssigkeiten die Aushärtung der Membran zu einer festen Konsistenz einzuleiten (Abb. 3-21).

Verschiedene Autoren haben die Wirksamkeit dieser Membran getestet. Frühe Untersuchungen an Hunden zeigten, dass das Material sicher, nicht toxisch, resorbierbar ist und eine effektive Regeneration bewirkt[84]. Das Tiermodell ermöglichte die histologische Untersuchung neun bis 12 Monate nach der Operation. Dabei zeigte sich die Bildung von neuem Zement, Parodontalligament und Alveolarknochen. Humane Studien zeigten die Wirksamkeit des Materials in der Produktion von parodontaler Regeneration an Klasse-II-Furkationsdefekten[83]. Die Resultate dieser Studie wurden später in einer Multicenterstudie derselben Gruppe bestätigt[82].

Polyglactin

Ein weiteres bioresorbierbares Material, das als Barrieremembran verwendet wurde, ist eine gewebte Geflechtbarriere aus Polyglactin 910 (Vicryl Periodontal Mesh), ein Copolymer aus PGA und PLA mit einer Resorptionsrate von 30 bis 90 Tagen. Die Resultate verschiedener Studien haben die Verwendung von Polyglactin für PTR-Maßnahmen infrage gestellt, weil sie berichteten, dass das Geflecht eine insuffiziente Barriere aufgrund einer vorzeitigen Fragmentation des Materials bildet. Die Intaktheit des Geflechtes ging nach 14 Tagen verloren, sodass die zervikale Abdichtung zwischen Geflecht und dem benachbarten Zahn nicht perfekt war und Bindegewebe sowie Epithel zwischen Wurzeloberfläche und Barriere wachsen konnten (Abb. 3-22)[67,86].

Eine klinische und histologische Studie an Primaten verglich das Design der Geflechtbarriere mit einer Matrixbarriere und kam zur Schlussfolgerung, dass der Heilungsprozess erheblich unterschiedlich war. Histologisch wurde eine komplette Integration der Mehrzahl der Matrixbarrieren in die umgebenden Gewebe gefunden, sodass das epitheliale Tiefenwachstum und die Taschenbildung im Bereich der Barriere verhindert wurden. Ein erhebliches epitheliales Tiefenwachstum wurde bei den Geflechtbarrieren gefunden. Aufgrund dieser Untersuchungen wurde die Verwendung von Mesh-Barrieren nicht für Barrieremembranenoperationen empfohlen[67]. Diese Resultate waren ganz ähnlich früherer Studien, in denen epitheliales Tiefenwachstum, Gingivarezession, freiliegendes Material und verstärkte Entzündung des Weichgewebes bei der Verwendung von Geflechtbarrieren beobachtet wurden[75].

Kalziumsulfat

Medizinisch reines Kalziumsulfat, üblicherweise als Gips bekannt, wurde bei der Sofortimplantation als Zusatz zum Knochentransplantat um die Implantate eingesetzt. Barrieren aus medizinisch reinem Kalziumsulfat können über Knochentransplantaten aus Gründen der Stabilisierung des Blutgerinnsels und zum Ausschluss unerwünschter Gewebe (Gingiva, Bindegewebe und Epithel) eingesetzt werden. Die Vorteile dieses Materials sind unter anderem, dass sie eine Quelle von Kalzium für die frühen Mineralisationsprozesse bieten und die Stabilisierung von Partikeln unterstützen[86,87].

Eine Studie verglich die Knochenregenerationsfähigkeiten eines demineralisierten gefriergetrockneten Knochenallotransplantates (DFDBA) bei der Behandlung von Unterkiefer Klasse-II-Furkationsdefekten mit einer e-PTFE-Membran versus einer Barriere aus

Materialien in der Barrieremembrantechnik

Abb. 3-22
Polyglactin-Barrieremembranen haben eine Resorptionsrate von 30 bis 90 Tagen, aber ihre Verwendung wird wegen der Fragmentierung des Materials beim Abbau kontrovers beurteilt. Diese Membranen sollten nur in Bereichen eingesetzt werden, in denen eine minimale Barrierewirkung erforderlich ist.

(a) Die Vicrylnetz-Membran besteht aus gewebten Polyglactin 910, einem Copolymer aus PGA und PLA.

(b) Bei dieser Sofortimplantation nach Entfernung des Wurzelrestes besteht ein Dehiszenzdefekt des fazialen Knochens.

(c) Die Wurzel ist extrahiert und das Implantat wird direkt eingesetzt. Die Korrektur des Knochendefektes kann die Implantatosseointegration optimieren.

(d) Partikuläres alloplastisches Material wird über den Defekt gelegt. Die größte Wirkung erfolgt hier durch das Augmentationsmaterial selbst.

(e) Die endgültige Restauration zeigt eine erfolgreiche Integration des Implantats mit guter Knochenformation an der bukkalen Wand.

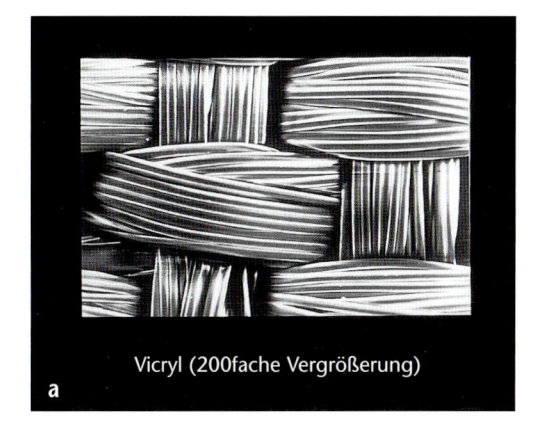

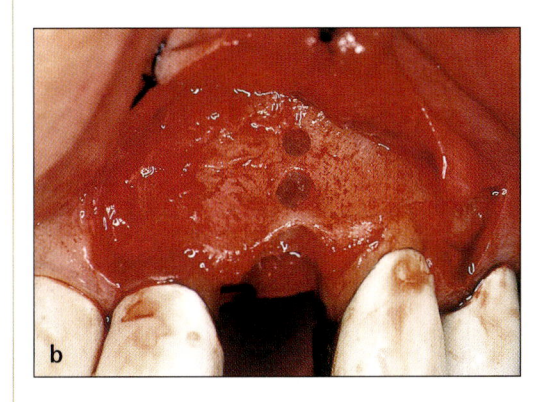

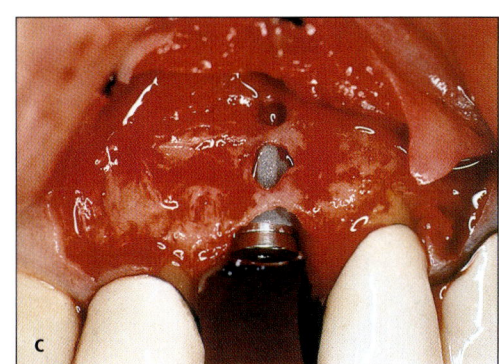

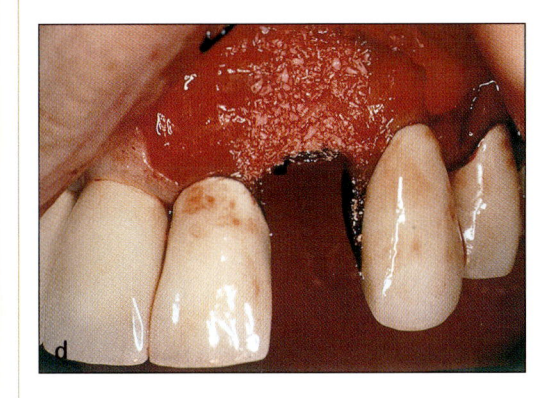

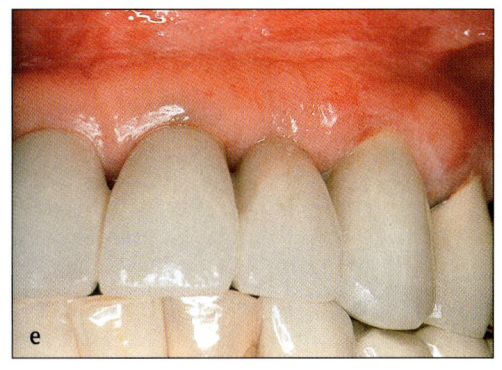

Kalziumsulfat[88]. Die Resultate mit beiden Barrieremembranen waren in den ausgewählten Defekten vergleichbar. Andere Studien zeigten erfolgreiche Resultate mit medizinisch reinem Kalziumsulfat und DFDBA zur Regeneration von Parodontaldefekten[43,89].

Es konnte gezeigt werden, dass Kalziumsulfat den kompletten Wundverschluss in Situationen erleichterte, in denen ein Wundverschluss über einer Barrieremembran nicht möglich gewesen wäre. Ein In-vitro-Experiment, in dem die Migrationsfähigkeit humaner Gingivafibroblasten entlang eines chemotaktischen Gradienten über drei verschiedene Formen von Barrieremembranen (e-PTFE, Polylaktid und Kalziumsulfat) untersucht wurde, zeigte, dass die mittlere Migrationsentfernung sowie auch die Zellanheftung und -ausbreitung bei den Kalziumsulfatbarrieren erheblich größer waren[8]. Es wurde daraus die Schlussfolgerung gezogen, dass Kalziumsulfat als Membran offenbar ein größeres Potenzial als andere Membranen bei der sekundären Wundheilung in chirurgischen

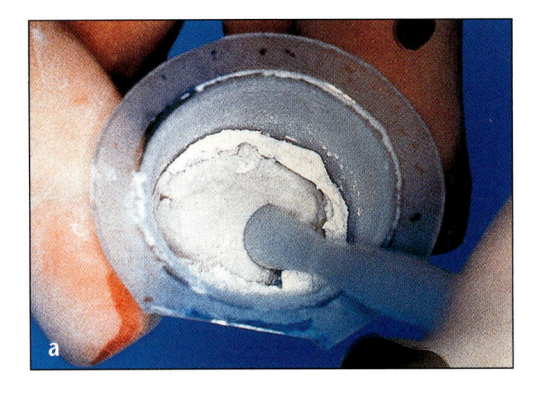

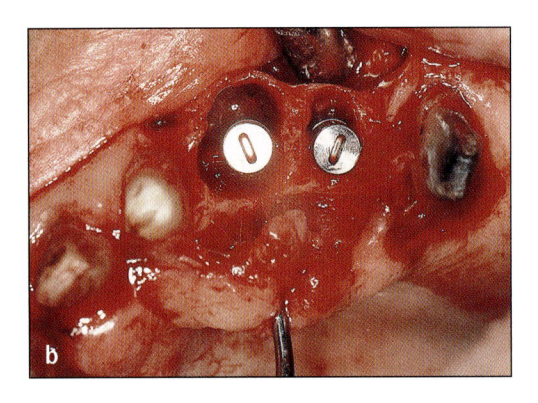

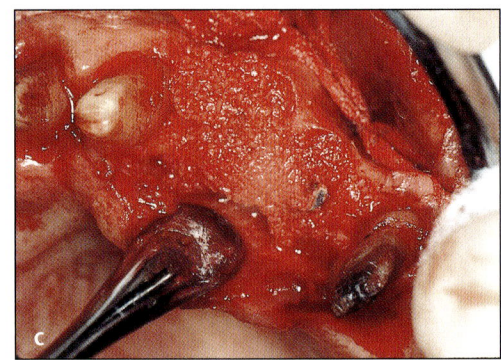

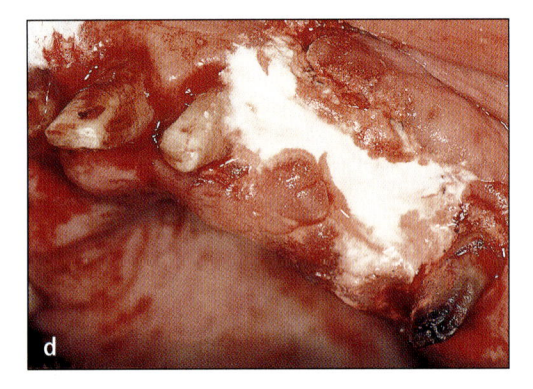

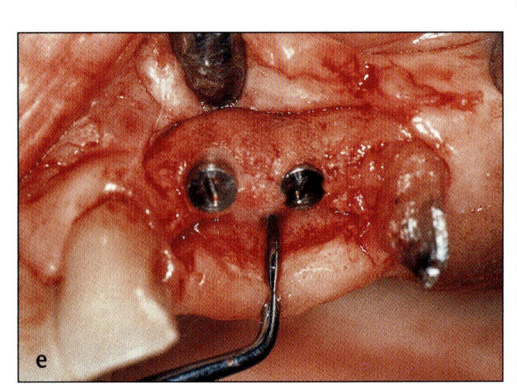

3 Barrieremembranen zur gesteuerten Knochenregeneration

Abb. 3-23
Auch für Kalziumsulfat wurde eine Förderung der gesteuerten Geweberegeneration bei parodontalen und zahnärztlichen Operationen gezeigt.

(a) Das medizinisch reine Kalziumsulfat und das Lösungsmittel sind im CapSet-Kit enthalten und werden zu einem formbaren Gips verrührt.

(b) Sofortimplantation in Extraktionsalveolen im anterioren Oberkiefer. Die Implantate können aufgrund einer guten apikalen Verankerung stabilisiert werden, aber in den koronalen Anteilen bestehen Knochendefizite.

(c) Die Mischung von DFDBA und CapSet wird zum Aufbau des Materials um und über den Implantaten verwendet.

(d) Eine Schicht reinen CapSet-Materials wird über dem Augmentat als Barrieremembran aufgebracht, um ein epitheliales Tiefenwachstum zu vermeiden und um das Augmentat zu schützen. In diesem Fall war kein Primärverschluss möglich.

(e) Es bildet sich eine gute epitheliale Bedeckung über der Kalziumsulfatbarriere. Bei der Implantatfreilegung konnte eine gute Knochenformation um die Implantate beobachtet werden.

Situationen hat, in denen ein primärer Wundverschluss nicht möglich ist.

Kalziumsulfat ist in sterilen Verpackungen verfügbar, die abgemessene Mengen von medizinisch reinem Kalziumsulfatpulver und eine mit der Aushärtungsflüssigkeit vorgefüllten Spritze enthalten (CapSet, Lifecore Biomedical, Chaska, MN). Nach Mischung bildet sich ein formbarer Gips, der sich sogar in der Anwesenheit von Blut jeder gewünschten Form anpasst. Nähte werden nicht benötigt, weil sich die Mischung anheftet. Kalziumsulfat löst sich in ungefähr 30 Tagen ohne entzündliche Reaktion auf, zieht keine Bakterien an und unterstützt Infektionen nicht (Abb. 3-23)[86].

Azelluläre dermale Allotransplantate

Ein relativ neuer Typ von bioresorbierbaren Aufbaumaterialien ist azelluläre humane Leichenhaut, die von Gewebebanken zur Verfügung gestellt wird (AlloDerm, LifeCell, Branchburg, NJ). Die Herstellung umfasst eine Deepithelisation und Dezellularisation, um die Zielstrukturen einer Abstoßungsreaktion zu entfernen, sodass ein immunologisch inertes avaskuläres Bindegewebe zurückbleibt[92]. Dermale Allotransplantate sind erfolgreich zur Behandlung von drittgradigen Verbrennungen eingesetzt worden und werden gegenwärtig als Barrieremembranen bei mukogingivalen Defekten[93], zur Bildung von befestigter Gingiva[94], zur Weichteilbildung um Implantate[95] und als biologischer Verband nach Knochenresektionen eingesetzt[96].

In einer Studie zeigte sich, dass das Material komplett und permanent nach sechs Wochen in die umgebenden Gewebe bei der Benutzung als Barrieremembran eingebaut wurde[97]. Bei der Verwendung von dermalen Allotransplantaten wurde eine klinisch normale Abheilung und keine Infiltration durch Entzündungszellen beobachtet. Das zeigt, dass dieses Material kompatibel zu humanen oralen Geweben ist[98]. Eine Anzahl von Studien zeigte die Wirksamkeit von azellulären dermalen Allotransplantaten gegen gingivale Rezessionen und zur Wurzelbedeckung[99-105], inklusive seiner Verwendung als biologische Alternative zur Bindegewebstransplantation[106]. Damit konnte die Morbidität einer Spenderoperation am harten Gaumen vermieden werden[107-109].

Azelluläre dermale Allotransplantate haben wünschenswerte Eigenschaften eines Barrieremembranmaterials, wie z. B. fehlende Rückstellkraft, leichte Platzierung und Adaptation, Biokompatibilität und die Fähigkeit, mit Weichgewebe bedeckbar zu sein und bedeckt zu bleiben. Wenn das Material bioresorbierbar ist, muss es vorhersagbar als Barriere für sechs Wochen intakt bleiben und eine komplette Resorption in weniger als sechs Monaten zeigen[23]. Die Verwendung azellulärer dermaler Allotransplantate hat mehrere Vorteile. Sie enthalten kein zelluläres Material, sodass keine Möglichkeit einer Abstoßungsreaktion wegen der Abwesenheit des großen Histokompatibilitätskomplexes (MHC Klasse I und Klasse II Antigene) besteht. Zusätzlich macht die unbeschränkte Verfügbarkeit, die Farbanpassung, die Dicke, fehlender Abbau bei nicht möglichem primärem Wundverschluss und die Bildung von zusätzlicher befestigter Gingiva dieses Material zu einer guten Wahl bei Barrieremembrantechniken (Abb. 3-24).

Membranen aus laminarem Knochen

Lambone-Membranen (Pacific Coast Tissue Bank, Los Angeles, CA) sind aus flexiblen Schichten von demineralisierten gefriergetrockneten humanen laminären Kortikalisknochen hergestellt. In einer Anzahl von Studien wurde die Wirksamkeit des laminären Knochens als Barrieremembran bei GTR-Maßnahmen untersucht[110-114]. In einer Studie wurden laminare Knochenschichten als Barrieremembran zur GTR an Implantaten und zur Kammaugmentation eingesetzt[110]. Die Hartgeweberegeneration war signifikant und es bestanden keine Komplikationen. Eine andere Studie untersuchte klinische Veränderungen und die knöcherne Regeneration in vergleichbaren Klasse-II-Furkationsdefekten an unteren Molaren unter Verwendung von allogenen laminaren Knochenmembranen oder einer e-PTFE-Membran zur GTR[111]. Die Resultate legten nahe, dass die Membran aus laminarem Knochen genauso geeignet war wie e-PTFE, wenn beide mit Allotransplantaten aus gefriergetrocknetem Knochen eingesetzt wurden. Eine dritte Studie zeigte ähnliche GTR-Effekte beim Vergleich von laminären Knochenmembranen mit Gore-Tex-Augmentationsmembranen (GTAM) (W. L. Gore)[112].

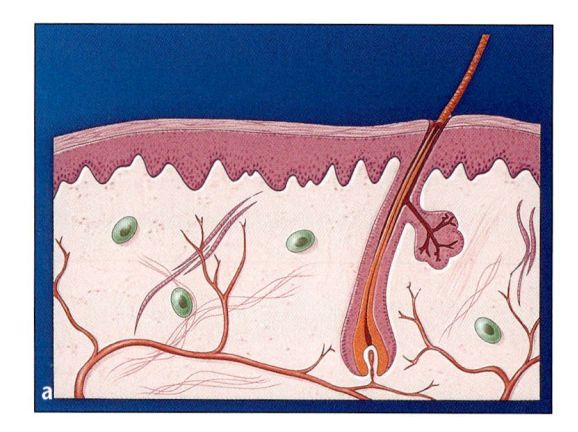

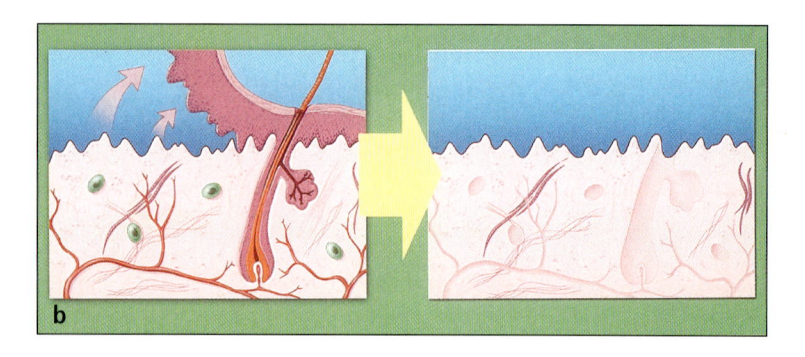

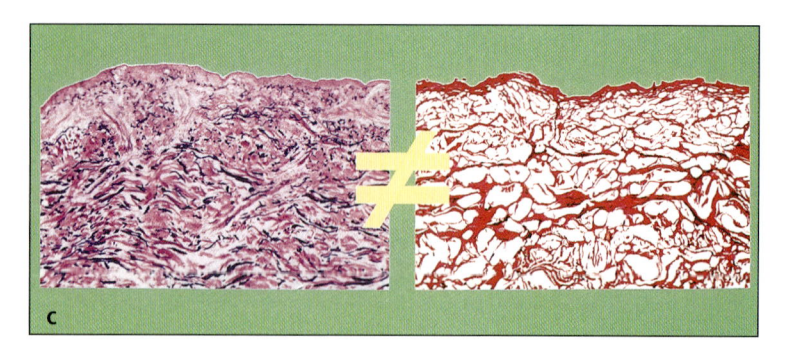

Abb. 3-24
Als Barrieremembranen haben azelluläre Allotransplantate wünschenswerte Eigenschaften wie fehlende Rückstellkraft, einfache Einbringung und Adaptation, Biokompatibilität und die Bedeckung und Einheilung unter dem Weichgewebelappen.

(a) Alloderm wird aus humaner Leichenhaut gewonnen und kann von Gewebebanken bezogen werden. Das Material wird sorgfältig auf Krankheiten, wie Hepatitis B und C, HIV und Syphilis untersucht.

(b) In der Leichenhaut werden die Zellen, das Epithel, die darunter befindlichen Haarfollikel, Talgdrüsen und das Gefäßnetzwerk aufgelöst, die eine immunologische Antwort auslösen könnten.

(c) In Alloderm (*links*) bleiben Kollagen, Elastin und Protryoglycane erhalten, sodass eine unzerstörte azelluläre dermale Matrix, anders als bei gefriergetrockneter Haut (*rechts*), bestehen bleibt.

Gefriergetrocknete Dura mater

Lyodura (B. Braun, Melsungen, Deutschland) ist ein humanes Gewebeprodukt von Leichen, das eine Alternative zu den eigenen Geweben des Patienten in der Wundheilung darstellt. Ursprünglich im Jahre 1969 entwickelt, wird die Lyodura aus der Dura mater, der harten Membran, die das Gehirn bedeckt, gewonnen. Von 1969 bis 1996 wurde dieses Produkt international vertrieben. Es war nicht FDA-zugelassen, wurde aber in den Vereinigten Staaten über einen kanadischen Distributor vertrieben. Obwohl es inzwischen von der FDA zugelassen ist und klinisch zur Verfügung steht, wird Lyodura selten als Membran benutzt, weil Kontaminationsprobleme bei Empfängerpersonen dokumentiert wurden. Das ernsteste dieser Probleme stellt eine Beziehung zwischen Lyodura und der Jakob-Creutzfeldt-Erkrankung her[115-117]. Eine Studie aus dem Jahre 1999 hatte zur Schlussfolgerung, dass das Produkt sicher und effektiv ist, wenn es als resorbierbare Barriere in der Umgebung von Zahnimplantaten zur GBR, in Extraktionsalveolen und Dehiszenzdefekten eingesetzt wird (Abb. 3-25)[118]; trotzdem bleiben Bedenken wegen der Sicherheit, insbesondere im Vergleich zu den vielen anderen verfügbaren Alternativen.

Abb. 3-24 *(Fortsetzung)*
(d) Zu Beginn der Operation wird das Alloderm zur Rehydrierung in Kochsalzlösung gelegt.

(e) Nach der Rehydrierung ist das Alloderm nicht von einem dermalen Autotransplantat zu unterscheiden. Es ist wichtig, die Anweisungen des Herstellers sorgfältig zu befolgen, um sicherzustellen, dass das Gewebe richtig herum eingebracht wird.

(f) Bei diesem Zahnextraktionsfall ist eine optimale Knochenbildung zur späteren Implantation erforderlich.

(g) Die Alloderm-Membran wird zurechtgeschnitten und dann über den Extraktionsdefekt gelegt.

(h) Ein primärer Wundverschluss wäre nicht ohne Zerstörung der Gingivaarchitektur möglich. Das Allodermgewebe kann zur Mundhöhle freiliegen und es wird mit einem Parodontalverband abgedeckt.

(i) Die frühe Heilung nach drei Wochen zeigt, dass das Epithel komplett über die Alloderm-Membran gewandert ist. Die Pigmentierung und Textur passen zum umgebenden Gewebe. Das Weichgewebetransplantat wird während der nächsten Wochen weiter ausreifen und die Farbe und Textur werden sich verbessern.

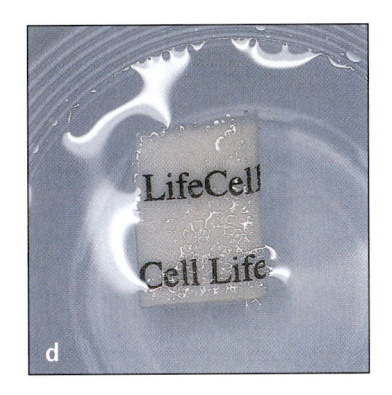

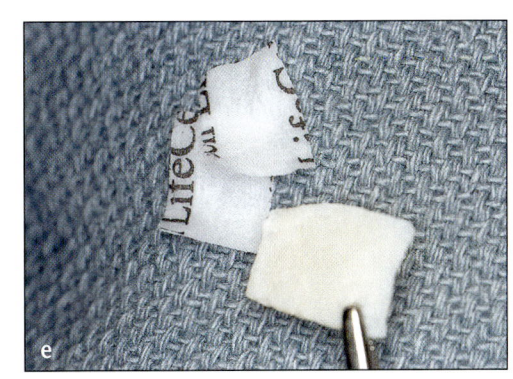

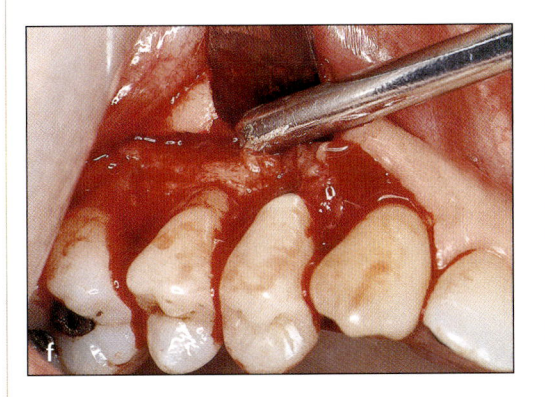

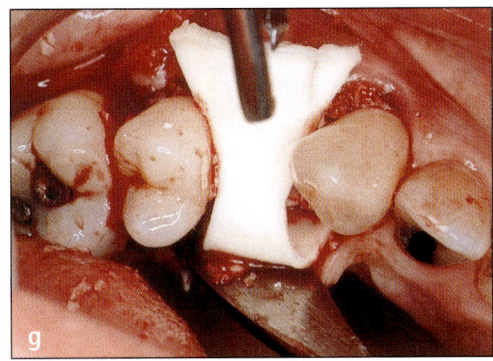

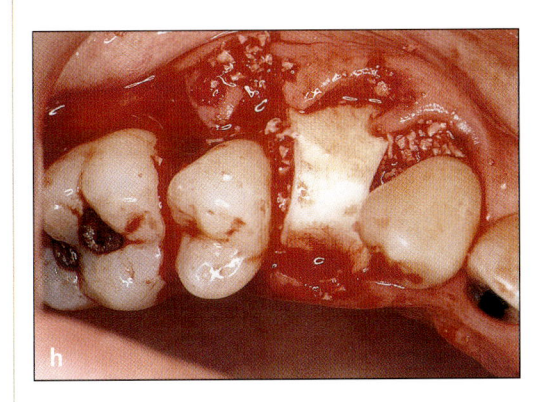

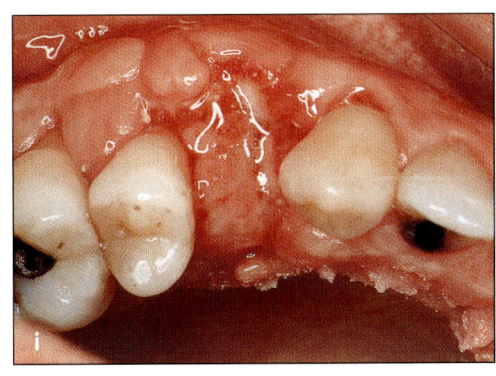

Abb. 3-25

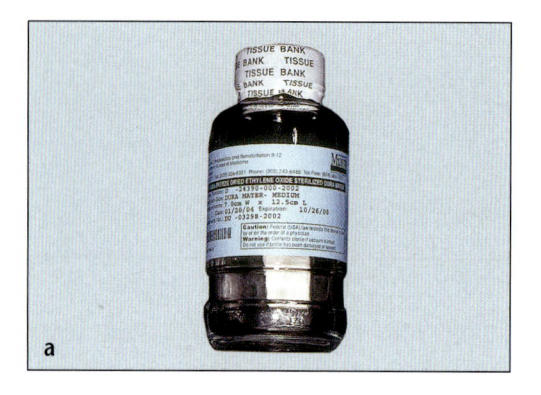

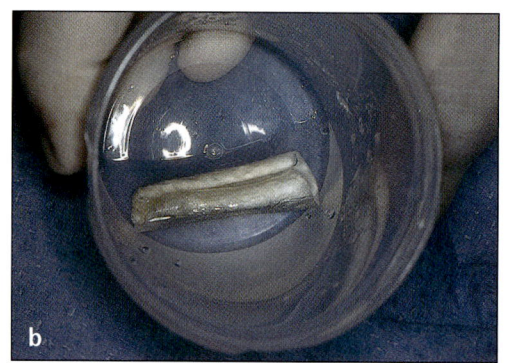

(a) Lyodura ist gefriergetrocknete Dura mater (die Hirnhautschicht, die direkt unter dem Schädelknochen liegt) und wird von humanen Leichenspendern gewonnen.

(b) Die Dura-Mater-Membran wird vor Einbringung in Kochsalzlösung rehydriert.

(c) Die scheinbar brüchige Dura Mater hat die Tendenz sich aufzurollen, was tatsächlich die Einbringung erleichtert.

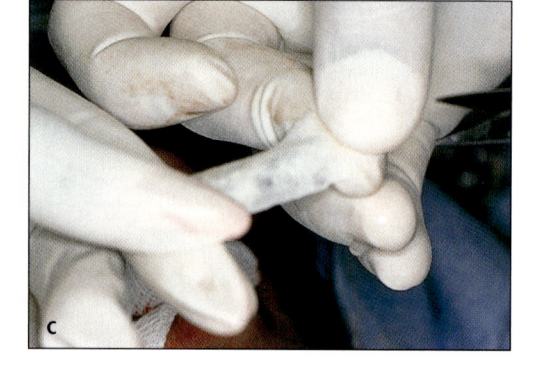

Oxidierte Zellulosegeflechte

Frühe Studien mit oxidierter Zellulose zeigten, dass dieses Material ohne schädliche Effekte auf den Heilungsprozess resorbiert wird, und dass es antibakterielle Eigenschaften besitzt[119]. Eine neuere Studie wurde unter Verwendung des Geflechts aus oxidierter Zellulose (Surgicel, Johnson & Johnson, New Brunswick, NJ) als biodegradierbare Membran zur Durchführung einer GTR in Furkationen und infraalveolären Defekten durchgeführt[120]. Das oxidierte Material ist ein resorbierbares blutstillendes Verbandmaterial, das sich in eine Gelatinemasse umwandelt und das Blutgerinnsel aufnimmt, um eine Membran zu bilden. Der größte Teil des Geflechtes resorbierte eine Woche postoperativ. Die Defekte zeigten in dieser Studie eine normale Abheilung mit Taschentiefen von 2 mm, an den meisten Stellen ohne Hinweis auf Blutung bei vorsichtiger Sondierung. Die Schlussfolgerung war, dass ein einziger Fallbericht nicht ausreicht, um eine Beurteilung hinsichtlich Wirksamkeit und Vorteile der oxidierten Zellulosegeflechte in der Verwendung als Barrieremembranen zu belegen.

PRP-Membranen

PRP ist ein nützliches Hilfsmittel für Knochenaufbaumaterialien und Membranen und kann zusätzlich selber in eine Form einer Quasimembran gebracht werden. Neben der Abgabe zusätzlicher Mengen von PRP in den allgemeinen Knochendefekt kann eine PRP-Membran das partikuläre Transplantat stabilisieren und als kurzwirksame biologische Barriere fungieren. Weil es allgemein anerkannt ist, dass alle verfügbaren Plättchen innerhalb von drei bis fünf Tagen degranulieren, und dass ihre initiale Wachstumswirksamkeit nach zehn Tagen abläuft, wird eine PRP-Membran niemals eine effektive Barriere gegen eine epitheliale Gewebeinvasion darstellen. Sie kann aber zur Steigerung der kurzzeitigen Wundheilung verwendet werden. In Gebieten, wo eine echte Barrieremembran benötigt wird, kann

Abb. 3-26

PRP kann als Quasimembran verwendet werden, um zusätzliche Mengen von PRP in den Defekt einzubringen oder ein partikuläres Augmentat zu stabilisieren oder als kurzzeitige biologische Barriere zu fungieren.

(a) Vor der Anwendung wird das PRP in einen sterilen Behälter neben bovinem Thrombin und Kalziumchlorid gestellt, die zu seiner Aktivierung dienen.

(b) Kurz vor der Einbringung wird das PRP durch Hinzufügung von Kalziumchlorid und Thrombin aktiviert, um die Degranulation und Sekretion von Wachstumsfaktoren durch die Plättchen zu erleichtern.

(c) Das PRP kann auf eine sterile glatte Oberfläche gegeben werden, um dort innerhalb weniger Minuten eine Membran zu bilden.

(d) Die PRP-Membran kann beschnitten oder geformt werden, damit sie in das gewünschte Gebiet passt. Zwar ist PRP keine echte Barrieremembran, es stabilisiert aber das Transplantat und setzt wertvolle Wachstumsfaktoren frei.

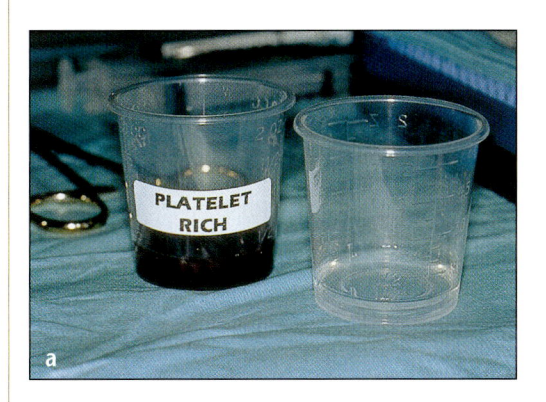

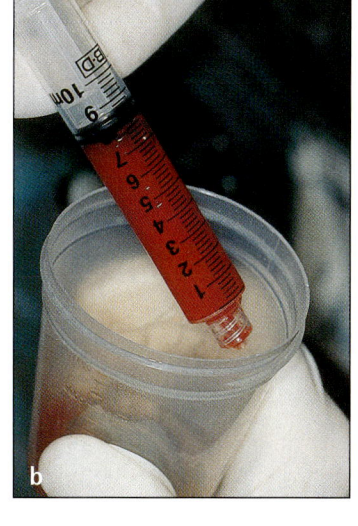

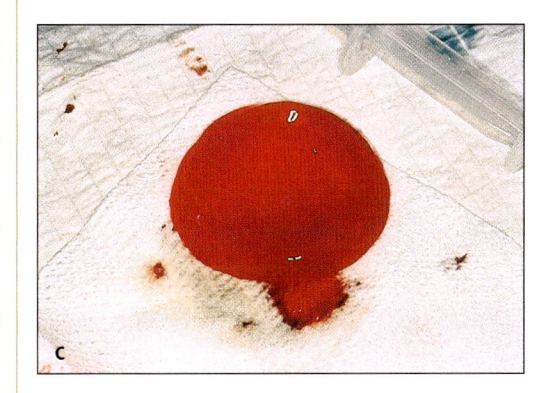

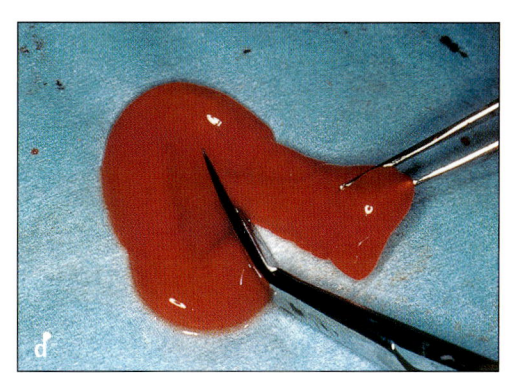

---

ein anderer Typ von Membranen mit PRP-Gel gesättigt werden, um die epitheliale Migration aufzuhalten und um lokalisierte Wachstumsfaktoren abzugeben, die die Hart- und Weichgewebeausreifung beschleunigen können.

Zubereitung des PRP-Gels und der Membranen

Sobald das PRP abgenommen wurde, muss es aktiviert werden, um die Gerinnung für die Anwendung in der Wunde vorzubereiten. Dieser Aktivator sollte aus 5 ml 10%igem Kalziumchlorid mit 5.000 Einheiten topischem Rinderthrombin bestehen. Eine kleine Menge des aktivierten PRPs kann auf einer flachen Oberfläche oder in einer kleinen Form ausgebreitet werden. Wenn man dem PRP zwei bis vier Minuten Zeit lässt, bildet sich eine Quasimembran, die als kurzzeitige Barrieremembran verwendet werden kann, um zusätzliche Wachstumsfaktoren in die Wunde abzugeben. Um eine traditionelle Barrieremembran mit dem in Herstellung befindlichen PRP anzureichern, kann eine auf Kollagen basierende Membran passend zum Defekt zugeschnitten, auf jeder Seite mit aktiviertem PRP besprüht, in den Defekt eingebracht werden (Abb. 3-26).

Abb. 3-27
Mikroskopisches Bild einer vorzeitig exponierten Membran, die in der Umgebung der Mundhöhle nicht gewebekompatibel war und deren Membranfasern durch verschiedene Bakterientypen besiedelt sind.

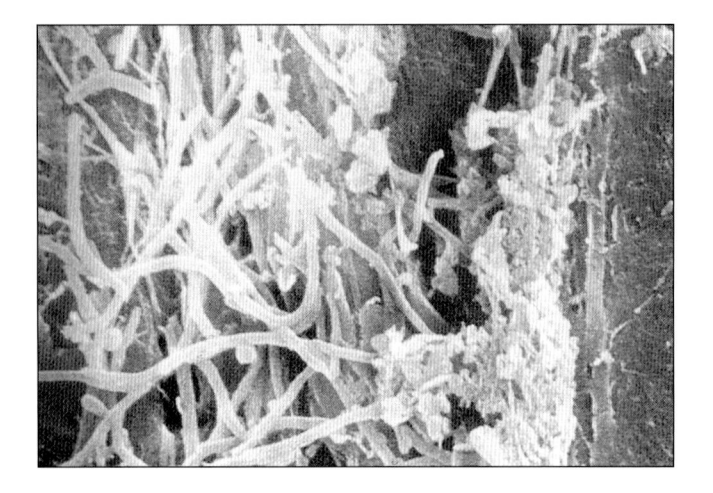

Die Mikrobiologie im Zusammenhang mit Barrieremembranen

Ein Fehlschlag einer Barrieremembranoperation kann durch infektiöse Bakterien und damit verbundene Komplikationen ausgelöst werden[121]. Viele der Bakterienarten, die auf Membranen gefunden wurden, korrelieren mit dem erreichten Gewinn an Attachmenthöhe[122]. Die erfolgreichen regenerativen Resultate, die bei tierexperimentellen Membranstudien beobachtet wurden, können zum Teil durch das experimentelle Vorgehen erklärt werden, bei dem die Lappen koronal verschoben wurden oder eine komplette Bedeckung der Zähne durchgeführt wurde. In der klinischen Anwendung hingegen kann die Membran teilweise während der frühen Heilungsstadien freiliegen, was zur Kontamination durch orale Mikroorganismen führt (Abb. 3-27). Deshalb kann das benutzte Material zur Eindringpforte für Infektionen werden, die den regenerativen Prozess gefährden[121]. Zusätzlich zeigte eine Studie in plaqueinfizierten Gebieten eine beschleunigte epitheliale Invagination in parodontale Schnittwunden[123].

Klinische und mikrobiologische Studien bei Primaten mit früher Exposition (nach einer Woche) der titanverstärkten PTFE-Membran erbrachten, dass die Folge einer freiliegenden Membran in Rötung, Ödem und Gewebsnekrosen bestand. *Bacteroides fragilis*, *Streptococcus pneumoniae*, *Prevotella intermedia* und *Staphylococcus intermedius* wurden in allen Wunden mit vorzeitig freiliegenden Membranen nachgewiesen. Die Resultate dieser Studie unterstreichen die Wichtigkeit der Untersuchung der Mikrobiota wegen ihrer möglichen Auswirkungen auf den regenerativen Prozess[124].

Porphyromonas gingivalis ist ein übliches Bakterium, das bei Patienten mit Parodontitis, speziell beim rapid progressiven Typ, gefunden wird. Zusätzlich hat die Kombination von *Porphyromonas gingivalis* und *Streptococcus mutans* die stärkste Affinität zu den Membranen, die für die parodontale Regeneration verwendet werden[125].

Eine In-vitro-Studie untersuchte die Fähigkeit von *Porphyromonas gingivalis*, sechs verschiedene Typen von Membranen zu kolonisieren und sich an diese anzuheften (resorbierbare und nicht resorbierbare Membranen)[126]. Die Resultate zeigten, dass Zellen von *Porphyromonas gingivalis* innerhalb von 48 Stunden durch alle sechs Membranen hindurchwandern konnten. PLA- und PGA-Barrieren (Resolut) und Laktidcopolymer-Membranen (Guidor) zeigten die geringste Adhärenz von Mikroorganismen, im Gegensatz dazu waren Vicrylfasern schwerst mit

Zellaggregaten besiedelt. Eine andere Studie zeigte, dass die Kollagenaseaktivität von *Porphyromonas gingivalis* die Kollagenmembranen vollständig innerhalb von vier bis fünf Tagen abgebaut hatte[125]. Andere Forschungsergebnisse kamen dagegen zur Schlussfolgerung, dass essenzielle Faktoren, wie die Verteidigungsmechanismen des Körpers und Kompetition unter den Bakterien, in In-vitro-Studien komplett ausgeblendet wurden, weil in vitro nicht das komplexe System der Mundhöhle nachgebildet werden kann[126]. Nach den verfügbaren Forschungsergebnissen sind die vollständigen Effekte von Bakterien auf exponierte Membranen noch unklar. Trotzdem hat die klinische Erfahrung gezeigt, dass die Mehrzahl der Membranbarrieren, mit Ausnahme von Alloderm und CapSet, nicht zur Mundhöhle offen gelassen werden dürfen, wenn sie gleichzeitig den gewünschten Nutzen bringen sollen.

Schlussfolgerung

Der Zahnarzt muss den Typ der Membran auswählen, der zum speziellen Patienten und speziellen Defekt passt, nachdem er alle verschiedenen Faktoren in Verbindung mit der Vielzahl der verfügbaren Membranen berücksichtigt hat[24]. In einigen klinischen Situationen, wie bei der Abdichtung von Rissen in der Sinusmembran, ist die Verwendung von nicht resorbierbaren Barrieren kontraindiziert; in anderen Situationen, in denen eine frühzeitige Membranexposition möglich ist, ist die Verwendung einer resorbierbaren Membran kontraindiziert[25]. Die Beobachtungen in zahlreichen Studien zeigen, dass das Behandlungsverfahren sensitiv ist und von den Eigenschaften der verwendeten Membran abhängt. Die Fähigkeit, die Epithelwanderung entlang der Zahnoberflächen zu verlangsamen oder ganz zu verhindern, ist essenziell.

Weil jedes Barrieremembranmaterial spezifische Vorteile und Einschränkungen hat, und kein Material als ideal für jede klinische Situation befunden wurde, muss der Zahnarzt ein fundamentales Wissen bezüglich der verschiedenen Membranen besitzen und dieses selektiv auf Basis der Indikation des speziellen Falles einsetzen. Tabelle 3-1 vergleicht die Barrieremembranmaterialien, die in diesem Kapitel beschrieben wurden und empfiehlt, die Operationsverfahren und Defekttypen, für die jedes Material am besten passt. Weil jedes Material seine eigenen Vor- und Nachteile hat, sollten Zahnärzte sorgfältig das benutzte Material für jede Operation überdenken. Dadurch kann Erfolg maximiert und Kosten, Zeit und Morbidität für eine spezielle Situation minimiert werden. Je höher der relative Rang eines Materials, desto vorhersagbarer ist es in Gebieten mit geringem osteogenem Potenzial einzusetzen; Materialien mit niedrigem Rang können für Gebiete mit höherem osteogenem Potenzial verwendet werden. Bitte beachten Sie, dass die Rangzahlen zur Einordnung der relativen Qualität einer jeden Membran für Knochen und/oder Weichteilwachstum durch den Autor selbst auf Basis seiner klinischen Erfahrungen und einer Literaturübersicht vergeben wurden.

Tabelle 3-1 Vergleich von Barrieremembranen

Membran (Handelsname)	Zusammensetzung	Relative Wirksamkeit für Knochen/ Weichgewebewachstum*	Ungefähre Standzeit	Relative Kosten†	Empfohlene Indikationen/ Kontraindikationen
BioMend Extend	Kollagen aus Rindersehnen	9	4 Mon.	$$	Zur Abdeckung des lateralen Kieferhöhlenfensters nach Sinusbodenaugmentationen oder für kleine mittlere Kieferkammdefekte mit Pinfixation und unterliegendem Augmentationsmaterial mit oder ohne simultaner Implantation.
GTAM	e-PTFE mit Titan	9	Nicht anwendbar	$$$	Zur Verbreiterung oder Erhöhung des Kieferkamms in Verbindung mit partikuliertem Augmentationsmaterial und Pinfixation in kleineren und größeren Defekten.
AlloDerm	azelluläre gefriergetrocknete Leichenhaut	8	4 Mon.	$$	Beste Wahl bei schwierigem oder unmöglichem primärem Weichteilverschluss oder wenn eine Weichteildehiszenz sehr wahrscheinlich ist. Auch empfohlen (wenn die Patientenakzeptanz kein Problem ist) bei großen Einrissen der Schneider'schen Membran, drei- oder vierwandigen Extraktionsalveolen über einem Augmentationsmaterial oder bei kleinen Kieferkammdefekten mit oder ohne gleichzeitige Implantation.
Atrisorb	Flüssiges PLA	8	4 Mon.	$$	Zur parodontalen Anwendung in Verbindung mit einem Augmentationsmaterial; die Konsistenz ermöglicht einen dichten Kontakt mit Wurzeloberflächen.
BioMend	Kollagen aus Rindersehnen	8	2 Mon.	$$	Bei großen Einrissen der Schneider'schen Membran, drei- oder vierwandigen Extraktionsdefekten über einem Augmentationsmaterial oder bei kleinen Kieferkammdefekten mit oder ohne simultaner Implantation.
Gore-Tex	e-PTFE	8	Nicht anwendbar	$$$	Eine der ursprünglichen Membranbarrieren. Inzwischen sind viele andere wirksame und preiswerte Optionen verfügbar.
Resolut Adapt	PLA/PGA	8	3 Mon.	$$$	Abdeckung des lateralen Fensters nach Kieferhöhlenbodenaugmentationen. Nicht steif genug für Kieferkammaugmentationen.
Resolut Adapt LT	PLA/PGA	8	4 Mon.	$$$	Abdeckung des lateralen Fensters nach Kieferhöhlenbodenaugmentationen. Nicht steif genug für Kieferkammaugmentationen.
BioGide	Hautkollagen von Schweinen	7	3–4 Mon.	$$–$$$	Abdeckung des lateralen Fensters nach Kieferhöhlenbodenaugmentationen. Nicht steif genug für Kieferkammaugmentationen.
Epi-Guide	PLA/PGA	7	4 Mon.	$$	Für kleine Kieferkammdefekte mit oder ohne simultaner Implantation.

*1 = wenig effektiv; 10 = sehr effektiv.
†Relative Kosten eines Augmentationsmaterials pro Einzeldosis. $ = niedrige relative Kosten; $$ = mittlere relative Kosten; $$$ = hohe relative Kosten.

Tabelle 3-1 (Fortsetzung)

Membran (Handelsname)	Zusammensetzung	Relative Wirksamkeit für Knochen/ Weichgewebewachstum*	Ungefähre Standzeit	Relative Kosten†	Empfohlene Indikation/ Kontraindikation
Ossix	Kollagen aus Rindersehnen	7	6 Mon.	$$	Zur Abdeckung des lateralen Fensters bei Sinusbodenaugmentation, nicht steif genug für Kieferkammaugmentationen.
Reguarde	Kollagen aus Rindersehnen	7	4 Mon.	$$	Für große Risse der Schneider'schen Membran, drei- oder vierwandige Extraktionsalveolen über simultaner Implantation.
Resolut	PLA/PGA	7	3 Mon.	$$	Für kleine Kieferkammdefekte mit oder ohne simultaner Implantation.
Resolut XT	PLA/PGA	7	4 Mon.	$$	Für kleine Kieferkammdefekte mit oder ohne simultaner Implantation.
Titanium	Titan	6–7	Nicht anwendbar	$$	Für zusätzliche Kieferkammbreite oder -höhe in Verbindung mit partikulären Augmentationsmaterialien und Pinfixierung, erfordert einen sehr erfahrenen Operateur, weil Risiken bei der Materialverarbeitung und durch eine mögliche Weichgewebedehiszenz bestehen.
CapSet	medizinisch reines Kalziumsulfat	6	2 Mon.	$	Zur Abdeckung von drei- bis vierwandigen Extraktionsalveolen, auch empfehlenswert in der Parodontologie in Verbindung mit einem Augmentationsmaterial. Die Konsistenz ermöglicht eine enge Abdeckung von Wurzeloberflächen.
Lambone	Dünne Blätter aus DFDBA	6	5 Mon.	$$	Zur Verbreiterung oder Erhöhung des Kieferkamms in Verbindung mit partikulären Augmentationsmaterialien und Pinfixierung in kleinen bis großen Defekten. Dieses Material ist eine geschützte Handelsbezeichnung, aber ähnliche Produkte sind bei vielen Gewebebanken, die von der American Association of Tissuebanks unterstützt werden, erhältlich.
Lyodura	gefriegetrocknete menschliche Dura mater	5	2–3 Mon.	$$	Nicht für die klinische Anwendung zu empfehlen, weil Bedenken hinsichtlich einer möglichen Übertragung der Creutzfeldt-Jakob-Krankheit bestehen.
OsseoQuest	PLA/PGA	5	6 Mon.	$$$	Nicht empfehlenswert für die klinische Verwendung. Große Rate an postoperativer Membranexposition. Zu steif und zu teuer.
Regentex GBR-200	PTFE	4	Nicht anwendbar	$	Nicht empfehlenswert, Erfolg bislang nicht dokumentiert.

Tabelle 3-1 *(Fortsetzung)*

Membran (Handelsname)	Zusammensetzung	Relative Wirksamkeit für Knochen/Weichgewebewachstum*	Ungefähre Standzeit	Relative Kosten†	Empfohlene Indikation/Kontraindikation
Vicryl Periodontal Mesh	gewebtes Vicryl	2	1 Mon.	$	Nicht zu empfehlen wegen der schnellen Resorption und wegen der geflechtartigen durchlässigen Struktur.
CollaTape	Kollagen aus Rindersehnen	Nicht anwendbar	2 Wochen	$	Für kleine und mäßige Einrisse der Schneider'schen Membran oder zur Bedeckung von kleinen partikulären Augmentaten, um die Partikel an der Migration zu hindern. Nicht im Sinne einer Barrieremembran wegen der kurzen Resorptionszeit.

*1 = wenig effektiv; 10 = sehr effektiv.
†Relative Kosten eines Augmentationsmaterials pro Einzeldosis. $ = niedrige relative Kosten; $$ = mittlere relative Kosten; $$$ = hohe relative Kosten.

Literatur

1. Melcher AH. On the repair potential of periodontal tissues. J Periodontol 1976;47:256–260.
2. Gottlow J. Guided tissue regeneration using bioresorbable and non-resorbable devices: Initial healing and long-term results. J Periodontol 1993;64 (11 suppl):1157–1165.
3. Caton JG, Greenstein G. Factors related to periodontal regeneration. Periodontol 2000 1993; 1:9–15.
4. Rowe DJ, Leung WW, Del Carlo DL. Osteoclast inhibition by factors from cells associated with regenerative tissue. J Periodontol 1996;67:414–421.
5. Pecora G, Baek SH, Rethnam S, Kim S. Barrier membrane techniques in endodontic microsurgery. Dent Clin North Am 1997;41:585–602.
6. Caffesse RG. Regeneration of soft and hard tissue defects. Medicine Meets Millennium: World Congress on Medicine and Health, 21 July–31 August 2000, Hanover, Denmark. Available at: http://www.mhhannover.de/aktuelles/projekte/mmm/englishversion/fs_programme/speech/Caffesse_V.html. Accessed 6 Aug 2003.
7. Froum SJ, Gomez C, Breault MR. Current concepts of periodontal regeneration. A review of the literature. N Y State Dent J 2002;68:14–22.
8. Payne JM, Cobb CM, Rapley JW, Killoy WJ, Spencer P. Migration of human gingival fibroblasts over guided tissue regeneration barrier materials. J Periodontol 1996;67:236–244.
9. Linde A, Alberius P, Dahlin C, Bjurstam K, Sundin Y. Osteopromotion: A soft-tissue exclusion principle using a membrane for bone healing and bone neogenesis. J Periodontol 1993;64(11 suppl):1116–1128.
10. Assenza B, Piattelli M, Scarano A, Lezzi G, Petrone G, Piattelli A. Localized ridge augmentation using titanium micromesh. J Oral Implantol 2001;27:287–292.
11. Hammerle CH, Jung RE, Feloutzis A. A systematic review of the survival of implants in bone sites augmented with barrier membranes (guided bone regeneration) in partially edentulous patients. J Clin Periodontol 2002; 29(suppl 3):226–231.
12. Lorenzoni M, Pertl C, Polansky RA, Jakse N, Wegscheider WA. Evaluation of implants placed with barrier membranes. A retrospective follow-up study up to five years. Clin Oral Implants Res 2002;13:274–280.
13. Nemcovsky CE, Artzi Z. Comparative study of buccal dehiscence defects in immediate, delayed, and late maxillary implant placement with collagen membranes: Clinical healing between placement and second-stage surgery. J Periodontol 2002;73:754–761.
14. Kohal RJ, Hurzeler MB. Bioresorbable barrier membranes for guided bone regeneration around dental implants [in German]. Schweiz Monatsschr Zahnmed 2002;112:1222–1229.
15. Mellonig JT, Triplett RG. Guided tissue regeneration and endosseous dental implants. Int J Periodontics Restorative Dent 1993;13: 108–119.
16. Magnusson I, Stenberg WV, Batich C, Egelberg J. Connective tissue repair in circumferential periodontal defects in dogs following use of a biodegradable membrane. J Clin Periodontol 1990;17:243–248.
17. Blumenthal NM. A clinical comparison of collagen membranes with e-PTFE membranes in the treatment of human mandibular buccal class II furcation defects. J Periodontol 1993; 64:925–933.
18. Hardwick R, Hayes BK, Flynn C. Devices for dentoalveolar regeneration: An up-to-date literature review. J Periodontol 1995;66:495–505.
19. Karring T, Nyman S, Gottlow J, Laurell L. Development of the biological concept of guided tissue regeneration—animal and human studies. Periodontol 2000 1993;1:26–35.
20. Caffesse RG, Quinones CR. Guided tissue regeneration: Biologic rationale, surgical technique, and clinical results. Compendium 1992; 13:166, 168, 170 passim.
21. Lang NP, Karring T. Proceedings of the 1st European Workshop on Periodontology. London: Quintessence, 1994.
22. Scantlebury TV. 1982-1992: A decade of technology development for guided tissue regeneration. J Periodontol 1993;64(11 suppl): 1129–1137.
23. Meffert RM. Guided tissue regeneration/guided bone regeneration: A review of the barrier membranes. Pract Periodontics Aesthet Dent 1996;8:142–144.
24. Becker W, Becker BE, Mellonig J, et al. A prospective multi-center study evaluating periodontal regeneration for Class II furcation invasions and intrabony defects after treatment with a bioabsorbable barrier membrane: 1-year results. J Periodontol 1996;67: 641–649.
25. Bartee BK. The use of high-density polytetrafluoroethylene membrane to treat osseous defects: Clinical reports. Implant Dent 1995; 4:21–26.
26. Yukna CN, Yukna RA. Multi-center evaluation of bioabsorbable collagen membrane for guided tissue regeneration in human Class II furcations. J Periodontol 1996;67:650–657.
27. Adachi M, Yamada T, Kimura Y, Fukaya M, Enomoto M, Yamada S. Mandibular reconstruction using the skeletal pin fixation system. Aichi Gakuin Dent Sci 1991;4:45–52.
28. Juodzbalys G. Instrument for extraction socket measurement in immediate implant installation. Clin Oral Implants Res 2003; 14:144–149.
29. Gaggl A, Schultes G. Titanium foil-guided tissue regeneration in the treatment of periimplant bone defects. Implant Dent 1999;8: 368–375.
30. Wang HL, Miyauchi M, Takata T. Initial attachment of osteoblasts to various guided bone regeneration membranes: An in vitro study. J Periodontal Res 2002;37:340–344.
31. Nyman S, Lindhe J, Karring T, Rylander H. New attachment following surgical treatment of human periodontal disease. J Clin Periodontol 1982;9:290–296.
32. Gore-Tex Regenerative Material Manual. Flagstaff, AZ: W. L. Gore; 1986:6–12.

33. Tinti C, Vincenzi GP. Expanded polytetrafluoroethylene titanium-reinforced membranes for regeneration of mucogingival recession defects. A 12-case report. J Periodontol 1994; 65:1088–1094.
34. Lins LH, de Lima AF, Sallum AW. Root coverage: Comparison of coronally positioned flap with and without titanium-reinforced barrier membrane. J Periodontol 2003;74:168–174.
35. Sigurdsson TJ, Hardwick R, Bogle GC, Wikesjo UM. Periodontal repair in dogs: Space provision by reinforced ePTFE membranes enhances bone and cementum regeneration in large supraalveolar defects. J Periodontol 1994;65:350–356.
36. Schenk RK, Buser D, Hardwick WR, Dahlin C. Healing pattern of bone regeneration in membrane-protected defects: A histologic study in the canine mandible. Int J Oral Maxillofac Implants 1994;9:13–29.
37. Cortellini P, Prato GP. Guided tissue regeneration with a rubber dam: A five-case report. Int J Periodontics Restorative Dent 1994;14:8–15.
38. Salama H, Rigotti F, Gianserra R, Seibert J. The utilization of rubber dam as a barrier membrane for the simultaneous treatment of multiple periodontal defects by the biologic principle of guided tissue regeneration: Case reports. Int J Periodontics Restorative Dent 1994;14:16–33.
39. D'Archivio D, Di Placido G, Tumini V, Paolantonio M. Periodontal guided tissue regeneration with a rubber dam: Short term clinical study [in Italian]. Minerva Stomatol 1998;47: 103–110.
40. Paolantonio M, D'Archivio D, Di Placido G, et al. Expanded polytetrafluoroethylene and dental rubber dam barrier membranes in the treatment of periodontal intrabony defects. A comparative clinical trial. J Clin Periodontol 1998;25(11 pt 1):920–928.
41. Apinhasmit W, Swasdison S, Tamsailom S, Suppipat N. Connective tissue and bacterial deposits on rubber dam sheet and ePTFE barrier membranes in guided periodontal tissue regeneration. J Int Acad Periodontol 2002; 4:19–25.
42. Schopper C, Goriwoda W, Moser D, Spassova E, Watzinger F, Ewers R. Long-term results after guided bone regeneration with resorbable and microporous titanium membranes. Atlas Oral Maxillofac Surg Clin North Am 2001;13:3–12.
43. Anson D. Calcium sulfate: A 4-year observation of its use as a resorbable barrier in guided tissue regeneration of periodontal defects. Compend Contin Educ Dent 1996;17:895–899.
44. Greenstein G, Caton JG. Biodegradable barriers and guided tissue regeneration. Periodontol 2000 1993; 1:36–45.
45. Hyder PR, Dowell P, Singh G, Dolby AE. Freeze-dried, cross-linked bovine type I collagen: Analysis of properties. J Periodontol 1992;63:182–186.
46. Pitaru S, Tal H, Soldinger M, Grosskopf A, Noff M. Partial regeneration of periodontal tissues using collagen barriers. Initial observations in the canine. J Periodontol 1988;59: 380–386.
47. Pitaru S, Tal H, Soldinger M, Noff M. Collagen membranes prevent apical migration of epithelium and support new connective tissue attachment during periodontal wound healing in dogs. J Periodontal Res 1989;24:247–253.
48. Pitaru S, Noff M, Grosskopf A, Moses O, Tal H, Savion N. Heparan sulfate and fibronectin improve the capacity of collagen barriers to prevent apical migration of the junctional epithelium. J Periodontol 1991;62:598–601.
49. Blumenthal N, Steinberg J. The use of collagen membrane barriers in conjunction with combined demineralized bone-collagen gel implants in human infrabony defects. J Periodontol 1990; 61:319–327.
50. Pruthi VK, Gelskey SC, Mirbod SM. Furcation therapy with bioabsorbable collagen membrane: A clinical trial. J Can Dent Assoc 2002;68: 610–615.
51. BioMend Absorbable Collagen Membrane Manual. Carlsbad, CA: Calcitek, 1995:12–18.
52. Bunyaratavej P, Wang HL. Collagen membranes: A review. J Periodontol 2001;72: 215–229.
53. Oh TJ, Meraw SJ, Lee EJ, Giannobile WV, Wang HL. Comparative analysis of collagen membranes for the treatment of implant dehiscence defects. Clin Oral Implants Res 2003;14:80–90.
54. Zimmer Dental (formerly Centerpulse) website. Available at: http://www.calcitek.com/ rg_bmMaterial.asp. Accessed 5 Apr 2004.
55. Sela MN, Kohavi D, Krausz E, Steinberg D, Rosen G. Enzymatic degradation of collagen-guided tissue regeneration membranes by periodontal bacteria. Clin Oral Implants Res 2003;14:263–268.
56. Friedmann A, Strietzel FP, Maretzki B, Pitaru S, Bernimoulin JP. Observations on a new collagen barrier membrane in 16 consecutively treated patients. Clinical and histological findings. J Periodontol 2001;72:1616–1623 [erratum 2002; 73:352].
57. Friedmann A, Strietzel FP, Maretzki B, Pitaru S, Bernimoulin JP. Histological assessment of augmented jaw bone utilizing a new collagen barrier membrane compared to a standard barrier membrane to protect a granular bone substitute material. Clin Oral Implants Res 2002;13:587-94.
58. Schlegel AK, Mohler H, Busch F, Mehl A. Preclinical and clinical studies of a collagen membrane (Bio-Gide). Biomaterials 1997;18:535–538.
59. Zitzmann NU, Naef R, Scharer P. Resorbable versus nonresorbable membranes in combination with Bio-Oss for guided bone regeneration. Int J Oral Maxillofac Implants 1997; 12:844–852 [erratum 1998;13:576].
60. Camelo M, Nevins ML, Schenk RK, et al. Clinical, radiographic, and histologic evaluation of human periodontal defects treated with Bio-Oss and Bio-Gide. Int J Periodontics Restorative Dent 1998; 18:321–331.
61. Hockers T, Abensur D, Valentini P, Legrand R, Hammerle CH. The combined use of bioresorbable membranes and xenografts or autografts in the treatment of bone defects around implants. A study in beagle dogs. Clin Oral Implants Res 1999;10:487–498.

62. Camelo M, Nevins ML, Lynch SE, Schenk RK, Simion M, Nevins M. Periodontal regeneration with an autogenous bone–Bio-Oss composite graft and a Bio-Gide membrane. Int J Periodontics Restorative Dent 2001;21: 109–119.
63. Tawil G, El-Ghoule G, Mawla M. Clinical evaluation of a bilayered collagen membrane (Bio-Gide) supported by autografts in the treatment of bone defects around implants. Int J Oral Maxillofac Implants 2001;16:857–863.
64. Carmagnola D, Adriaens P, Berglundh T. Healing of human extraction sockets filled with Bio-Oss. Clin Oral Implants Res 2003; 14:137–143.
65. Dietrich T, Zunker P, Dietrich D, Bernimoulin JP. Periapical and periodontal healing after osseous grafting and guided tissue regeneration treatment of apicomarginal defects in periradicular surgery: Results after 12 months. Oral Surg Oral Med Oral Pathol Oral Radiol Endod 2003;95:474–482.
66. Roccuzzo M, Lungo M, Corrente G, Gandolfo S. Comparative study of a bioresorbable and a non-resorbable membrane in the treatment of human buccal gingival recessions. J Periodontol 1996;67:7–14.
67. Lundgren D, Laurell L, Gottlow J, et al. The influence of the design of two different bioresorbable barriers on the results of guided tissue regeneration therapy. An intra-individual comparative study in the monkey. J Periodontol 1995;66: 605–612.
68. Laurell L, Falk H, Fornell J, Johard G, Gottlow J. Clinical use of a bioresorbable matrix barrier in guided tissue regeneration therapy. Case series. J Periodontol 1994;65:967–975.
69. Gottlow J, Lundgren D, Nyman S, Laurell L, Rylander H. New attachment formation in the monkey using Guidor, a bioresorbable GTR-device [abstract 1535]. J Dent Res 1992; 71:297.
70. Gottlow J, Nyman S, Laurell L, Falk H, Fornell J, Johard G. Clinical results of GTR-therapy using a bioabsorbable device (Guidor) [abstract 1537]. J Dent Res 1992;71:298.
71. Laurell L, Gottlow J, Nyman S, Falk H, Fornell J, Johard G. Gingival response to Guidor, a bioresorbable device in GTR-therapy [abstract 1536]. J Dent Res 1992;71:298.
72. Christgau M, Bader N, Felden A, Gradl J, Wenzel A, Schmalz G. Guided tissue regeneration in intrabony defects using an experimental bioresorbable polydioxanon (PDS) membrane. A 24-month split-mouth study. J Clin Periodontol 2002;29:710–723.
73. Magnusson I, Batich C, Collins BR. New attachment formation following controlled tissue regeneration using biodegradable membranes. J Periodontol 1988;59:1–6.
74. Warrer K, Karring T, Nyman S, Gogolewski S. Guided tissue regeneration using biodegradable membranes of polylactic acid or polyurethane. J Clin Periodontol 1992;19(9 pt 1):633–640.
75. Laurell L, Gottlow J, Rylander H, Lundgren D, Rask M, Norlindh B. Gingival response to GTR therapy in monkeys using two bioresorbable devices [abstract 824]. J Dent Res 1993;72:206.
76. Hugoson A, Ravald N, Fornell J, Johard G, Teiwik A, Gottlow J. Treatment of class II furcation involvements in humans with bioresorbable and nonresorbable guided tissue regeneration barriers. A randomized multi-center study. J Periodontol 1995;66:624–34.
77. Gottlow J, Laurell L, Rylander H, Lundgren D, Rudolfsson L, Nyman S. Treatment of infrabony defects in monkeys with bioresorbable and nonresorbable GTR devices [abstract 823]. J Dent Res 1993;72:206.
78. Rudiger SG, Ehmke B, Hommens A, Karch H, Flemmig TF. Guided tissue regeneration using a polylactic acid barrier. Part I: Environmental effects on bacterial colonization. J Clin Periodontol 2003;30:19–25.
79. Ehmke B, Rudiger SG, Hommens A, Karch H, Flemmig TF. Guided tissue regeneration using a polylactic acid barrier. J Clin Periodontol 2003;30:368–374.
80. Vuddhakanok S, Solt CW, Mitchell JC, Foreman DW, Alger FA. Histologic evaluation of periodontal attachment apparatus following the insertion of a biodegradable copolymer barrier in humans. J Periodontol 1993;64: 202–210.
81. Simion M, Scarano A, Gionso L, Piattelli A. Guided bone regeneration using resorbable and nonresorbable membranes: A comparative histologic study in humans. Int J Oral Maxillofac Implants 1996; 11:735–742.
82. Polson AM, Garrett S, Stoller NH, et al. Guided tissue regeneration in human furcation defects after using a biodegradable barrier: A multi-center feasibility study. J Periodontol 1995;66:377–385.
83. Polson AM, Southard GL, Dunn RL, Polson AP, Billen JR, Laster LL. Initial study of guided tissue regeneration in Class II furcation defects after use of a biodegradable barrier. Int J Periodontics Restorative Dent 1995;15:42–55.
84. Polson AM, Southard GL, Dunn RL, et al. Periodontal healing after guided tissue regeneration with Atrisorb barriers in beagle dogs. Int J Periodontics Restorative Dent 1995;15: 574–589.
85. Fleisher N, de Waal H, Bloom A. Regeneration of lost attachment apparatus in the dog using Vicryl absorbable mesh (Polyglactin 910). Int J Periodontics Restorative Dent 1988;8:44–55.
86. Sottosanti JS. Calcium sulfate: A valuable addition to the implant/bone regeneration complex. Dent Implantol Update 1997;8:25–29.
87. Sottosanti J, Anson D. Using calcium sulfate as a graft enhancer and membrane barrier [interview]. Dent Implantol Update 2003;14:1–8.
88. Maze GI, Hinkson DW, Collins BH, Garbin C. Bone regeneration capacity of a combination calcium sulfate-demineralized freeze dried bone allograft. Presented at the American Academy of Periodontology Annual Meeting, October 1994, San Francisco, CA.
89. Couri CJ, Maze GI, Hinkson DW, Collins BH 3rd, Dawson DV. Medical grade calcium sulfate hemihydrate versus expanded polytetrafluoroethylene in the treatment of mandibular class II furcations. J Periodontol 2002;73: 1352–1359.

90. LifeCell Biomedical Manual. Woodland, TX: LifeCell, 1995:4–7.
91. Sottosanti JS. Calcium sulfate-aided bone regeneration: A case report. Periodontal Clin Investig 1995;17:10–15.
92. Livesey SA, Herndon DN, Hollyoak MA, Atkinson YH, Nag A. Transplanted acellular allograft dermal matrix. Potential as a template for the reconstruction of viable dermis. Transplantation 1995; 60:1–9.
93. Batista EL Jr, Batista FC, Novaes AB Jr. Management of soft tissue ridge deformities with acellular dermal matrix. Clinical approach and outcome after 6 months of treatment. J Periodontol 2001;72:265–273.
94. Wei PC, Laurell L, Geivelis M, Lingen MW, Maddalozzo D. Acellular dermal matrix allografts to achieve increased attached gingiva. Part 1. A clinical study. J Periodontol 2000;71: 1297–1305.
95. The acellular dermal matrix: Soft tissue development for dental implants. Dent Implantol Update 2001;12:65–71.
96. AlloDerm Universal Soft Tissue Graft Manual. Woodland, TX: LifeCell Corporation, 1996:7.
97. Shulman J. Clinical evaluation of an acellular dermal allograft for increasing the zone of attached gingiva. Pract Periodontics Aesthet Dent 1996; 8:201–208.
98. Mishkin DJ, Shelley LR Jr, Neville BW. Histologic study of a freeze-dried skin allograft in a human. A case report. J Periodontol 1983;54: 534–537.
99. Harris RJ. Root coverage with a connective tissue with partial thickness double pedicle graft and an acellular dermal matrix graft: A clinical and histological evaluation of a case report. J Periodontol 1998;69:1305–1311.
100. Woodyard AG, Greenwell H, Hill M, Drisko C, Iasella JM, Scheetz J. The clinical effect of acellular dermal matrix on gingival thickness and root coverage compared to coronally positioned flap alone. J Periodontal 2004;75: 44–56.
101. Tal H. Subgingival acellular dermal matrix allograft for the treatment of gingival recession: A case report. J Periodontol 1999;70: 1118–1124.
102. Henderson RD, Greenwell H, Drisko C, et al. Predictable multiple site root coverage using an acellular dermal matrix allograft. J Periodontol 2001; 72:571–582.
103. Harris RJ. Clinical evaluation of 3 techniques to augment keratinized tissue without root coverage. J Periodontol 2001;72:932–938.
104. Mahn DH. Treatment of gingival recession with a modified "tunnel" technique and an acellular dermal connective tissue allograft. Pract Proced Aesthet Dent 2001;13:69–74.
105. Harris RJ. Cellular dermal matrix used for root coverage: 18-month follow-up observation. Int J Periodontics Restorative Dent 2002; 22:156–163.
106. Tozum TF. A promising periodontal procedure for the treatment of adjacent gingival recession defects. J Can Dent Assoc 2003; 69:155–159.
107. Harris RJ. A comparative study of root coverage obtained with an acellular dermal matrix versus a connective tissue graft: Results of 107 recession defects in 50 consecutively treated patients. Int J Periodontics Restorative Dent 2000;20:51–59.
108. Novaes AB Jr, Grisi DC, Molina GO, Souza SL, Taba M Jr, Grisi MF. Comparative 6-month clinical study of a subepithelial connective tissue graft and acellular dermal matrix graft for the treatment of gingival recession. J Periodontol 2001;72:1477–1484.
109. Aichelmann-Reidy ME, Yukna RA, Evans GH, Nasr HF, Mayer ET. Clinical evaluation of acellular allograft dermis for the treatment of human gingival recession. J Periodontol 2001;72:998–1005.
110. Fugazzotto PA. The use of demineralized laminar bone sheets in guided bone regeneration procedures: Report of three cases. Int J Oral Maxillofac Implants 1996;11:239–244.
111. Scott TA, Towle HJ, Assad DA, Nicoll BK. Comparison of bioabsorbable laminar bone membrane and non-resorbable ePTFE membrane in mandibular furcations. J Periodontol 1997;68:679–686.
112. Majzoub Z, Cordioli G, Aramouni PK, Vigolo P, Piattelli A. Guided bone regeneration using demineralized laminar bone sheets versus GTAM membranes in the treatment of implant-associated defects. A clinical and histological study. Clin Oral Implants Res 1999;10:406–414.
113. Kassolis JD, Bowers GM. Supracrestal bone regeneration: A pilot study. Int J Periodontics Restorative Dent 1999;19:131–139 [erratum 1999;19:314].
114. Chogle S, Mickel AK. An in vitro evaluation of the antibacterial properties of barriers used in guided tissue regeneration. J Endod 2003;29:1–3.
115. Federal Drug Administration website. Available at: http://www.fda.gov/ora/fiars/ora_ import_ia8403.html. Accessed 5 Apr 2004.
116. Croes EA, Jansen GH, Lemstra AW, Frijns CJ, van Gool WA, van Duijn CM. The first two patients with dura mater associated Creutzfeldt-Jakob disease in the Netherlands. J Neurol 2001;248:877–880.
117. Hamada C, Sadaike T, Fukushima M. Projection of creutzfeldt-jakob disease frequency based on cadaveric dura transplantation in Japan. Neuroepidemiology 2003;22:57–64.
118. Peleg M, Chaushu G, Blinder D, Taicher S. Use of Lyodura for bone augmentation of osseous defects around dental implants. J Periodontol 1999;70:853–860.
119. Degenshein G, Hurwitz A, Ribacoff S. Experience with regenerated oxidized cellulose. N Y State J Med 1963;63:2639–2643.
120. Galgut PN. Oxidized cellulose mesh used as a biodegradable barrier membrane in the technique of guided tissue regeneration. A case report. J Periodontol 1990;61:766–768.
121. Selvig KA, Nilveus RE, Fitzmorris L, Kersten B, Khorsandi SS. Scanning electron microscopic observations of cell populations and bacterial contamination of membranes used for guided periodontal tissue regeneration in humans. J Periodontol 1990;61:515–520.

122. Nowzari H, Slots J. Microorganisms in polytetrafluoroethylene barrier membranes for guided tissue regeneration. J Clin Periodontol 1994;21: 203–210.
123. Yumet JA, Polson AM. Gingival wound healing in the presence of plaque-induced inflammation. J Periodontol 1985;56:107–119.
124. Fritz ME, Eke PI, Malmquist J, Hardwick R. Clinical and microbiological observations of early polytetrafluoroethylene membrane exposure in guided bone regeneration. Case reports in primates. J Periodontol 1996;67: 245–249.
125. Wang HL, Yuan K, Burgett F, Shyr Y, Syed S. Adherence of oral microorganisms to guided tissue membranes: An in vitro study. J Periodontol 1994;65:211–218.
126. Ricci G, Rasperini G, Silvestri M, Cocconcelli PS. In vitro permeability evaluation and colonization of membranes for periodontal regeneration by Porphyromonas gingivalis. J Periodontol 1996;67: 490–496.

KAPITEL 4

Erhaltung des Alveolarfortsatzes nach Zahnextraktion

Die Erhaltung der Quantität und Qualität des Alveolarkammknochens während und nach der Zahnentfernung ist ein kritischer Faktor zur Gewährleistung guter ästhetischer und funktioneller Resultate und zur Vermeidung von Knochenaugmentationen vor Implantationen[1-3]. Darüber hinaus unterstützt eine Erhaltung des vorhandenen Knochens die Auflagerung festsitzender und herausnehmbarer Prothesen und die Gewährleistung einer erfolgreichen Osseointegration von dentalen Implantaten. Die Weichteilkonturen folgen den Hartgewebekonturen, sodass der Kliniker nicht nur Hartgewebedefekten vorbeugen, sondern auch in einer frühen Phase Defekte reparieren muss. Wenn Knochenaufbaumaßnahmen erforderlich sind, ist eine angemessene Technik entscheidend für den Erfolg der Aufbaumaßnahmen und die endgültigen Kieferkammkonturen.

Alveolarkammresorption

Eine routinemäßige Zahnextraktion führt normalerweise zu Extraktionsalveolen, die ohne erhebliche Schwierigkeiten heilen. Aber es kann sich ein Defekt entwickeln, wenn der Knochen in natürlicher Weise in der Alveole hoch wächst und dieser in Höhe und Breite resorbiert wird[4]. Eine Anzahl verschiedener Typen von Knochenresorptionen wurde für den Unterkiefer nach Zahnextraktion identifiziert[5]. Resorption ist häufig ein Problem in der ästhetischen Zone oder in Gebieten, wo die Menge des Alveolarknochens schon vor der Extraktion minimal war. Der anteriore Oberkiefer weist ein besonders hohes Risiko auf, weil die Knochenlamellen dünn auslaufen und häufig bei der Zahnextraktion irreversibel traumatisiert werden[6,7]. Im posterioren Gebiet hat der Alveolarfortsatz dickere Wände und eine Resorption ist weniger wahrscheinlich.

Der entscheidende Aspekt ist, wie schnell die Extraktionsalveole heilt und wie viel Bindegewebe in die Alveole während dieses Vorgangs einwächst. Die eventuelle Schrumpfung des Alveolarkamms ist offenbar nicht nur auf die Zahnentfernung zurückzuführen, sondern steht auch in Beziehung zu der Umgebung, in der der normale Heilungsprozess des Alveolardefektes eintritt. Die Schrumpfung des Blutgerinnsels und bindegewebige Ausheilung behindern die Bildung einer vollständigen Knochenmenge, lösen einen Kollaps der Alveole aus und führen am Ende zum Verlust der knöchernen Kontur und zu einer schlechten Ästhetik.

Atraumatische Zahnentfernung

Bereits bei der Zahnentfernung kann eine schonende Technik einen Gewebeverlust vermeiden und zur Alveolarkammerhaltung beitragen. Dieses Ziel sollte höchste Priorität haben, weil es möglicherweise eine Knochenregenerationsmaßnahme oder Knochenaufbaumaßnahme zu einem späteren Zeitpunkt unnötig macht. Die Erhaltung der Hartgewebe hat einen direkten Bezug zu den Therapien zur Behandlung von Weichgewebedefekten[8] und ergänzt diese. Einige Situationen können die Zahnentfernung extrem schwierig machen, darunter der spröde endodontisch behandelte Zahn, der schwer traumatisierte Zahn oder ein frakturierter Zahn mit wenig koronalen Anteilen für den Zangeneinsatz. In den meisten dieser Indikationen ist keine Entfernung mit Sofortimplantation möglich. Eine angemessene Instrumentenauswahl und Technik wird aber die bestmöglichen Resultate ergeben.

Essenzielle Kriterien sollten während der Zahnentfernung befolgt werden. Ein schmales scharfes Periotom sollte verwendet werden, um das parodontale Ligament, das das Weichgewebe am Zahn befestigt, zu inzidieren. Wenn möglich, sollte die Interdentalpapille nicht abgehoben werden, insbesondere in der ästhetischen Zone. Während der Zahnentfernung sollte der Zahnarzt die Hebel und Zangen angemessen einsetzen, um eine Schädigung des Knochens zu reduzieren und damit die Knochenkontur zu erhalten. Die Luxation und eine kontrollierte Krafteinwirkung sind wichtig. Eine frühzeitige Trennung des Zahns hilft ebenfalls bei der Vermeidung von Knochenverlust. Wenn der Zahn einmal aus der Alveole entfernt ist, müssen Weichgewebefragmente oder pathologische Veränderungen entfernt werden. Die Bildung eines guten Blutgerinnsels wird die ersten Stadien der Knochenheilung und eine angemessene Knochenauffüllung ermöglichen.

Erhaltung des Kieferkamms

Die restliche Alveole kann komplikationslos ausheilen, wenn der umgebende Knochen ausreichend dick ist, die Zahnentfernung atraumatisch vorgenommen wurde und auch ein dicker Knochen im Interdentalseptum vorliegt. Tatsächlich wird in der Literatur die Berechtigung der Implantation sofort nach Zahnextraktion anerkannt, sofern akzeptable Bedingungen vorliegen[9]. Viele Alveolen können ohne Nahtversorgung ausheilen. Eine Nahtversorgung sollte dann vorgenommen werden, wenn damit eine Schädigung oder ungünstige Veränderung der Papillenkonturen verhindert werden kann. Wenn die Alveole verletzt wurde, entweder durch Extraktion oder Trauma[10], können ihre Wände durch osteokonduktive oder osteoinduktive Knochenaufbaumaterialien verstärkt werden[11-13]. Darüber hinaus ist eine gute Blutversorgung notwendig und um sie zu erhalten, kann es angebracht sein, die Alveole leicht mit einer dünnen Fräse zu perforieren, um eine Blutung zu induzieren, die dann als Quelle für Osteoprogenitorzellen dienen kann.

Wenn eine Knochenaufbaumaßnahme als restaurative Methode für die Kieferkammaugmentation gewünscht wird, muss der Zahnarzt entscheiden, ob er das Aufbaumaterial und das Implantat zeitgleich zum Extraktionszeitpunkt einbringen will oder ob er das Implantat inseriert, nachdem das Knochenaufbaumaterial Zeit zur Ausreifung hatte. Während Becker et al. meinen, dass die Alveolarkammresorption nicht verhindert wird, wenn Implantate mit Barrieremembranen sofort nach Extraktion eingesetzt werden[9], sprechen andere Forschungsergebnisse dafür, dass die Resorption verhindert wird[14,15]. Die individuellen Bedingungen des Patienten werden letztendlich festlegen, wann das Implantat gesetzt wird und ob Barrieremembranen zusammen mit einer Knochenaufbaumaßnahme verwendet werden.

Materialien für den Knochenaufbau

Wie im Detail in Kapitel 2 und intensiv auch in der Literatur diskutiert wurde, können Knochenaufbaumaterialien in drei Gruppen eingeteilt werden: autogen, allogen und alloplastische oder xenogene Materialien. Knochenaufbaumaterialien können weiterhin auf der Basis von vier Eigenschaften kategorisiert werden, die alle im idealen Knochentransplantat vorhanden sind: Osseointegration (Fähigkeit, sich chemisch ohne Zwischenlagerung von Bindegewebe mit dem Knochen zu verbinden), Osteokonduktion (Fähigkeit, Knochenwachstum entlang der Oberflächen zu unterstützen), Osteoinduktion (Fähigkeit, die Differenzierung von mesenchymalen Stammzellen zu unterstützen) und Osteogenese (Fähigkeit, neuen Knochen durch osteoblastäre Zellen zu bilden)[17]. Autogenes Knochenmaterial mit oder ohne zusätzliche Maßnahmen wie Platelet-Rich-Plasma (PRP)[18-22], ist die beste und verlässlichste Quelle für vorhersagbare Resultate. Oft als "Goldstandard" für Knochenaufbauten beschrieben ist der autologe Knochen in der Menge von lebendigen osteogenen Zellen unerreicht, die der autologe Knochen für das Wachstum des Knochens bei Vermeidung von Histokompatibilitätsproblemen zur Verfügung stellt. Für die Alveolarkammerhaltungstechniken wird autologer Knochen häufig aus einer zweiten intraoralen Entnahmestelle, wie z. B. der Symphyse des Unterkiefers, dem Unterkieferast oder vom Tuber maxillae gewonnen[23-27]. Obwohl es für kleine Empfängergebiete kein praktischer Ansatz ist, stehen extraorale Knochenspenderregionen am Beckenkamm, an der Rippe, am Schädel und am Tibiaplateau zur Verfügung[28,29].

Allotransplantate, wie demineralisierter oder mineralisierter gefriergetrockneter Knochen (Demineralised Freeze Dried Bone Allograft = DFDBA und Freeze Dried Bone Allograft = FDBA), werden häufig anstelle des Autotransplantats benutzt, weil dann keine zusätzliche Entnahmeoperation notwendig ist und sie zuverlässig arbeiten, wenn im Empfängerlager ein hohes Verhältnis von Knochen zu Aufbaumaterial besteht. Allotransplantate sind in Pulverform oder in Form von plastischen Massen verfügbar; Letztere sind für die Alveolenfüllung besonders bequem. Diese Materialien können die Heilung durch Osteokonduktion, Osteoinduktion oder möglicherweise durch eine Kombination beider Prozesse induzieren.

Die dritte Kategorie von Augmentationsmaterialien umfasst alloplastische Stoffe (synthetische Knochenersatzmaterialien) und Xenotransplantate, die von anderen Arten stammen. Alloplastische Materialien sind bioaktives Glas, Glasionomere, Glasaluminumoxid, Kalziumsulfat, Kalziumphosphate, β-Trikalziumphosphat, synthetisches Hydroxylapatit, korallines Hydroxylapatit und Kalziumphosphatzemente[17,30]. Es wurde gezeigt, dass synthetischer Knochen die Alveolarkammresorption bei sofortiger Alveolenfüllung verhindern kann[31-34]. Das gegenwärtig populärste Xenotransplantatmaterial stammt von Rindern. Diese Materialien sind deproteinisiert, um ihre organischen Eigenschaften zu entfernen und um das antigene Potenzial zu reduzieren. Xenotransplantate heilen durch einen Osteokonduktionsprozess ein und wirken als Leitschiene, auf der der eigene Knochen des Patienten durch zelluläre Differenzierung aus den Blutzellen des Empfängerorganismus wachsen kann. Xenotransplantate und alloplastische Materialien haben kein osteoinduktives Potenzial, das heißt, dass sie kein Knochenwachstum selbstständig induzieren können. Trotzdem wurde eine neue Sorte von Knochenersatzmaterial vorgestellt, das aus Rinderknochenmineral in Kombination mit einem synthetischen kurzkettigen Peptid besteht, PepGen P-15 Flow (Dentsply, Friadent, CeraMED, Lakewood, CO)[35-39]. Dieses Material ahmt die zellbindende Region von Typ-I-Kollagen nach, die verantwortlich für die natürliche

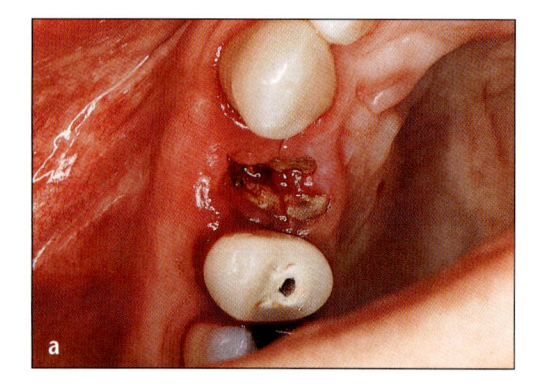

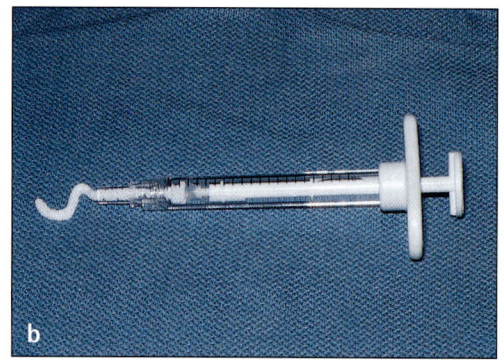

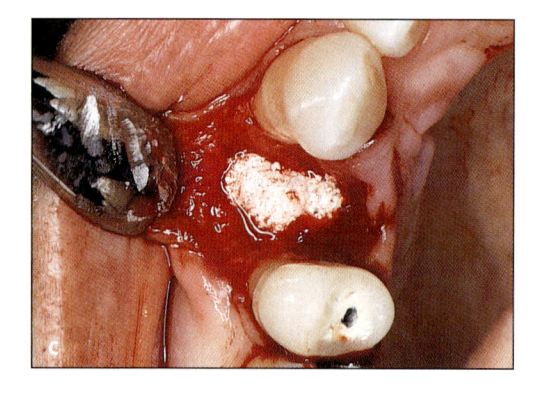

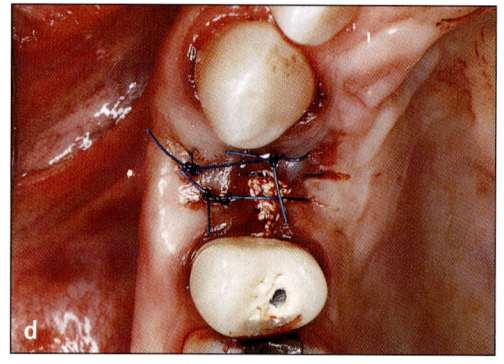

4 Erhaltung des Alveolarfortsatzes nach Zahnextraktion

Abb. 4-1
Ein biotechnologisch hergestelltes Xenotransplantat (von Rindern) in einem Hydrogel-Trägermaterial (z. B. PepGen P-15 Flow) ist ein populäres Augmentationsmaterial für fünfwandige Defekte.

(a) Okklusale Ansicht eines Wurzelrestes, der nicht durch konventionelle Osteotomie oder mit stumpfer Hebelkraft entfernt werden sollte, weil diese Methoden zur Fraktur der Alveolenwände führen können. Eine atraumatische Extraktion ist in diesen Fällen vorzuziehen.

(b) Die Extraktion wurde atraumatisch vorgenommen, sodass die knöchernen Wände der Alveole intakt bleiben. PepGen P-15 Flow (die Partikel sind in Hydrogel gebunden) wurde als Augmentationsmaterial für diese Alveole ausgewählt, weil eine ausreichende knöcherne Stütze für das Material besteht.

(c) Die Alveole wird komplett bis zum Oberrand des Limbus alveolaris gefüllt.

(d) Die Gingiva wird durch Nähte so dicht wie möglich adaptiert. Aufgrund der gelartigen Konsistenz des Materials ist ein primärer Wundverschluss nicht notwendig.

Knochenzellmigration, Differenzierung und Proliferation ist. Das Material (ein Hydrogel zur leichten Handhabung bei der Alveolarkammerhaltungsmaßnahme) kann möglicherweise den Nutzen eines synthetischen Materials bieten, das sowohl eine anorganische als auch eine organische Phase enthält und damit ein autogenes Knochentransplantat nachahmt.

Auswahl des Knochenaufbaumaterials

Einer der schwierigen Aspekte bei den Alveolarkammerhaltungsmaßnahmen ist die Auswahl eines vernünftigen Alveolenfüllungsmaterials für den jeweiligen Ort. Um zu entscheiden, welches Material benötigt wird, kann der Zahnarzt die Größe und Konfiguration des Defektes ausmessen und dann die Menge des benötigten Knochens zum Ersatz des fehlenden Gewebes kalkulieren. Größere Defekte erfordern autologen Knochen, weil dieser die beste Zellularität und Struktur aufweist und Zellen und Proteine enthält, die die Osteoinduktion von neuem Gewebe auslösen können. Andererseits können kleinere Defekte angemessene Indikationen für Allotransplantate, alloplastische Materialien oder Xenotransplantate sein.

Der beste Zeitpunkt für die Kammerhaltungsmaßnahme oder für die Augmentation einer Zahnalveole ist der Zeitpunkt der Zahnextraktion. Was oft als einfacher Vorgang erscheint, kann am Ende zu komplizierten Problemen führen, wenn Knochen auf der labialen Seite fehlt und eine eingeschränkte ästhetische Kontur droht. Wenn der Mangel an Knochenkontur bei der allerersten Untersuchung des Patienten erkannt werden kann, dann ist es angebracht, den Patienten zu einer operativen Zahnentfernung und einer Knochenaufbaumaßnahme, in einer Sitzung, einzubestellen. Eine Zahnextraktion in Verbindung mit einer Knochenaufbaumaßnahme sollte aber nicht bei Vorliegen von Eiterung, Neoplasmen, Zysten oder anderen Zuständen, die eine Infektion

Abb. 4-2
Eine knöcherne Augmentation ist zum Extraktionszeitpunkt bei Alveolen mit extrem dünnen Wänden ratsam.

(a) Bei der Planung für die zukünftige Implantatinsertion ist besonders bei multiplen Extraktionen die Augmentation der Alveolen für eine optimale Alveolenheilung wichtig.

(b) Die Füllung der Alveolen mit PepGen P-15 Flow hilft, die Breite und Höhe des Alveolarkammes zu erhalten.

(c) Obwohl zehn Tage postoperativ noch etwas Schwellung besteht, erscheinen die zukünftigen Implantationspositionen ideal verheilt. Eine ideale Kammbreite und -höhe für die Implantatinsertion hätte nicht ohne die einfache Maßnahme der Alveolenfüllung erreicht werden können.

(d) Durch die Alveolenfüllung konnten 12 Implantate in ihrer korrekten dreidimensionalen Position gesetzt werden, die später mit einer festsitzenden Prothetik versorgt werden.

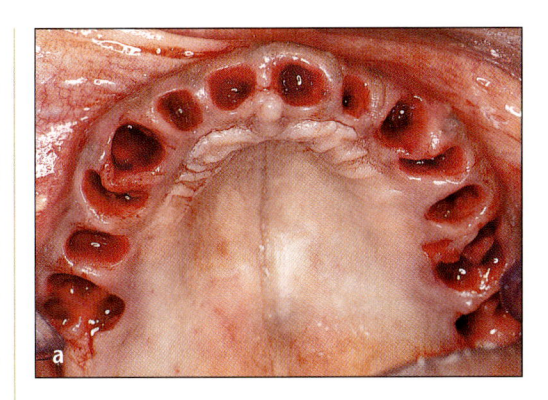

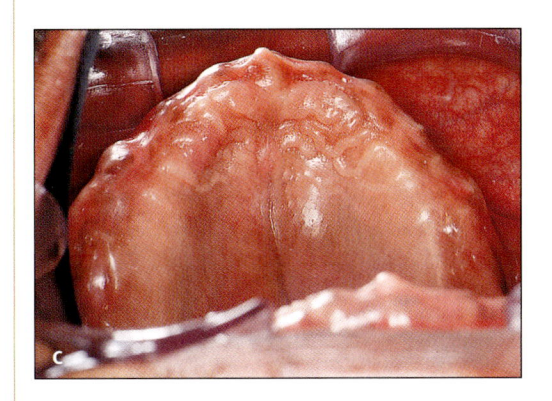

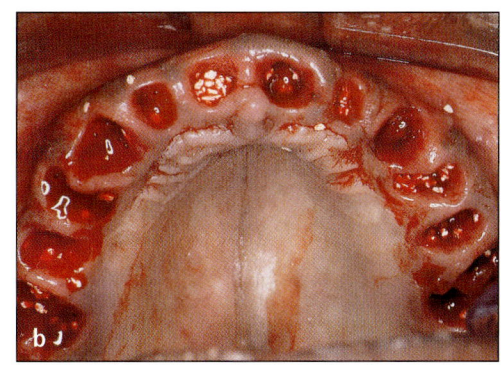

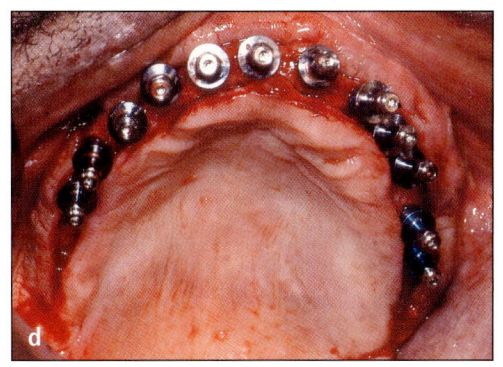

oder ein Versagen der Aufbaumaßnahme bedingen würden, durchgeführt werden.

Wenn der Patient untersucht wird, muss der Zahnarzt den vorliegenden Defekttyp identifizieren; diese Festlegung hat einen erheblichen Einfluss auf die Auswahl der Maßnahme. Beispielsweise kann der Zahnarzt den Defekt auf der Basis der Zahl der erhaltenen Alveolenwände kategorisieren, weil jeder dieser Defekttypen einen besonderen Ansatz zur Alveolarkammerhaltung und -behandlung erfordert.

Fünfwandige Defekte

Extraktionsalveolen mit fünf dicken intakten Knochenwänden erfordern wahrscheinlich überhaupt keine Knochenaufbaumaßnahmen, wenn eine große Menge von septalem Knochen zum Nachbarzahn hin vorliegt. Wenn aber eine Aufbaumaßnahme indiziert oder zum Zeitpunkt der Zahnextraktion gewünscht wird, sollte ein Aufbaumaterial in plastischer oder Gelkonsistenz zur Stützung der Wände verwendet werden.

Eine der populärsten Methoden ist die Verwendung von biotechnologisch hergestelltem Xenotransplantat (aus Rindern) in einem Hydrogelträgermaterial (beispielsweise PepGen P-15 Flow)[38]. Diese Behandlung ermöglicht eine osteokonduktive Ausheilung und erhält die Gewebekonturen. Die Technik erfordert, dass der Zahnarzt das Aufbaumaterial vorsichtig aus der Spritze zur Füllung der Alveole injiziert und nur bis zur Höhe des knöchernen Limbus alveolaris auffüllt und danach einen guten Verschluss des zervikalen Anteils der Alveole erzielt, entweder durch koronalen Vorschub des Weichgewebes oder durch Alveolenverschluss durch einen Kollagenpfropfen oder eine Barrieremembran. Typischerweise wird dann eine zwei- bis sechsmonatige Wartezeit vor der Implantation eingehalten.

Eine kürzlich durchgeführt Studie zeigt, dass eine gesteigerte Knochenbildung und eine schnellere Resorption der Partikel bei PepGen P-15 Flow erzielt werden konnte. Das Material besteht aus Partikeln, die in ein biokompatibles inertes Hydrogel aus Car-

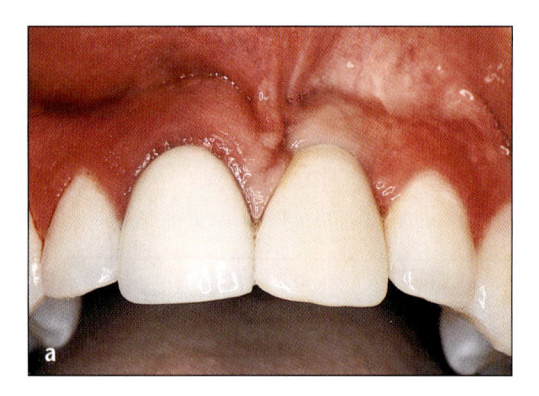

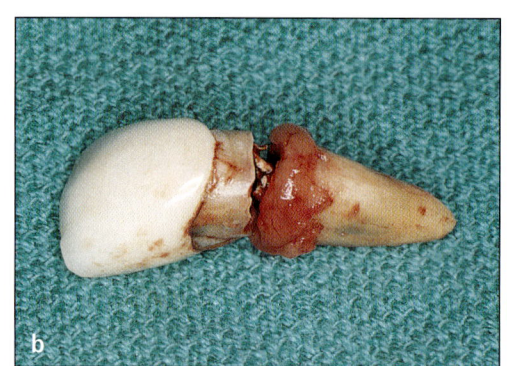

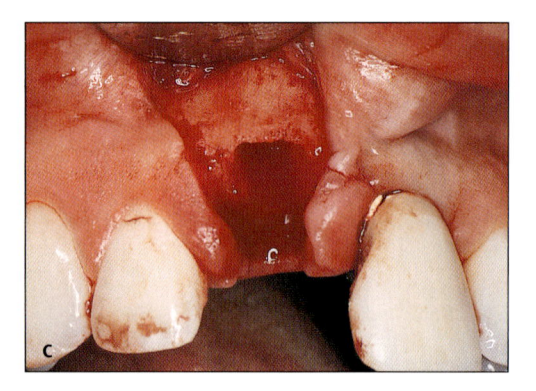

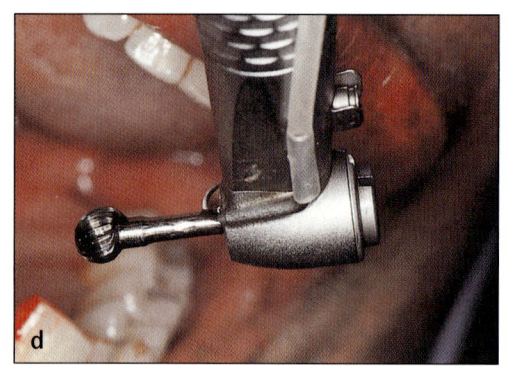

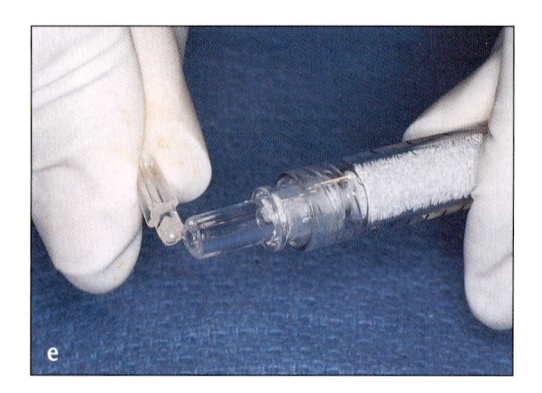

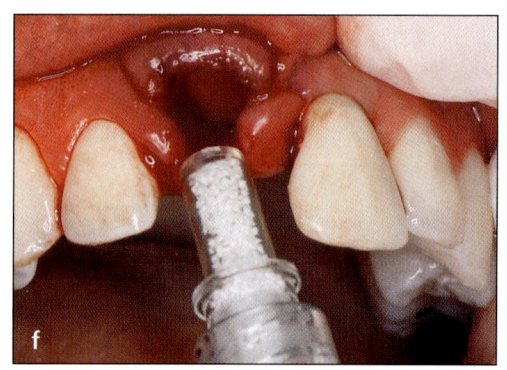

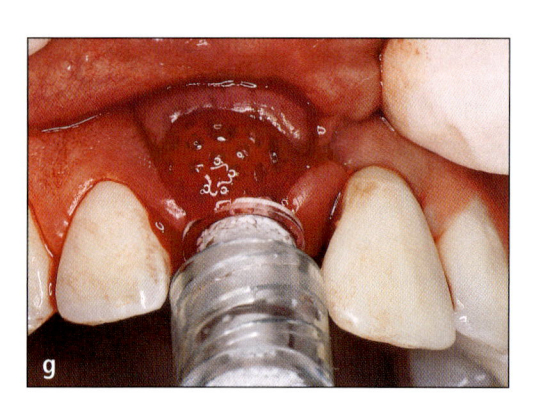

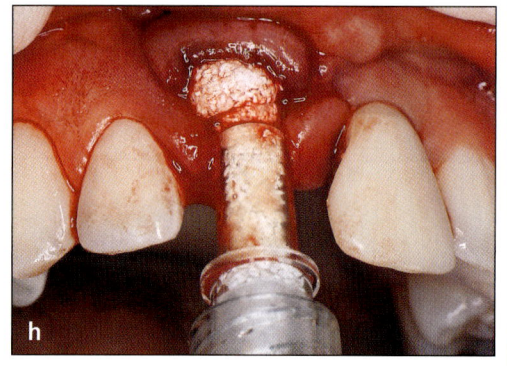

4 Erhaltung des Alveolarfortsatzes nach Zahnextraktion

Abb. 4-3
PepGen P-15 Flow wird zur Alveolenfüllung vor Implantation verwendet. Über dieses Material wurde berichtet, dass es eine verbesserte knöcherne Heilung und eine schnelle Partikelresorption bewirkt.

(a) Der obere rechte mittlere Schneidezahn musste aufgrund einer Wurzelfraktur entfernt werden. Der linke mittlere Schneidezahn wurde vier Jahre zuvor mit einem Implantat und einer Krone versorgt.

(b) Die Fraktur im zervikalen Drittel der Wurzel.

(c) Nach der Extraktion werden die Alveolenwände vorsichtig für die Auswahl des passenden Aufbaumaterials untersucht.

(d) Mit einer großen runden Kugelfräse werden innerhalb der Alveole die Reste des Parodontalligamentes an den inneren Wänden entfernt.

(e) Die Deckkappe an der Spitze der Flow-Spritze wird entfernt.

(f) Die Spitze der Spritze passt gut in den Defekt. Das ermöglicht die Füllung der Alveole in einer größeren Tiefe, bevor man sich weiter nach koronal bewegt.

(g) Das Material fließt in die Alveole und erleichtert damit die Operation.

(h) Die Spitze der Spritze wird vorsichtig abgenommen, während das injizierte Flow-Material bis zur Höhe des Limbus alveolaris eingefüllt wird.

Abb. 4-3 *(Fortsetzung)*
(i) Es wurde eine vorsichtige Periostschlitzung vorgenommen, um den bukkalen Lappen bei der Alveolendeckung zu entspannen.

(j) Das Implantat konnte nach erfolgreicher Alveolenfüllung gesetzt werden. Die bukkale Wand des rechten mittleren Schneidezahns passt zu der des linken mittleren Schneidezahns.

(k) Die endgültige Restauration auf dem Implantat im augmentierten Gebiet. Die bukkale Alveolenwand ist dauerhaft erhalten geblieben.

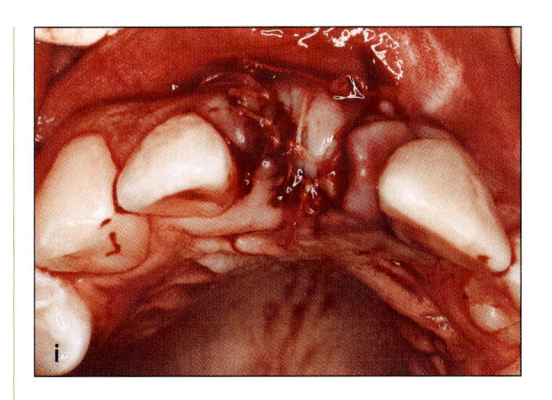

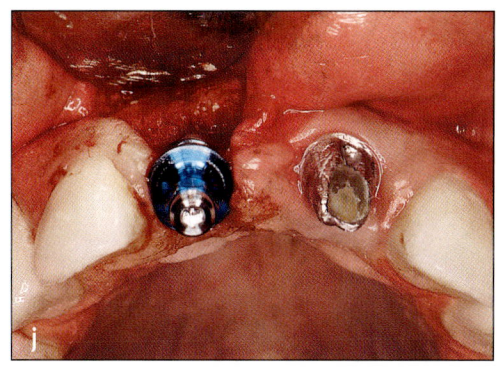

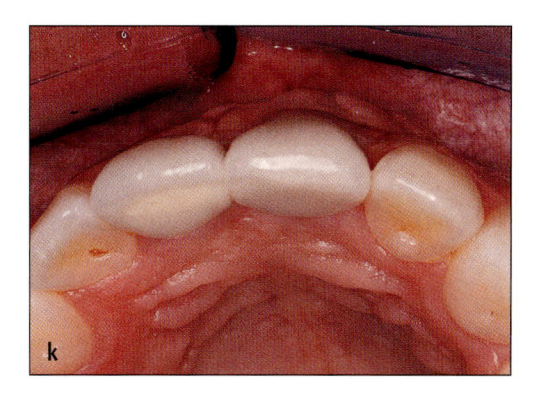

boxymethylzellulose, Glyzerin und Wasser eingebettet sind. Es ist in dieser Indikation geeigneter als PepGen P-15 Partikelmaterial (Abb. 4-1 bis 4-3)[40].

Vierwandige Defekte

Wenn in einer Alveole ein oder zwei Wände fehlen oder eine Wand extrem dünn ist, sollte grundsätzlich eine Knochenaufbaumaßnahme zum Zeitpunkt der Extraktion erfolgen. Wenn die Alveole nicht aufgebaut wird, verschmälert sich der Knochen typischerweise bei der Wundheilung, sodass eine unzureichende Breite für die Implantateinbringung vorliegt. Autologer Knochen ist eine gute Wahl für vierwandige Defekte, weil häufig die gesamte Knochenwand regeneriert werden muss. Wenn eine ausreichende Menge von autologem Knochen verfügbar ist, kann plastisches allogenes Material (OrthoBlast II [The Clinician's Preference, Golden, CO], DBX [Musculo Sceletal Transplant Foundation, Edison, NJ], Dyna-Graft II [IsoTis, OrthoBiologics, Irvine, CA], Grafton [Osteotech, Eatontown, NJ]) oder eine Kombination von allogenem plastischem Knochenmaterial und autologem Knochen verwendet werden (Abb. 4-4 bis 4-8)[41-48]. Der Zahnarzt muss ein Aufbaumaterial mit einer ausreichenden Standfestigkeit einsetzen, um die fehlende oder dünne (typischerweise faziale) Wand zu rekonstruieren und um die darüber liegenden Weichgewebe abzustützen. Einige Zahnärzte verwenden eine Barrieremembran zur gesteuerten Knochenregeneration (GBR) oder als Versuch, das Aufbaumaterial zu stabilisieren und das Einwachsen von Weichgewebe zu verhindern. Es ist aber im Allgemeinen ausreichend, einen primären Wundverschluss durch einfache plastische Deckung mit Vorschub des Weichgewebelappens zu erzielen[49].

OrthoBlast II ist eine synergistische Kombination von demineralisiertem und spongiösem Knochen in einem Reverse-Phase-

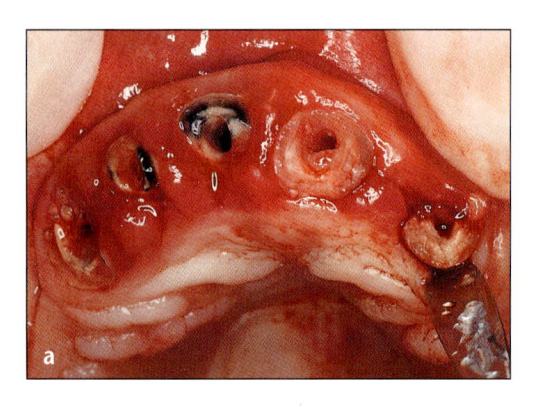

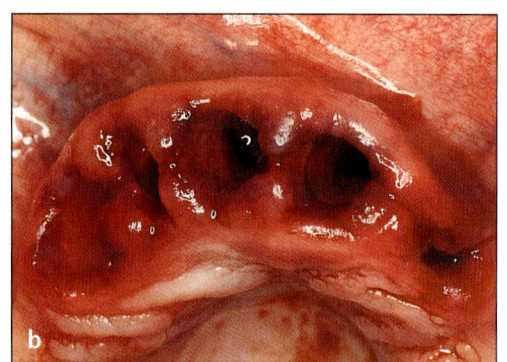

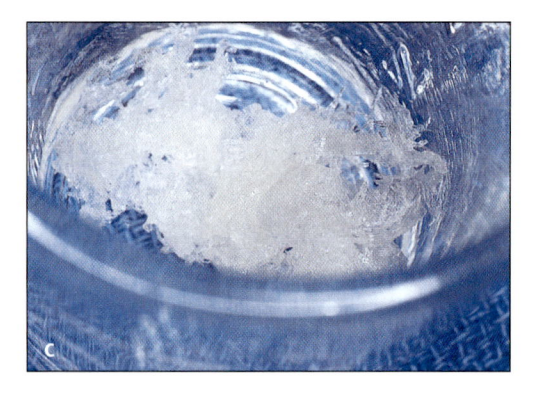

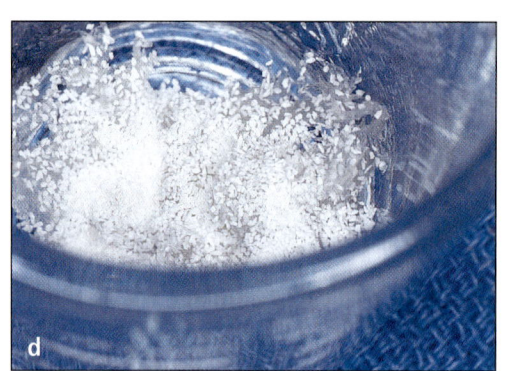

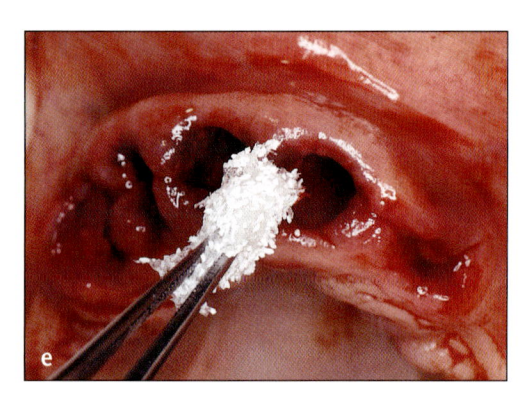

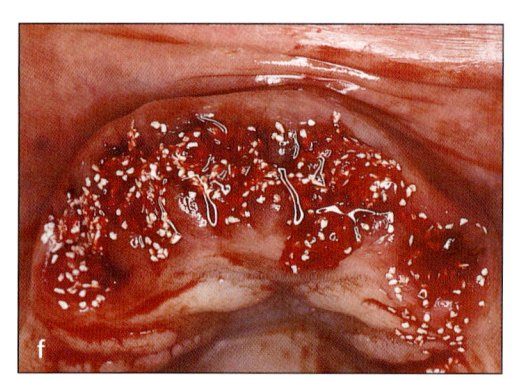

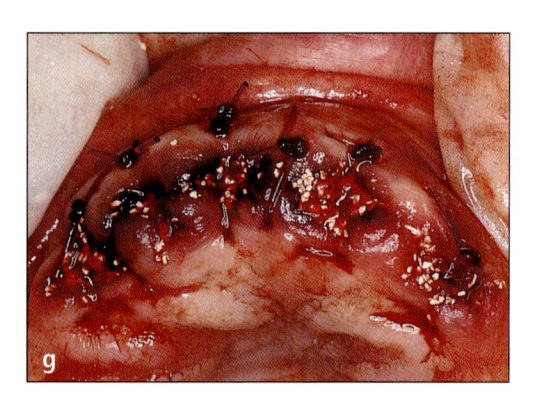

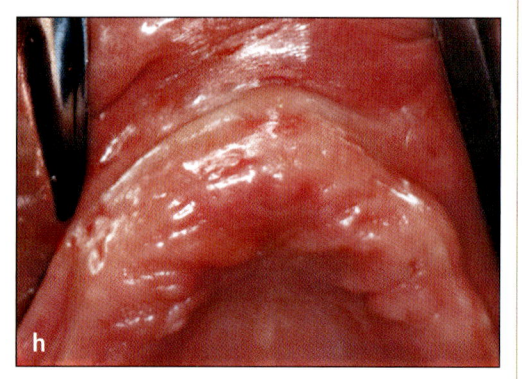

4 Erhaltung des Alveolarfortsatzes nach Zahnextraktion

Abb. 4-4
Allogene Knochenpaste zur Alveolenfüllung bei einem vierwandigen Defekt.

(a) Nachdem eine nicht erhaltungswürdige Brücke entfernt wurde, zeigen sich nicht restaurierbare Wurzelreste. Bei näherer Betrachtung ist eine atraumatische Wurzelrestentfernung und Alveolenfüllung indiziert.

(b) Die dünnen bukkalen Wände werden unzweifelhaft nach kurzer Zeit resorbieren, wenn keine Alveolenfüllung durchgeführt wird.

(c) DFDBA Knochenpaste (Grafton).

(d) Die Paste wird mit alloplastischem mineralischem Material gemischt, um zusätzlich zum DFDBA eine mineralische Matrix zu bieten. Die Konsistenz des Materials erleichtert die Handhabung.

(e) Das Augmentationsmaterial kann leicht in die Alveolen transportiert werden, wo es sanft kondensiert wird.

(f) Überschüssiges Material wird entfernt, sodass der Knochenaufbau nur bis zur Spitze des Limbus alveolaris reicht.

(g) Der primäre Wundverschluss ist nicht erforderlich, wenn der Patient eine provisorische herausnehmbare Prothese trägt, die verhindert, dass das Material aus der Alveole ausgewaschen wird.

(h) Der Kamm konnte für die Implantatinsertion erhalten werden. Diese einfache Alveolenfüllung zu einem frühen Zeitpunkt vermeidet möglicherweise aufwändigere Augmentationsmaßnahmen zu einem späteren Zeitpunkt. Dieser Fall hätte wahrscheinlich autologe Blocktransplantate erforderlich gemacht, wenn die Alveolenfüllung nicht zum Extraktionszeitpunkt vorgenommen worden wäre.

Auswahl des Knochenaufbaumaterials 4

Abb. 4-5

In vierwandigen Alveolendefekten wird sich der Kieferkamm im Zuge der Wundheilungsvorgänge verschmälern, sodass eine unzureichende Breite zur Implantatinsertion besteht.

(a) Dieser Wurzelrest soll entfernt werden. Um einer Kieferkammresorption vorzubeugen, ist eine Alveolenfüllung zur Vorbereitung der späteren Implantatinsertion notwendig.

(b) Die atraumatische Extraktion hilft, so viel Knochen wie möglich zu erhalten. Trotzdem fehlt schon ein Teil der bukkalen Wand und der Rest der bukkalen Wand ist extrem dünn.

(c) Das pastenförmige Material wird zur Füllung der Alveole ausgewählt.

(d) In der pastenartigen Form hat dieses Allotransplantat genug Standfestigkeit, um in eine Form gebracht zu werden, die etwa der der extrahierten Wurzel entspricht.

(e) Wenn das Alveolenfüllungsmaterial in dieser wurzelförmigen Form vorliegt, kann eine vollständigere Füllung der Alveole gewährleistet werden, sodass kein Totraum in der Extraktionsalveole zurückbleibt.

(f) Nach dieser Maßnahme kann eine ausreichende Knochenmenge für die Implantatinsertion angenommen werden, weil ein ideales Augmentationsmaterial verwendet worden ist. Das Augmentationsmaterial wird auf die existierenden knöchernen Wände platziert.

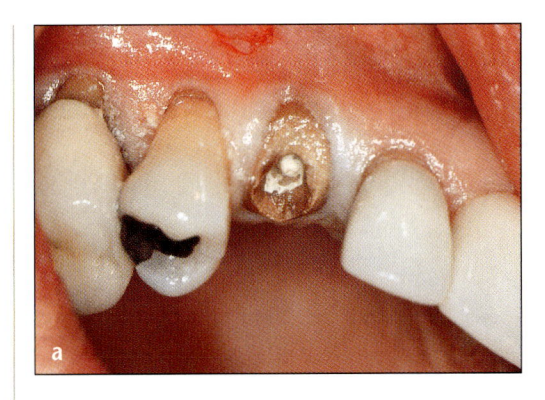

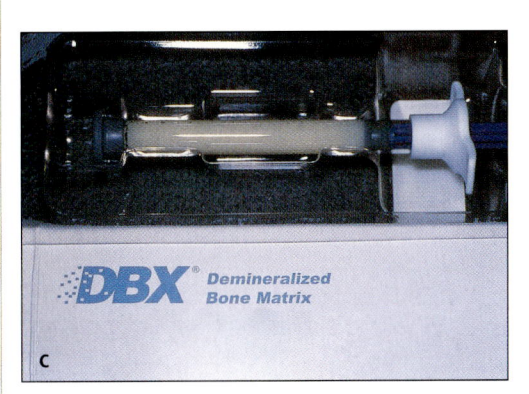

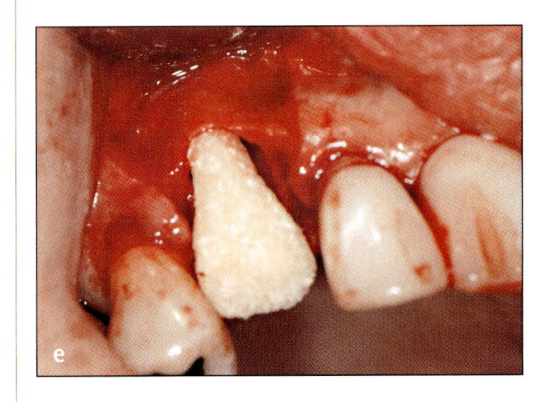

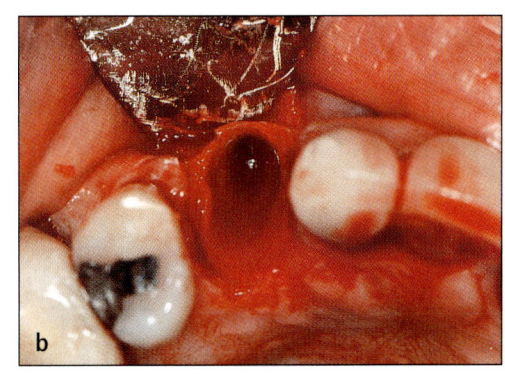

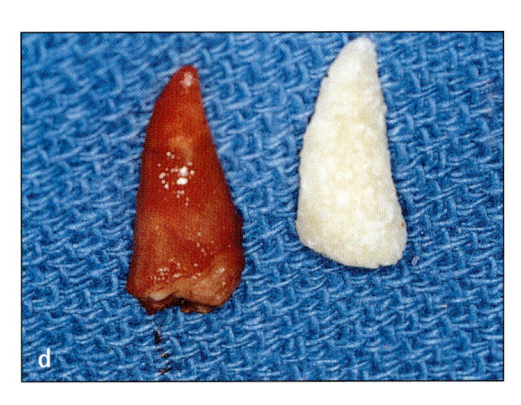

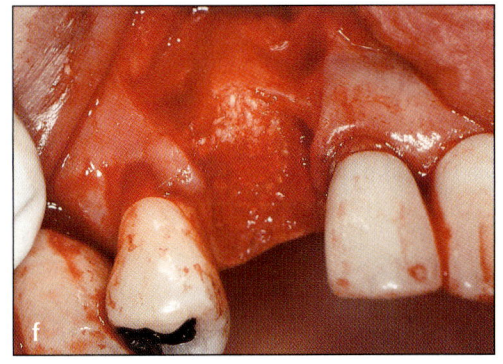

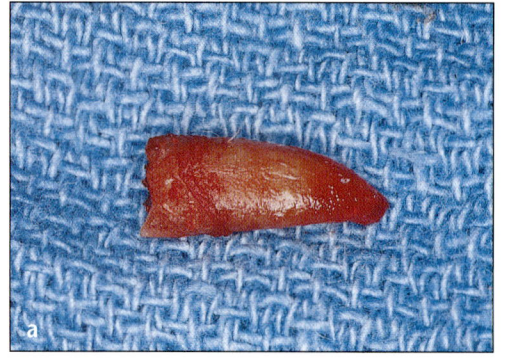

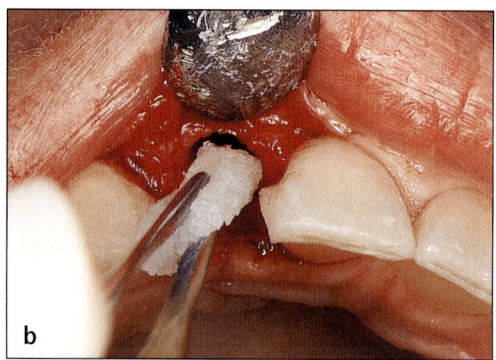

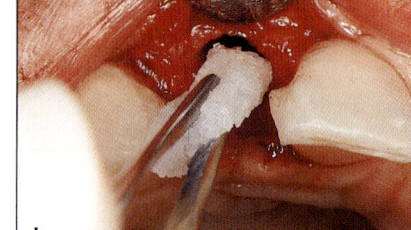

4 Erhaltung des Alveolarfortsatzes nach Zahnextraktion

Abb. 4-6
OrthoBlast II ist ein pastenförmiges Allotransplantat, das sowohl aus mineralisiertem und demineralisiertem allogenem Knochen besteht. Es ist das Material der Wahl für diesen vierwandigen Defekt.

(a) Diese Wurzel des rechten lateralen Schneidezahns wurde extrahiert und die Alveole wird in Vorbereitung zukünftiger Implantationen augmentiert.

(b) OrthoBlast II wird in die Alveole eingebracht. Ohne die Alveolenfüllung würde die Alveolenwand wahrscheinlich resorbieren und so die erfolgreiche Implantatinsertion gefährden.

(c) Die Alveole wird bis zur Knochenkammhöhe gefüllt.

(d) Durch leichte oberflächliche Periostschlitzung konnte ein primärer Wundverschluss erzielt werden. Dies ist aber nicht zwingend.

Trägermedium. OrthoBlast II besteht aus demineralisiertem humanem Knochen, der ein validiertes In-vitro-Prüfverfahren zur Osteoinduktion durchlaufen hat. Weil das Material aus spongiösem Knochen hergestellt wurde, kann es eine osteokonduktive Leitschiene zum Anbau neuen Knochens und zum Remodelling sein. Darüber hinaus wird sein einzigartiges Reverse-Phase-Trägermedium bei Körpertemperatur visköser, was ein außergewöhnlich gutes Handling und eine leichte Anwendbarkeit mit minimalen Verlusten durch Spülung und Absaugung bewirkt. OrthoBlast II ist in vorgefüllten 1 ml- und 3 ml-Spritzen und in einem 5 ml-Behälter für größere Augmentationsumfänge verfügbar.

Dynagraft II besteht aus DFDBA in einem Reverse-Phase-Trägermedium. Jede Charge des DFDBA wird in einem quantitativen In-vitro-Test auf seine Fähigkeit zur Stimulation von neuer Knochenbildung untersucht. Es ist extrem duktil und leicht in den Defekt einzuformen und zu kondensieren. Dynagraft II verdickt sich bei Körpertemperatur und widersteht Spülmaßnahmen, sodass die Wahrscheinlichkeit einer Wanderung durch die Wunde minimiert ist.

Die Entscheidung, eine GBR-Maßnahme anzuwenden, beruht auf dem Defekttyp und der Auswahl des Knochenaufbaumaterials[50,53]. GBR kann auch allein zur Vermeidung von Alveolarkammdeformitäten in Extraktionsgebieten mit ausreichend Alveolarknochen eingesetzt werden[54]. Weil autologe Transplantate relativ schnell revaskularisieren, lassen sie dem Weichgewebe wenig Zeit einzudringen, sodass Barrieremembranen nicht immer zur Erzielung vorhersagbarer Resultate notwendig sind. Nichtsdestoweniger verwenden einige Zahnärzte Membranen, auch wenn sie nicht unbedingt notwendig sind; andere vermeiden sie durch Verwendung von autologen Transplantaten, weil dann die Barrieren das Risiko der Wundinfektion erhöhen. Wenn diese Defekte mit allogenem oder xenogenem Material unterfüttert werden, dauert die Heilung länger und Barrieremembranen können nützlich sein, um den Platz für das Kno-

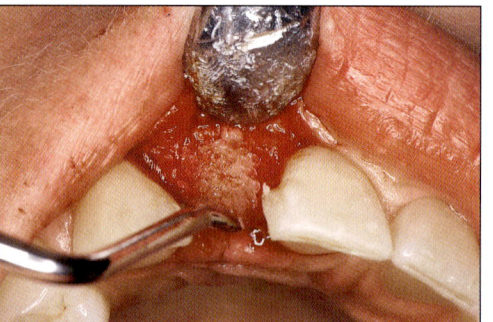

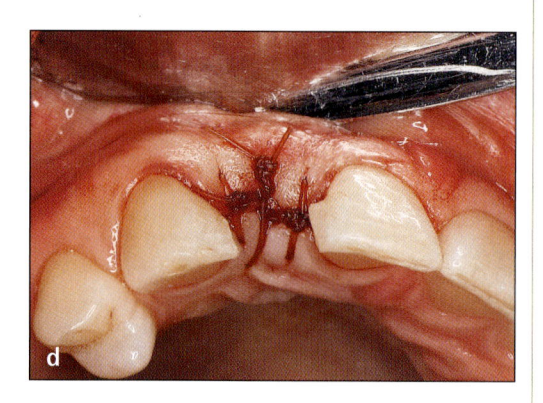

Abb. 4-7

DynaGraft II ist ein pastenförmiges Allotransplantat, das hier zur Alveolenfüllung bei einem mittleren oberen Schneidezahn verwendet wird.

(a) Die Alveole eines extrahierten linken zentralen Schneidezahns.

(b) DynaGraft II wird in die Form der extrahierten Zahnwurzel gebracht, um möglichst viel Material in die Extraktionsalveole einzufüllen.

(c) Nachdem die Alveole komplett angefüllt ist, wird das gesamte Augmentationsmaterial oberhalb der knöchernen Wände entfernt und adaptierende Nähte werden gelegt.

(d) Mit einer 8-förmigen Naht werden die Gewebe einander angenähert, um die Architektur der Gingiva zu erhalten.

(e) Mit einer herausnehmbaren Interimsprothese wird das Augmentationsmaterial geschützt. Die herausnehmbare Prothese wird so zurechtgeschliffen und angepasst, dass die Gingivaarchitektur gut gestützt wird.

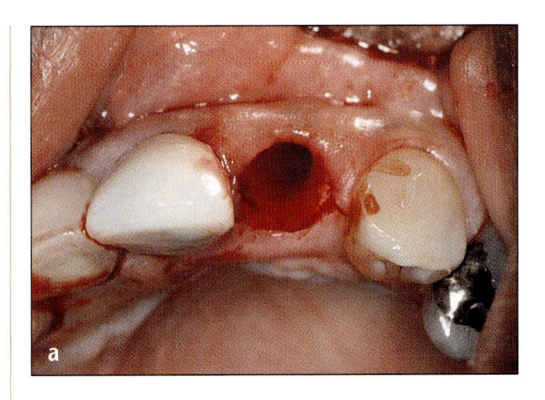

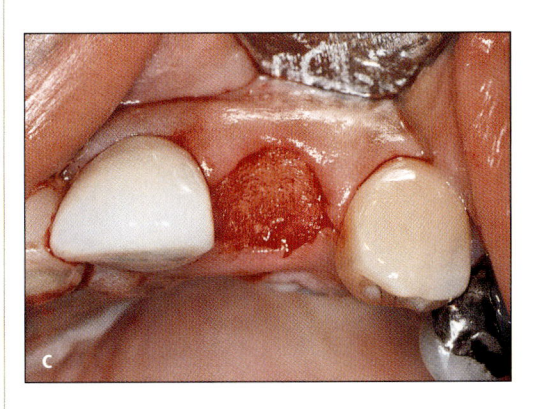

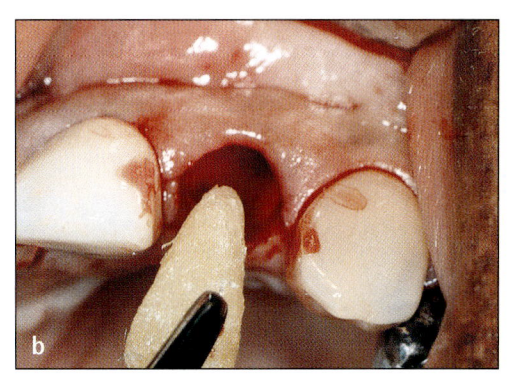

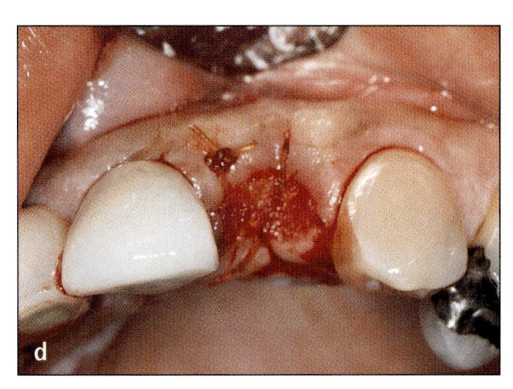

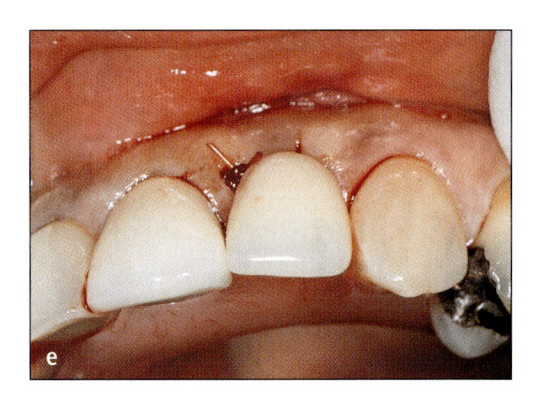

chenwachstum offen zu halten. Resorbierbare Materialien vermindern die Rate an Wundinfektionen, aber sie vermindern auch die Vorhersagbarkeit des Augmentationsvolumens. Wenn eine GBR angewandt wird, sollte die Membran abseits der Inzisionslinie eingebracht werden. Kapitel 3 bietet eine umfassende Übersicht über die große Zahl von Barrierematerialien, die verfügbar sind[53,55-66].

Ein primärer Wundverschluss ist wünschenswert, mag aber in einer frischen Extraktionswunde nicht immer möglich sein. Für die meisten Extraktionsalveolen reicht die einfache Annäherung der Gingivaränder mit einigen Nähten. Für Molarenalveolen ist es empfehlenswert, dass ein Lappen umschnitten und über die Alveole vorgeschoben wird, um einen primären Weichgewebeverschluss zu erzielen. Ein spannungsfreier Wundverschluss ist immer indiziert[67,68]. Eine gute Annäherung der Weichgewebe erlaubt einen Wundverschluss, der die Fibroblasten und optimale Heilung unterstützt. Typischerweise wird ein 3- bis 6-monatiger Zeitraum vor Implantatinsertion eingehalten.

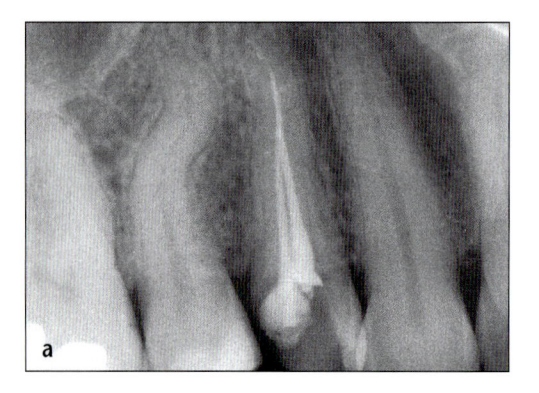

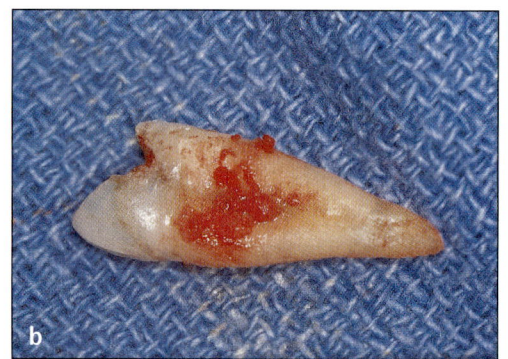

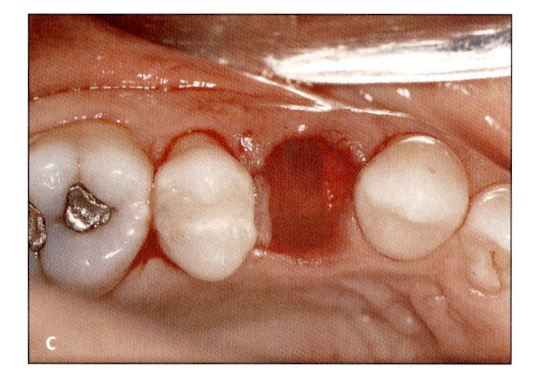

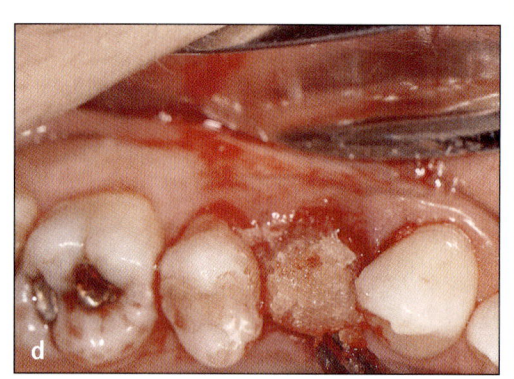

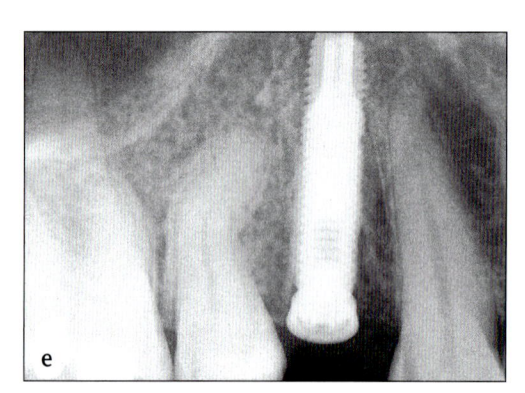

4 Erhaltung des Alveolarfortsatzes nach Zahnextraktion

Abb. 4-8
Die Alveolenfüllung ist zum Zeitpunkt der Extraktion indiziert, um eine ausreichende Kieferkammbreite zur Implantatinsertion zu erhalten.

(a) Dieser endodontisch behandelte erste Prämolar ist nicht erhaltungsfähig; eine Extraktion, Alveolenfüllung und eine darauf folgende Implantatinsertion waren indiziert.

(b) Die atraumatische Extraktion des Prämolaren benötigt mehr Zeit, als die übliche Luxation des Zahnes. Diese sollte vermieden werden, um mögliche Alveolenwandfrakturen zu vermeiden.

(c) Die Alveole zeigt dünne bukkale und palatinale Wände, die eine Augmentation erfordern.

(d) In große Extraktionsalveolen kann die Alveolenfüllung in mehreren Schichten eingebracht werden. Man startet mit dem apikalen Anteil und das Augmentationsmaterial wird mit einem breiten Amalgamstopfer verdichtet. Das Augmentationsmaterial ist OrthoBlast II.

(e) Sechs Wochen nach Implantatinsertion liegt um das Implantat eine ideale Knochenhöhe vor.

Dreiwandige Defekte

Für eine Extraktionsalveole, die zwei Alveolenwände verloren hat oder die zwei oder mehr extrem dünne Wände aufweist, ist eine Knochenaufnahme zum Zeitpunkt der Extraktion sehr zu empfehlen. Wenn die Alveole nicht aufgebaut wird, verschmälert sich häufig die Kammkontur im Zuge der Heilung, sodass die Alveolarkammbreite nicht zur Unterbringung des Implantates ausreicht. Wiederum ist autologer Knochen das Material der ersten Wahl für diese Defekte, weil vollständige Wände regeneriert werden müssen. Wenn nur unzureichender autologer Knochen verfügbar ist, können Blöcke von allogenem Knochen mit den Alveolenrändern mithilfe von plastischem Allotransplantatmaterial, ähnlich wie mit Mörtel, verfugt werden (z. B. Grafton, DBM Flex). Alternativ kann ein J-Block (Zimmer Dental) verklebt mit Puros (Zimmer Dental), OrthoBlast II, Grafton, DynaGraft II oder DBX verwendet werden (Abb. 4-9). Wenn man Blöcke von allogenem Transplantatmaterial verwendet, setzt der Zahnarzt das Blockmaterial in der angemessenen Position in den Defekt ein und verwendet dann das

Auswahl des Knochenaufbaumaterials 4

Abb. 4-9
Allogene Blöcke werden hier zusammen mit pastenförmigem Allotransplantat eingefügt, um dreiwandige Alveolendefekte zum Extraktionszeitpunkt zu versorgen.

(a) Diese beiden mittleren oberen Schneidezähne wurden fünf Jahre zuvor nach einem Zahntrauma replantiert. Das Abklappen des bukkalen Lappens ist wichtig bei dreiwandigen Defekten. In diesem Fall kann durch die übersichtliche Darstellung die Menge des Knochenverlustes festgestellt werden.

(b) Die mittleren Schneidezähne sind zum Teil resorbiert und weisen eine Infektion mit apikaler Entzündung auf.

(c) Trotz der Knochenresorption um die Alveolen besteht eine gute interdentale Knochenhöhle. Die Alveolen werden sorgfältig kürettiert, gespült und mit einer großen Knochenfräse wird ein Debridement durchgeführt, um das gesamte Granulationsgewebe zu entfernen.

(d) Hier wurde allogene Knochenmatrix (Grafton DBM Flex) ausgewählt, um den bukkalen Knochen aufzubauen und um eine Stütze für die allogene Knochenpaste (Grafton DBM Putty) zu bieten. Die Knochenblockmatrix wird zum Aufbau des bukkalen Knochens verwendet und die Paste wird als Mörtel um den Block herum und zur Füllung der Extraktionsalveole verwendet.

(e) Der Flex Block wird vermessen und auf die richtige Größe und Form für den Defekt zugeschnitten.

(f) Die Paste wird eingebracht und in der Alveole verdichtet.

(g) Der Flex Block wird auf die bukkale Alveolenwand aufgesetzt. Es ist wichtig, den Block mit periostalen Schlingennähten zu befestigen. Das Transplantatmaterial erzeugt ein fast physiologisches Erscheinungsbild unmittelbar nach Einbringung. Wenn man Blöcke von allogenem Knochen zur Augmentation benutzt, muss ein primärer Wundverschluss erzielt werden.

(h) Für die zukünftige Implantation besteht ein Kieferkamm von optimaler Höhe und Breite.

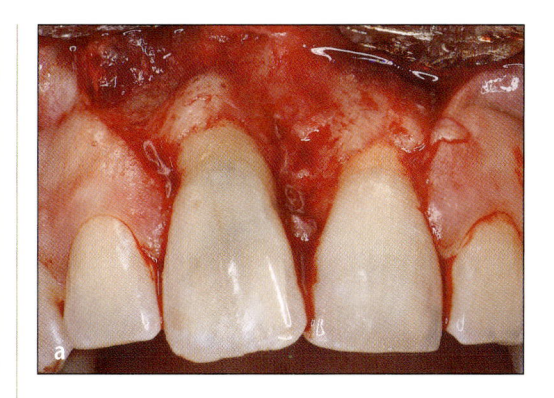

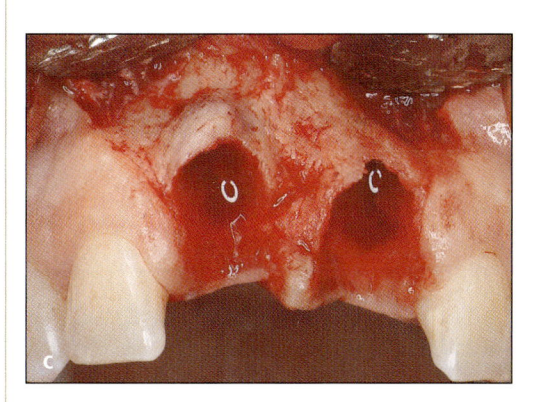

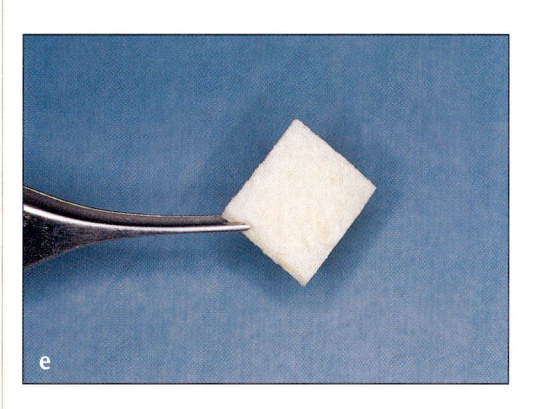

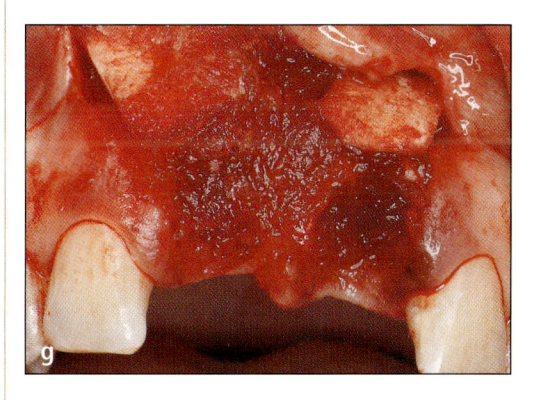

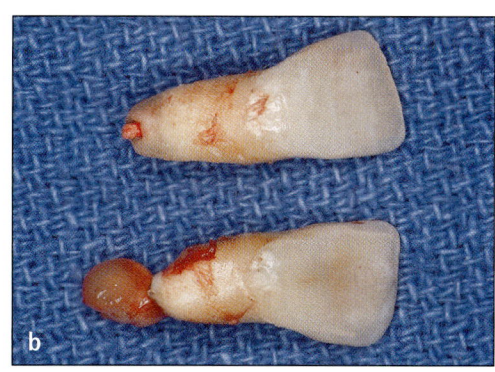

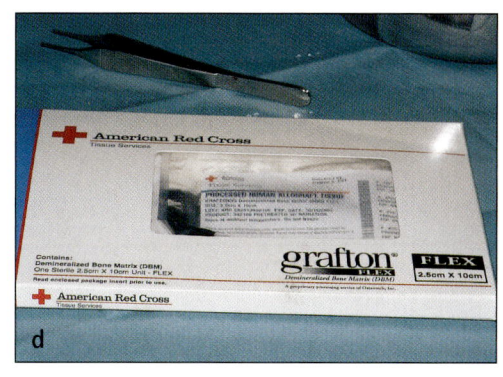

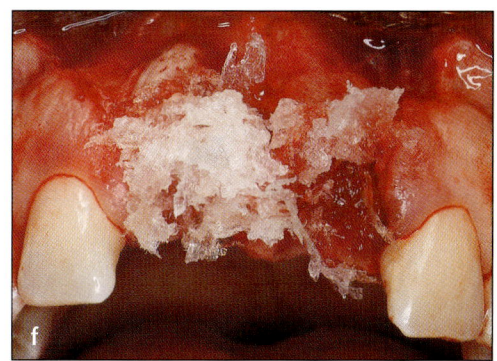

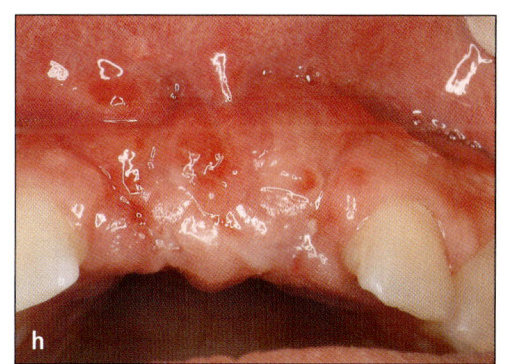

allogene plastische Material, um Lücken wie mit Mörtel zu füllen und die Ränder abzudichten. Einige Kliniker verwenden eine Barrieremembran, um das Augmentat zu sichern und eine knöcherne Regeneration durch Vermeidung von einwachsendem Weichgewebe zu induzieren, aber ein einfacher Vorschub des Lappens mit primärem Wundverschluss ist normalerweise ausreichend. Es ist wichtig, den allogenen Block ausreichend zu stabilisieren. In Abhängigkeit der Konsistenz des verwendeten Materials kann die Stabilisation eine Schraubenfixierung oder Schlingennähte erfordern. Typischerweise wartet man fünf bis sechs Monate ab, bevor Implantate gesetzt werden.

Zweiwandige Defekte

Patienten mit zweiwandigen Defekten nach Zahnextraktion bedürfen eines zweizeitigen Vorgehens bei der Knochentransplantation. Das Transplantatmaterial der Wahl für diese Patientengruppe ist partikulierter autologer Knochen mit einer Barrieremembran (GTAM [Gore-Tex, W. L. Gore, Flagstaff, AZ]) oder ein anderes steifes Membranmaterial, das mit Pins oder Schrauben befestigt wird (Abb. 4-10). Dieser Typ von Aufbaumaßnahmen erfordert eine sorgfältige chirurgische Planung und die richtige Umschneidung des Weichgewebelappens ist von höchster Bedeutung[69]. Die geringe Menge von autologem Knochen, die für dieses Vorgehen benötigt wird, kann typischerweise aus angrenzenden Regionen oder vom Tuber maxillae mithilfe einer Trepanfräse, einem MX-Grafter (Maxilon Laboratories, Hollies, NH) oder einem Ebner Grafter (Maxilon Laboratories) gewonnen werden. Wenn größere Volumina für den Defekt benötigt werden, können alternative Spenderorte, wie in Kapitel 5, 6 und 7 diskutiert, ausgewählt werden. Eine Primärstabilität ist von höchster Bedeutung für das Resultat und kann üblicherweise durch straffe Repositionierung des hochpräparierten Periostes erzielt werden. Membranen können und sollten im Regelfall zur Maximierung der Vorhersagbarkeit dieses Transplantates eingesetzt werden. Ein primärer Wundverschluss muss mit absolut spannungsfreien Nähten erzielt werden. Üblicherweise wird fünf bis sechs Monate bis zur Implantatinsertion gewartet.

Einwandige Defekte

Einwandige Defekte werden häufig als messerscharfe Kämme bezeichnet und erfordern eine zweizeitige Behandlung durch Knochenaufbaumaßnahmen. Das Transplantatmaterial der Wahl für diese Patienten ist ein autologes Blocktransplantat, üblicherweise vom Ramus mandibulae oder von der anterioren Symphyse. Dieses Transplantat wird besser als Block als in partikulärer Form eingebracht, weil dann eine zusätzliche strukturelle Stützung besteht. Kortikale Fixationsschrauben vermitteln die Transplantatstabilität (Abb. 4-11). Auch dieser Transplantattyp erfordert eine sorgfältige präoperative Planung; die Umschneidung des Weichteillappens ist der wichtigste Teil dieser Maßnahme. Das Blocktransplantat muss in ausreichender Größe und gleichmäßiger Dicke gewonnen und in den Defekt eingebracht werden. Das Vorgehen wird im Detail in den Kapiteln 5 und 6 beschrieben. Die Primärstabilität ist von höchster Bedeutung zur Erreichung eines vorhersagbaren Resultates. Die Wunde muss primär verschlossen werden und eine Heilungszeit von fünf bis sechs Monaten wird vor weiteren Behandlungsmaßnahmen erforderlich.

Abb. 4-10

Zweiwandige Defekte erfordern eine zweistufige Behandlung mit Knochentransplantationstechniken. Das Material der Wahl ist partikulärer autologer Knochen und eine Barrieremembran.

(a) Nach Lappenhebung und Entfernung der Wurzelspitzen kann der restliche Knochen untersucht werden. Wegen des Kieferkammdefektes und der erforderlichen Extraktionen ist ein partikuläres autologes Knochentransplantat mit einer Membran und Pinfixierung erforderlich.

(b) Der partikuläre autologe Knochen wird in eine sterile Plastikspritze eingebracht, um eine Verdichtung zu ermöglichen und die Einbringung in den Empfängerdefekt zu erleichtern. Die Spitze der Spritze wird abgetrennt, nachdem der Knochen mit dem Stempel komprimiert worden ist. Dieses Transplantat wird mit PRP zur Verbesserung der Heilung und Formbarkeit versetzt.

(c) Das Augmentat wurde leicht überkonturiert, weil ein gewisses Ausmaß der Resorption anzunehmen ist. Die Barrieremembran, die in dieser Anwendung relativ steif sein muss, wurde bereits eingebracht und an der palatinalen Seite befestigt.

(d) Die steife Barrieremembran wird über das Transplantat gelegt und auf der bukkalen Seite befestigt.

Abb. 4-11

(a) Die einzige Möglichkeit zur Schaffung normaler Knochenvolumina bei einem einwandigen Defekt ist die Verwendung eines Blocktransplantates (anteriorer Unterkiefer, Ramus mandibulae oder allogener Knochen). In diesem Fall wurde ein monokortikaler Block von der Symphysenregion verwendet.

(b) Der Knochenblock wurde fixiert und die umgebenden Bereiche wurden mit partikulärem Knochen aufgefüllt. Wenn nach Adaptationsnähten mehr als 7 mm des Augmentationsmaterials zur Mundhöhle freiliegen, ist ein Weichgewebetransplantat wichtig. Ein Weichgewebetransplantat mindert die Auswaschung von Augmentationsmaterial und ermöglicht eine optimale Weichgewebekontur und -farbe.

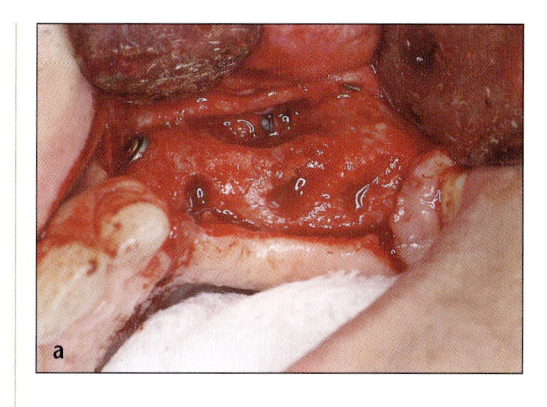

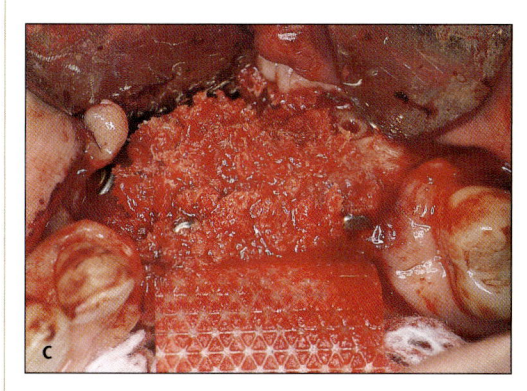

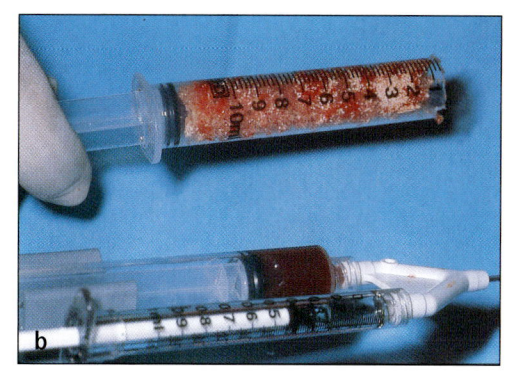

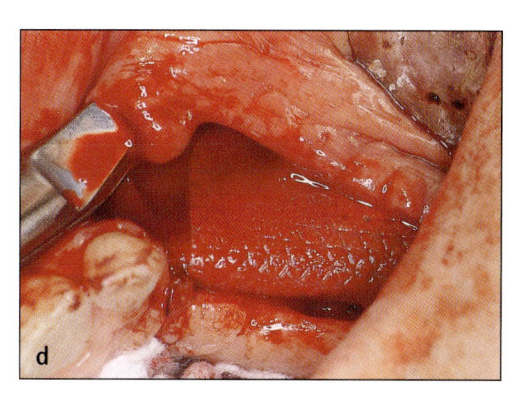

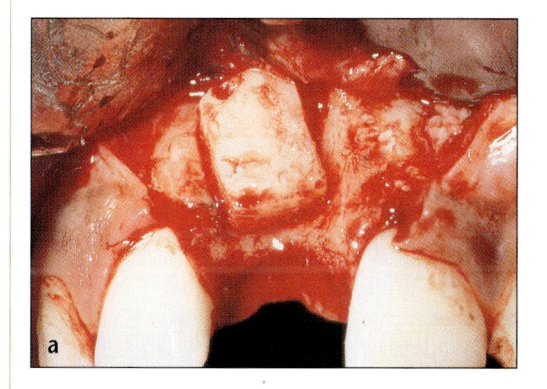

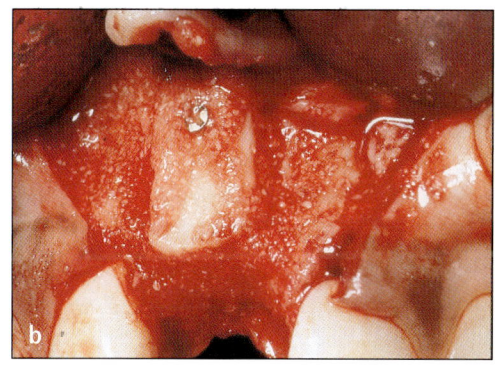

Prothetische Maßnahmen bei der Kieferkammerhaltung

Nachdem die Zahnentfernung durchgeführt und der Kieferkamm durch primäre oder sekundäre Maßnahmen wiederhergestellt wurde, ist eine richtige Ausführung der darüber liegenden prothetischen Versorgung entscheidend. Eine gut passende provisorische Restauration, entweder festsitzend oder herausnehmbar, wird sich günstig auf die Form der endgültigen Gewebekonturen auswirken. Viele Patienten tragen irgendeinen Typ einer herausnehmbaren provisorischen Restauration, entweder ein kammüberlappendes Design oder ein eiförmiges Brückenglied, das in den Extraktionsraum passt. Eine provisorische Prothese mit einem kammüberlappenden Design muss so hergestellt werden, dass eine Kompression des darunter liegenden Gewebes und eine Abflachung der Kammkontur vermieden wird. Diese Form eines eiförmigen Brückenglieds ist vorzuziehen, weil es erlaubt, dass die Restauration in die Extraktionsalveole hineinragt und das Augmentationsmaterial komprimiert, was möglicherweise die Notwendigkeit für umfangreiche Nahtmaßnahmen in der Wunde reduziert.

Das Ziel der prothetischen Restauration sollte sein, die natürlichen Konturen des Zahnes nachzuahmen. Die Stabilität der prothetischen Versorgung ist wichtig, weil eine Beweglichkeit die adäquate Konsolidierung des Knochens stört und die Wahrscheinlichkeit eines Augmentatverlustes erhöht. Die Kontaktpunkte mit den benachbarten Zähnen sollten zur Erzielung einer optimalen Knochen- und Weichteilausreifung, Ästhetik und Vorhersagbarkeit ungefähr 5 mm oberhalb des approximalen Knochenniveaus liegen. Sowohl die vertikale als auch die horizontale Beweglichkeit sollten so gering wie möglich sein.

Ein anderer Ansatz für die provisorische Restauration ist ein interdental eingeklebtes Brückenglied. Hierfür kann die abgetrennte Krone des extrahierten Zahnes die notwendigen ästhetischen und funktionellen Anforderungen gut erfüllen. Viele Patienten sind mit dieser Maßnahme besonders zufrieden, weil dann keine herausnehmbare Prothese erforderlich ist. Der Nachteil ist, dass ein interdental eingeklebtes Brückenglied schwieriger zu konstruieren und einzubringen ist. Es ist außerdem schwieriger, die Weichteilwunde zu untersuchen und eine Weichteildehiszenz kann unbemerkt eintreten.

Überlegungen zum Weichgewebe bei der Alveolarkammerhaltung

Um den Kamm für die zukünftige Versorgung mit Implantaten zu optimieren, ist es wichtig, nicht nur die Hartgewebe, sondern auch die Weichgewebe zu erhalten. Aus diesem Grund müssen Extraktionen absolut atraumatisch verlaufen und sowohl die knöcherne als auch die Weichgewebearchitektur erhalten.

Für den Wundverschluss nach Knochenaufbaumaßnahmen über der Alveole werden die Lappen sanft mit Nähten zusammengezogen. Einige Millimeter können offen bleiben, wenn man plastisch verformbare Pasten oder Gele benutzt. Wenn das Transplantatmaterial autologer Knochen ist oder das Knochenaufbaumaterial als partikuläres Material und nicht in pastenartiger oder Gelkonsistenz vorliegt oder wenn die Extraktionsalveole sehr breit ist, dann ist ein primärer Weichteilverschluss entscheidend. Er kann durch Abpräparation und Vorschub des Lappens (Abb. 4-10, 4-11) oder alternativ durch ein gewonnenes Bindegewebetransplantat erreicht werden (Abb. 4-12).

Prothetische Maßnahmen bei der Kieferkammerhaltung 4

Abb. 4-12
Wenn nach einfacher Adaptionsnaht mehrere Millimeter der aufgefüllten Alveole frei bleiben, ist ein Weichgewebetransplantat erforderlich. Diese Maßnahme verhindert ein Auswaschen von Augmentationsmaterial aus der Alveole und ermöglicht eine exzellente Kontur und Farbe des Gewebes.

a) Ein Wurzelrest eines ersten Molaren muss extrahiert werden.

b) Nach Extraktion ist eine Alveolenfüllung indiziert. Es besteht ebenfalls ein Weichgewebedefekt.

c) Die Alveole konnte zwar komplett gefüllt werden, aber es ist keine Weichgewebedeckung möglich.

d) Vom harten Gaumen wird ein Bindegewebetransplantat umschnitten.

e) Das Bindegewebetransplantat wird auf den Knochen und unter den bukkalen und palatinalen Lappen der Extraktionsalveole gelegt und mit einigen Nähten am Platz gehalten.

f) Das Kieferkammvolumen konnte erhalten werden und es hat sich eine befestigte Gingiva mit exzellenter Farbanpassung gebildet – als Voraussetzung für eine ausreichende Hart- und Weichgewebebildung in situ für weitere Implantatinsertionen.

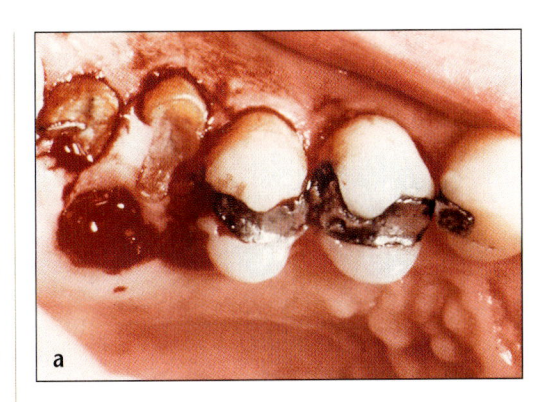

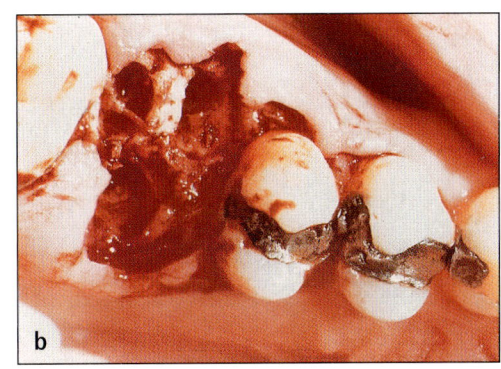

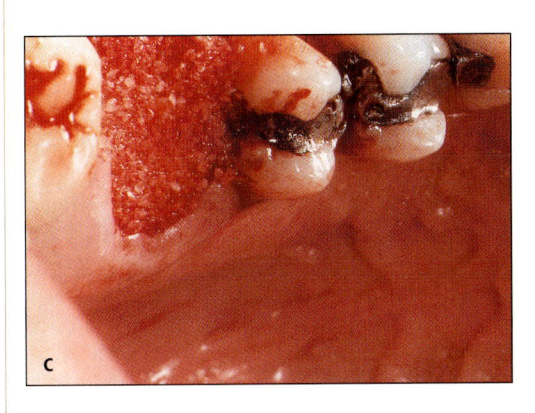

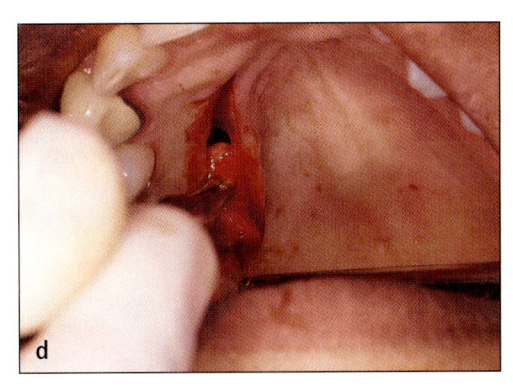

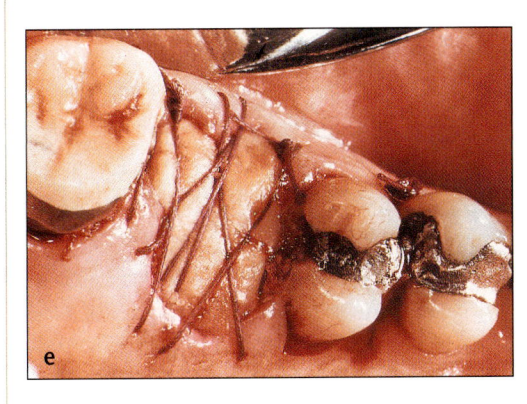

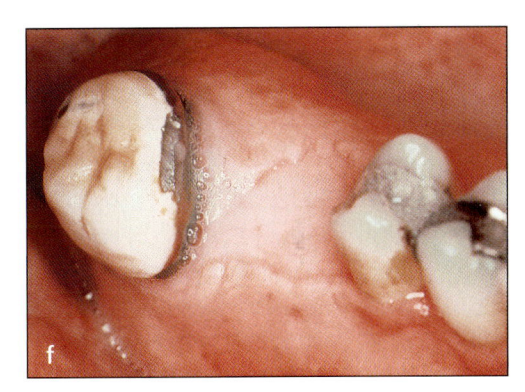

Kieferkammerhaltung bei der Implantatinsertion

Wenn der Kamm vorbereitet und erhalten werden konnte, ist die Insertion des Implantates der endgültige wichtige Schritt im Gesamtbehandlungsplan. Die Inzisionstechnik und die Bildung des Lappens sind extrem wichtig, um das beste Resultat zu erzielen. Ein ausreichender Blutfluss in das Operationsgebiet wird die Heilung des Weichteillappens und am Ende die Osseointegration des Implantates vorbestimmen. Die Inzision in Mitte des Kieferkamms mit einem vollschichtigen mukoperiostalen Lappen wird am häufigsten als Zugang zum Implantationsbereich verwendet. Diese Technik ermöglicht die beste Übersicht der Osteotomiewunde zur Positionierung des Implantates bei guten Knochenkonturen. Die Inzision kann die Papille ein- oder ausschließen, aber die Gefahr der Narbenbildung in vertikaler Richtung muss erwähnt werden.

Zum Zeitpunkt der Wiedereröffnung sollte ein ausreichendes Weichgewebe bestehen und das Transplantatempfängerlager sollte einen guten Gewinn an dichtem Knochenmaterial zeigen. Die Zeitwahl für die Wiedereröffnung beeinflusst häufig den Grad der Konsolidierung des Augmentationsmaterials. Die Wahl der Schnittführung sollte einen primären Wundverschluss über dem Implantationsort ermöglichen und einen dichten Wundverschluss der Weichgewebe bieten, damit die bestmögliche Umgebung für die Osseointegration des Implantates gewährleistet ist.

Die Erhaltung der befestigten keratinisierten Gingiva ist zum Schutz der Implantatrestauration und zur Ermöglichung einer guten Hygiene wichtig. Jegliche Techniken, die die Menge der keratinisierten Gingiva reduzieren, werden möglicherweise der Implantatrestauration schaden. Einige Kliniker befürworten die blinde Stanztechnik zur Implantatinsertion, aber die schlechte Übersicht kann Probleme in Bezug auf die Weich- und Hartgewebekontur schaffen und knöcherne Fenestrationen und Dehiszenzen können unerkannt bleiben. Dieser Zugang kann auch zum Verlust der Zone der keratinisierten Gingiva führen. Wenn der restliche Kieferkamm eine ausreichende Dicke aufweist (im Allgemeinen eine orofaziale Breite von 10 mm) und wenn es ausreichend befestigte Gingiva gibt, ist dieser Zugang einfach und effizient.

Zukünftige Aussichten

Die Zukunft der Alveolarkammerhaltungstechniken ist spannend. Viele Fragen in Bezug auf die GBR bleiben unbeantwortet, darunter auch die Erfolgsrate von Implantaten, die mit einer Barrieremembran, wie auch bei Verwendung von Knochenersatzmaterial und Wachstumsfaktoren, gesetzt wurden[51]. Zukünftige Studien zur Weiterentwicklung der traditionellen Barrieremembranen, wie z. B. mit Kalziumsulfat, wurden in Auftrag gegeben[61]. Einige Untersucher glauben, dass die Regenerationsforschung allgemein und die Forschung in der Knochenregeneration im Speziellen, große Fortschritte durch Studien über Stammzelltransplantationen und Tissue-Engineering machen wird[70,71].

Wie in Kapitel 11 erklärt, können neu identifizierte und entwickelte Techniken für autologe Proteine in Verbindung mit Transplantatmaterialien Augmentationen verbessern und die Ausheilungszeit vermindern[17,30]. Beispielsweise haben Geesink et al. die Induktion von Knochen durch humanes rekombinantes Osteogenic Protein I (OP-1) demonstriert. Neben anderen Bedenken zu dieser Technik sind weitere Forschungsleistungen zur Dosierung und zu den effektivsten Typen von Trägermaterialien notwendig[72]. Unter Anwendung der Prinzipien der Gentechnik wurde rekombinante DNA entwickelt, um lokalisierte Defekte nach Zahnextraktion mit knocheninduzierten Proteinen zu versorgen. Diese Proteine können eingesetzt werden, wenn der primäre Defekt entsteht und sie können pluripotente Zellen oder Vorläuferzellen in den Wänden des Defektes anregen, neuen Knochen zu bilden, der den Defekt komplett füllt. Wie in Kapitel 11 beschrieben, sind diese Proteine für die Zukunft der Kieferkammerhaltungstechniken, der Knochenheilung und Knochentransplantation sehr vielversprechend, obwohl sie gegenwärtig noch nicht für die kommerzielle Verwendung für Zwecke der zahnärztlichen und oralen Chirurgie verfügbar sind.

Literatur

1. Seibert JS, Salama H. Alveolar ridge preservation and reconstruction. Periodontol 2000 1996;11: 69–84.
2. Garg AK. Alveolar ridge preservation during and after surgical tooth removal. Dent Implantol Update 2001;11:57–62.
3. Garg AK. Preservation, augmentation, and reconstruction of the alveolar ridge. Dent Implantol Update 2001;12:81–85.
4. Bartee BK. Extraction site reconstruction for alveolar ridge preservation. Part 1: Rationale and materials selection. J Oral Implantol 2001; 27:187–193.
5. Atwood D. Post-extraction changes in adult mandible as illustrated by microradiograph of midsagittal section and serial cephalometric roentgenograms. J Prosthet Dent 1963;13: 810–824.
6. Carlsson H, Thilander H, Hedegard B. Histologic changes in the upper alveolar process after extractions with or without insertion of an immediate full denture. Acta Odontol Scand 1967;25:21–43.
7. John V, Gossweiler M. Implant treatment planning and rehabilitation of the anterior maxilla: Part 1. J Indiana Dent Assoc 2001;80:20–24.
8. Caffesse RG, de la Rosa M, Mota LF. Regeneration of soft and hard tissue periodontal defects. Am J Dent 2002;15:339–345.
9. Becker W, Hujoel P, Becker BE. Effect of barrier membranes and autologous bone grafts on ridge width preservation around implants. Clin Implant Dent Relat Res 2002;4:143–149.
10. Oikarinen KS, Sandor GK, Kainulainen VT, Salonen-Kemppi M. Augmentation of the narrow traumatized anterior alveolar ridge to facilitate dental implant placement. Dent Traumatol 2003; 19:19–29.
11. Froum SJ, Gomez C, Breault MR. Current concepts of periodontal regeneration. A review of the literature. N Y State Dent J 2002;68:14–22.
12. Gaggl A, Schultes G, Rainer H, Karcher H. Immediate alveolar ridge distraction after tooth extraction – A preliminary report. Br J Oral Maxillofac Surg 2002;40:110–115.
13. Garcia AG, Martin MS, Vila PG, Maceiras JL. Minor complications arising in alveolar distraction osteogenesis. J Oral Maxillofac Surg 2002;60: 496–501.
14. Hoexter DL. Osseous regeneration in compromised extraction sites: A ten-year case study. J Oral Implantol 2002;28:19–24.
15. Lorenzoni M, Pertl C, Polansky RA, Jakse N, Wegscheider WA. Evaluation of implants placed with barrier membranes. A retrospective follow-up study up to five years. Clin Oral Implants Res 2002; 13:274–280.
16. Hoexter DL. Bone regeneration graft materials. J Oral Implantol 2002;28:290–294.
17. Moore WR, Graves SE, Bain GI. Synthetic bone graft substitutes. ANZ J Surg 2001;71: 354–361.
18. Garg AK. The future role of growth factors in bone grafting. Dent Implantol Update 1999; 10: 5–7.
19. Garg AK. The use of platelet-rich plasma to enhance the success of bone grafts around dental implants. Dent Implantol Update 2000; 11:17–21.
20. Shanaman R, Filstein MR, Danesh-Meyer MJ. Localized ridge augmentation using GBR and platelet-rich plasma: Case reports. Int J Periodontics Restorative Dent 2001;21:345–355.
21. Sanchez AR, Sheridan PJ, Kupp LI. Is platelet-rich plasma the perfect enhancement factor? A current review. Int J Oral Maxillofac Implants 2003;18: 93–103.
22. Wojtowicz A, Chaberek S, Kryst L, Urbanowska E, Ciechowicz K, Ostrowski K. Fourier and fractal analysis of maxillary alveolar ridge repair using platelet rich plasma (PRP) and inorganic bovine bone. Int J Oral Maxillofac Surg 2003;32: 84–86.
23. Misch CE, Dietsh-Misch F, Misch CM. A modified socket seal surgery with composite graft approach. J Oral Implantol 1999;25: 244–250.
24. Bedrossian E, Tawfilis A, Alijanian A. Veneer grafting: A technique for augmentation of the resorbed alveolus prior to implant placement. A clinical report. Int J Oral Maxillofac Implants 2000;15: 853–858.
25. Zeiter DJ, Ries WL, Sanders JJ. The use of a bone block graft from the chin for alveolar ridge augmentation. Int J Periodontics Restorative Dent 2000;20:618–627.
26. Sethi A, Kaus T. Ridge augmentation using mandibular block bone grafts: Preliminary results of an ongoing prospective study. Int J Oral Maxillofac Implants 2001;16:378–388.
27. John V, Gossweiler M. Implant treatment planning and rehabilitation of the anterior maxilla, part 2: The role of autogenous grafts. J Indiana Dent Assoc 2002;81:33–38.

28. Maiorana C, Santoro F, Rabagliati M, Salina S. Evaluation of the use of iliac cancellous bone and anorganic bovine bone in the reconstruction of the atrophic maxilla with titanium mesh: A clinical and histologic investigation. Int J Oral Maxillofac Implants 2001;16:427–432.
29. Lozada J, Proussaefs P. Clinical radiographic, and histologic evaluation of maxillary bone reconstruction by using a titanium mesh and autogenous iliac graft: A case report. J Oral Implantol 2002;28:9–14.
30. Vaccaro AR. The role of the osteoconductive scaffold in synthetic bone graft. Orthopedics 2002; 25(5 suppl):s571–s578 [erratum 2002;25: 1224].
31. Ashman A, Bruins P. Prevention of alveolar bone loss postextraction with HTR grafting material. Oral Surg Oral Med Oral Pathol 1985;60:146–153.
32. Grisdale J. The clinical applications of synthetic bone alloplast. J Can Dent Assoc 1999;65:559–562.
33. Bolouri A, Haghighat N, Frederiksen N. Evaluation of the effect of immediate grafting of mandibular postextraction sockets with synthetic bone. Compend Contin Educ Dent 2001;22:955–958, 960, 962 passim.
34. Sy IP. Alveolar ridge preservation using a bioactive glass particulate graft in extraction site defects. Gen Dent 2002;50:66–68.
35. Krauser JT, Rohrer MD, Wallace SS. Human histologic and histomorphometric analysis comparing OsteoGraf/N with PepGen P-15 in the maxillary sinus elevation procedure: A case report. Implant Dent 2000;9:298–302.
36. Lallier TE, Yukna R, St Marie S, Moses R. The putative collagen binding peptide hastens periodontal ligament cell attachment to bone replacement graft materials. J Periodontol 2001;72:990–997.
37. Acil Y, Springer IN, Broek V, Terheyden H, Jepsen S. Effects of bone morphogenetic protein-7 stimulation on osteoblasts cultured on different biomaterials. J Cell Biochem 2002;86:90–98.
38. Yukna R, Salinas TJ, Carr RF. Periodontal regeneration following use of ABM/P-1 5: A case report. Int J Periodontics Restorative Dent 2002;22:146–155.
39. Barboza EP, de Souza RO, Caula AL, Neto LG, Caula Fde O, Duarte ME. Bone regeneration of localized chronic alveolar defects utilizing cell binding peptide associated with anorganic bovine-derived bone mineral: A clinical and histological study. J Periodontol 2002; 73:1153–1159.
40. Hahn J, Rohrer MD, Tofe AJ. Clinical, radiographic, histologic, and histomorphometric comparison of PepGen P-15 particulate and PepGen P-15 flow in extraction sockets: A same-mouth case study. Implant Dent 2003; 12:170-174.
41. Feighan JE, Davy D, Prewett AB, Stevenson S. Induction of bone by a demineralized bone matrix gel: A study in a rat femoral defect model. J Orthop Res 1995;13:881–891.
42. Martin GJ Jr, Boden SD, Titus L, Scarborough NL. New formulations of demineralized bone matrix as a more effective graft alternative in experimental posterolateral lumbar spine arthrodesis. Spine 1999;24:637–645.
43. Callan DP, Salkeld SL, Scarborough N. Histologic analysis of implant sites after grafting with demineralized bone matrix putty and sheets. Implant Dent 2000;9:36–44.
44. Callan DP. Regenerating the ridge: Performance of the Grafton allograft. Dent Implantol Update 2000;11:9–14.
45. Shermak MA, Wong L, Inoue N, Nicol T. Reconstruction of complex cranial wounds with demineralized bone matrix and bilayer artificial skin. J Craniofac Surg 2000;11:224–231.
46. Russell JL. Grafton demineralized bone matrix: Performance consistency, utility, and value. Tissue Eng 2000;6:435–440.
47. Leatherman BD, Dornhoffer JL, Fan CY, Mukunyadzi P. Demineralized bone matrix as an alternative for mastoid obliteration and posterior canal wall reconstruction: Results in an animal model. Otol Neurotol 2001; 22:731–736.
48. Takikawa S, Bauer TW, Kambic H, Togawa D. Comparative evaluation of the osteoinductivity of two formulations of human demineralized bone matrix. J Biomed Mater Res 2003; 65A:37–42.
49. Hammerle CH, Jung RE, Feloutzis A. A systematic review of the survival of implants in bone sites augmented with barrier membranes (guided bone regeneration) in partially edentulous patients. J Clin Periodontol 2002; 29(suppl 3):226–231.
50. Fugazzotto PA. Ridge augmentation with titanium screws and guided tissue regeneration: Technique and report of a case. Int J Oral Maxillofac Implants 1993;8:335–339.
51. Hermann JS, Buser D. Guided bone regeneration for dental implants. Curr Opin Periodontol 1996; 3:168–77.
52. Peleg M, Chaushu G, Blinder D, Taicher S. Use of lyodura for bone augmentation of osseous defects around dental implants. J Periodontol 1999;70: 853–860.
53. Sottosanti J, Anson D. Using calcium sulfate as a graft enhancer and membrane barrier [interview]. Dent Implantol Update 2003;14:1–8.
54. O'Brien TP, Hinrichs JE, Schaffer EM. The prevention of localized ridge deformities using guided tissue regeneration. J Periodontol 1994;65: 17–24.
55. Lekovic V, Kenney EB, Weinlaender M, et al. A bone regenerative approach to alveolar ridge maintenance following tooth extraction. Report of 10 cases. J Periodontol 1997;68: 563–570.
56. Lekovic V, Camargo PM, Klokkevold PR, et al. Preservation of alveolar bone in extraction sockets using bioabsorbable membranes. J Periodontol 1998;69:1044–1049.
57. Yang J, Lee HM, Vernino A. Ridge preservation of dentition with severe periodontitis. Compend Contin Educ Dent 2000;21:579–583.
58. Rosen PS, Reynolds MA. Guided bone regeneration for dehiscence and fenestration defects on implants using an absorbable polymer barrier. J Periodontol 2001;72:250–256.

59. Bartee BK. Extraction site reconstruction for alveolar ridge preservation. Part 2: Membrane-assisted surgical technique. J Oral Implantol 2001;27:194–197.
60. Wang HL, Carroll MJ. Guided bone regeneration using bone grafts and collagen membranes. Quintessence Int 2001;32:504–515.
61. Yoshikawa G, Murashima Y, Wadachi R, Sawada N, Suda H. Guided bone regeneration (GBR) using membranes and calcium sulphate after apicectomy: A comparative histomorphometrical study. Int Endod J 2002; 35:255–263.
62. Donos N, Kostopoulos L, Karring T. Alveolar ridge augmentation by combining autogenous mandibular bone grafts and non-resorbable membranes. Clin Oral Implants Res 2002;13: 185–191.
63. Patino MG, Neiders ME, Andreana S, Noble B, Cohen RE. Collagen as an implantable material in medicine and dentistry. J Oral Implantol 2002; 28:220–225.
64. Pruthi VK, Gelskey SC, Mirbod SM. Furcation therapy with bioabsorbable collagen membrane: A clinical trial. J Can Dent Assoc 2002; 68:610–615.
65. Degidi M, Scarano A, Piattelli A. Regeneration of the alveolar crest using titanium micromesh with autologous bone and a resorbable membrane. J Oral Implantol 2003;29:86–90.
66. Oh TJ, Meraw SJ, Lee EJ, Giannobile WV, Wang HL. Comparative analysis of collagen membranes for the treatment of implant dehiscence defects. Clin Oral Implants Res 2003;14:80–90.
67. Nemcovsky CE, Artzi Z. Split palatal flap. I. A surgical approach for primary soft tissue healing in ridge augmentation procedures: Technique and clinical results. Int J Periodontics Restorative Dent 1999;19:175–181.
68. Nemcovsky CE, Artzi Z. Split palatal flap. II. A surgical approach for maxillary implant uncovering in cases with reduced keratinized tissue: Technique and clinical results. Int J Periodontics Restorative Dent 1999;19:385–393.
69. Pripatnanont P, Nuntanaranont T, Chungpanich S. Two uncommon uses of Bio-Oss for GTR and ridge augmentation following extractions: Two case reports. Int J Periodontics Restorative Dent 2002;22:279–285.
70. Boyne PJ. Current developments with growth factors and bone proteins. Dent Implantol Update 1999;10:25–27.
71. Jadlowiec JA, Celil AB, Hollinger JO. Bone tissue engineering: Recent advances and promising therapeutic agents. Expert Opin Biol Ther 2003;3:409–423.
72. Geesink RG, Hoefnagels NH, Bulstra SK. Osteogenic activity of OP-1 bone morphogenetic protein (BMP-7) in a human fibular defect. J Bone Joint Surg Br 1999;81:710–718.

TEIL II

Knochengewinnung

KAPITEL 5

Gewinnung des Knochens vom Ramus mandibulae

Aus Regionen der Symphyse und vom horizontalen Unterkieferast können erhebliche Mengen Knochen beschafft werden. Diese Unterkieferknochentransplantate sind mit extrem günstigen Resultaten bei Alveolarfortsatzrekonstruktionen vor Implantatinsertion eingesetzt worden. Kortikale Knochentransplantate vom Unterkiefer bieten eine sehr vorhersagbare Vermehrung des Knochenvolumens bei kurzer Heilungszeit und einen Gewinn von hochdichter knöcherner Architektur für die Implantatinsertion[1]. Die große Nähe von Spender- und Empfängerregion verkürzt die Dauer der Operationen und der Narkose und mindert auch Beschwerden und die Morbidität der Knochenhebungsoperation für den Patienten[2,3]. Darüber hinaus kann die Operation bei ambulanten Patienten unter intravenöser Sedierung und örtlicher Betäubung durchgeführt werden. Dieses Kapitel stellt die Knochengewinnung vom horizontalen Unterkieferast für Transplantationen in den Mittelpunkt. Knochen vom horizontalen Unterkieferast ist grundsätzlich von kortikaler Natur und deshalb für Augmentationen in Gebieten geeignet, die eher eine strukturelle Verstärkung durch Blocktransplantate, als ein partikuläres Knochentransplantatmaterial aus spongiosaentnahmestellen benötigen. Im Allgemeinen bekommt man am horizontalen Unterkieferast ein rechteckiges Stück Knochen von etwa 4 mm Dicke, 3 cm oder mehr Länge und etwa 1 cm Höhe (Abb. 5-1). Diese Morphologie des Transplantates ist besonders passend, wenn es als Furniertransplantat zur Verbreiterung des Kieferkamms über ein bis vier Zahnbreiten benutzt wird[3]. Die doppelte Menge dieses Knochens kann bei bilateraler Knochenentnahme gewonnen werden. Der Ramus mandibulae wurde zur Knochenaugmentation vor Implantatinsertion[3-8], Sinusbodenaugmentation[9,10], fazialen Augmentation[11,12], in der kieferorthopädischen Chirurgie[13] und zur Sofortrekonstruktion nach Tumorresektion[14] verwendet.

5 Gewinnung des Knochens vom Ramus mandibulae

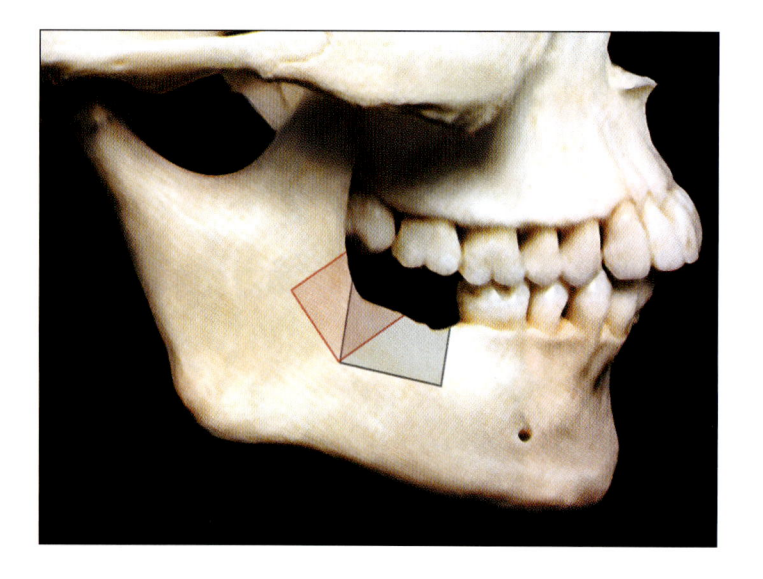

Abb. 5-1
Der Ramus mandibulae ist eines der Spenderareale für kortikalen Knochen in der Mundhöhle. Knochen vom Ramus mandibulae kann entweder anstelle oder zusammen mit Knochen vom anterioren Unterkiefer verwendet werden, wenn größere Knochenmengen gebraucht werden. Die grau und rot schattierten Gebiete sind die idealen Spendergebiete. Abhängig von der Anforderung des Patienten, kann der Knochen von einem oder beiden Gebieten gewonnen werden.

Chirurgische Technik

Das Empfängerlager für das Transplantat sollte sorgfältig untersucht und vorbereitet werden, bevor der Spenderknochen gehoben wird. Das ermöglicht dem Chirurgen, die Größe und Form des erforderlichen Transplantats zur Wiederherstellung der Kieferkammkontur zu bestimmen, wobei er bedenken sollte, dass idealerweise die Größe des Blocktransplantates den Defekt komplett ausfüllen soll. Dadurch wird auch die Zeitspanne zwischen Knochengewinnung und Einbau des Knochens verkürzt (Abb. 5-2).

Zwei Schlüsselfaktoren müssen beachtet werden, bevor der Zahnarzt diese Technik anwendet.
1) Bei gewissen Patienten kann es schwieriger sein, den operativen Zugang zum horizontalen Unterkieferast zu bekommen, als zur Symphysenregion, und deshalb ist es wichtig, die initiale Inzision ausreichend hoch zu schneiden, um den aufsteigenden Unterkieferast erreichen zukönnen und
2) man muss dafür Sorge tragen, das neurovaskuläre Bündel zu schonen.

Die Zugangsschnittführung zum horizontalen Unterkieferast beginnt im bukkalen Vestibulum medial der Linea obliqua externa und beginnt anterior und lateral zum retromolaren Dreieck. Wenn man die Inzision auf dem aufsteigenden Unterkieferast nicht höher als in der Okklusionsebene beginnt, minimiert man dadurch die Möglichkeit, die Arteria buccalis zu verletzen oder den Wangenfettpfropf zu eröffnen. Die Inzision verläuft nach vorne im bukkalen Sulkus der Molaren, wenn sie vorhanden sind, oder geht, wenn der Patient zahnlos ist, in einen Kieferkammmittenschnitt über. Der mukoperiostale Lappen wird vom Unterkieferkörper auf den lateralen Anteil des Ramus abgeschoben. Mit einem gekerbten Ramus-Wundhaken wird der Lappen nach oben entlang der Linea obliqua externa bis zur Basis des Processus coronoideus abgehalten.

Dann beginnt die Ramus-Osteotomie auf der Höhe der Okklusionsebene oder zumindest an einem Punkt, wo der Ramus eine adäquate Dicke aufweist (Abb. 5-3). Mit einer oszillierenden Säge oder einem Nr. 1702-Fissurenbohrer (Brasseler, Savannah, GA) mit einem geraden Handstück wird ein Schnitt durch den bukkalen Kortex entlang der anterioren Grenze des Ramus, etwa

Abb. 5-2

Das Empfängerbett für das Transplantat sollte sorgfältig vorbereitet und untersucht werden, bevor der Spenderknochen gewonnen wird.

(a) Dieser Patient ist ein idealer Kandidat für die Knochenentnahme vom aufsteigenden Unterkieferast mit Verwendung als Transplantat im Oberkiefer. Die Oberkieferbrücke ist nicht erhaltungswürdig wegen der übergroßen, nicht unterstützten Brückenspannweite. Die Position des Nervus alveolaris inferior erlaubt die Entfernung von Knochenblöcken; eine Knochenblockgewinnung vom Kinn ist wegen einer überstarken Spannung des Musculus orbicularis in der Unterlippe und am Musculus mentalis nicht indiziert.

(b) Mit der Zeit hat die einseitige Zahnlosigkeit, die sich über die Mittellinie hinaus erstreckt, einen bukkopalatinalen Konturverlust erzeugt, der mehr als 5 mm beträgt.

(c) Der Schnitt beginnt auf dem Vorderrand des aufsteigenden Unterkieferastes auf Höhe der Okklusionsebene der oberen Molaren und setzt sich dann nach anterior und lateral des retromolaren Dreiecks fort. Dieser Schnitt kann als Kieferkammmittenschnitt in den zahnlosen Anteilen oder als Zahnfleischrandschnitt fortgesetzt werden, wenn Molaren vorhanden sind. Die anteriore Ausdehnung des Schnittes sollte eine gute Übersicht und einen guten Arbeitsraum, entsprechend der gewünschten Blockgröße, ermöglichen.

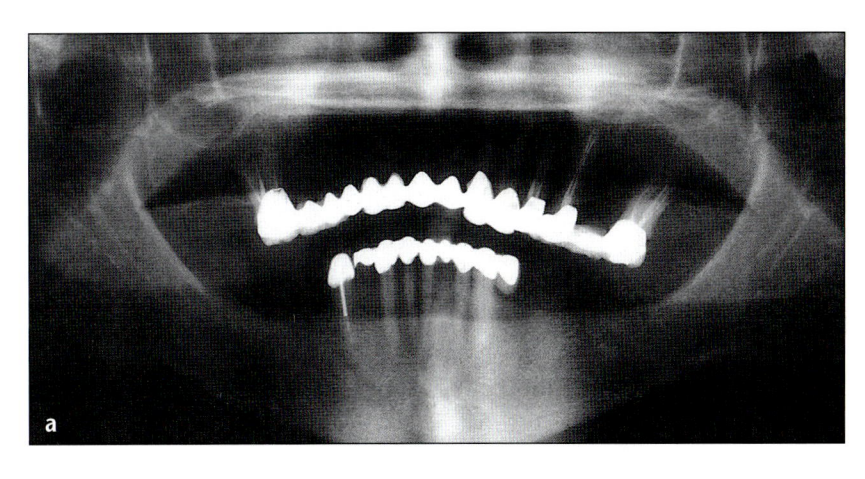

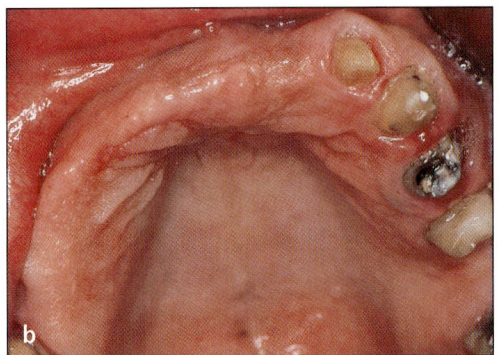

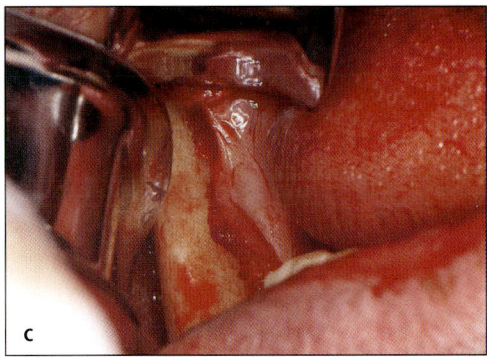

---

3 mm bis 4 mm medial der Linea obliqua externa, geführt. Die Osteotomie wird dann anterior bis zur distalen Kante des ersten Molaren weitergeführt. Dann wird ein vertikaler Schnitt im Unterkieferkörper nach kaudal vom vordersten Ende des Längsschnittes durchgeführt. Die Länge dieses Schnittes hängt von der gewünschten Größe des Transplantates und von der Position des Canalis mandibulae ab. Der Schnitt sollte nur durch den kortikalen Knochen führen. Der posteriore vertikale Schnitt wird am lateralen Anteil des Ramus mandibulae geführt, senkrecht zum Längsschnitt entlang der Linea obliqua. Eine untere Osteotomie verbindet den posterioren und anterioren Vertikalschnitt. Sie kann mit einer oszillierenden Säge oder einer Carbidkugelfräse Nr. 8 in einem geraden Handstück ausgeführt werden. Weil Zugang und Übersicht beim Anlegen des unteren Schnittes begrenzt sind, kann nur ein flacher Schnitt in den Kortex ausgeführt werden, wodurch sich eine Sollbruchlinie bildet, entlang derer der Knochen bricht, wenn er mit einem Meißel abgehebelt wird.

Ein dünner Meißel wird dann vorsichtig entlang der gesamten Länge der Osteotomie, parallel zur Linea obliqua, eingeklopft; dabei sollte Sorge dafür getragen werden, parallel zur lateralen Oberfläche des Knochens am Ramus mandibulae zu bleiben und damit jegliche unerwünschte Verletzung des Nervus alveolaris inferior zu vermeiden. Ein breiterer Schrägmeißel oder ein Potts-Hebel kann dann eingeführt und schräg gestellt werden, um das bukkale Segment auszuhebeln und um die Spaltung zwischen Trans-

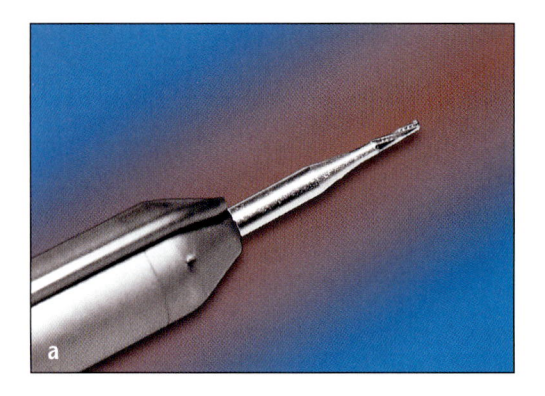

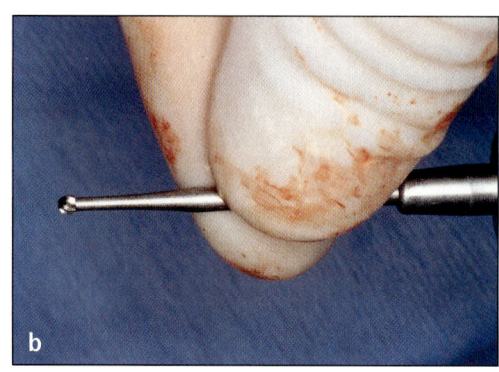

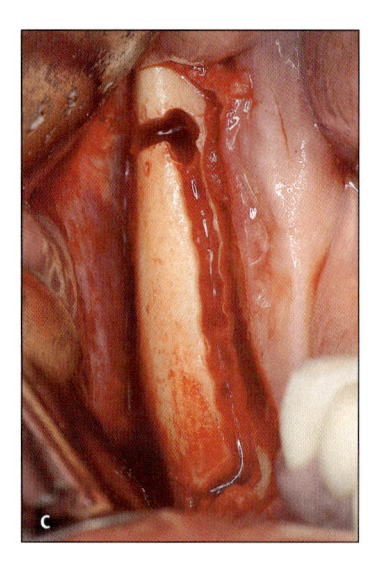

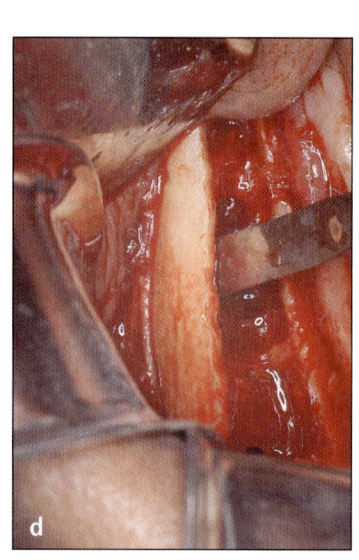

5 Gewinnung des Knochens vom Ramus mandibulae

Abb. 5-3
Die Osteotomie des Ramus mandibulae sollte auf Höhe der Okklusionsebene erfolgen. Hier ist der Kiefer ausreichend dick.

(a) Mit einem Nr. 1702-Fissurenbohrer in einem geraden Winkelstück wird eine effektive Schnittleistung in kortikalem Knochen erzielt.

(b) Die runde Kugelfräse Nr. 8 mit einem geraden Handstück ist die perfekte Wahl für die untere Osteotomie. Wegen der begrenzten Dehnbarkeit des Lappens kann die Kugelfräse nicht senkrecht zur Knochenfläche eingesetzt werden; dieser Typ Fräse kann aber auch parallel zur Knochenwand verwendet werden und schafft damit eine rinnenförmige Sollbruchstelle.

(c) Die Osteotomie wurde entsprechend der Knochengröße durchgeführt, die notwendig ist, um den Volumenverlust der Maxilla auszugleichen. Das Arbeitsgebiet sollte Abstand vom lingualen Kortex halten, um eine Gefährdung des Nervus lingualis zu vermeiden. Auch die Höhe des Knochenblockes sollte in Abhängigkeit der Position des Nervus alveolaris inferior festgelegt werden. Die oberen posterioren und anterioren Schnitte werden mit der Fräse Nr. 1702 angelegt.

(d) Alle umgebenden Gewebe werden retrahiert und geschützt, wenn man einen Meißel in den oberen Schnitt einführt. Mit vorsichtigen kontrollierten Schlägen mit einem Hammer löst sich das Transplantat vom aufsteigenden Unterkieferast.

plantat und Ramus zu vervollständigen. Nach Entfernung des Knochentransplantates werden alle scharfen Ecken am aufsteigenden Unterkieferast mit einer Kugelfräse oder einer Feile geglättet (Abb. 5-4). Die Spenderregion kann schnell und einfach mit OrthoBlast II (The Clinician's Preference, Golden, CO), DBX (Musculo Scelettal Transplant Foundation, Edison, NJ) oder Grafton (Osteotech, Eatontown, NJ) Knochenkitt gefüllt werden. Der primäre Wundverschluss der Spenderregion kann sofort nach Entfernung und Befestigung des Knochentransplantates erfolgen. Nachdem das Transplantat gehoben wurde, kann es in geeignetem Medium aufbewahrt werden, wie z. B. steriler Kochsalzlösung oder PRP; der Zeitraum zwischen Hebung und Einbau sollte möglichst kurz sein.

Wie zuvor festgestellt, ist es wichtig, Nervverletzungen bei der Knochenhebung vom aufsteigenden Unterkieferast zu vermeiden. Dies erfordert Wissen über die anatomische Lage des Canalis mandibulae. Obwohl die bukkolinguale Position des Canalis mandibulae variiert, ist die Entfernung des Kanals zum medialen Anteil der bukkalen Kortikalisplatte (Beginn des Markknochens) an der hinteren Hälfte des ersten Molaren am größten[15]. Ein Schaden am neurovaskulären Bündel kann auch während des Aushebelns des Transplantates passieren. Um das zu vermeiden, sollten die Knochenmeißel immer parallel zur lateralen Fläche des

Abb. 5-4
Eine Knochenblockgewinnung vom aufsteigenden Unterkieferast.

(a) Der Entnahmedefekt im aufsteigenden Unterkieferast nach Entfernung eines Knochenblockes wird ausheilen. Um aber den Knochen ohne Zurücklassung irgendeines Defektes komplett ausheilen zu lassen, kann der Raum mit einer der kommerziell verfügbaren allogenen Knochenpasten gefüllt werden. Alternativ, wenn gewünscht, kann er mit gefriergetrocknetem Knochen, der mit Platelet-Rich-Plasma befeuchtet ist, gefüllt werden (PRP).

(b) Der Knochenblock wurde entfernt. Der letzte untere Schnitt wirkt wie ein Scharnier bei der Ablösung des Blockes.

(c) Hier wurde ein 3 x 1 cm großer Knochenblock gewonnen, der jetzt konturiert oder, wenn notwendig, geteilt werden kann.

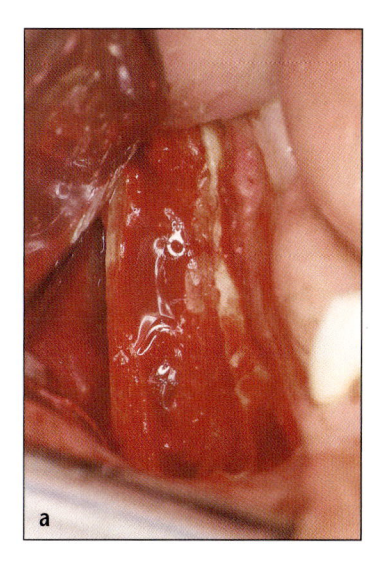

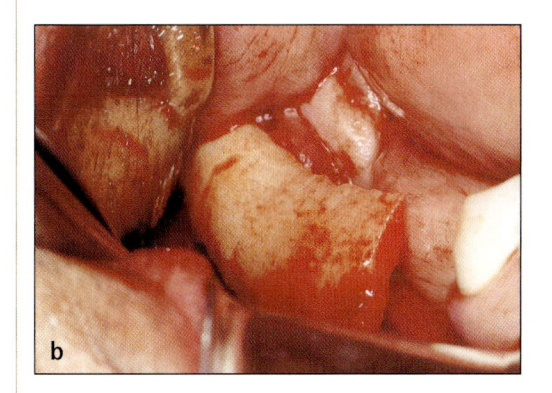

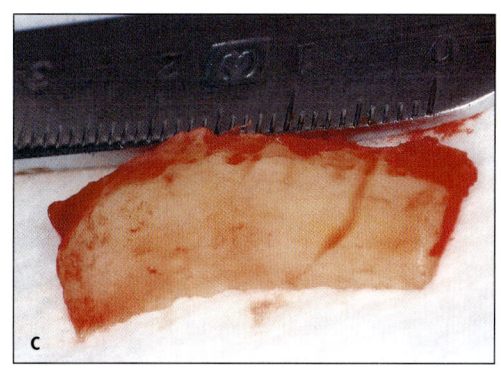

Ramus mandibulae eingesetzt werden (Abb. 5-5). Wenn der untere Schnitt durch den Ramus unterhalb der Ebene des Canalis mandibulae liegt, sollte das Transplantat solange nicht von der Spenderregion abgehoben werden, bis der Chirurg sich sicher ist, dass das neurovaskuläre Bündel nicht im Transplantat gefangen ist.

Bevor man ein Knochentransplantat vom Ramus mandibulae einbaut, sollte die Kortikalis des Empfängerbettes perforiert werden, um die Revaskularisierung zu steigern, und das Transplantat sollte engen Kontakt mit dem Empfängerknochen aufweisen. Dann wird das Transplantat eingepasst und typischerweise mit Schrauben von geringem Durchmesser fixiert. Ein spannungsfreier Wundverschluss ist unerlässlich, weil die Hauptkomplikation bei Onlay-Transplantaten die Wunddehiszenz mit freiliegendem Knochen ist[1]. Obwohl Barrieremembranen möglicherweise die Transplantatresorption hemmen, werden sie bei einem kortikalen Knochentransplantat aus membranösem Knochen nicht unbedingt eingesetzt, weil diese nur einen minimalen Volumenverlust während der Heilung aufweisen[7,16]. Die Membranen könnten dagegen unnötigerweise das Risiko der Wunddehiszenz und der Transplantatinfektion erhöhen (Abb. 5-6).

Intraorale Blocktransplantate, wie vom Ramus mandibulae, sollten im Allgemeinen für mindestens vier Monate im Oberkiefer und für mindestens fünf bis sechs Monate im Unterkiefer einheilen. Die längere Einheilzeit am Unterkiefer gewährleistet eine adäquate Verbindung zwischen Transplan-

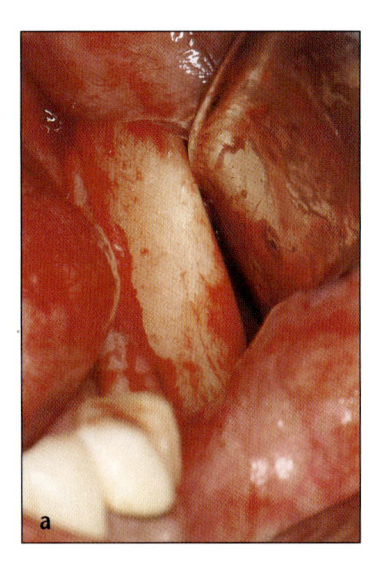

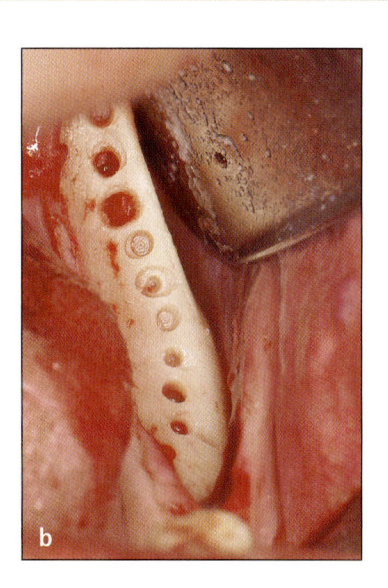

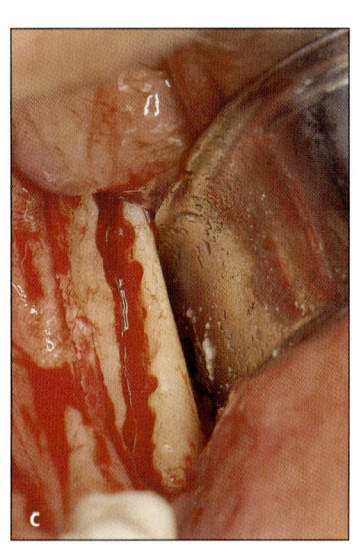

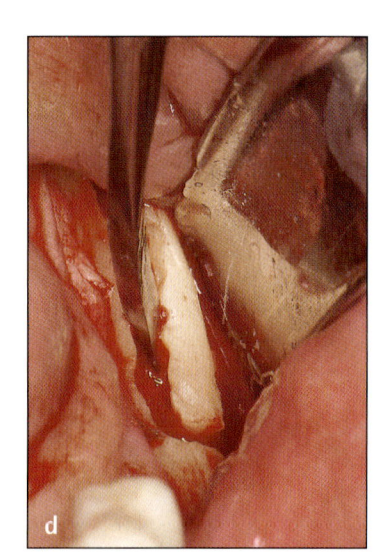

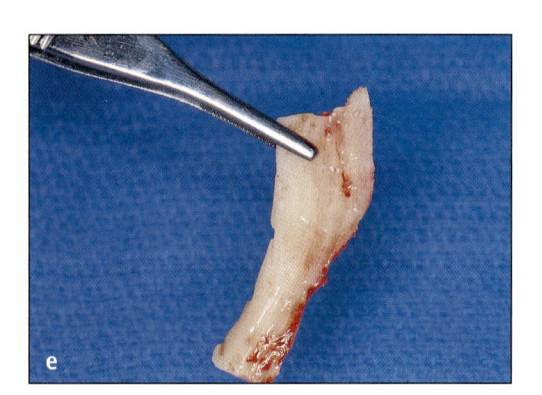

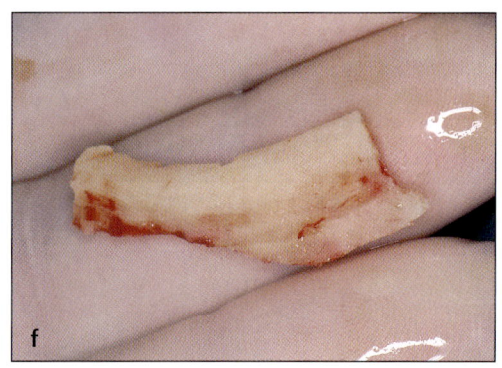

5 Gewinnung des Knochens vom Ramus mandibulae

Abb. 5-5
Ein Knochenblock wird vom linken aufsteigenden Unterkieferast (kontralaterale Seite) gehoben, wobei darauf geachtet wird, das neurovaskuläre Bündel nicht zu schädigen.

(a) Der Zugang zum aufsteigenden Unterkieferast wurde in gleicher Weise, wie auf der rechten Seite, geschnitten. Die Inzision startet auf Höhe der Okklusionsebene der posterioren Oberkiefermolaren und wird nach vorne immer unter Knochenkontakt medial zur Linea obliqua externa und lateral zum retromolaren Dreieck fortgeführt. Ein breiter Wundhaken, wie der Minnesota-Retraktor, wird in den Spalt zwischen der lateralen Knochenwand und dem Weichgewebe eingeführt, sodass dieses geschützt wird. Auf dieser Höhe werden ebenfalls die lingualen Gewebe vom Knochen abgeschoben, um die Dicke des Knochens einzuschätzen.

(b) Weil auf dieser Seite ein größeres Knochenstück gewonnen werden soll, werden kleine Perforationen angelegt, um dem Kliniker die mögliche Ausdehnung des Knochenschnittes anzuzeigen, bevor die Osteotomie durchgeführt wird.

(c) Die Perforationen werden mit einer Nr. 2 Brasseler-Fräse verbunden. Diese Fräse sollte vollständig durch den kortikalen Knochen und bis in den spongiösen Raum schneiden.

(d) Nachdem die vier Schnitte angelegt sind, wird der Meißel durch den oberen Schnitt eingeführt. Während dieses Teils der Operation muss auf die Nähe des Mandibularkanals mit dem Nervus alveolaris inferior geachtet werden.

(e) Der kortikale Knochenblock zeigt auf der Innenseite den Abdruck des Canalis mandibulae. Das neurovaskuläre Bündel wurde aber bei dieser Osteotomie niemals berührt, sodass kein Nervenschaden vorliegt. Wenn möglich, ist es sinnvoll, den Block nicht nur lateral zum Nervus alveolaris, sondern auch oberhalb des Nerven zu heben. In diesem Fall war es nicht möglich, den Block oberhalb der Ebene des Nervus alveolaris zu heben, weil nur wenig Knochen in diesem Gebiet bestand.

(f) Der Block aus gewonnenem Knochen ist nun fertig vorbereitet, um zugeschnitten und für dieses Empfängergebiet geformt zu werden.

Abb. 5-6
Die gewonnenen Blocktransplantate werden eingesetzt.

(a) Der Knochen kann je nach Erfordernis des Empfängergebietes in Einzelteile zerschnitten werden, aber jedes Teilstück muss groß genug sein, um mindestens zwei Schrauben zu halten.

(b) Die gewonnenen Blöcke wurden in Segmente zerteilt, um zur Biegung des Empfängerdefektes im Oberkiefer zu passen. Die Blöcke werden in verschiedenen Positionen eingepasst, bis der Chirurg mit ihrer Position zufrieden ist. Scharfe Ecken sollten an den Rändern der Blöcke geglättet werden, um einer Weichteildehiszenz vorzubeugen.

(c) Nachdem alle Blöcke in der idealen Position eingebracht worden sind, werden sie Stück für Stück mit wenigstens zwei Schrauben zur Rotationssicherung befestigt.

(d) Das Knochenvolumen, das durch die gewonnenen Blocktransplantate erzielt wurde, hat einen akzeptablen Umfang. Weil aber ein gewisser Grad von Resorption zu erwarten ist, sollte der Volumenbedarf eher über- als unterschätzt werden. Außerdem ist eine Rekonturierung des Knochens zur Reduktion des Volumens immer möglich.

(e) Eine einfache resorbierbare Kollagenmembran, die sich innerhalb von zwei Wochen auflöst, wird über den transplantierten Knochen gelegt, um ein fibröses Tiefenwachstum während der initialen Heilung zu vermeiden. Die Verwendung einer resorbierbaren Membran mit längerer Stanzzeit oder sogar einer nicht resorbierbaren Membran ist nur notwendig, wenn große Mengen von partikulärem Knochen um die Blöcke gelegt wurden.

(f) Die Membran bedeckt vollständig das augmentierte Gebiet und wird ausreichend durch den vernähten Lappen stabilisiert, ohne Bedarf für eine zusätzliche Membranfixierung.

(g) Die unmittelbar postoperativ angefertigte Panoramaschichtaufnahme zeigt die radioluzenten Spendergebiete, die sich schrittweise mit neuem Knochen auffüllen werden. Im Empfängergebiet sind die Metallschrauben sichtbar. Diese Schrauben werden bei der Implantatinsertion unmittelbar vor der Implantatbohrung entfernt.

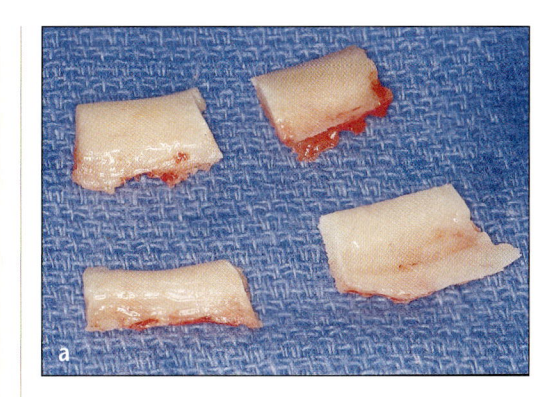

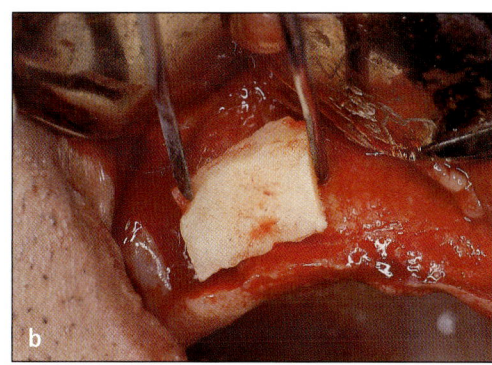

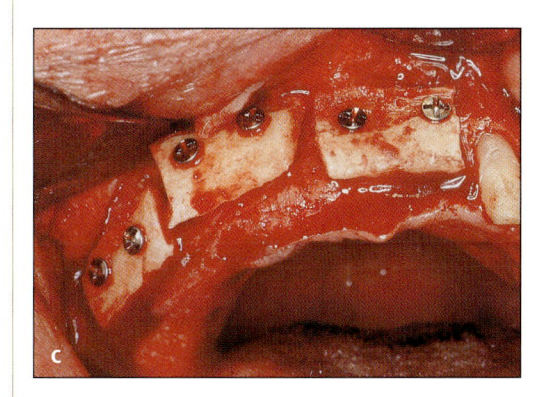

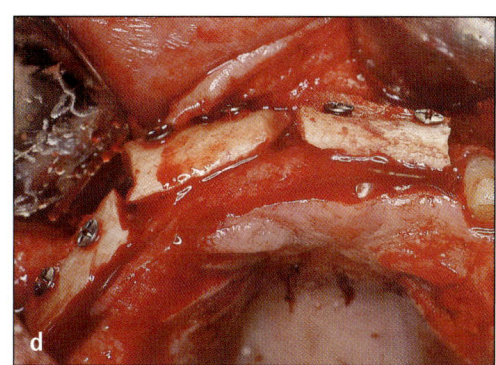

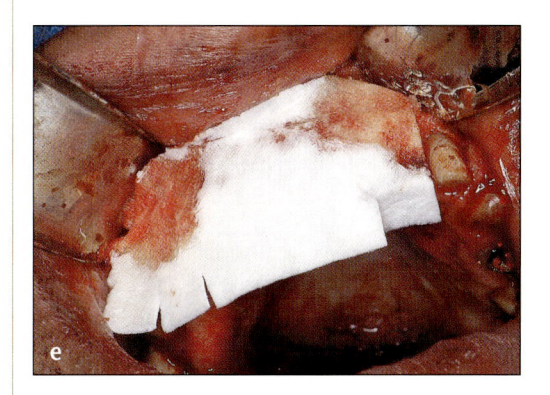

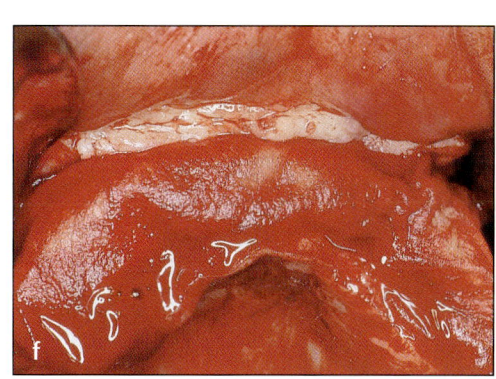

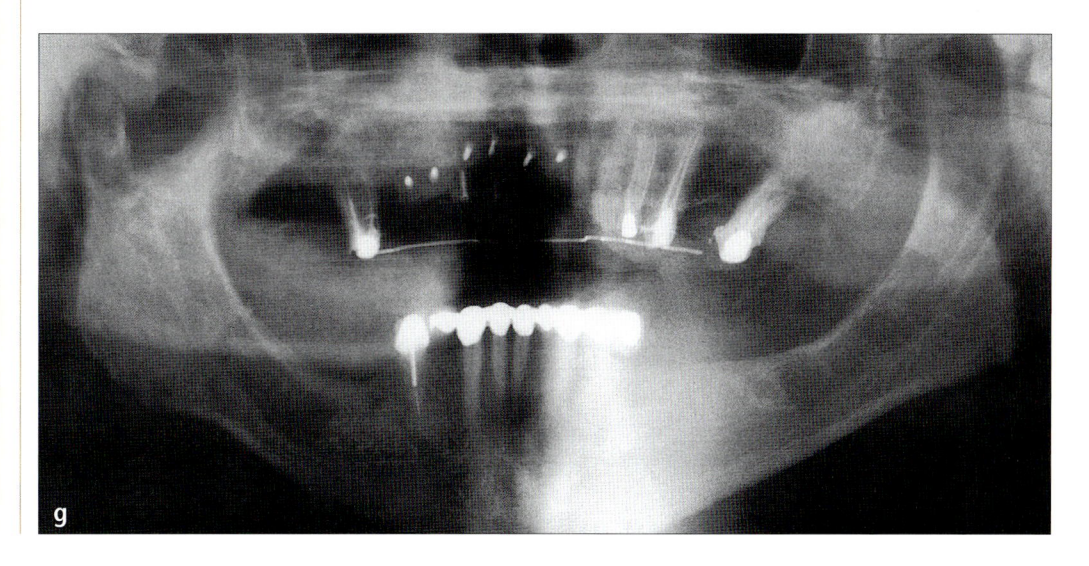

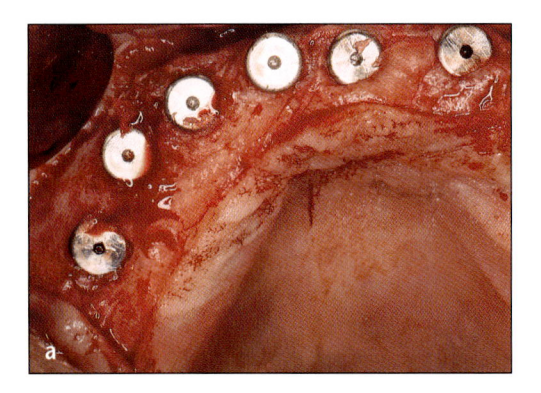

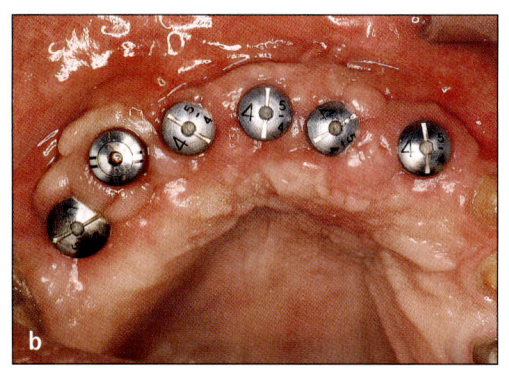

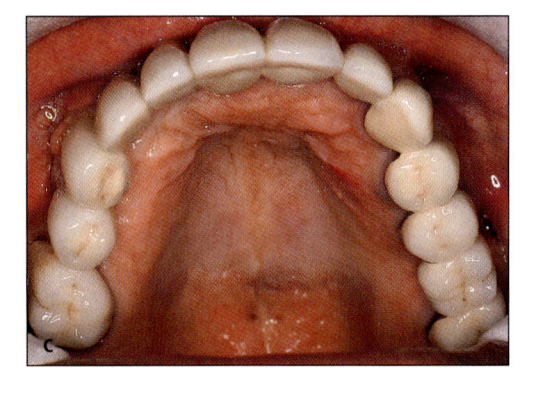

5 Gewinnung des Knochens vom Ramus mandibulae

Abb. 5-7
Die Implantate wurden in das augmentierte Gebiet gesetzt. Intraoralen Blocktransplantaten wird im Allgemeinen eine viermonatige Reifungszeit in einem Oberkieferempfängerdefekt zugestanden.

a) Das gewonnene Knochenvolumen ermöglicht, die Implantate in der korrekten bukkopalatinalen Position zu inserieren.

b) Vier Monate nach der Implantatinsertion und eine Woche nach der Phase-II-Freilegungsoperation heilt die Gingiva um die Gingivaformer ein. Jedes Implantat wird von einer akzeptablen Menge von Bindegewebe umgeben.

c) Eine endgültige implantat- und zahngetragene Verbundbrücke, eine adäquate Zahnbogenbreite und -höhe ist im Oberkiefer möglich, wenn ein sorgfältiger Behandlungsplan Schritt für Schritt, vom Beginn der Behandlung, an befolgt wird.

tat und dem dichteren Kortex des Empfängerlagers. Ein mehrstufiges Behandlungskonzept, in dem die Implantatinsertion bis zur Transplantateinheilung aufgeschoben wird, ist das zu bevorzugende Vorgehen bei der Rekonstruktion (Abb. 5-7).

Potenzielle Komplikationen

Die Vermeidung früher Komplikationen nach Knochentransplantationen umfasst die Verwendung von Druckverbänden, Eispackungen und entzündungshemmenden Medikamenten zur Reduktion der Schwellung; wichtig ist die Verschreibung von Analgetika zur Schmerzkontrolle und die Instruktion des Patienten über die Bedeutung einer sorgfältigen Mundhygiene. Eine postoperative Schwellung ist absolut normal, obwohl ihre Intensität variieren kann. In den meisten Fällen nimmt die Schwellung während der ersten zwei Tage nach der Operation erheblich ab und verschwindet vollkommen innerhalb einer Woche. Tabelle 5-1 listet neben den üblichen Gründen für Komplikationen noch andere auf, mit den entsprechenden Techniken, um sie zu vermeiden.

Tabelle 5-1 Potenzielle Komplikationen bei der Knochengewinnung vom Ramus mandibulae

Komplikation	Grund	Vorbeugende Maßnahmen
Mögliche Schädigung des Nervus alveolaris inferior	Hoher Verlauf des Nervus alveolaris inferior im Knochen	Kenntnis über die Anatomie des Canalis mandibulae. Die Knochengewinnung auf einen Kortikalisblock begrenzen, der koronal des Nervus alveolaris inferior gewonnen wird.
Unzureichende Transplantatgröße und -form	Grundsätzliche Hebung von dünnen Kortikalistransplantaten, um die Wahrscheinlichkeit einer Nervfreilegung zu reduzieren	Aktuelle Röntgenbilder und präoperative Messungen zur maximalen Ausdehnung des Knochentransplantats mit Berücksichtigung einer Sicherheitszone.
Dehiszenz der Schnittführung im Spendergebiet	Postoperatives Ödem, Hämatom, riskante Weichteildeckung im Spendergebiet	Verwendung von Eisbeuteln und endzündungshemmenden Medikamenten und von postoperativen Kortikosteroiden zur Minimierung des Ödems.
Postoperative Mundöffnungseinschränkung	Übermäßig traumatische Schäden an den Muskelfasern, die am Processus coronoideus inserieren	Auffüllung des Spenderdefektes, sorgfältiger Nahtverschluss des Spenderdefektes.
Mögliche Schädigung des Nervus lingualis bei der Lappenpräparation	Inzision auf lingualer Seite oder in der Kieferkammmitte in der Gegend des retromolaren Dreiecks	Möglichst geringe Freilegung des Knochens oberhalb des Knochenentnahmegebietes. Verständnis für die Anatomie des Verlaufs des Nervus lingualis. Im Bereich des retromolaren Dreiecks bukkales Abschwenken der Inzision.

Literatur

1. Misch C. The use of ramus grafts for ridge augmentation. Dent Implantol Update 1998; 9:41–44.
2. Sindet-Pedersen S, Enemark H. Reconstruction of alveolar clefts with mandibular or iliac crest bone grafts. A comparative study. J Oral Maxillofac Surg 1990;48:554–558.
3. Misch CM. Comparison of intraoral donor sites for onlay grafting prior to implant placement. Int J Oral Maxillofac Implants 1997;12:767–776.
4. Misch CM. Ridge augmentation using mandibular ramus bone grafts for the placement of dental implants: Presentation of a technique. Pract Periodont Aesthet Dent 1996;8: 127–135.
5. Buser D, Dula K, Hirt HP, Schenk RK. Lateral ridge augmentation using autografts and barrier membranes: A clinical study with 40 partially edentulous patients. J Oral Maxillofac Surg 1996;54: 420–433.
6. Buser D, Dula K, Belser UC, Hirt HP, Berthold H. Localized ridge augmentation using guided bone regeneration. II. Surgical procedure in the mandible. Int J Periodontics Restorative Dent 1995;15:10–29.
7. Jensen J, Sindet-Pedersen S, Oliver AJ. Varying treatment strategies for reconstruction of maxillary atrophy with implants. Results in 98 patients. J Oral Maxillofac Surg 1994;52: 210–216.
8. Collins TA. Onlay bone grafting in combination with Brånemark implants. Oral Maxillofac Surg Clin North Am 1991;3:893–898.
9. Wheeler SL, Holmes RE, Calhoun CJ. Six-year clinical and histologic study of sinus-lift grafts. Int J Oral Maxillofac Implants 1996;11: 26–34.
10. Lundgren S, Moy P, Johansson C, Nilsson H. Augmentation of the maxillary sinus floor with particulated mandible: A histologic and histomorphometric study. Int J Oral Maxillofac Implants 1996; 1:760–766.
11. Heggie AA. The use of mandibular buccal cortical grafts in bimaxillary surgery. J Oral Maxillofac Surg 1993;51:1282–1283.
12. Jensen J, Reiche-Fischel O, Sindet-Pedersen S. Autogenous mandibular bone grafts for malar augmentation. J Oral Maxillofac Surg 1995;53: 88–90.
13. Braun TW, Sotereanos GC. Autogenous regional bone grafting as an adjunct in orthognathic surgery. J Oral Maxillofac Surg 1984;42:43–48.
14. Muto T, Kanazawa M. Mandibular reconstruction using the anterior part of ascending ramus: Report of two cases. J Oral Maxillofac Surg 1997;55:1152–1156.
15. Rajchel J, Ellis E 3rd, Fonseca RJ. The anatomical location of the mandibular canal: Its relationship to the sagittal ramus osteotomy. Int J Adult Orthodont Orthognath Surg 1986;1: 37–47.
16. Marx RE. The science of reconstruction. In: Bell WH (ed). Modern Practice in Orthognathic and Reconstructive Surgery. Philadelphia: Saunders, 1992: 1449–1452.

KAPITEL 6

Gewinnung des Knochens aus der Kinnregion

Die Symphyse des Unterkiefers ist eine gute Quelle für kleinere Transplantate, wie sie im Allgemeinen bei Implantationsmaßnahmen benötigt werden[1,2]. Der anteriore Unterkiefer ermöglicht entweder ein Blocktransplantat oder partikuläre Formen von Knochen. In der Blockkonfiguration bietet die Symphyse üblicherweise genügend Knochen zur Verbreiterung des Kieferkamms bei 4 mm bis 7 mm Restbreite bei Defektlängen bis zu 15 mm bis 20 mm (zwischen einer und drei Zahnbreiten) und bei Höhendifferenzen von bis zu 10 mm. Studien an Leichen zeigten, dass diese Entnahmestelle Blöcke von 21 x 10 x 7 mm oder mehr bieten kann[3,4]. Obwohl der Ramus mandibulae mehr Transplantatmaterial zur Verfügung stellen mag, kann man aus der Unterkiefersymphyse ein Blocktransplantat mit mehr Spongiosa als an anderen intraoralen Entnahmestellen gewinnen[5]. Anders als der Ramus mandibulae, der verschiedenen Studien zufolge eine gute Quelle für autologen Knochen für Kammaugmentationsmaßnahmen darstellt[6-9], kann man an der Symphyse zusätzlich zum Blocktransplantat partikuläre Spongiosa gewinnen. Als Spenderregion tritt im anterioren Unterkiefer wenig bis relativ wenig Morbidität auf[10], die Resorption des Transplantates nach Einbau ist minimal[11-16].

Diese autologe Entnahmestelle wurde erfolgreich zur Restauration vieler Typen von Defekten, inklusive Klasse-III-Kammdefekten (sowohl vertikaler als auch bukkaler Knochenverlust) im anterioren Oberkiefer und in anderen Regionen (als Blockkonfiguration)[17-21] und bei der Sinusbodenaugmentation (in partikulärer Form)[11,22-29] eingesetzt.

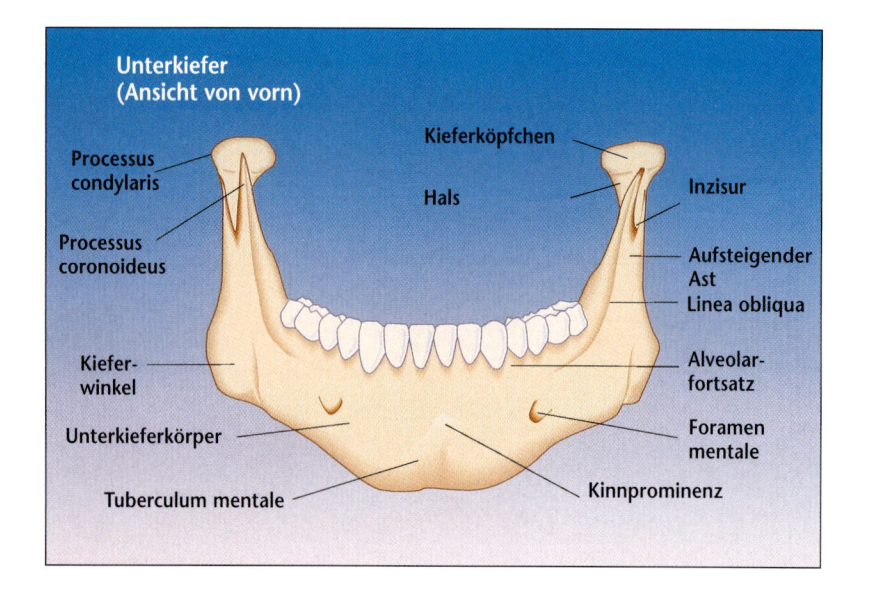

6 Gewinnung des Knochens aus der Kinnregion

Abb. 6-1
Bevor man versucht, ein Blocktransplantat aus der Symphyse des Unterkiefers zu heben, sollte sich der Kliniker mit den anatomischen Landmarken des Kinnbereiches vertraut machen (inklusive Verlauf des Nervus alveolaris inferior mit der anterioren Schlaufe, Foramen mentale, Nervus incisivus, Breite des Unterkiefers). Er sollte auch die möglichen anatomischen Variationen kennen.

Biologie der Knochenentnahmeregion der Unterkiefersymphyse

Kenntnisse der Biologie, der Mechanik und topografische Aspekte des Unterkiefers sind neben einer ordentlichen Evaluation der Kieferstruktur bei der Auswahl einer Spenderegion für autologe Knochentransplantate wichtig (Abb. 6-1)[30-33]. Die populärsten Transplantatspenderegionen werden aufgrund der zellulären Dichte in der Spongiosa oder aufgrund ihrer Blockkonfiguration aus Stabilitätsgründen ausgewählt. Die gewonnenen endostalen Osteoblasten und Stammzellen des spongiösen Marks müssen in vitalem Zustand in den Kiefer übertragen und in ein Gewebelager eingebaut werden, das ausreichend Vaskularisierung besitzt, um Nährstoffe an die Zellen, durch Diffusion vor der Revaskularisation, zu übertragen. Neue Kapillaren können dann in das Transplantat ausknospen, um ein permanentes vaskuläres Netzwerk zu bilden. Die osteokompetenten Markzellen sind relativ widerstandsfähig und in der Lage, außerhalb des natürlichen Knochens für mindestens vier Stunden ohne Verlust von mehr als 5% ihrer Vitalität zu überleben, wenn sie angemessen aufbewahrt werden[14].

Kortikale membranöse Transplantate revaskularisieren schneller als enchondrale Transplantate, enthalten dichtere Spongiosaelemente[34] und resorbieren deutlich weniger[35-37]. Dieser Umstand mag erklären, warum Kinntransplantate, die hauptsächlich aus kortikalem Knochen mit wenigen osteogenen Zellen bestehen, eine gute Inkorporation zeigen, weniger Volumenverlust und kürzere Heilungszeiten als Transplantate vom Beckenkamm aufweisen. Die biochemische Ähnlichkeit zwischen Knochen aus der Symphyse des Unterkiefers und der maxillofazialen Region mag zum Teil die bessere Einheilung erklären[14]. Einige Forschungsarbeiten unterstellen, dass wenig Unterschiede bei der Verwendung von Kinn- oder Beckenkammtransplantaten bestehen[38] und dass bei Verwendung des Beckenkamms generell eine geringe Morbidität auftritt[39]. Dagegen zeigte eine histologische Studie, in der Oberkieferknochentransplantate entweder mit Beckenkamm- oder Kinnmaterial verglichen wurde, eine bessere Knochenqualität bei Verwendung von Kinntransplantaten[18].

Bei Verwendung der Unterkiefersymphyse als Spenderegion kann der Zahnarzt im selben intraoralen Operationsfeld wie die Empfängerregion arbeiten. Das ist häufig ein wichtiges Argument für den Patienten, speziell bei teilbezahnten Fällen. Obwohl bei

Abb. 6-2

(a) Man muss akkurate Messungen der Wurzelspitzen der anterioren Unterkieferzähne mithilfe von Zahnfilmen durchführen, sodass Sicherheitsmarkierungen vor der Knochengewinnung auf dem anterioren Unterkiefer angebracht werden können.

(b) Der mögliche Arbeitsraum für die Knochengewinnung kann durch Panoramaschichtaufnahmen, Zahnfilme und seitliche Fernröntgenaufnahmen bestimmt werden, sodass der Kliniker in der Lage ist, Abstand zu den Zahnwurzelspitzen, zum Foramen mentale und zum Unterkieferunterrand zu halten. Mit Röntgenbildern können die zu vermeidenden vitalen Strukturen vermessen und rot markiert werden. Die grünen Markierungen zeigen den Rand des sicheren Knochengewinnungsgebietes.

(c) Die Messung der Form und Dicke des anterioren Unterkiefers auf Höhe der Region der Knochenblockentnahme ist zwingend. Eine sagittale Projektion mit einem einfachen seitlichen Fernröntgenbild kann bei der Untersuchung der Form und Dicke des Unterkiefers nützlich sein, außerdem ist eine Palpation der bukkalen und lingualen Knochenwände möglich. Die beste Information bieten Computertomografien, insbesondere bei Fällen mit eingeschränkter Knochenentnahme.

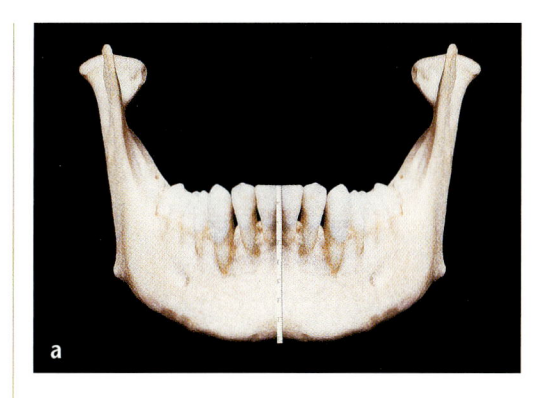

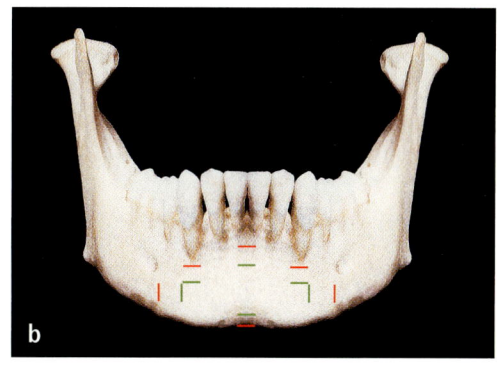

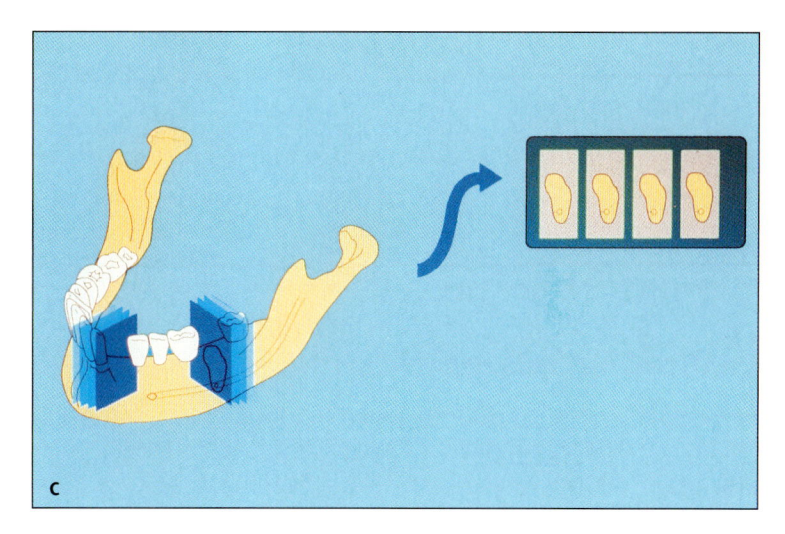

intraoralem Zugang keine extraoralen Hautnarben auftreten, haben einige Patienten Bedenken wegen einer möglichen Kinndeformation. Die Deformation ist üblicherweise kein Problem bei dieser Operation, aber der Zahnarzt kann zusätzliche Schritte anwenden, um einer Deformation durch Einbringen eines Füllmaterials am Spenderort vorzubeugen. Eine Kinnptose kann dadurch vermieden werden, dass der Operateur die Weichteile nicht komplett vom Unterkiefer abpräpariert, und noch wichtiger, dass er die Gewebe zurück in ihre Originalposition näht.

Viele Patienten machen die Erfahrung einer reduzierten Sensibilität des Kinns und der anterioren Unterkieferzähne nach Knochenbeschaffung aus der Symphyse des Unterkiefers. Die Nervausfälle sind typischerweise minimal und verschwinden am Ende vollkommen, die Patienten müssen aber über diese Möglichkeit informiert werden[40,41]. Solche Änderungen der Sensibilität können durch eine Streckung des Mentalisnerven oder durch Zerreißung der Nervenäste im Canalis incisivus entstehen, auch wenn ein ausreichender Grenzabstand zwischen den Wurzelspitzen der vorderen Zähne bei der Kinnknochengewinnung eingehalten wurde[11,18]. Im nächsten Kapitel wird dargestellt, wie eine richtige Technik zur Hebung des Knochentransplantates und eine sorgfältige Patientenauswahl dieses Risiko minimieren können (Abb. 6-2). Die folgenden Patienten sind keine geeigneten Kandidaten zur Knochenentnahme an der Symphyse des Unterkiefers:

1) Patienten mit langen Wurzeln der unteren Frontzähne.
2) Patienten mit zu geringer Unterkieferhöhe oder -breite für ein ausreichendes Transplantat.
3) Patienten mit Defekten mit großem vertikalem Knochenverlust oder Patienten, die eine Verbreiterung des Kieferkamms über mehr als vier Zahnbreiten benötigen.

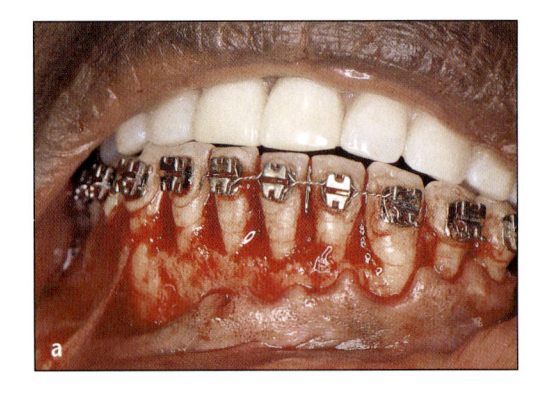

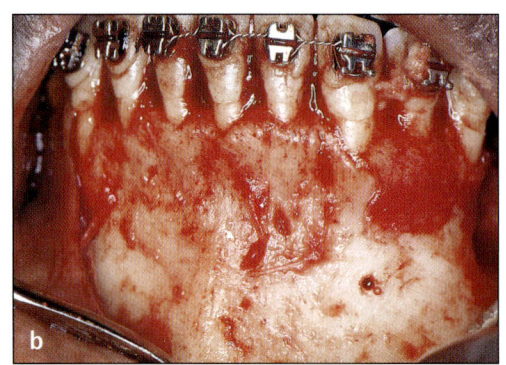

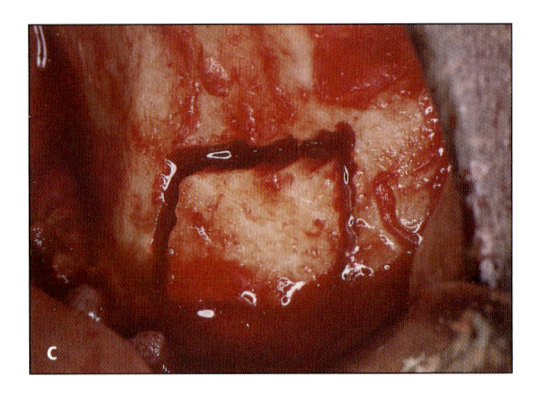

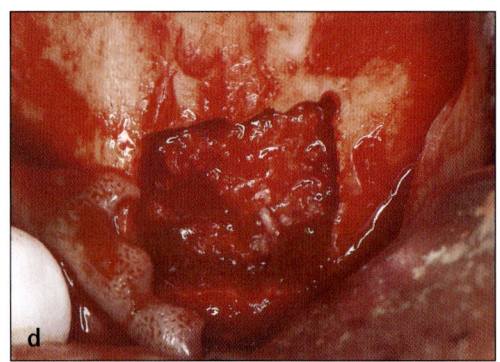

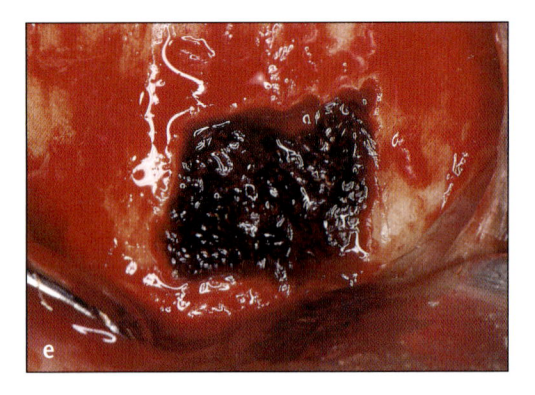

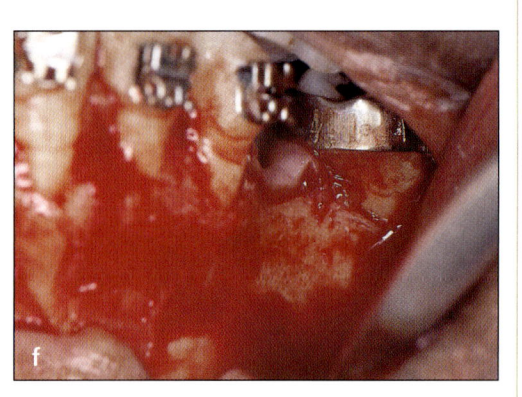

6 Gewinnung des Knochens aus der Kinnregion

Abb. 6-3
Der Zahnfleischrandschnitt ist bei Patienten mit tiefem Vestibulum, einem straffen Tonus des Musculus mentalis und bei Fehlen von krankhaften parodontalen Zuständen indiziert.

(a) Bei diesem Patienten wurde ein Zahnfleischrandschnitt gewählt, bei dem eine dicke Gingiva mit flachen Papillen und breiten Zahnkontaktpunkten vorliegt. Der Patient benötigte ein Knochentransplantat zur Versorgung eines benachbarten Gebietes (linker posteriorer Unterkiefer). So kann der Zugang für die Spender- und Empfängerregion mit einem Lappen gewonnen werden. Der Nervus mentalis sollte bei der Lappenpräparation geschützt werden.

(b) Der Lappen wird abgeschoben, um die Spender- und Empfängerregion darzustellen, eine adäquate Übersicht auf den Situs zu schaffen und um eine Schädigung des Weichteillappens bei der Knochengewinnungsoperation zu minimieren.

(c) Mit einer im Empfängergebiet geschnittenen Schablone wird ein Block angemessener Größe im Spendergebiet umschnitten.

(d) Nach Entfernung des Blockes wird zusätzlich spongiöses Knochenmark mit einer Molt-Kürette Nr. 2 (G. Hartzell & Son, Concord, CA) gewonnen.

(e) Nach Entfernung der notwendigen Menge von spongiösem Knochenmark wird der Entnahmedefekt mit Avitene (MedChem Products, Woburn, MA) zur Blutstillung gefüllt. Später kann eine Knochenpaste oder allogenes Augmentationsmaterial eingefüllt werden.

(f) Der Empfängerdefekt ist das Gebiet eines fehlenden ersten unteren Molaren. Die Kieferkammbreite reicht nicht zur Implantatinsertion und erfordert ein Knochentransplantat zur Augmentation.

Methoden zur Gewinnung monokortikaler Knochenblöcke aus der Unterkiefersymphyse

Man kann Kinnknochentransplantate aus der Region unterhalb der Wurzelspitzen der Schneide- und Eckzähne des Unterkiefers gewinnen. Zur Untersuchung der Spenderregion sollte eine Panoramaschichtaufnahme und eine seitliche Fernröntgenaufnahme angefertigt werden; der Zahnarzt muss das Foramen mentale und die Form und Größe der Schneidezähne und das zur Knochengewinnung verfügbare Volumen bestimmen. Die anterior-posteriore Dicke des anterioren Unterkiefers sollte auf dem seitlichen Fernröntgenbild vermessen werden. Zusätzlich können Zahnfilme zur Vermessung der Unterkieferzahnwurzeln angefertigt werden. Es ist für den Zahnarzt wichtig, auch die Empfängerregion vor der Hebung des Spendermaterials zu untersuchen. Durch diese Untersuchung kann der Zahnarzt die erforderliche Spenderknochenmenge messen, die

Methoden zur Gewinnung monokortikaler Knochenblöcke aus der Unterkiefersymphyse

Abb. 6-3 *(Fortsetzung)*

(g) Der Empfängerdefekt wird vorbereitet, um den Block bündig aufzunehmen. Die Kortikalis wird mit einer kleinen Fräse perforiert, um Blutpunkte zur Freisetzung von endostalen Osteoblasten für eine optimale Knochenreifung zu erzeugen.

(h) Der gewonnene Block wird geformt und beschliffen, um eine optimale Passung im Defekt zu erzeugen.

(i) Danach wird das Blocktransplantat an Ort und Stelle verbracht. Es besteht eine ausreichende Passung vor der Stabilisierung und vor der Bohrung der Schraubenlöcher für die Fixierungsschrauben.

(j) Danach wird der Block durch Schrauben fixiert. Die kleinen Hohlräume wurden mit partikulärem Knochenmaterial versorgt. Augmentationsmaterial kann auch in den Spenderdefekt eingelegt werden, danach wird der Lappen reponiert und vernäht.

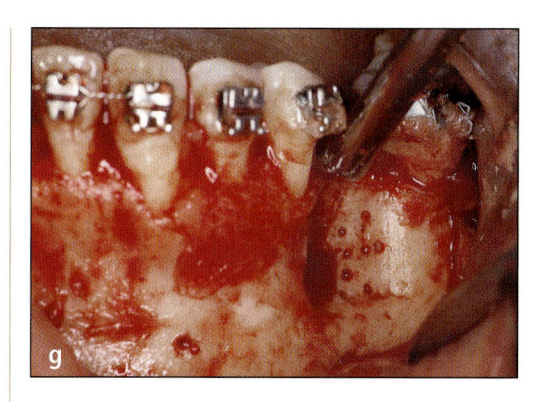

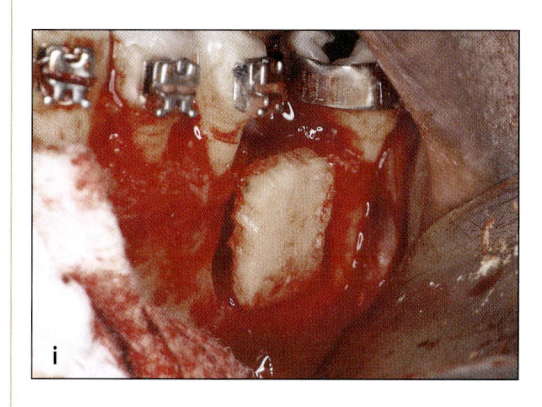

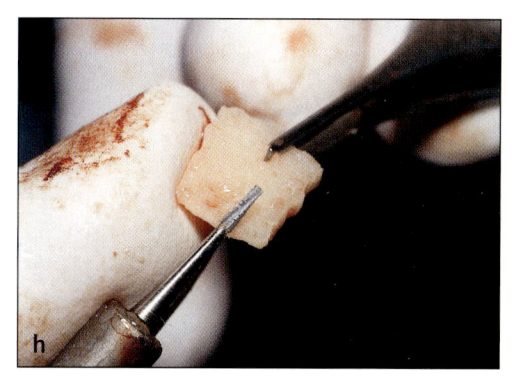

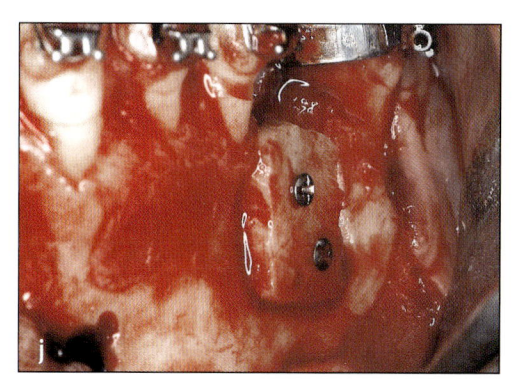

Schnittführung und das Lappendesign sorgfältig planen und Komplikationsmöglichkeiten erkennen, die eine Knochengewinnung ausschließen könnten. Die Lokalanästhesie umfasst beidseitige Unterkiefer-Leitungsanästhesien mit 0,5%igem Bupivacain mit Adrenalinzusatz 1:200.000 und 2%iges Lidocain mit Adrenalinzusatz 1:100.000 oder Articain mit 1:100.000 Adrenalinzusatz, die zusätzlich lokal in das bukkale Vestibulum infiltriert wird.

In Abhängigkeit der Muskulatur und des Parodontalstatus der Unterkieferfrontzähne bestehen drei Schnittführungen als Zugang zur Spenderregion[42,43]. Jede Schnittführung hat bestimmte Indikationen, Vorteile und Nachteile.

Zahnfleischrandschnitt

Diese klare Methode ist bei Patienten mit einem flachen Vestibulum, einer straffen Mentalishaltung und einer Spenderregion frei von parodontalen Erkrankungen indiziert. Eine intrasulkuläre Inzision (Zahnfleischrandschnitt) wird auf der fazialen Seite der anterioren Unterkieferzähne bis in die Eckzahnregion durchgeführt. Dann wird ein vollschichtiger Lappen zusammen mit dem fibrösen Periost abgehoben, um die anteriore Oberfläche des Kinns freizulegen. Die Vorteile dieser Schnittführung sind Minimierung der Blutung, des Traumas und erleichtertes Abhalten des Lappens. Die Nachteile sind die schwierige Nahtversorgung, mögliche Rezessionen und eventuell Alveolarknochenverlust aufgrund des chirurgischen Traumas und Verlust der periostalen Durchblutung eines Teils der fazialen Kortikalis. Resorptionen können insbesondere dann auftreten, wenn der labial auf den Zähnen liegende Knochen so dünn ist, dass kein Markraum zwischen den kortikalen Knochenplatten mehr besteht (Abb. 6-3)[44].

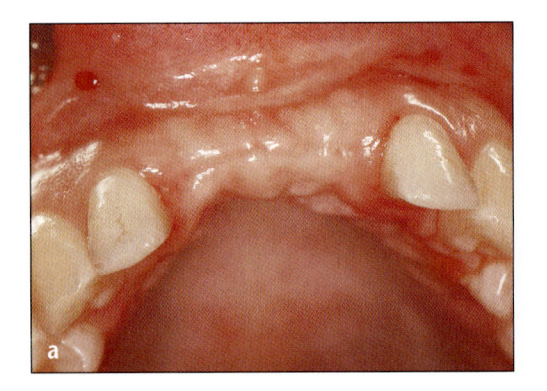

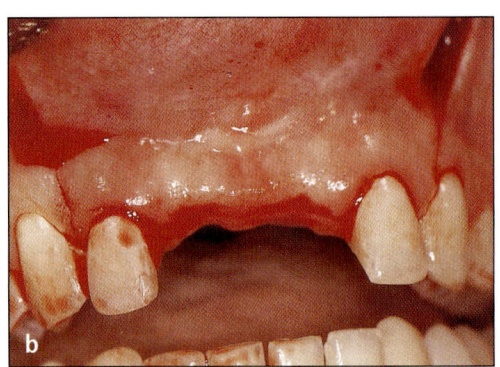

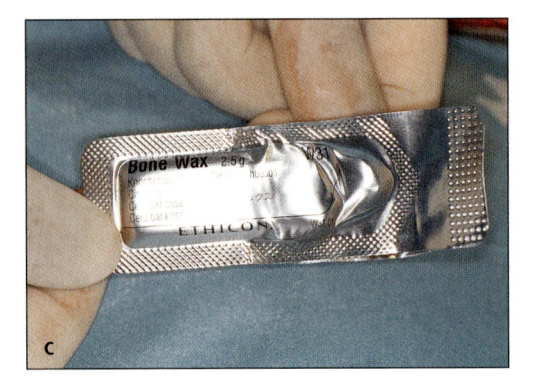

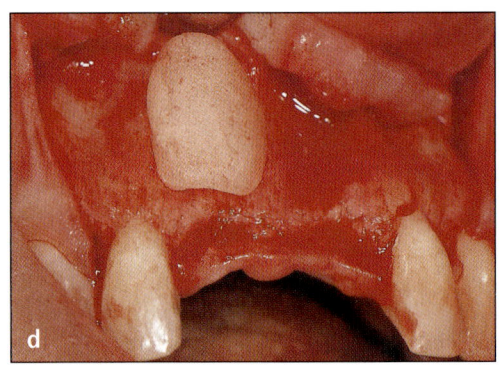

6 Gewinnung des Knochens aus der Kinnregion

Abb. 6-4
Der Vestibulumschnitt ist indiziert, wenn marginale parodontale Entzündungen oder ein vorbestehender Knochendefekt an den unteren Schneidezähnen vorhanden ist.

(a) Nach Trauma liegt ein Verlust der mittleren oberen Schneidezähne und eines Teils des Alveolarfortsatzes vor. Der Knochen reicht nicht zur Insertion von Zahnimplantaten.

(b) Im Empfängergebiet wird ein Kieferkammmittenschnitt durchgeführt; vertikale Entlastungsschnitte werden distal der seitlichen Schneidezähne hinzugefügt.

(c) Der Empfängerdefekt kann idealerweise mit Knochenwachs, das in sterilen Packungen verfügbar ist, abgeformt werden. Es dient außerdem zur Blutstillung.

(d) Das Knochenwachs wird im anterioren Oberkieferdefekt angeformt, um die Menge des fehlenden Knochenvolumens zu vermessen. Die Form des Knochenwachses kann dann als Schablone für die Entnahme des Knochentransplantates, in korrekter Form und Größe, im Spendergebiet benutzt werden.

Vestibuläre Methode

Die vestibuläre Methode ist indiziert, wenn eine marginale Entzündung oder ein Knochenverlust um die Schneidezähne besteht. Die vestibuläre Inzision wird in der alveolären Mukosa 5 mm apikal der mukogingivalen Grenzlinie zwischen den Prämolaren durchgeführt. Die Schonung des Bündels des Nervus mentalis ist absolut entscheidend für den Erfolg dieser Methode; durch stumpfe Präparation kann der Nerv, wenn erforderlich, freigelegt werden. Wenn das distale Ende der vestibulären Inzision an der Eckzahnregion endet, kann dadurch auch das Auftreten von temporären Parästhesien des Nervus mentalis reduziert werden[13]. Das Spendergebiet wird durch Abhebung eines vollschichtigen Lappens freigelegt, nachdem der Operateur den Mentalismuskel apikolingual in Richtung auf den Knochen durchschnitten hat[44].

Die Vorteile dieser Methode sind, dass keine Beeinträchtigung der Gingiva der anterioren Unterkieferzähne auftritt, keine Ablösung des Ansatzes des Musculus mentalis notwendig ist (dadurch Erleichterung der Reposition des Muskels), ein vermindertes Risiko der Kinnptose besteht, eine postoperativ dichtere Anlagerung des intakten Teils des Periostes an die Spenderregion möglich ist, ein besserer lateraler Zugang und die Möglichkeit besteht, ein zweischichtiges Nahtverfahren anzuwenden (erst den Muskel, dann das Mukosagewebe). Die Nachteile sind das anspruchsvollere Operationsverfahren, insbesondere die größere Schwierigkeit der anfänglich flachen Inzision und der Schwenkung des Skalpells[19], die verstärkte Blutung und das Ödem sowie die allerdings unsichtbare Vernarbung (Abb. 6-4).

Methoden zur Gewinnung monokortikaler Knochenblöcke aus der Unterkiefersymphyse

Abb. 6-4 *(Fortsetzung)*

(e) (rechte Seite) Das geformte Stück Knochenwachs (chirurgische Schablone) wird in der für die Knochengewinnung idealen Position aufgelegt. Bevor Perforationen zur Anzeichnung des erforderlichen Knochenblockes gesetzt werden, kann es hin und her bewegt werden. In diesem Fall wurde eine vestibuläre Zugangsinzision gewählt.

(f) Die initialen Perforationen, die die endgültigen Schnitte führen sollen, werden mit einem zylindrischen Bohrer Nr. 1701 gesetzt (Brasseler, Savannah, GA). Korrekturen der Größe und Form des Blockes können bei diesem entscheidenden Schritt immer noch vorgenommen werden.

(g) Mit derselben Nr. 1701-Fräse werden die endgültigen Perforationen im Kortex des Knochens verbunden, um die Blockgröße zu umzeichnen. Alle diese Schnitte werden ausgeführt, indem die Fräse senkrecht zur Knochenoberfläche steht, die Ausnahme ist der anteriore vertikale Schnitt, der etwa im 45° Winkel schräg stehen soll, um das Einführen des Meißels und die Abhebung des Knochenblockes zu erleichtern.

(h) Der Knochenblock wird vorsichtig herausgemeißelt und kann leicht herausgezogen werden, wenn die Osteotomien tief genug erfolgt sind (vollständige Länge der schneidenden Fräse) und wenn der gesamte Umriss auch in den Ecken vollständig ausgeschnitten wurde.

(i) Avitene ist ein blutstillendes Mittel, das aus leicht zu verarbeitenden Kollagenfasern besteht.

(j) Nachdem die Blutstillung erzielt wurde, kann die Spenderinzision vernäht werden.

(k) Die Knochenblöcke sind im Empfängergebiet mit Zugschrauben fixiert worden. Der Lappen sollte vorsichtig geschlitzt werden, um die Mukosa vom Periost abzulösen und damit eine spannungsfreie Bedeckung des augmentierten Bereiches zu ermöglichen.

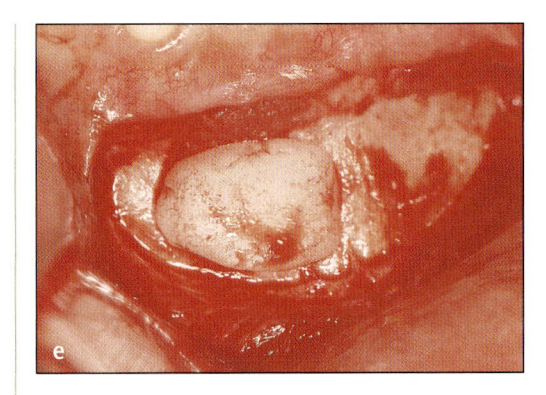

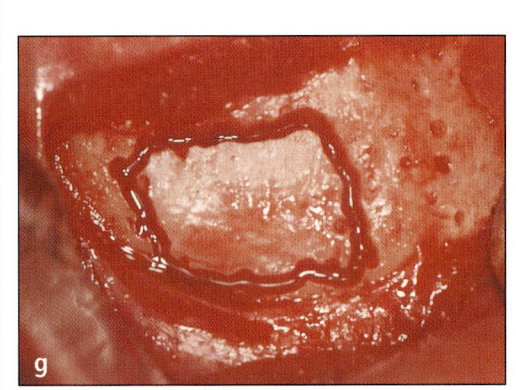

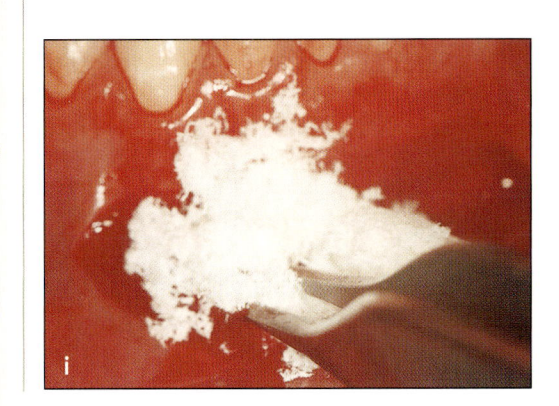

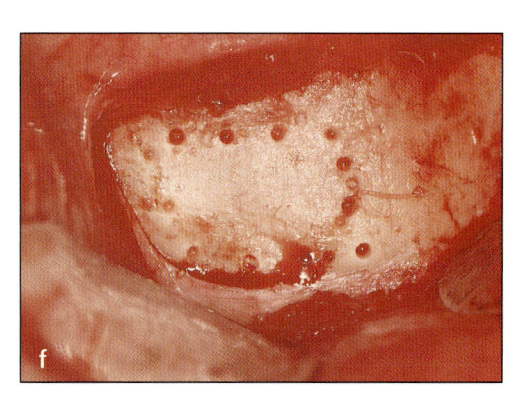

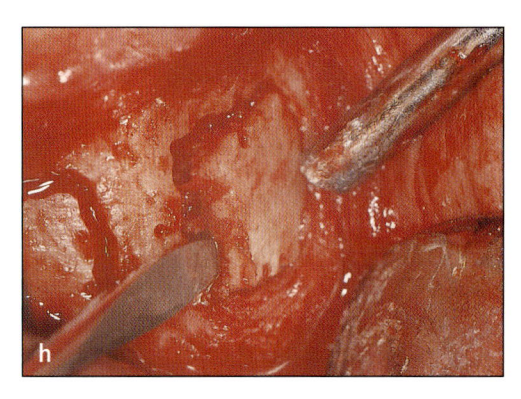

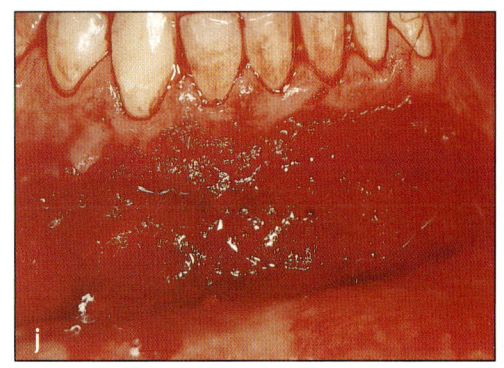

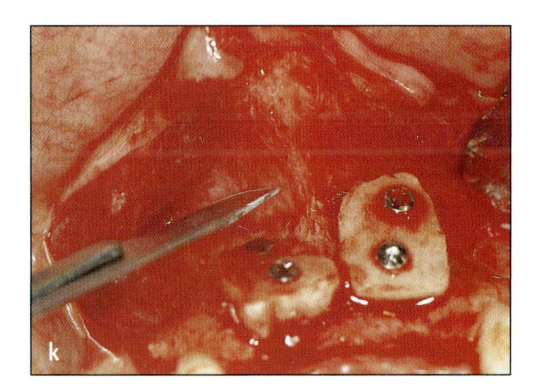

(Fortsetzung nächste Seite)

6 Gewinnung des Knochens aus der Kinnregion

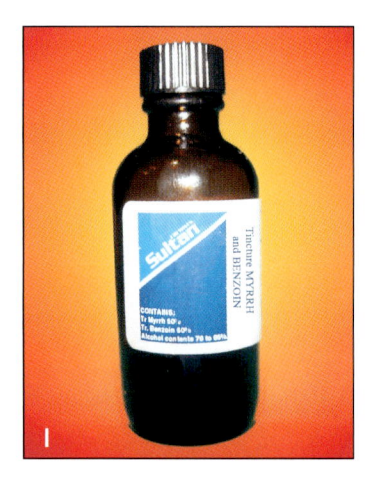

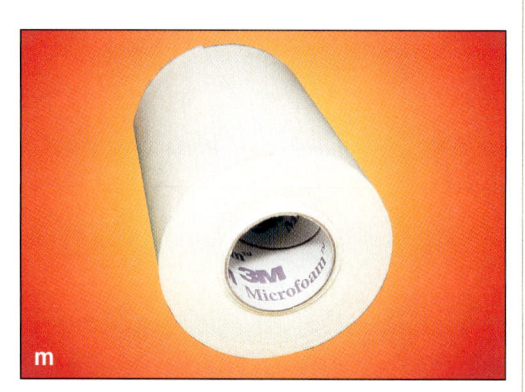

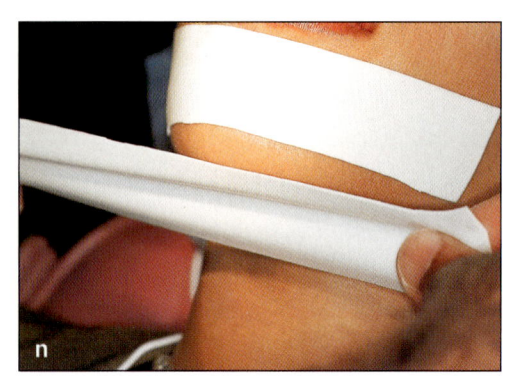

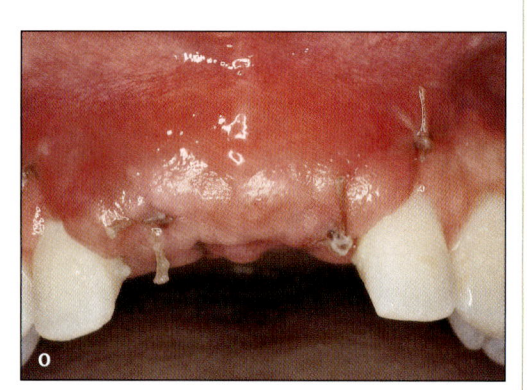

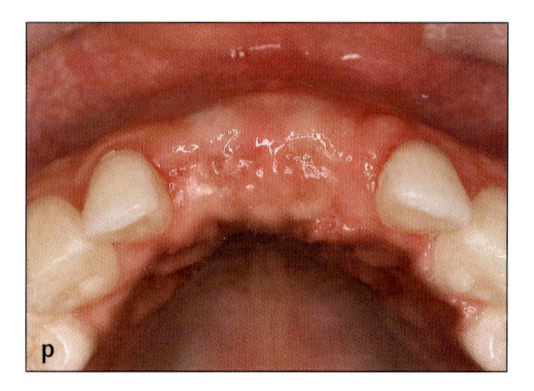

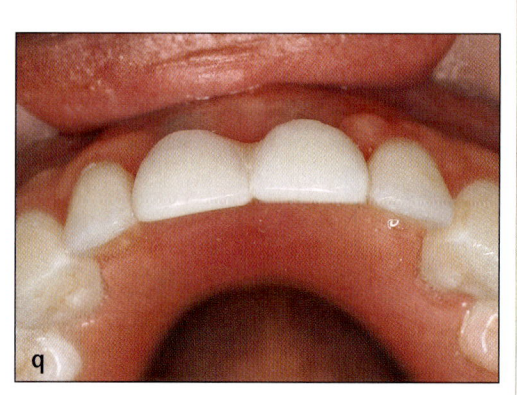

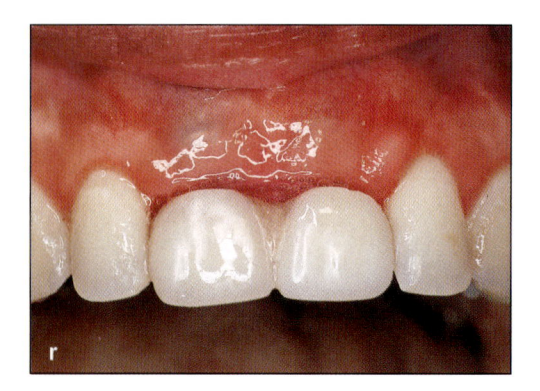

Abb. 6-4 *(Fortsetzung)*
(l) Um die Klebkraft zu verbessern und die Hautirritation durch das Pflaster zu minimieren, wird die Haut des Kinns mit einer Tinktur aus Myrre und Benzoin vor Applikation des Klebepflasters eingestrichen.

(m, n) Ein dehnbares Mikroschaumstoffband ist ideal, um die Weichgewebe des Kinngebietes anzudrücken. Dieser dehnbare Verband wird in zwei Streifen verwendet. Ein Streifen zieht unterhalb der Unterlippe nach oben, ein anderer von der Kinnunterseite aus.

(o) Die Ansicht eine Woche postoperativ zeigt, dass die Nähte bislang noch nicht entfernt wurden, und dass eine gewisse persistierende Schwellung besteht. Der spannungsfreie Lappen hat eine perfekte Weichteilbedeckung ohne Dehiszenz ermöglicht.

(p) Eine Woche postoperativ ist zudem eine perfekte Fortsetzung der Kieferkammkontur zu sehen, die die Insertion von zwei Zahnimplantaten ermöglicht.

(q) Eine provisorische herausnehmbare Teilprothese aus Kunststoff wird als Interimsprothese eingegliedert.

(r) Die provisorische Teilprothese wird so angepasst, dass Druckübertragung auf das augmentierte Gebiet ausgeschlossen ist, sodass die Integration des Augmentates unterstützt wird. Idealerweise sollte die Prothese eine akzeptable Ästhetik und Funktion ohne Schädigung der Transplantatintegration bieten.

Abb. 6-5
Der Zugang mit Schnitt in der befestigten Gingiva ist indiziert, wenn mindestens 3 mm keratinisierte Gingiva vorhanden sind und etwas Flexibilität für die Platzierung der Schnittlinie besteht.

(a) Die Inzision kann innerhalb der befestigten Gingiva ausgeführt werden, wenn sie mehr als 3 mm breit ist. Eine präzise Abschiebung des Lappens mit einem scharfen Raspatorium denudiert vollkommen den Knochen, aber schädigt nicht die Weichgewebe.

(b) Die vollständige Osteotomie zeigt, dass die Wurzeln der Unterkieferschneidezähne geschont werden können, wenn man einen chirurgischen Markierungsstift verwendet, um ihren Ort anzuzeichnen.

(c) Die Spenderdefekte werden mit Avitene zur Blutstillung, dann mit Augmentationsmaterial (Grafton [Osteotech, Eatontown, NJ] vermischt mit einem alloplastischen Material) gefüllt, um eine schnellere und vollständige Knochenregeneration zu erleichtern.

(d) Bei Abhalten der Unterlippe zeigt sich eine kaum sichtbare Narbe nach einem Monat, die Inzision in der befestigten Gingiva erhält die originale Architektur des Knochens und der Gingiva.

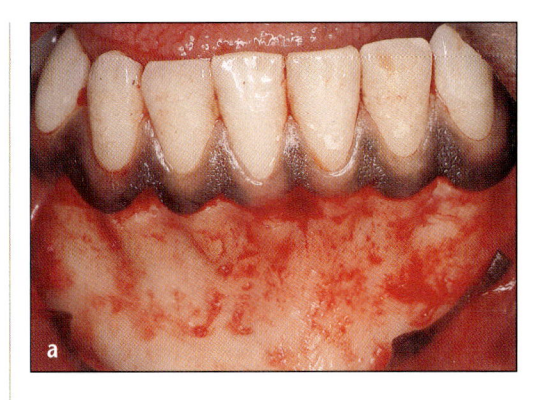

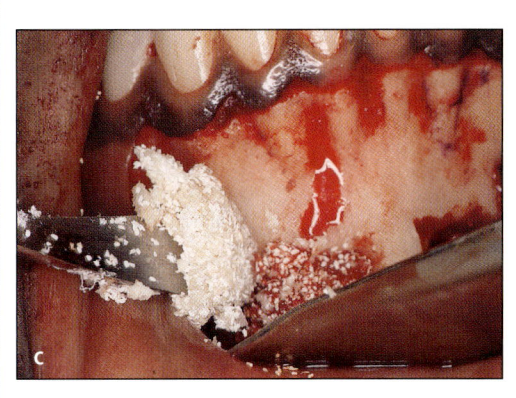

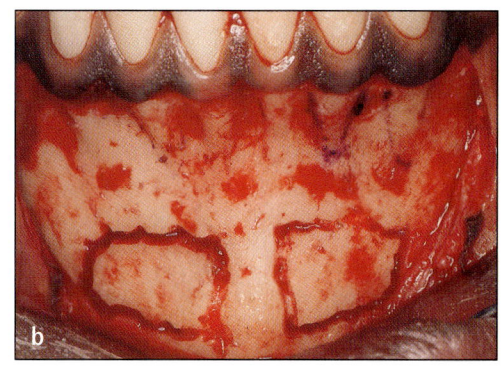

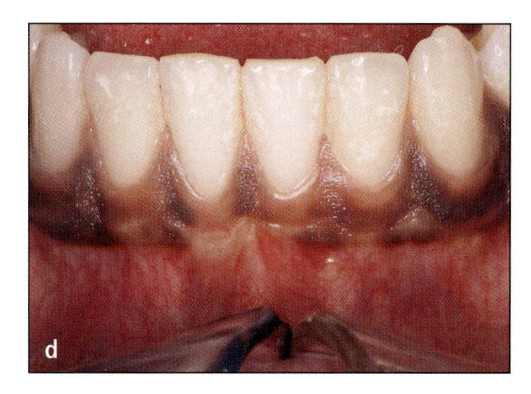

Schnittführung in befestigter Gingiva

Diese Methode ist indiziert, wenn wenigstens 3 mm keratinisierte Gingiva verbunden mit einem dünnen girlandenförmigen Parodontium besteht, das möglicherweise bei einer intrasulkulären Schnittführung mit Abstumpfung der Papillen reagieren würde. Auch in Fällen von hoch einstrahlenden Bändern, die mit einer vestibulären Schnittführung durchschnitten würden, ist diese Methode indiziert. Die Vorteile der Schnittführung in der befestigten Gingiva sind Vermeidung gingivaler Rezessionen oder Abstumpfung der Papillen, weniger Blutung und Trauma, erleichtertes Abhalten des Lappens und erleichterte Nahtversorgung sowie weniger Verlust von krestalem Knochen, verglichen mit der intrasulkulären oder vestibulären Schnittführung. Die hauptsächlichen Nachteile dieser Methode sind eine vernachlässigbare Narbe und die Notwendigkeit einer präzisen Nahtversorgung mit feinem Nahtmaterial (Abb. 6-5). Bei dieser Methode wird die Schnittführung in der befestigten Gingiva 3 mm unterhalb des Zahnfleischrandes durchgeführt. Sie erstreckt sich von distal des ersten Prämolaren bis distal des kontralateralen ersten Prämolaren ohne vertikale Entlastungsinzisionen. Der Lappen wird abpräpariert, das mentale Foramen identifiziert und freigelegt, um den Mentalisnerven bei der seitlichen Knochenschnittführung zu schonen. Der Lappen sollte bis 3 mm oberhalb des Unterrandes des Unterkiefers abpräpariert werden. Nachdem der Knochen gewonnen wurde und das Spendergebiet mit allogener Knochenpaste gefüllt wurde, wird der Lappen zurückgenäht und mit etwas Druck durch eine kochsalzgetränkte Kompresse adaptiert. Nachdem die Repositionierung an die originale Position überprüft wurde, wird der Lappen mit 5.0 Prolene Nahtmaterial vernäht (Ethicon, Somerville, NJ).

Gewinnung von partikulärem Material

Nach Freilegung der Symphyse und Darstellung der Foramina mentalia werden zylindrische Segmente von Transplantatmaterial mit einem Trepanbohrer gewonnen. Die Tiefe der Bohrung hängt von der Dicke des Unterkiefers an der Spenderregion ab. Die üblichen Maßzahlen dieses Spendergebietes sind 5 mm Abstand vom Unterrand des Kinns, 5 mm Abstand vom Apex der Zähne und eine dentale Ausdehnung bis 5 mm anterior des Foramen mentale[19].

Der Bohrer wird 4 mm bis 5 mm unterhalb der Apices der unteren Frontzähne angesetzt und durchschneidet den spongiösen Knochen bei ungefähr 50.000 Umdrehungen unter reichlich Spülung.

Durch kontinuierliche Bohrung mit einer 4,0 mm-Trepanfräse senkt der Operateur den Bohrer ab, wobei er extrem vorsichtig bei der initialen Durchdringung der Kortikalis ist. Der Bohrer hat die Tendenz, während dieser Bohrung erheblich zu springen. Wenn das nicht angemessen kontrolliert wird, kann der benachbarte Weichteillappen beschädigt werden. Der Kern der Bohrung wird am Apex abgebrochen, indem der Bohrer auf volle Länge abgesenkt und dann leicht abgeknickt wird; durch ein kleines Klemmchen, Pinzetten oder eine Gewebezange kann der Kern dann aus der Entnahmestelle entfernt werden[15]. Alternativ können kleine Meißel zur Lockerung der Kernbohrungen verwendet werden. Danach kann spongiöser Knochen mit einer Molt-Kürette Nr. 2 gewonnen werden. Die Bohrung des Knochenkerns umfasst die bukkale Kortikalis und die daran anheftende Spongiosa. Mit einer Lüer'schen Zange, einem Knochenzerkleinerungsgerät oder einer Miniknochenmühle kann der Knochenkern, je nach Bedarf, zerspant werden[21]. Das beschaffte partikuläre Transplantatmaterial sollte in einem Medium, wie steriler Kochsalzlösung, bis zur Verwendung aufbewahrt werden und dann so schnell wie möglich nach der Gewinnung ins Empfängerbett eingebracht werden[14].

Der Unterkieferunterrand sollte intakt bleiben und die linguale Kortikalis nicht perforiert werden. Komplikationen, wie Verlegung der Luftwege oder eine extreme Blutung, können bei Perforation der inneren Kortikalis drohen[15]. Ein angemessenes allogenes oder alloplastisches Knochenaufbaumaterial kann dann in die Spenderbohrung zur Restauration des Defektes eingebracht werden und eine resorbierbare Kollagenmembran kann, falls gewünscht, über dem Transplantatmaterial aufgelegt werden. Das Verschließen der Entnahmeregion beginnt nachdem die Blutungen gestillt wurden. Avitene, Surgicel (Johnson & Johnson, New Brunswick, NJ) oder Platelet-Rich-Plasma (PRP) können dem Knochenaufbaumaterial im Entnahmedefekt beigefügt werden, wenn dies für die Blutstillung erforderlich ist. Die Inzision sollte sofort, zur Vermeidung möglicher Kontaminationen des Knochengewebes am Kinn, verschlossen werden (Abb. 6-6)[12].

Abb. 6-6 *(rechte Seite)* Knochenentnahme vom anterioren Unterkiefer mit Zerspanung zur unmittelbaren Verwendung als Knochenaufbaumaterial.

Gewinnung von partikulärem Material 6

(a) Die Patientin erhält eine intravenöse Sedierung, die im Allgemeinen bei Knochengewinnung vom anterioren Unterkiefer erforderlich ist.

(b) Die Lokalanästhetika sollten zur Blutstillung Adrenalin enthalten, speziell, wenn die Inzision durch den Musculus mentalis führt.

(c) Mit einer 4 mm-Trepanfräse lassen sich Knochenkerne ausreichender Größe mit kortikalem und spongiösem Anteil gewinnen, wenn sie in der korrekten Tiefe eingesetzt wird.

(d) Die Retraktion des umgebenden Gewebes ist bei Verwendung eines solch extrem scharfen rotierenden Instrumentes, wie einer Trepanfräse, notwendig. Ein fester Griff des Handstückes vermeidet, dass die Fräse bei Kontakt mit dem Knochen umherspringt. Eine sorgfältige Spülung mit Kochsalzlösung schützt die Knochenzellen vor Hochtemperaturschaden.

(e) Die Knochenkerne werden mit dem Trepanbohrer herausgefräst. Die Osteotomiebohrungen können verbunden werden oder, wie hier gezeigt, durch Knochenstege getrennt bleiben. Einige Trepanbohrer tragen Markierungen, um die Eindringtiefe zu kontrollieren. In diesem Fall ist eine Eindringtiefe von 8 mm bis 10 mm angebracht, um einen guten Knochenzylinder zu gewinnen.

(f) Der Kern der Trepanbohrung wird durch Einführen des Bohrers auf voller Länge und leichte Abkippung gelöst; mit einem kleinen Klemmchen, Pinzetten oder einer Gewebezange können die Kerne dann aus dem Spendergebiet entfernt werden.

(g) Bei der Knochengewinnung sollte man die Menge des erhaltenen Knochens messen; wenn mehr Augmentationsmaterial erforderlich ist, kann dies auch mithilfe einer Lüer'schen Zange aus den Stegen zwischen den Bohrungen gewonnen werden.

(h) Die Entfernung der Knochenstege zwischen den Trepan-Bohrlöchern mit der Lüer'schen Zange schafft einen größeren Defekt im Spendergebiet, aber die Gewinnung von partikulärem Knochen ist auf diese Weise sicher, solange die vorgeschriebenen anatomischen Parameter respektiert werden.

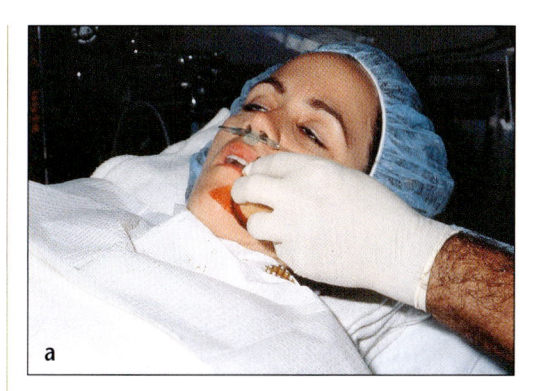

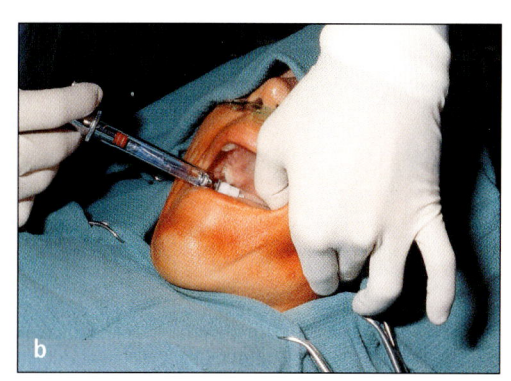

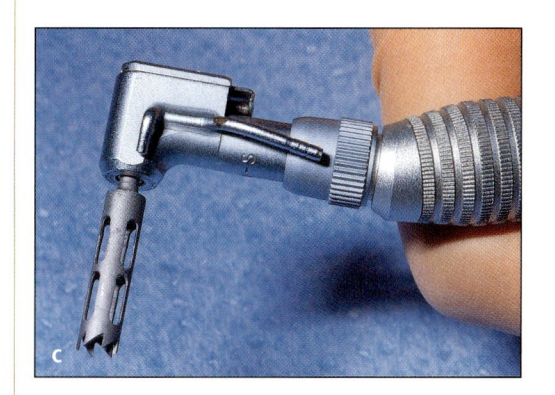

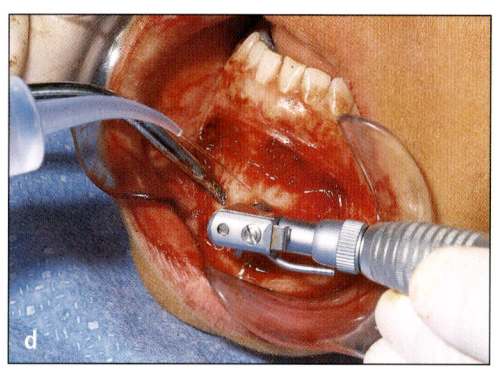

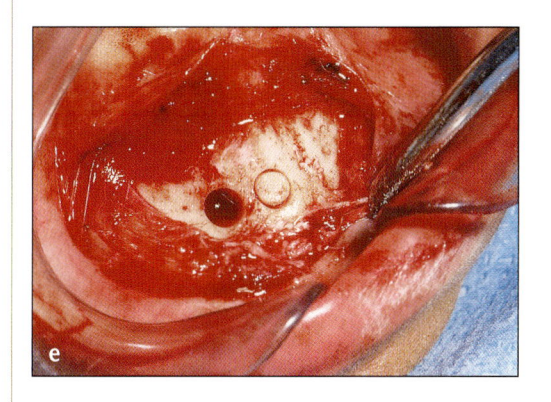

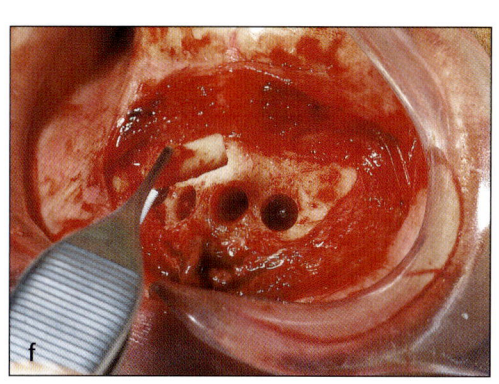

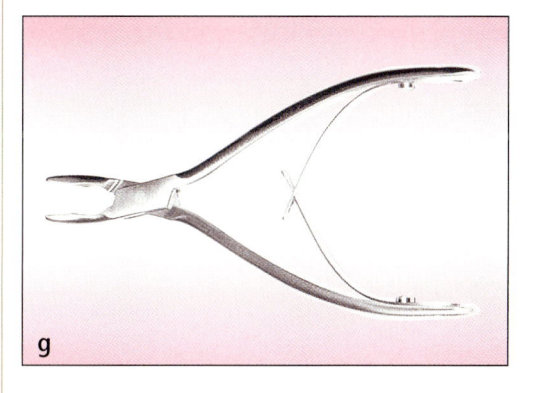

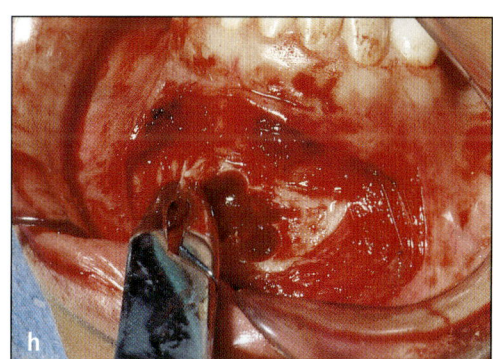

6 Gewinnung des Knochens aus der Kinnregion

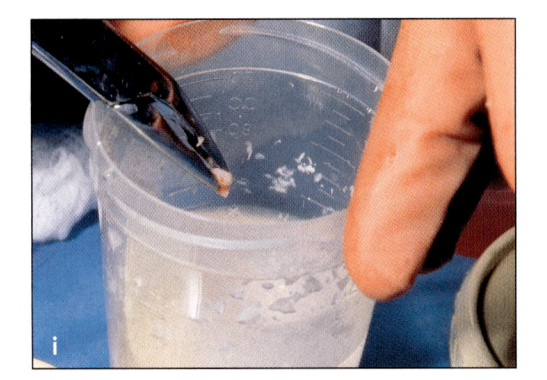

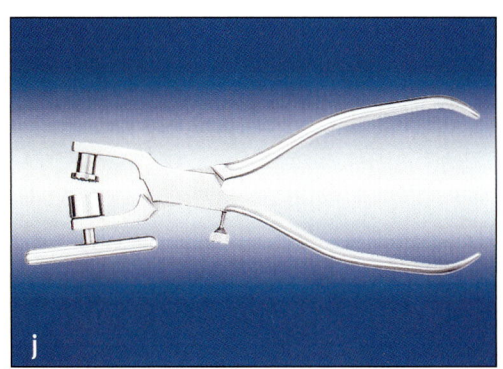

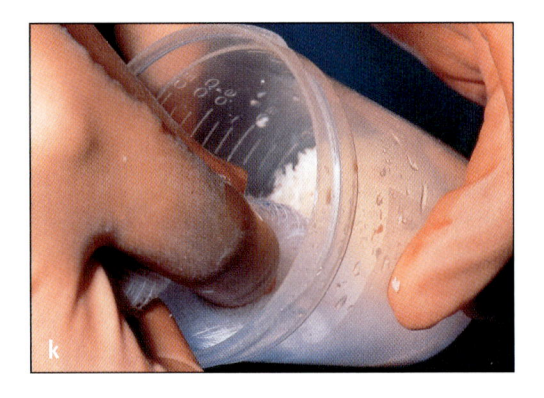

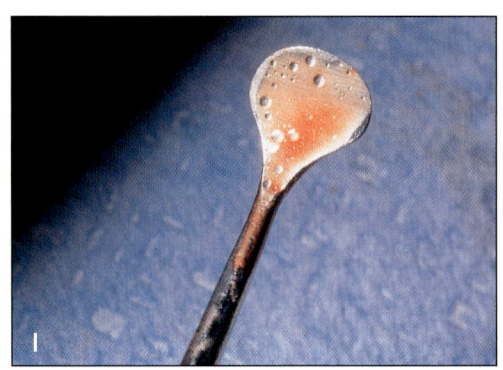

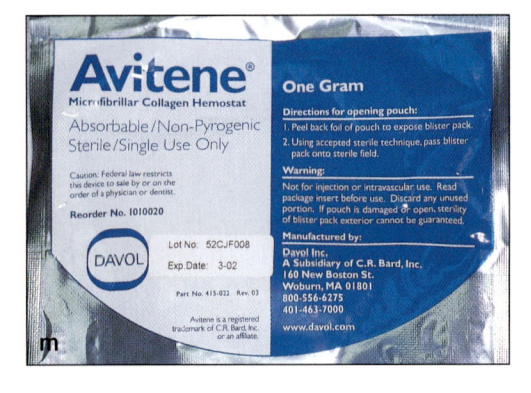

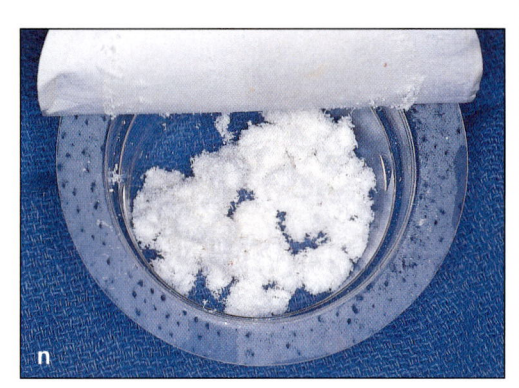

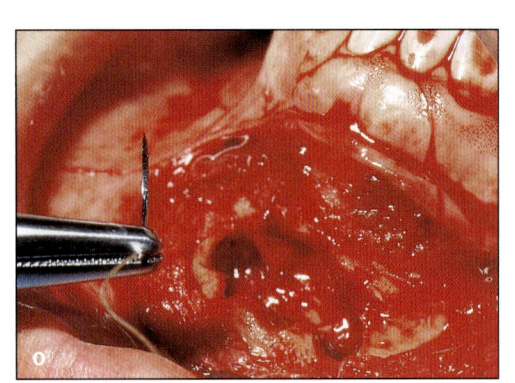

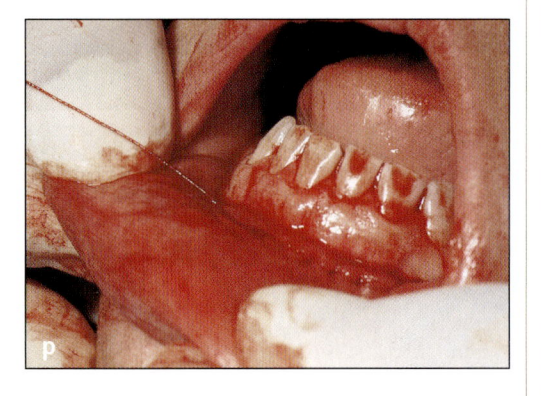

Abb. 6-6 *(Fortsetzung)*

(i) Der gewonnene Knochen wird in steriler Kochsalzlösung aufbewahrt. Wenn hierfür steriles Wasser verwendet wird, würden die Knochenzellen durch das hypotone Medium lytisch.

(j) Mit einer Knochenzerspanungszange kann der Knochen ohne Verluste zu Partikeln zermahlen werden. Bei anderen Instrumenten, wie bei Lüer'schen Zangen (abspringende Partikel) oder einer Miniknochenmühle (Knochenverlust im Mahlwerk) treten Verluste auf. Darüber hinaus erzeugt die Zerspanungszange eine Partikelgröße, die ideal für die chirurgische Verwendung und das Knochenwachstum ist.

(k) Mit Gaze wird vor der Einbringung überschüssige Kochsalzlösung von den Knochentransplantaten abgesaugt.

(l) Mit einer Molt-Kürette Nr. 2 wird zusätzliches Knochenmark aus dem Situs gehoben, wenn erforderlich.

(m) Mit einem hämostatischen Kollagen wie Avitene kann die Blutung gestillt werden.

(n) Die Textur und die hämostatische Wirksamkeit von Avitene sind ideal für diesen Defekttyp.

(o) Nur wenn eine ausreichende Hämostase im OP-Gebiet erzielt wurde, kann der Entnahmedefekt mit Augmentationsmaterial gefüllt und die Weichgewebe vernäht werden. Für das Periost und die Muskelschicht wird eine resorbierbare Naht verwendet.

(p) Eine zweite und letzte Schicht von Nähten wird in der Mukosaschicht appliziert. Die Mittellinie und andere Bereiche des Lappens müssen korrekt reponiert werden, um die Weichteilanatomie wieder in ihre originale Form zu bringen.

Abb. 6-7

Hebung von Knochenblöcken bei einem Patienten, der unglücklich über die Gingivakontur im Brückengliedbereich ist. Der Patient wünschte neue implantatgetragene Restaurationen. Die Lappenabhebung zeigte Konkavitäten im Bereich der Brückenglieder.

(a) Volumenmessung, um die benötigte Menge zu bestimmen.

(b) Ein Zahnfleischrandschnitt ist wegen eines niedrigen Vestibulums und eines sehr strammen Mentalismuskels erforderlich.

(c) Im OP einfach verfügbare sterile Plastikfolien werden als Schablone verwendet. Nach Anlegen im Empfängerdefekt werden sie in der Form des erforderlichen Knochentransplantates zugeschnitten. Hier ist die Folie im Spendergebiet gezeigt, um die Größe des erforderlichen Blockes zu verdeutlichen.

(d) Wenn der Lappen ausreichend abgeschoben wurde, kann zur Schnittführung eine Nr. 1701-Fräse mindestens 5 mm apikal der Apices der Front- und Eckzähne des Unterkiefers eingesetzt werden.

(e) Aufgrund von langen Eckzahnwurzeln müssen die beiden Blöcke direkt nebeneinander gehoben werden.

(f) Der Meißel wird kräftig mit einem Hammer geschlagen, wobei der Unterkiefer gestützt werden muss, um Schlagverletzungen der Kondylen zu minimieren.

(Fortsetzung nächste Seite)

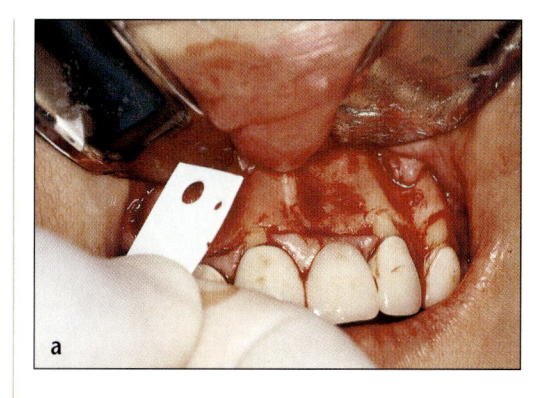

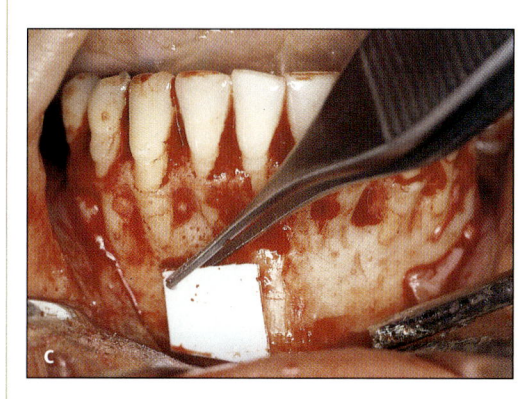

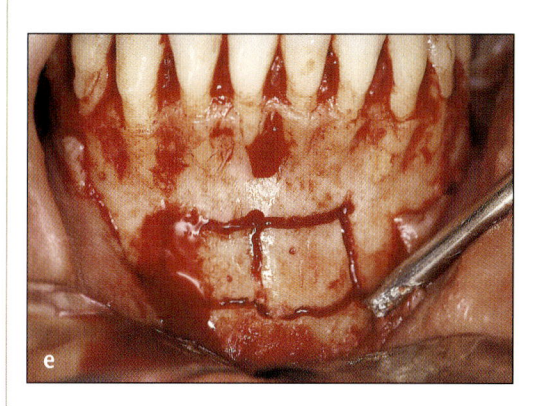

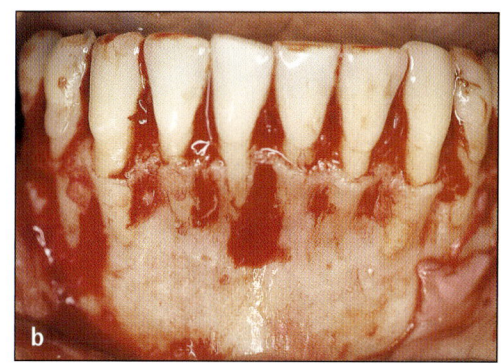

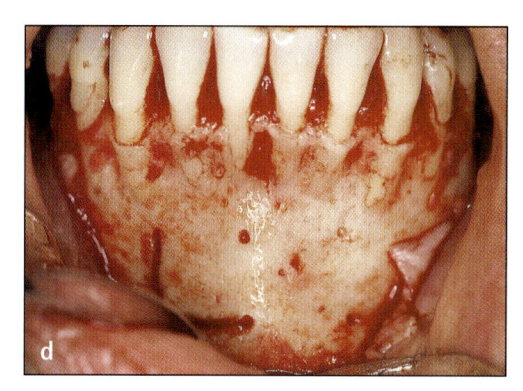

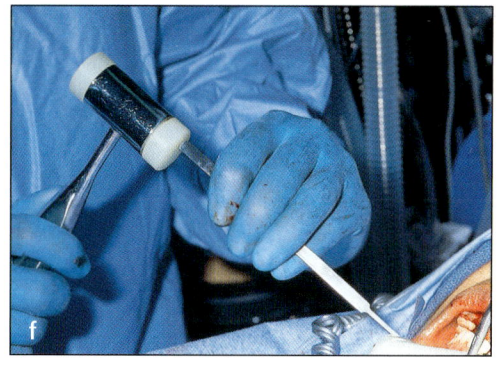

Hebung von Blocktransplantaten

Nachdem die Symphyse freigelegt und die Foramina mentalia lokalisiert sind, misst der Zahnarzt den Empfängerdefekt, um die Größe der erforderlichen Blöcke festzulegen[45]. Diese Messung kann mit einem einfachen Zirkel oder mit Schablonen durchgeführt werden[46]. Eine andere Schablonentechnik ist die durch Abformung des Defektes mit Knochenwachs, Abnahme des Wachses und Einlegen in das Spendergebiet als Schablone. Die Abmessungen der möglichen Entnahmeregion sind im Allgemeinen 3 mm oberhalb des Unterrandes des Kinns, 5 mm apikal der Zähne und 5 mm anterior des Foramen mentale (Abb. 6-7)[19]. Das angezeichnete Transplantat sollte in jeder Richtung etwa 2 mm bis 3 mm größer, als im Empfängerbett gemessen, entnommen werden. Das ermöglicht etwas Konturierung des gehobenen Blocktransplantates, um es optimal im Defekt adaptieren zu können. Wenn einmal die Größe bestimmt worden ist, wird

6 Gewinnung des Knochens aus der Kinnregion

Abb. 6-7 *(Fortsetzung)*

(g) Die Knochenblöcke werden in einem Container in steriler Kochsalzlösung aufbewahrt, während der Entnahmedefekt zum Wundverschluss vorbereitet wird.

(h) Ein großer Defekt im Spendergebiet kann akzeptabel sein, wenn er innerhalb der genannten Parameter bleibt und die umgebende Anatomie respektiert.

(i) Der Spenderdefekt wird mit mikrofibrillärem Kollagen zur Blutstillung gefüllt, bevor Knochenersatzmaterial eingefüllt und die Wunde verschlossen wird.

(j) Im bukkalen Kortex des Empfängerbettes werden kleine Perforationen gesetzt, um die Blutung zu fördern und die neue Vaskularisierung im Knochentransplantat zu unterstützen.

(k) Die gewonnenen Knochenblöcke werden in Form geschliffen und so befestigt, dass ein maximaler Kontakt mit dem unterliegenden Knochen gewährleistet ist. Jegliche scharfen Kanten der Blöcke wurden abgerundet.

(l) Partikulärer Knochen wird um die Blöcke und über das gesamte Gebiet verteilt, um eine glatte Kontur zu schaffen. Eine gute Weichgewebepräparation ist notwendig, bevor der Lappen – frei von Spannung und mit abgelösten Muskelzügen – vernäht wird.

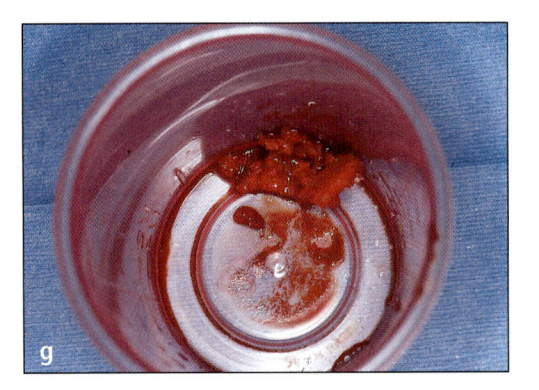

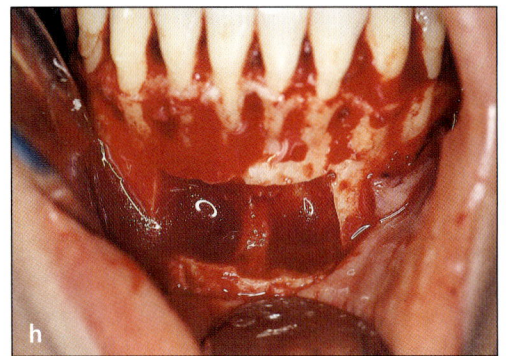

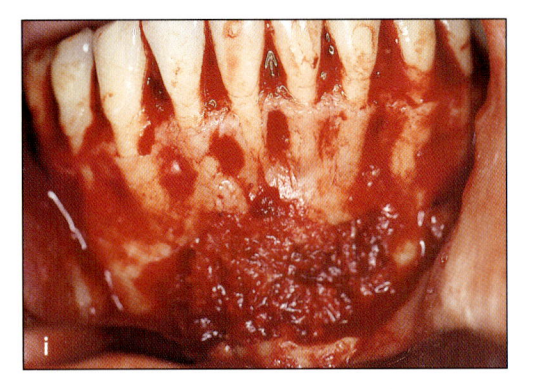

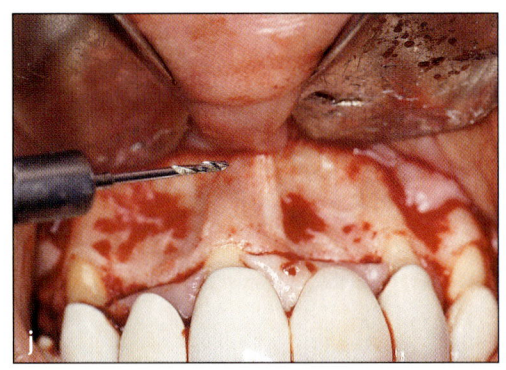

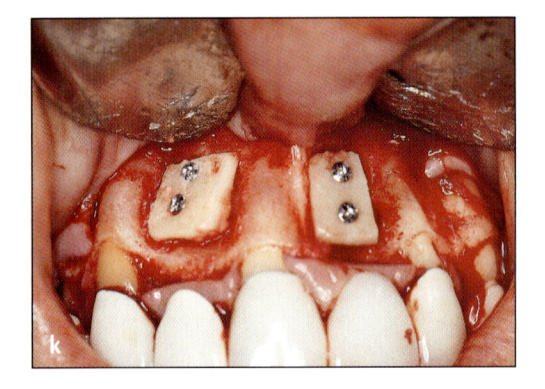

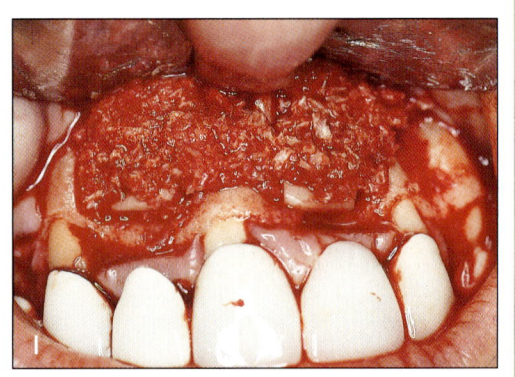

entweder ein Markierungsstift oder eine chirurgische Fräse unter sorgfältiger Spülung bei etwa 50.000 Umdrehungen benutzt, um die äußeren Konturen des Blocktransplantates für einen Oberkieferdefekt anzuzeichnen.

Unter kontinuierlichem Bohren mit einer Nr. 1701-Fräse umschneidet der Operateur die Umrisse des Blockes. Alternativ kann die Frios-Mikrosäge (Dentsply, Lakewood, CO) verwendet werden, die wesentlich dünnere Sägespalten erzeugt und damit weniger Knochen verschwendet (Abb. 6-8). Die Tiefe der Osteotomie hängt von der erforderlichen Dicke des Transplantates ab. Mit Meißeln wird das Blocktransplantat gelockert und danach mit dem spongiösen Knochen gehoben. Es ist ratsam, den kortikalen Knochen vorsichtig von der Spongiosa abzulösen. Ein Assistent sollte mit einem Instrument den Block festhalten, sodass das Material nicht herausschnellt[19]. Mit einer Lüer'schen Zange oder einem Meißel kann, wenn notwendig, weiterer spongiöser Knochen gewonnen werden[21]. Die Blockentnahme umfasst die faziale Kortikalis und den daran hängenden

Abb. 6-8
Mit einer chirurgischen Säge, wie der FriosMicroSaw, kann Knochen vom anterioren Unterkiefer gehoben werden. Eine Trennscheibe mit einem Metallschild kann in eine bequeme Position gedreht werden, in der die Weichgewebe geschützt sind. Die Trennscheibe macht dünnere Schnitte als eine Fräse, sodass mehr Knochen erhalten bleibt. Es ist aber auch schwieriger, den Knochenblock aus der Osteotomie zu entfernen.

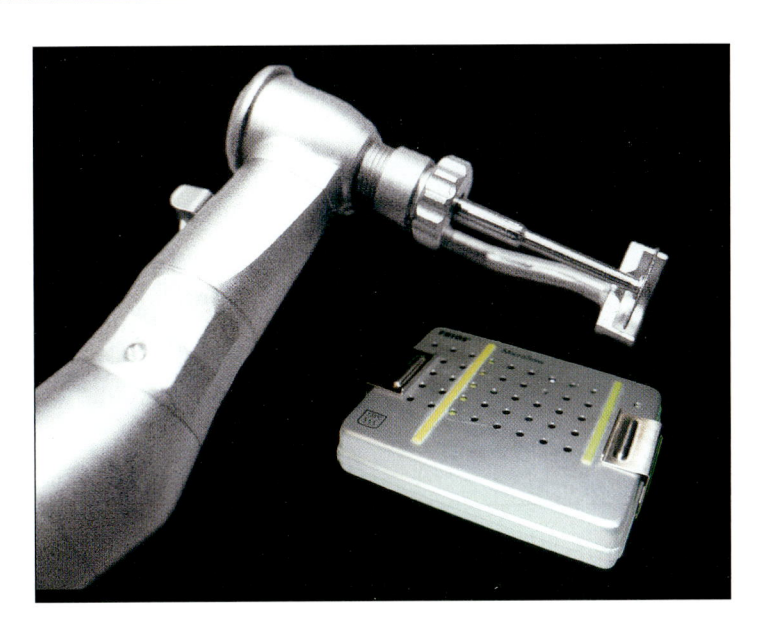

trabekulären Knochen. Das beschaffte Material sollte in einem Medium, wie steriler Kochsalzlösung, bis zum Einbau aufbewahrt und so schnell wie möglich nach der Knochenhebung verwendet werden[14].

Im Allgemeinen sollte der Unterkieferunterrand intakt bleiben und die linguale Kortikalis sollte nicht perforiert werden. Komplikationen, wie Obstruktion der Luftwege und starke Blutungen, können durch die Perforation in die Gefäßregion unter der inneren Kortikalis auftreten[15]. Ein passendes allogenes oder alloplastisches Material kann dann zur Restauration des Spenderdefektes eingelegt werden und, wenn gewünscht, kann eine resorbierbare Kollagenmembran darauf gelegt werden. Nachdem die Blutung gestillt ist, sollten die Weichteile verschlossen werden. Wenn nötig, kann zur Blutstillung Gelfoam (Pharmacia and Upjohn, Kalamazoo, MI) oder ein synthetisches resorbierbares Knochenersatzmaterial in die Spenderregion eingelegt werden. Weil dieses Spendergebiet als fünfwandiger Defekt angesehen wird, können alle Augmentationsmaterialien, die in Kapitel 2 diskutiert wurden, verwendet werden. Eine echte Barrieremembran ist weder notwendig noch empfohlen.

Allerdings sollte man kurzwirksames Kollagen, wie CollaTape (Zimmer Dental, Carlsbad, CA) auflegen, um das Augmentationsmaterial am Ort zu halten. Avitene, Surgicel oder PRP können dem Knochenaufbaumaterial für den Entnahmedefekt, wenn notwendig, zur Blutstillung hinzugesetzt werden. Typischerweise werden 1,0 mm oder 1,6 mm Schrauben aus Titanlegierung (KLS Martin, Jacksonville, FL) zur Fixierung verwendet. Kleine Spalten zwischen Transplantat und Empfängerknochen können durch partikuläre Spongiosa aus der Entnahmestelle gefüllt werden.

Zwei physikalische Faktoren – Stabilisierung des Konstruktes und Kontakt zwischen Empfänger- und Spenderknochen – bestimmen das Auftreten von Komplikationen und die Heilung zwischen Knochentransplantat und benachbarten Empfängerknochen. Diese Faktoren sind noch wichtiger als die Eigenschaften der Transplantate selbst. In tierexperimentellen Modellen heilten alle Grenzflächen, wenn sie eng aneinander angenähert und stabil fixiert wurden[47]. Unter stabilen Konditionen, aber ohne engen Kontakt zwischen Empfängerknochen und Transplantaten heilten nicht alle Grenzflächen knöchern ab, aber die biologischen Eigenschaften der Transplantate hatten keinen erkennbaren Effekt[48]. Wenn die Augmentate weniger stabil waren, wurden kaum Verbindungen gesehen[49] und die Verbindungszone heilte umso weniger knöchern aus, je instabiler das Augmentat in dem genannten Modell war. Auf die Wichtigkeit der Stabilisierung des Transplantates für die Knocheneinheilung wurde experimentell[50] und klinisch hingewiesen, und sie kann nicht ausreichend empfohlen werden[51].

Einige Forschungsergebnisse unterstellen, dass der Transplantationserfolg am Alveolarkamm durch Kombination von autogenem Unterkieferknochen mit nicht resorbierbaren Membranen gesteigert werden könnte[52,53]. Der Autor empfiehlt, eine Membran mit Pinbefestigung einzusetzen, wenn mehr als die Hälfte der Oberfläche eines Augmentates aus partikulärem Material, im Gegensatz zur Blockform, besteht. Wenn weniger als die Hälfte der Oberfläche des augmentierten Bereichs aus partikulärem Material besteht, dann sei keine Membranbarriere notwendig. Andere Forschungsergebnisse zeigten, dass der Augmentationserfolg durch frühzeitige Implantatinsertion nach Augmentation erleichtert werden kann, weil dies zu einer geringeren Transplantatresorption beiträgt[54,55]. Der gleiche Effekt wird durch die Verwendung von Biomaterial anstatt von autologem Knochen erzielt[56-58]. Wenn allerdings der Versuch unternommen wird, Implantate zu früh in ein Gebiet mit Blocktransplantaten zu inserieren, dann besteht die große Wahrscheinlichkeit, dass sich der Block vom Lagerknochen ablöst. Aus diesem Grund empfiehlt der Autor, dass Implantate nicht früher als fünf Monate nach Blocktransplantation gesetzt werden sollten. Außerdem werden nach Erfahrung des Autors zukünftig eher autologe Knochenblöcke als Biomaterialien "Goldstandard" bleiben. Allerdings zeigen autologe Knochentransplantate, kombiniert mit Wachstumsfaktoren, vielversprechende Resultate in Klinik und Experiment und sie können in weniger kritischen Fällen eingesetzt werden.

Postoperative Nachsorge

Amoxizillin oder Clindamyzin sollten eine Stunde vor Operation beginnend, eine Woche postoperativ eingesetzt werden. Dexamethason sollte vom ersten Tag postoperativ verschrieben und für sieben Tage eingenommen werden. In der Kinnregion sollte für einige Stunden ein Druckverband angelegt werden, um einer Blutung vorzubeugen und um eine enge Adaptation der Mentalismuskeln zu gewährleisten. Zusätzlich kann eine Eiskühlung im Entnahmegebiet am ersten Tag nach der Operation eingesetzt werden. Ein Kinnpflaster sollte für 48 Stunden helfen, die Entzündung zu vermeiden und eine Traumatisierung des Spendergebietes zu minimieren[12]. Nach der ersten Woche sollte der Patient zweimal täglich für zwei Wochen zur Reduktion des Infektionsrisikos mit Chlorhexidin spülen. Der postoperative Schmerz am Spendergebiet ist üblicherweise minimal bis mäßig und kann, wenn notwendig, durch opiathaltige Analgetika behandelt werden[18]. Membranexpositionen, Infektion und Plaquekontrolle können während der folgenden Vorstellungen des Patienten diskutiert werden. Eine schwere Membranexposition mag eine erneute Transplantation und Membranentfernung erfordern; eine geringfügige Exposition kann mit Anwendung eines lokalen Desinfektionsmittels (Chlorhexidin) behandelt werden.

Die Verwendung der Blocktransplantate aus der Unterkiefersymphyse wird detailliert in Kapitel 9 besprochen. Grundsätzlich soll die Größe des Transplantatmaterials durch schonendes Zurechttrimmen des Blocks soweit vorbereitet werden, dass eine enge individualisierte Anlagerung im Empfängerdefekt erzielt wird. Scharfe Kanten, die den

Tabelle 6-1 Mögliche Komplikationen bei Knochenentnahme von der Unterkiefersymphyse

Komplikation	Grund	Vorbeugende Maßnahmen
Angeschnittene Arteria submentalis oder sublingualis	Schwer perforierte linguale Kortikalis	Kenntnis über die bukkolinguale Dicke des Unterkiefers vor der Knochenentnahme. Die Dicke des Blockes oder die Länge eines Trepankernes sollten weniger als die Dicke des Unterkiefers betragen.
Möglicher Schaden von Unterkieferzahnwurzeln	Lange anteriore Zahnwurzeln oder geringe anteriore Unterkieferhöhe	Akkurate Messung der anatomischen Strukturen und Knochengewinnung nur aus der sicheren Zone.
Parästhesie des Nervus mentalis	Ausdehnung von Entlastungsschnitten in die Gegend des Foramen mentale; übermäßige Abpräparation und Retraktion des Weichgewebes	Akkurate Messung der anatomischen Strukturen und Knochengewinnung nur aus der sicheren Zone, Schutz des Nervus mentalis vor Lappenretraktion oder Freilegung.
Wunddehiszenz im Spendergebiet	Postoperatives Ödem, übermäßiger Zug der Kinnmuskulatur, Hämatom, unzureichende Technik oder drohende Dehiszenz beim Weichteilverschluss	Verwendung eines Druckverbandess für drei postoperative Tage. Schichtweiser Wundverschluss, wenn möglich. Aufklärung des Patienten, innerhalb der ersten fünf Tage die Haut so wenig wie möglich zu strecken.
Temporär geänderte Kältesensibilität der unteren Schneidezähne	Knochenschnitte zu nah an den Wurzelspitzen; tritt häufig nach Chirurgie als normale Folge auf	Diese häufige postoperative Folge sollte mit den Patienten vor Operationsbeginn besprochen werden, sorgfältiges Monitoring.
Kinnptose	Unzureichend erhaltener Ansatz des Musculus mentalis, Annaht des Weichgewebes in die inkorrekte Position	Vorsichtige Reposition des Lappens in seine Originalposition und Wundverschluss in Schichten.

darüber liegenden Lappen perforieren könnten, müssen geglättet werden. Diese Maßnahmen unterstützen eine optimale Transplantatintegration und Vaskularisierung.

Potenzielle Komplikationen

Die folgenden Maßnahmen dienen der Vorbeugung früher Komplikationen nach Knochenentnahme: Druckverbände, topische Eiskühlung, antiinflammatorische Medikamente zur Reduktion der Schwellung, Verschreibung von Analgetika zur Schmerzkontrolle und die Instruktion des Patienten, eine sorgfältige Mundhygiene einzuhalten. Eine postoperative Schwellung ist sehr häufig, obwohl ihre Intensität variieren mag. In den meisten Fällen nimmt die Schwellung während der ersten zwei Tage postoperativ rapide ab und verschwindet komplett innerhalb einer Woche. Tabelle 6-1 listet andere mögliche Komplikationen mit den üblichen Gründen für Auftreten und den Techniken, um sie zu minimieren, auf.

Literatur

1. Cotter CJ, Maher A, Gallagher C, Sleeman D. Mandibular lower border: Donor site of choice for alveolar grafting. Br J Oral Maxillofac Surg 2002; 40:429–432.
2. McCarthy C, Patel RR, Wragg PF, Brook IM. Dental implants and onlay bone grafts in the anterior maxilla: Analysis of clinical outcome. Int J Oral Maxillofac Implants 2003;18: 238–241.
3. Montazem A, Valauri DV, St-Hilaire H, Buchbinder D. The mandibular symphysis as a donor site in maxillofacial bone grafting: A quantitative anatomic study. J Oral Maxillofac Surg 2000;58: 1368–1371.
4. Gungormus M, Yilmaz AB, Ertas U, Akgul HM, Yavuz MS, Harorli A. Evaluation of the mandible as an alternative autogenous bone source for oral and maxillofacial reconstruction. J Int Med Res 2002;30: 260–264.
5. Pikos MA. Facilitating implant placement with chin grafts as donor sites for maxillary bone augmentation – Part I. Dent Implantol Update 1995; 6:89–92.
6. Proussaefs P, Lozada J, Kleinman A, Rohrer MD. The use of ramus autogenous block grafts for vertical alveolar ridge augmentation and implant placement: A pilot study. Int J Oral Maxillofac Implants 2002;17:238–248.
7. Sauvigne T, Fusari JP, Monnier A, Breton P, Freidel M. The retromolar area, an alternative for the mandibular symphysis graft in implant surgery: Quantitative and qualitative analysis of 52 samples [in French]. Rev Stomatol Chir Maxillofac 2002;103:264–268.
8. Gungormus M, Yavuz MS. The ascending ramus of the mandible as a donor site in maxillofacial bone grafting. J Oral Maxillofac Surg 2002;60:1316–1318.
9. Capelli M. Autogenous bone graft from the mandibular ramus: A technique for bone augmentation. Int J Periodontics Restorative Dent 2003;23: 277–285.
10. Herford AS, King BJ, Audia F, Becktor J. Medial approach for tibial bone graft: Anatomic study and clinical technique. J Oral Maxillofac Surg 2003;61: 358–363.
11. Jensen J, Sindet-Pedersen S. Autogenous mandibular bone grafts and osseointegrated implants for reconstruction of the severely atrophied maxilla: A preliminary report. J Oral Maxillofac Surg 1991;49: 1277–1287.
12. Jensen J, Sindet-Pedersen S, Oliver AJ. Varying treatment strategies for reconstruction of maxillary atrophy with implants: Results in 98 patients. J Oral Maxillofac Surg 1994;52: 210–216.
13. Jensen J, Reiche-Fischel O, Sindet-Pedersen S. Autogenous mandibular bone grafts for malar augmentation. J Oral Maxillofac Surg 1995;53:88–90.
14. Misch CM, Misch CE. The repair of localized severe ridge defects for implant placement using mandibular bone grafts. Implant Dent 1995;4:261–267.
15. Smiler DG. Small-segment symphysis graft: Augmentation of the maxillary anterior ridge. Pract Periodontics Aesthet Dent 1996;8: 479–483.
16. Schwartz-Arad D, Dori S. Intraoral autogenous onlay block bone grafting for implant dentistry [in Hebrew]. Refuat Hapeh Vehashinayim 2002;19: 35–39, 77.
17. Misch CM, Misch CE, Resnik RR, Ismail YH. Reconstruction of maxillary alveolar defects with mandibular symphysis grafts for dental implants: A preliminary procedural report. Int J Oral Maxillofac Implants 1992;7: 360–366.
18. Garg AK, Morales MJ, Navarro I, Duarte F. Autogenous mandibular bone grafts in the treatment of the resorbed maxillary anterior alveolar ridge: Rationale and approach. Implant Dent 1998;7: 169–176.
19. Hunt DR, Jovanovic SA. Autogenous bone harvesting: A chin graft technique for particulate and monocortical bone blocks. Int J Periodontics Restorative Dent 1999;19:165–173.
20. Cordaro L, Amade DS, Cordaro M. Clinical results of alveolar ridge augmentation with mandibular block bone grafts in partially edentulous patients prior to implant placement. Clin Oral Implants Res 2002;13:103–111.
21. John V, Gossweiler M. Implant treatment planning and rehabilitation of the anterior maxilla, part 2: The role of autogenous grafts. J Indiana Dent Assoc 2002;81:33–38.
22. Khoury F. Augmentation of the sinus floor with mandibular bone block and simultaneous implantation: A 6-year clinical investigation. Int J Oral Maxillofac Implants 1999; 14:557–564.
23. De Andrade E, Otomo-Corgel J, Pucher J, Ranganath KA, St George N Jr. The intraosseous course of the mandibular incisive nerve in the mandibular symphysis. Int J Periodontics Restorative Dent 2001;21:591–597.
24. Armand S, Kirsch A, Sergent C, Kemoun P, Brunel G. Radiographic and histologic evaluation of a sinus augmentation with composite bone graft: A clinical case report. J Periodontol 2002; 73:1082–1088.
25. Wang PD, Klein S, Kaufman E. One-stage maxillary sinus elevation using a bone core containing a preosseointegrated implant from the mandibular symphysis. Int J Periodontics Restorative Dent 2002;22:435–439.
26. Schwartz-Dabney CL, Dechow PC. Variations in cortical material properties throughout the human dentate mandible. Am J Phys Anthropol 2003; 120:252–277.
27. Chuenchompoonut V, Ida M, Honda E, Kurabayashi T, Sasaki T. Accuracy of panoramic radiography in assessing the dimensions of radiolucent jaw lesions with distinct or indistinct borders. Dentomaxillofac Radiol 2003; 32:80–86.
28. Cordaro L. Bilateral simultaneous augmentation of the maxillary sinus floor with particulated mandible. Report of a technique and preliminary results. Clin Oral Implants Res 2003;14:201–206.

29. McCarthy C, Patel RR, Wragg PF, Brook IM. Sinus augmentation bone grafts for the provision of dental implants: Report of clinical outcome. Int J Oral Maxillofac Implants 2003; 18:377–382.
30. Jin H, Kim BG. Mandibular osteotomies after drawing out the inferior alveolar nerve along the canal. Aesthetic Plast Surg 2003;27: 126–129.
31. da Fontoura RA, Vasconcellos HA, Campos AE. Morphologic basis for the intraoral vertical ramus osteotomy: Anatomic and radiographic localization of the mandibular foramen. J Oral Maxillofac Surg 2002;60:660–665.
32. Cutright B, Quillopa N, Schubert W. An anthropometric analysis of the key foramina for maxillofacial surgery. J Oral Maxillofac Surg 2003;61: 354–357.
33. Nomura T, Gold E, Powers MP, Shingaki S, Katz JL. Micromechanics/structure relationships in the human mandible. Dent Mater 2003;19:167–173.
34. Fukuda M, Takahashi T, Yamaguchi T, Kochi S. Placement of endosteal implants combined with chin bone onlay graft for dental reconstruction in patients with grafted alveolar clefts. Int J Oral Maxillofac Surg 1998;27: 440–444.
35. Alonso N, Machado de Almeida O, Jorgetti V, Amarante MT. Cranial versus iliac onlay bone grafts in the facial skeleton: A macroscopic and histomorphometric study. J Craniofac Surg 1995;6: 113–118.
36. Bahr W, Coulon JP. Limits of the mandibular symphysis as a donor site for bone grafts in early secondary cleft palate osteoplasty. Int J Oral Maxillofac Surg 1996;25:389–393.
37. Misch CM. Comparison of intraoral donor sites for onlay grafting prior to implant placement. Int J Oral Maxillofac Implants 1997; 12:767–776.
38. Matsumoto MA, Filho HN, Francischone E, Consolaro A. Microscopic analysis of reconstructed maxillary alveolar ridges using autogenous bone grafts from the chin and iliac crest. Int J Oral Maxillofac Implants 2002;17: 507–516.
39. Kalk WW, Raghoebar GM, Jansma J, Boering G. Morbidity from iliac crest bone harvesting. J Oral Maxillofac Surg 1996;54:1424–1429.
40. Marx RE, Morales MJ. Morbidity from bone harvest in major jaw reconstruction: A randomized trial comparing the lateral anterior and posterior approaches to the ilium. J Oral Maxillofac Surg 1988; 46:196–203.
41. Matsumoto MA, Filho HN, Francischone E, Consolaro A. Microscopic analysis of reconstructed maxillary alveolar ridges using autogenous bone grafts from the chin and iliac crest. Int J Oral Maxillofac Implants 2002; 17:507–516.
42. Nkenke E, Schultze-Mosgau S, Radespiel-Troger M, Kloss F, Neukam FW. Morbidity of harvesting of chin grafts: A prospective study. Clin Oral Implants Res 2001;12:495–502.
43. Gapski R, Wang HL, Misch CE. Management of incision design in symphysis graft procedures: A review of the literature. J Oral Implantol 2001;27: 134–142.
44. Raghoebar GM, Louwerse C, Kalk WW, Vissink A. Morbidity of chin bone harvesting. Clin Oral Implants Res 2001;12:503–507.
45. Zeiter DJ, Ries WL, Sanders JJ. The use of a bone block graft from the chin for alveolar ridge augmentation. Int J Periodontics Restorative Dent 2000;20:618–627.
46. Scher E, Holmes S. Simplified transfer of intraoral bone grafts in ridge-augmentation procedures. Implant Dent 2003;12:113–115.
47. Stevenson S, Li XQ, Martin B. The fate of cancellous and cortical bone after transplantation of fresh and frozen tissue-antigen– matched and mismatched osteochondral allografts in dogs. J Bone Joint Surg Am 1991; 73:1143–1156.
48. Stevenson S, Li XQ, Davy DT, Klein L, Goldberg VM. Critical biological determinants of incorporation of non-vascularized cortical bone grafts. Quantification of a complex process and structure. J Bone Joint Surg Am 1997; 79:1–16.
49. Feighan JE, Davy D, Prewett AB, Stevenson S. Induction of bone by a demineralized bone matrix gel: A study in a rat femoral defect model. J Orthop Res 1995;13:881–891.
50. Lin KY, Bartlett SP, Yaremchuk MJ, Fallon M, Grossman RF, Whitaker LA. The effect of rigid fixation on the survival of onlay bone grafts: An experimental study. Plast Reconstr Surg 1990;86:449–456.
51. Vander Griend RA. The effect of internal fixation on the healing of large allografts. J Bone Joint Surg Am 1994;76:657–663.
52. Donos N, Kostopoulos L, Karring T. Alveolar ridge augmentation by combining autogenous mandibular bone grafts and non-resorbable membranes. Clin Oral Implants Res 2002;13: 185–191.
53. Kaufman E, Wang PD. Localized vertical maxillary ridge augmentation using symphyseal bone cores: A technique and case report. Int J Oral Maxillofac Implants 2003;18: 293–298.
54. Dortbudak O, Haas R, Bernhart T, Mailath-Pokorny G. Inlay autograft of intra-membranous bone for lateral alveolar ridge augmentation: A new surgical technique. J Oral Rehabil 2002;29:835–841.
55. Bell RB, Blakey GH, White RP, Hillebrand DG, Molina A. Staged reconstruction of the severely atrophic mandible with autogenous bone graft and endosteal implants. J Oral Maxillofac Surg 2002;60: 135–1141.
56. Araujo MG, Sonohara M, Hayacibara R, Cardaropoli G, Lindhe J. Lateral ridge augmentation by the use of grafts comprised of autologous bone or a biomaterial. An experiment in the dog. J Clin Periodontol 2002;29:1122–1131.
57. Feuille F, Knapp CI, Brunsvold MA, Mellonig JT. Clinical and histologic evaluation of bone-replacement grafts in the treatment of localized alveolar ridge defects. Part 1: Mineralized freeze-dried bone allograft. Int J Periodontics Restorative Dent 2003; 23:29–35.
58. Knapp CI, Feuille F, Cochran DL, Mellonig JT. Clinical and histologic evaluation of bone-replacement grafts in the treatment of localized alveolar ridge defects. Part 2: Bioactive glass particulate. Int J Periodontics Restorative Dent 2003;23:129–137.

KAPITEL 7

Knochenentnahme aus der Tibia

Die Tibia bietet dem Chirurgen Zugang zu einer großen Menge von autologem Knochen hoher Qualität, der entweder unter Praxisbedingungen in Lokalanästhesie und intravenöser Sedierung oder im Operationssaal unter Vollnarkose gewonnen werden kann[1]. Die notwendigen Lizenzen in Bezug auf Ausbildungsgrad oder Facharztstatus, die für die Durchführung dieser Operation notwendig sind, variieren je nach Bundesstaat oder Land. Auf jeden Fall ist es für den Zahnarzt unerlässlich nachzuprüfen und zu bestätigen, dass er die Erlaubnis hat, diese Operation an seinem Ort ohne Aufsicht zu unternehmen.

Die Knochenentnahme von der Tibia ist im Allgemeinen eine exzellente Wahl, wenn etwa 20 ccm bis 40 ccm von spongiösem partikulärem Knochen benötigt werden[2]. Knochen von Spenderregionen wie dem Tibiaplateau enthält osteokompetente Zellen, Inseln von mineralisiertem spongiösem Knochen, Fibrin und Blutplättchen aus dem Blutgerinnsel. Einige Stunden nach Einbringen des Transplantates degranulieren die Blutplättchen und sezernieren Platelet Derived Growth Factor (PDGF), Transforming Growth Factor-β_1 und -β_2 (TGF-β_1 und TGF-β_2) und andere Faktoren zur Stimulation der Knochenregeneration[3]. Immer entscheidet auch eine genaue Anamnese, welche Spenderregion im speziellen Fall verwendet wird[4,5]. Andere wichtige Gesichtspunkte für die Entscheidung der Tibiaknochenentnahme sind das Lebensalter und Stoffwechselerkrankungen[6]. Bei Kindern ist Zurückhaltung bei der Tibiaknochenentnahme angebracht[7,8].

Vorteile und Kontraindikationen

Die Transplantatgewinnung von der lateralen Tibia hat viele Vorteile gegenüber anderen Spenderregionen und Techniken:
1. 20 ccm bis 40 ccm nicht komprimierter spongiöser Knochen kann aus dem Markraum gewonnen werden.

2. Die Methode ist gut standardisiert und kann beim wachen Patienten in der Praxis oder in Vollnarkose erfolgen.
3. Die Gesamtoperationszeit beträgt im Durchschnitt nur 20 bis 40 Minuten.
4. Der Blutverlust ist minimal und es wird keine Drainage benötigt.
5. Die Patienten berichten über minimale postoperative Schmerzen oder Funktionseinschränkungen.
6. Die Operation ermöglicht eine sofortige postoperative Lastaufnahme.
7. Studien zeigen relativ wenige Komplikationen und weniger Morbidität als bei anderen Techniken, wie z. B. beim Beckenkammtransplantat[9,10]. Die Inzidenz von Komplikationen der Tibiatransplantate liegt zwischen 1,3% bis 3,8%, was sich gegenüber den 8,6% bis 9,2% bei der Beckenknochenentnahme günstig darstellt[11].
8. Studien zeigen, dass die postoperative Hämatombildung minimal ist, die Heilung im Allgemeinen unkompliziert verläuft und unauffällige Narben resultieren.

Die folgenden Kontraindikationen bestehen für die Operation:
1. Der Bedarf an Knochenblocktransplantaten (die hier beschriebene Operation bietet nur spongiöses Knochenmark [partikulären Knochen]).
2. Patienten unter 19 Jahren.
3. Patienten mit einer Knieverletzung oder Knieoperation in der Vorgeschichte.
4. Patienten mit fortgeschrittener rheumatischer oder degenerativer Arthritis.
5. Patienten mit Stoffwechselerkrankungen.

Anatomie

Die Tibia ist der größere der zwei Unterschenkelknochen des Tibia-Fibula-Komplexes und die hauptsächliche mechanische Stütze des Unterschenkels. Gleichgültig ob ein medialer oder ein lateraler Zugang zur Gewinnung des Knochentransplantatmaterials gewählt wird, es ist für den Kliniker wichtig, dass er präoperativ die anatomischen Orientierungspunke der Tibia kennt[12,13].

Die beiden Tibiakondylen sollten unterhalb des Kniespaltes palpiert und markiert werden. Auf der anterioren Oberfläche des proximalen Endes der Tibia zwischen den Kondylen befindet sich eine ovale Vorwölbung, die *Tuberositas tibiae* oder Tuberculum Gerdy genannt wird; auch diese Vorwölbung sollte lokalisiert, palpiert und markiert werden. Das Tuberculum Gerdy ist ein Kamm auf dem lateral anterioren Anteil des Tibiakopfes, der etwa 1,5 cm bis 2 cm unterhalb der Gelenkflächen liegt. Der Tractus iliotibialis inseriert am Oberteil des Tuberculum Gerdy und die Sehne des Musculus tensor fasciae latae inseriert am unteren Anteil des Tuberculums (Abb. 7-1). Der Tractus iliotibialis und der Musculus tensor fasciae latae, die an der äußeren Spitze des anterioren Beckenkamms entspringen, überkreuzen das Hüftgelenk und das Kniegelenk mit dem lateralen Band des Beins und inserieren dann am Tuberculum Gerdy. Unterhalb des Kamms des Tuberculum Gerdy inseriert der Musculus tibialis anterior. Dieser Kamm befindet sich auf der lateralen Seite der Tibia, zwei Drittel der Strecke zwischen Tibiakopf und Fibula, und in der Mittellinie des Tibiaschaftes, die beide einfach palpabel sind.

Es ist entscheidend, das Tuberculum Gerdy korrekt bei der Anzeichnung der Schnittführung zu lokalisieren, um eine Verletzung der Gelenkfläche des Tibiaplateaus und eine Schädigung des Kniegelenkes zu vermeiden (Abb. 7-2). Die Verwendung dieser anatomischen Position schützt ebenfalls vor Verletzung des Fibulaköpfchens, das sich auf dieser Ebene subkutan befindet. Es sollte lokalisiert, palpiert und markiert werden, wie auch die Patella, der Tractus iliotibialis und der Musculus tibialis anterior.

Anatomie 7

Abb. 7-1
Für den Operateur ist es wichtig, die bedeutenden anatomischen Orientierungspunkte der Tibia vor der Tibiaknochenentnahme zu identifizieren.

(a) Anteriore und laterale Ansicht der Tibia. Der rote Kreis zeigt das Zugangsgebiet für die Knochenhebung am Tuberculum Gerdy.

(b) Das Kniegelenk und das tibio-fibulare Gelenk im Leichenpräparat. Der Kopf der Fibula, das Tuberculum Gerdy (der Vorsprung direkt unterhalb des Tibiakondylus) und der Tibiakondylus variieren in ihrer Ausprägung und sollten durch Palpation vor Operationsbeginn klar identifiziert werden.

(c) Anterior-posteriores Röntgenbild des Gebietes mit der exakten Lokalisierung des Tuberculum Gerdy. Das Volumen des Markraumes im Tibiakopf kann abgeschätzt werden.

(d) Muskeln und ihre Ansätze im Gebiet der Knochengewinnung.

(e) Gefäßnetzwerk im Knochengewinnungsgebiet.

(f) Muskeln und ihre Ansätze, vaskuläres Netzwerk, Knochengewinnungsort und Winkel der Knochengewinnung. Die Knochengewinnung an diesem Ort und in der vorgeschlagenen Winkelstellung verhindert Schäden am Gefäßnetzwerk und an der Muskulatur.

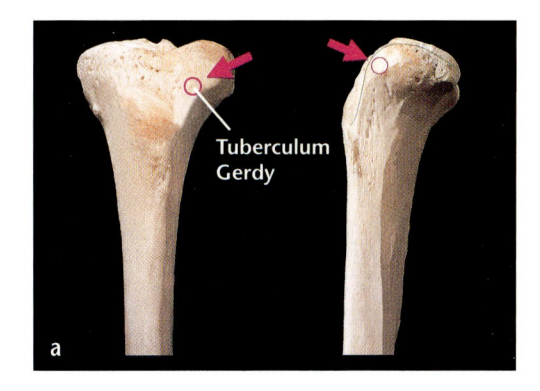

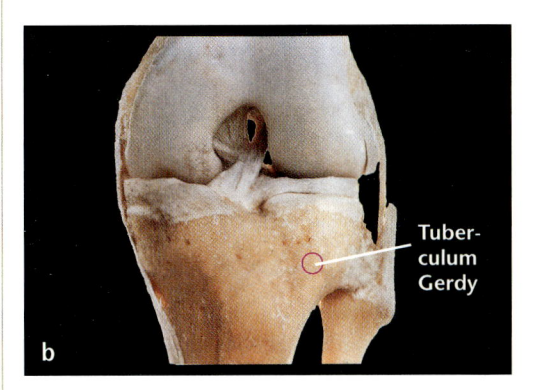

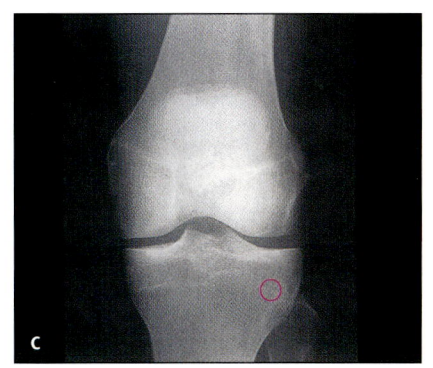

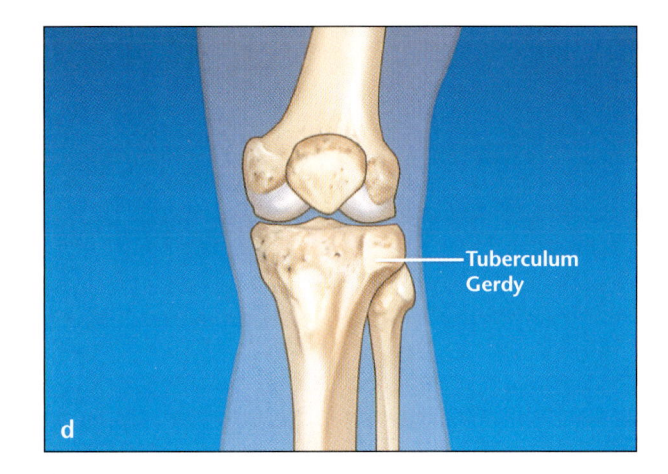

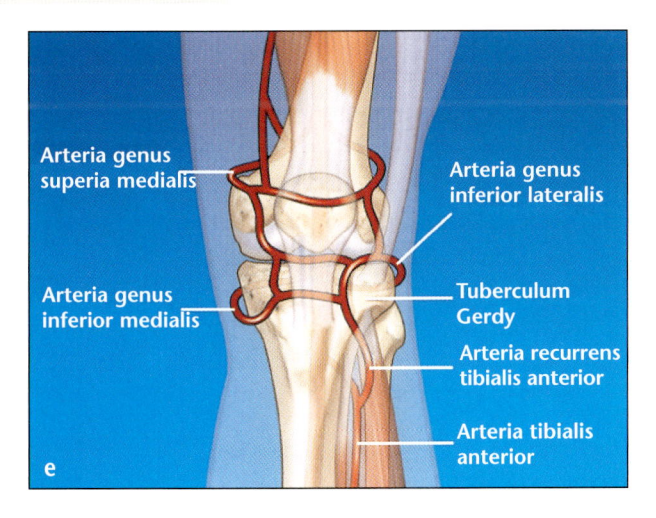

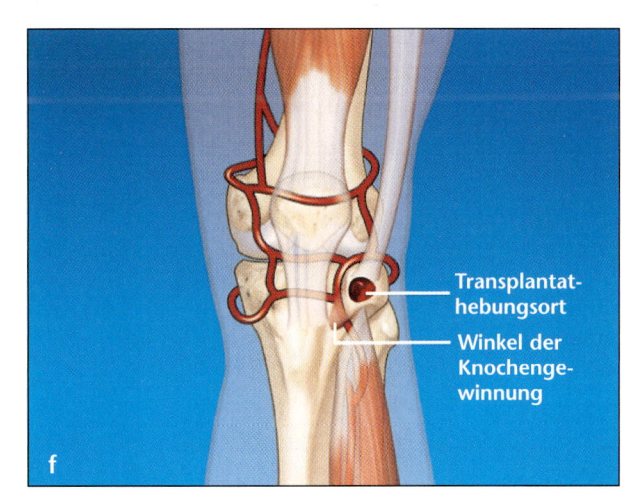

153

Abb. 7-2
Das Tuberculum Gerdy ist durch den Zug der angehefteten Muskeln vorgewölbt. Das Instrument zur Knochengewinnung sollte an dieser Stelle immer nach medial und unten gerichtet sein. In dieser Abbildung wurde eine Öffnung über dem Tuberculum Gerdy an der präparierten Leichentibia angelegt. Die Kürette wurde absichtlich aufwärts gerichtet, um darzustellen, wie weit der Chirurg von dem Idealwinkel abweichen müsste, um das Kniegelenk akzidentiell zu eröffnen. Der Chirurg sollte immer im Gedächtnis behalten, dass extreme Kräfte aufgewendet werden müssen, um die flache Gelenkoberfläche der Tibia zu perforieren.

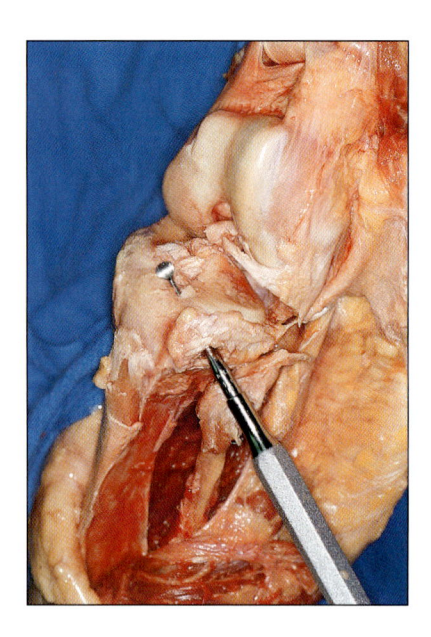

Die kleinen Blutgefäße in der engeren Nachbarschaft der lateralen proximalen Tibia sind:
- Äste der Arteriae genicularis mediales superior und inferior, die unter der Bedeckung des Ligamentum patellae laufen.
- Äste der Arteria genicularis lateralis inferior, fibularis und anteriore zurücklaufende tibiale Arterien.
- Äste der Arteria tibialis anterior.

Die Blutung aus diesen Gefäßen ist minimal und leicht mit Elektrokauterisation zu stillen. Die am meisten gefährdeten Blutgefäße im unmittelbaren chirurgischen Gebiet sind die anterior zurücklaufenden Tibiaarterien und die lateralen inferioren Geniculaarterien. Eine richtige Platzierung der Schnittführung vermeidet die Verletzung dieser Gefäße.

Der primäre Muskel in diesem Operationsgebiet ist der Musculus tibialis anterior, der sich auf der lateralen Oberfläche der Tibia befindet. Seine Fasern verlaufen vertikal und überlappen die anterioren tibialen Gefäße und den Nervus peronaeus profundus in der proximalen Tibiaregion. Dieser Nerv entsteht aus der Bifurkation des Nervus peronaeus communis zwischen Fibula und dem Musculus Peronaeus longus und verläuft tief unter dem Musculus extensor digitorum longus und auf der anterioren Oberfläche der Membrana interossea. Die Verletzung dieses Nerven kann leicht vermieden werden, wenn die initiale Schnittführung richtig platziert wird.

Chirurgischer Zugang und Technik

Als erstes wird der Patient in eine sitzende Position gebracht. Eine Rolle sollte unter die ipsilaterale Hüfte und unter das Knie gelegt werden, um die Kniebeugung zu unterstützen und um die anteriore Tibia hochzuheben. Eine Crescent-Kniestütze (Crescent Products, North Minneapolis, MN) kann eingesetzt werden, um das Knie komfortabel anzuheben und zu beugen (Abb. 7-3a). Diese Stütze ist 16 Inches breit und mit reinem Vinyl zur verbesserten Desinfizierbarkeit umkleidet. Diese Stütze bedeckt fast die gesamte Breite eines zahnärztlichen Untersuchungsstuhls. Ein haftendes Material auf der Unterseite der Stütze schützt vor intraoperativer Verschiebung.

Die Haut der Spenderregion wird rasiert und mit Jod oder Providon-Jod vorbereitet und steril abgedeckt (Abb. 7-3b). Eine sterile

Abb. 7-3
Chirurgischer Zugang und Technik der Knochengewinnung aus der Tibia.

(a) Das Crescent-Kniestützkissen wurde speziell für die Kniechirurgie entworfen und kann bei der Knochengewinnung aus der Tibia unter das Knie gelegt werden.

(b) Die Haut wird mit in Betadine getränkten Lagen abgewischt, um oberflächliche Bakterien zu entfernen.

(c) Mit einem sterilen chirurgischen Markierungsstift wird die Haut nach der Desinfektion markiert.

(d) Die anatomischen Orientierungspunkte werden auf die Haut gemalt, um eine gute Orientierung zu haben.

(e) Der Ort der Patella des Tibiakopfes und des Tuberculums Gerdy werden auf der Haut markiert. Andere Orientierungspunkte (z. B. Fibula, Muskeln) können zur Erhöhung der Genauigkeit markiert werden.

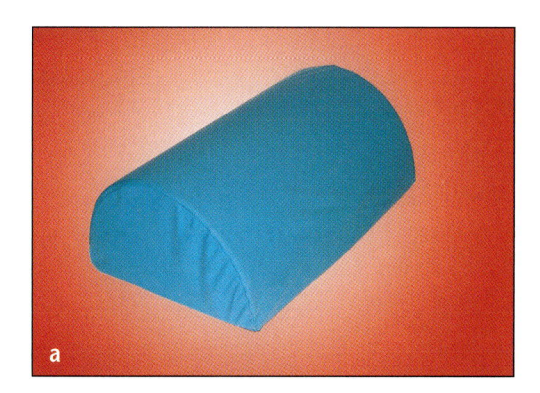

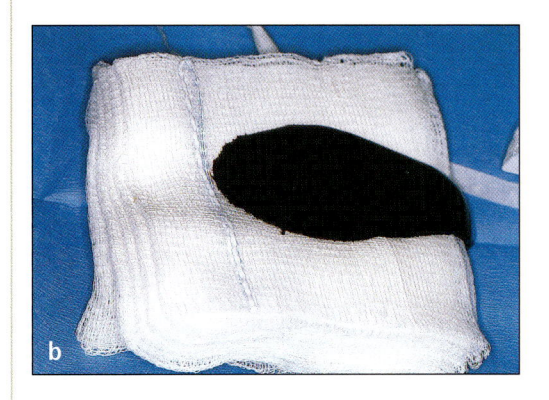

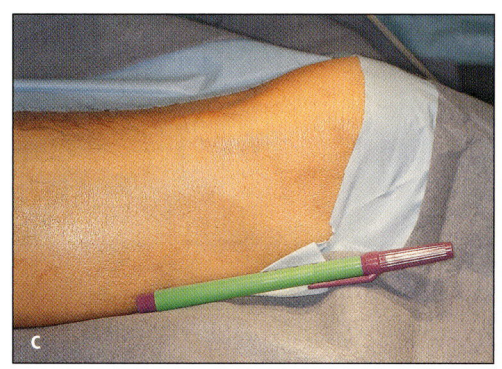

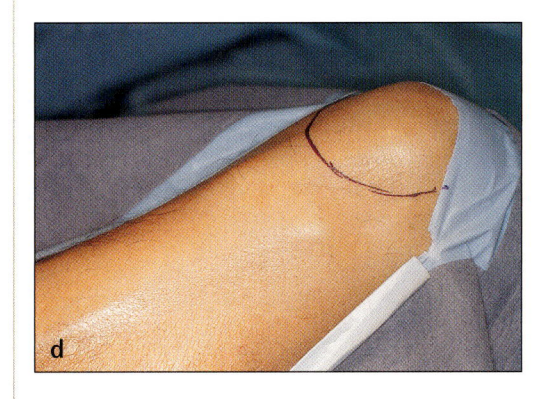

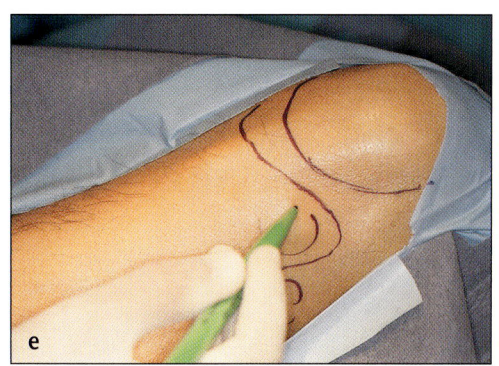

Hautdesinfektion mit Betadine (Purdue, Pharma Stamford, CT) oder eine ähnliche Vorbehandlung mit steriler Abdeckung, Handschuhe und Operationskittel sind erforderlich. Die Abdeckung sollte relativ großzügig erfolgen, sodass der Chirurg die benachbarten relevanten Orientierungspunkte klar erkennen kann und so eine vernünftige Orientierung über die Entnahmeregion bekommt.

Typischerweise wird die linke Tibia verwendet, die einem Chirurgen erlaubt auf der linken Patientenseite das Material zu entnehmen und einem zweiten Chirurgen, der auf der rechten Seite des Patientenkopfes steht, das Knochentransplantat direkt einzubauen. Die Entnahme des Knochens von der linken Tibia ermöglicht einen natürlichen Handhaltungswinkel für einen rechtshändigen Chirurgen; für einen linkshändigen Chirurgen bietet die rechte Tibia einen natürlicheren Arbeitswinkel für die Transplantatgewinnung (Abb. 7-3f).

Nach steriler Vorbereitung und Abdeckung werden 1 ml bis 2 ml Lidocain mit Adrenalinzusatz 1:100.000 subkutan eingespritzt (Abb. 7-3g). Nach ein bis zwei Minuten ist die oberflächliche Haut anästhesiert und eine zweite Menge von 1 ml bis 2 ml wird auf das Periost eingespritzt (Abb. 7-3h). Es gibt fast keine Nervenfasern im Knochenmark, sodass dieses Gebiet keine Lokalanästhetika erfordert; die Haut und das Periost sind dagegen mit Nervenfasern versorgt, weshalb eine gute Infiltration der Haut und dann der Periostschicht erforderlich ist.

Eine Inzision von 2 cm bis 3 cm Länge wird direkt über dem Tuberculum Gerdy durch die Haut und das Subkutangewebe in mehreren Schichten mit einem Skalpell Nr. 15 geführt (Abb. 7-3i). Die Inzision sollte schräg verlaufen, mit ihrem proximalen Ende gerade oberhalb und medial des Ansatzes des Musculus tibialis anterior und mit ihrem distalen Ende lateral zum Ligamentum patellae. Die Inzision wird durch die Haut, das Subkutangewebe und den Tractus iliotibialis der Fascia lata und durch das Periost geführt (Abb. 7-3j).

Das Periost wird abgeschoben, was eventuell etwas Kraft benötigt, weil es sehr fest mit dem darunter liegenden Knochen verbunden ist (Abb. 7-3k). Mit einem chirurgischen Handstück und einem geraden Fissurenbohrer Nr. 702 (Brassler, Savannah, GA) wird ein Knochenfenster von etwa 1,1 cm bis 1,5 cm Durchmesser umzeichnet. Man beginnt mit einer Serie von Lochbohrungen kreisförmig um das Fenster, die dann verbunden werden (Abb. 7-3l). Der Durchmesser der Eröffnung ist etwas größer als der Durchmesser der Spitze einer Nr. 4-Molt-Kürette (G. Hartzell und Son, Concord, CA).

Der Chirurg entfernt dann den kleinen kortikalen Knochendeckel mit einer Nr. 4-Molt-Kürette und führt die Kürette ein, um den Knochen herauszuheben (Abb. 7-3m). Um das spongiöse Knochenmark aus der Tibia zu entfernen, sollte der Chirurg entweder auf Höhe oder oberhalb der Knieebene stehen, sodass die natürliche Richtung beim Eingehen in den Tibiakopf abwärts und quer zur Tibia weist. Diese Arbeitsrichtung führt das Instrument automatisch vom Kniegelenk weg. Obwohl der subchondrale Knochen dicht ist und es deshalb unwahrscheinlich ist, dass er perforiert und damit eine Eintrittsmöglichkeit in die Gelenkhöhle des Knies geschaffen wird, ist es unnötig, den Knochen aus diesem Bereich zu entnehmen und dabei auch nur das kleinste Risiko einer Kniegelenkseröffnung in Kauf zu nehmen.

Der Verwendung der Molt-Kürette Nr. 4 folgt eine gerade (Lorenz Nr. 152, Nr. 153 [W. Lorenz Surgical, Daten, OH]) und eine gebogene (Lorenz Nr. 157) orthopädische Kürette, um die gewünschte Menge von spongiösem Knochen herauszuheben (Abb. 7-3n). Um Knochen noch weiter aus dem Tibiaschaft zu bekommen, kann der Chirurg die gebogene orthopädische Kürette verwenden. Zusätzlich zum Knochen aus dem Zentrum des Tibiakopfes ist es ebenso wünschenswert, die Kürette innen an der Kortikalis entlangzuschaben, wo die größte Konzentration an mesenchymalen Stammzellen besteht.

Grundsätzlich können 20 ml bis 40 ml spongiösen Knochens von jedem Tibiakopf gewonnen werden. Weil diese Operation nur minimale Mengen von kortikalem Knochen entfernt und die Kontinuität des Kortex, der dem Knochen die Stabilität gibt und ihm ermöglicht Frakturen zu widerstehen, nicht unterbricht, wird die Tibia durch die Operation nicht geschwächt (Abb. 7-3o, 7-3p). Es ist empfehlenswert, Handinstrumente einzusetzen und die Kürette sollte immer nach unten und nach medial gerichtet werden, um nicht den subchondralen Knochen unter dem Tibiaplateau zu verletzen. Die Verwendung von Trepanbohrern oder anderen motorangetriebenen Instrumenten ist in diesem Gebiet nicht empfehlenswert, obwohl Sandor et al. über positive klinische Resultate mit einem minimal invasiven rotierenden Trepanbohrer für die Knochengewinnung am anterioren Beckenkamm berichtet haben[14].

Chirurgischer Zugang und Technik

Abb. 7-3 *(Fortsetzung)*

(f) Für einen rechtshändigen Chirurgen ist die linke Tibia der günstigere Spenderort, weil die Instrumente in einem besseren Winkel eingeführt werden können, um sie von der Gelenkoberfläche freizuhalten.

(g) Dasselbe Lokalanästhetikum mit Vasokonstriktorzusatz wird für die Tibiaknochengewinnung und für den intraoralen Empfängerdefekt verwendet. Das Lokalanästhetikum wird erst subkutan in der Richtung der geplanten Inzision eingespritzt.

(h) Danach wird die Nadel senkrecht auf den Knochen gerichtet, sodass sie das Periost durchsticht.

(i) Mit einer Skalpellklinge Nr. 15 wird eine 2 cm bis 3 cm lange Inzision in mehreren Schichten durch die Haut, durch das subkutane Gewebe, durch Muskelfasern und das Periost gesetzt.

(j) Mit dem Fortschritt der Präparation sollte man immer wieder durch Palpation überprüfen, dass die Schnitte direkt über dem Tuberculum Gerdy liegen.

(k) Mit einem scharfen Raspatorium wird das Periost abgeschoben, das fest auf dem Knochen befestigt ist.

(l) Die Osteotomie beginnt als Serie von Markierungslöchern, die mit einer Nr. 701-Fräse (Brasseler) in der 12 Uhr, 3 Uhr, 6 Uhr und 9 Uhr Position gesetzt werden. Sie bilden einen Kreis, der nicht größer als 1 cm sein sollte; diese Perforationen werden später mit derselben Fräse verbunden und der zentrale Kortikaliszapfen wird mithilfe einer Nr. 4-Molt-Kürette erhausgehoben.

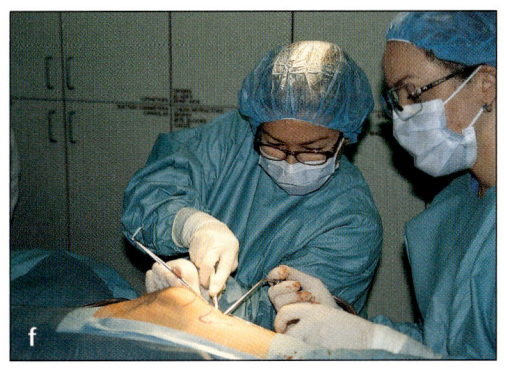

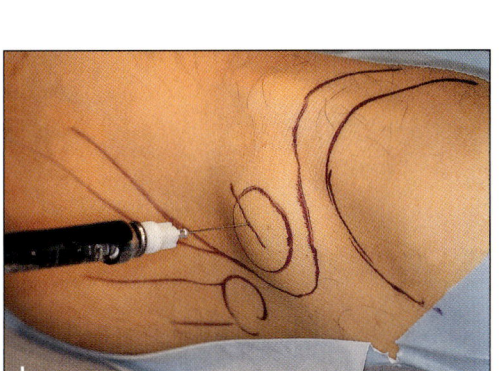

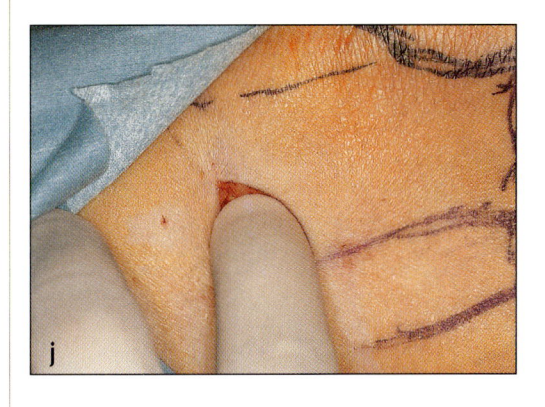

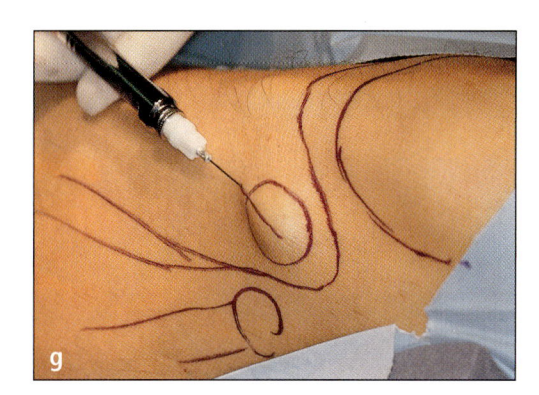

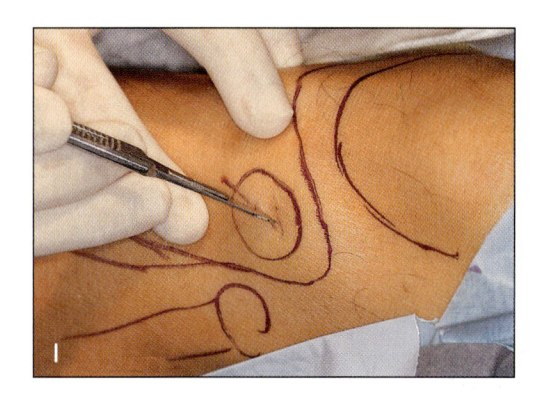

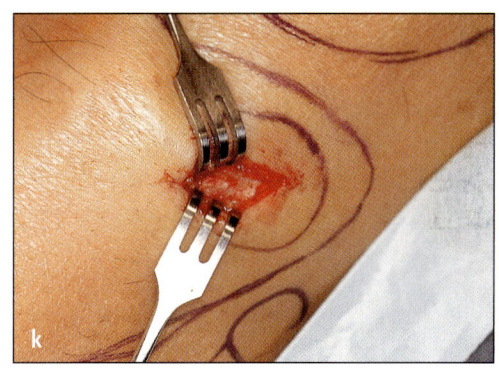

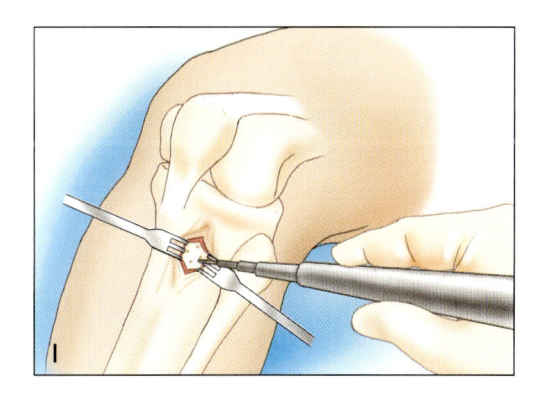

(Fortsetzung nächste Seite)

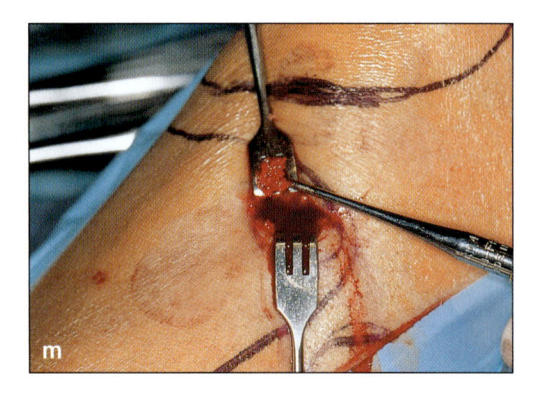

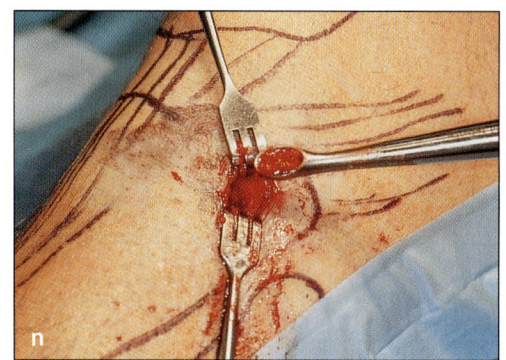

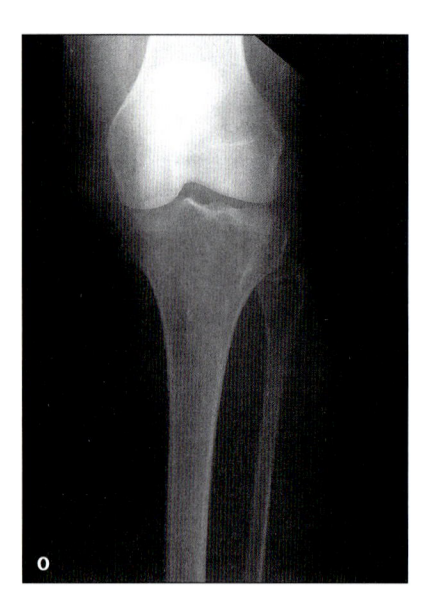

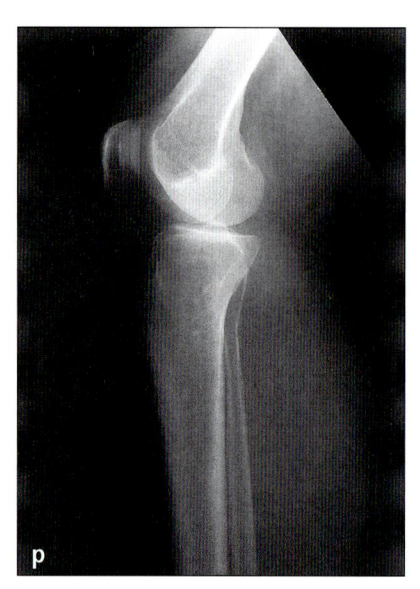

7 Knochenentnahme aus der Tibia

Abb. 7-3 *(Fortsetzung)*

(m) Spongiöser Knochen wird aus der Tibia durch die Osteotomie herausgelöffelt. Dabei helfen die scharfen Kanten und die löffelförmige Form der Nr. 4-Molt-Kürette.

(n) In einigen Fällen können orthopädische Küretten mit anderen Arbeitswinkeln zur Gewinnung von spongiösem Knochen eingesetzt werden; es ist aber Vorsicht angebracht, weil solche Küretten die Tendenz haben, eine größere Kraft bei der schabenden Bewegung auszuüben, weil sie sehr stabil sind.

(o) Das Röntgenbild der anterioren Tibia vier Monate postoperativ zeigt eine gute Knochendichte im gesamten Tibiakopf.

(p) Die Röntgenansicht vier Monate postoperativ zeigt von lateral keine radioluzenten Hohlräume.

Anwendung des Transplantates

Die verwendete Methode zur Aufbewahrung und der Umgang mit dem Transplantat im Zeitraum zwischen Gewinnung und Implantation können erheblichen Einfluss auf die Vitalität des Transplantates nehmen. Die Knochenzellen im spongiösen Knochen sind relativ widerstandsfähig und in der Lage, mehrere Stunden ohne Verlust erheblicher Vitalität zu überstehen[15]. Ein Transplantat mit dieser zellulären Dichte im spongiösen Knochen wird am besten innerhalb von 30 bis 180 Minuten in den Empfängerbereich eingesetzt, sodass die Zellen noch die optimale Vitalität und Aktivität besitzen. Das Empfängerlager sollte eine optimale Gefäßversorgung haben, sodass Nährstoffe in diese Zellen diffundieren können und die Kapillareinsprossung beginnen kann.

Das Transplantatmaterial sollte in einer geringen Menge von steriler Kochsalzlösung aufbewahrt werden. Zu diesem Zeitpunkt können Knochenersatzmaterialien zur Streckung des Transplantates zugemischt werden. Platelet-Rich-Plasma (PRP) sollte erst unmittelbar vor dem Einbau des Transplantates in den Empfängerdefekt zugegeben werden. Von den vielen temporären Aufbewahrungslösungen, die getestet wurden, hat sich die einfache Aufbewahrung bei Raumtemperatur in Kochsalzlösung oder Zellkulturmedium als günstigste Methode zur Erhaltung der Zellvitalität herausgestellt[6]. Die Kühlung der Aufbewahrungsmedien kann die Zellvitalität weiter verlängern. Umgekehrt wird deren Aufheizung die Überle-

Abb. 7-4

Die postoperative Wundversorgung umfasst hämostatische Mittel, Nahtversorgung und eine antibakterielle Salbe. Die Wunde muss nicht drainiert werden, ebenso bedarf der entstehende Totraum in der Tibiametaphyse keine Füllung mit alloplastischem Material.

(a) Vor dem Wundverschluss der tibialen Spenderregion sollte ein hämostatisches Mittel (Avitene, Surgicel, PRP oder PPP) in die Höhle eingebracht werden.

(b) PPP wird mit einer Plastikspritze in die Höhle appliziert und ist sehr wirksam. Es ist ein kosteneffektives hämostatisches Mittel mit einer gelartigen Konsistenz, das den Hohlraum ausfüllt und dort über längere Zeit stabil bleibt.

(c) Die Weichteile werden mit resorbierbaren Nähten (z. B. 3.0 Vicryl), in Schichten beginnend, mit dem Periost verschlossen.

(d) Die Muskulatur wird mit 4.0 Chromgut verschlossen, das etwas schneller resorbiert als Vicryl-Nahtmaterial.

(e) Für die Haut ist eine 5.0 Prolene-Naht ideal. Verschiedene Nahttechniken können mit guten Resultaten verwendet werden. Die fortlaufende Intrakutannaht, die hier gezeigt ist, bietet optimale ästhetische Resultate.

(Fortsetzung nächste Seite)

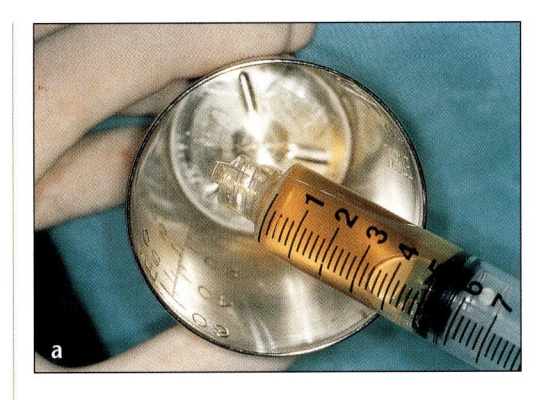

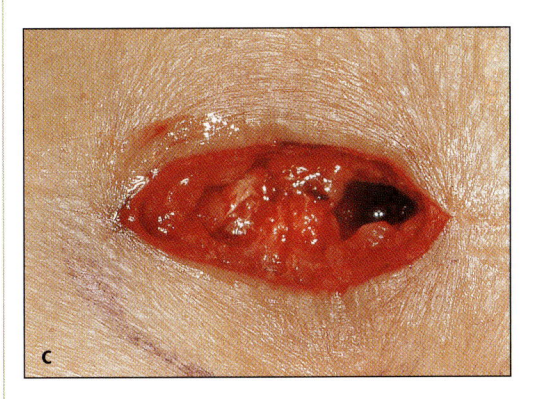

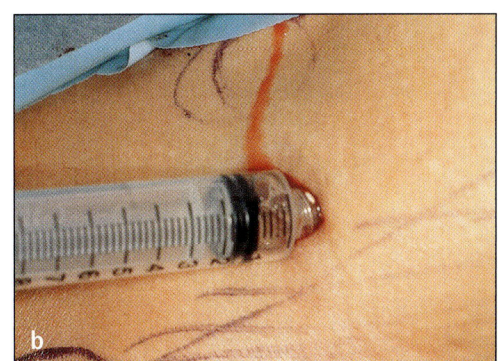

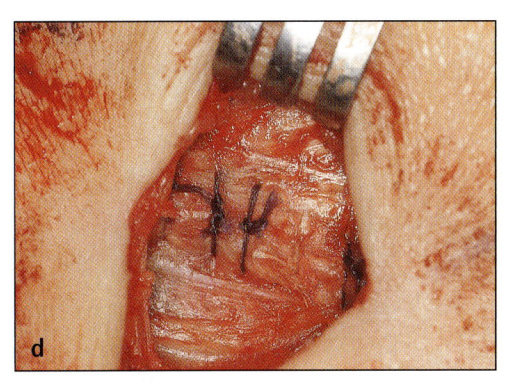

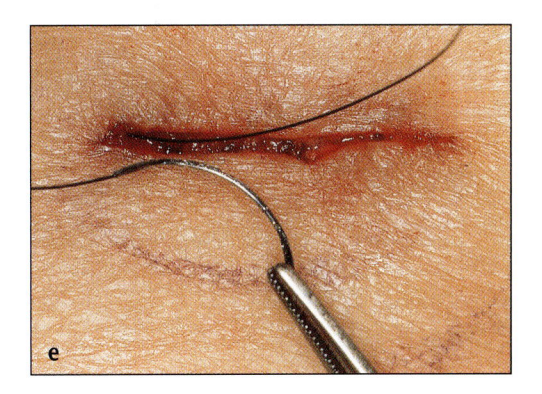

benszeiten bei Raumtemperatur verkürzen[15]. Steriles Wasser oder andere hypotone Lösungen wirken lytisch auf die Zellmembran und sollten vermieden werden[6].

Postoperative Wundversorgung

Es besteht keine Notwendigkeit, den Totraum in der Metaphyse mit alloplastischen Materialien zu füllen; man sollte aber ein hämostatisches Mittel in die Knochenhöhle am Ende de Operation einlegen. Hämostatische Mittel, wie z. B. Avitene (MedCam Products, Woburn, MA), Surgicel (Johnsen & Johnsen, New Brunswick, NJ) oder autologes PRP oder plättchenarmes Plasma (PPP) sind in dieser Situation Erfolg versprechend. Im Allgemeinen ist PRP auch für die Knochenentnahmeregion zu empfehlen, wenn eine genügende Menge nach Benutzung in der Empfängerregion übrig geblieben ist. Wenn das nicht der Fall ist, kann PPP im Spendergebiet zu rein hämostatischen Zwecken verwendet werden (Abb. 7-4a, 7-4b).

7 Knochenentnahme aus der Tibia

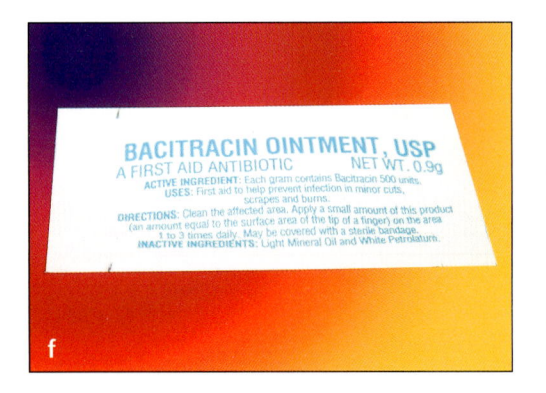

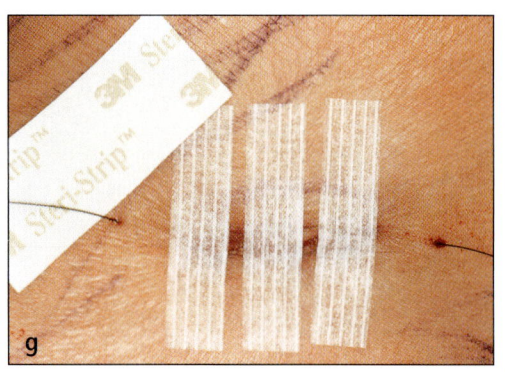

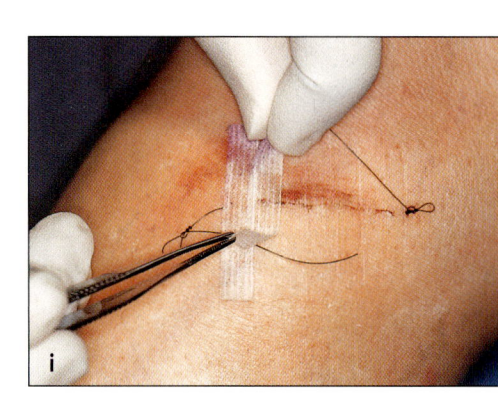

Abb. 7-4 *(Fortsetzung)*
(f) Nach dem Wundverschluss wird eine antibakterielle Salbe (z. B. Bacitracin) aufgebracht. Die Salbe sollte nur direkt auf den Schnitt gestrichen werden, sodass die Verbände an der Haut kleben bleiben.

(g) Quer zur Inzisionslinie werden Steri-Strips geklebt, die etwas Spannung aus den Wundrändern nehmen.

(h) Ein großes Pflaster schützt die Wunde postoperativ.

(i) Bei der Nahtentfernung, etwa nach sieben Tagen, sollte das Gebiet mit Wasserstoffsuperoxid gereinigt werden und die Bakterien anziehenden Krusten sollten entfernt werden. Lokalanästhesie ist nicht notwendig.

(j) Für einige Tage nach Nahtentfernung wird eine antibakterielle Salbe verwendet.

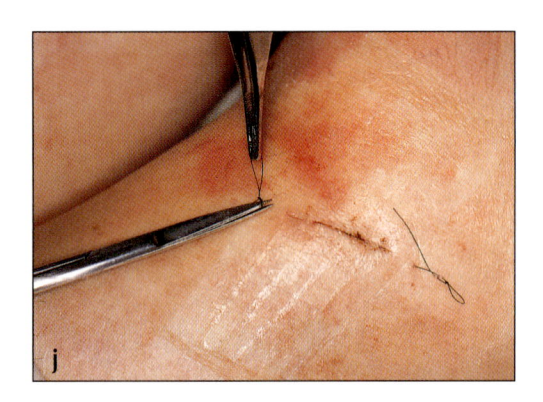

Die Wunde benötigt keine chirurgische Drainage und kann in Schichten verschlossen werden. Das Periost sollte mit 3.0 Vicryl-(Ethicon, Sommerville, NJ) Nähten und die Muskelschicht mit 4.0 Chromgut-Nähten verschlossen werden. Für die Hautschicht wird entweder eine fortlaufende intrakutane oder eine intradermale Naht mit 5.0 Prolene (Ethicon) zur Erzielung optimaler ästhetischer Ergebnisse verwendet. Über die Naht wird eine antibakterielle Salbe aufgetragen. Danach werden Steri-Strips (3M, Centfall, MN) aufgeklebt. Dann wird die Wunde mit einem Antihaftverband (z. B. einer großen elastischen Bandage) abgedeckt (Abb. 7-4c bis 7-4h). Ein Druckverband ist bei dieser Operation nicht erforderlich.

Alle Patienten sollten intravenöse oder orale Antibiotika zum Schutz der Knochenentnahmeoperation erhalten, wenn nicht sowieso Antibiotika für die primäre Operation verschrieben wurden. Die postoperativen Verhaltensinstruktionen für den Patienten sind relativ klar[5,9]. Der Patient sollte für die ersten zwei postoperativen Tage Bettruhe einhalten und nur minimal aufstehen (z. B. zur Toilette). Der Patient kann am dritten Tag zur Arbeit zurückkehren, sollte aber so

Tabelle 7-1 Mögliche Komplikationen der Knochengewinnung von der Tibia

Komplikation	Grund	Vorbeugende Maßnahmen
Einbruch in den Gelenkspalt	Verlust der Orientierung, Ausrichtung der Instrumente im falschen Winkel, Verwendung von rotierenden Instrumenten zur Knochengewinnung (die leicht abrutschen und im falschen Winkel arbeiten können).	Kenntnis der Anatomie des Tuberculums Gerdy und angrenzender Gebiete. Nur partikuläre Spongiosa entnehmen und die Instrumente in einem Winkel von 45° abwärts halten.
Zu geringe Transplantatmenge	Zögerliche Knochenentnahme aufgrund von Unerfahrenheit oder ungenügender Sedierung; patientenbedingt wenig vorhandener Knochen.	Adäquate Sedierung. Zunächst Operation zuammmen mit erfahrenem Operator. Wenn die Knochenmenge eines Patienten nicht ausreicht, Streckung mit Knochenersatzmaterial.
Eingehen in das Fibulaköpfchen anstelle der Tibia	Versehentliche Markierung des Tibiakopfes anstelle des Tuberculums Gerdy.	Kenntnis der Anatomie des Tuberculums Gerdy und angrenzender Gebiete. Identifikation und Markierung aller angrenzenden anatomischen Orientierungspunkte mit einem sterilen Filzstift.
Postoperatives Ödem oder Hautunterblutung	Traumatisierung von Muskelfasern, die in das Tuberculum Gerdy inserieren. Ein Hämatom tritt meistens auf und verschwindet innerhalb von zwei Wochen.	Die Gewebe subkutan nach proximal nicht weiter ablösen als notwendig für die Knochenentnahme. Eisbeutel und entzündungshemmende Medikamente (Kortikosteroide).
Große unansehnliche Narbe	Gewinkelte oder u-fömige Schnittführung, inadäquate Wundverschlusstechnik.	Schnittführung in einer natürlichen Hautfalte, intradermale Nähte und Steri-Strips, sofern verfügbar. Verwendung von PRP in der Hautinszision.

wenig wie möglich laufen und stehen. Die Gehstrecken sollten für eine Woche auf kurze Entfernungen beschränkt bleiben. Für sechs Wochen sollten keine sportlichen oder anstrengenden Aktivitäten unternommen werden. Die Patienten sollten versuchen, die Spenderregion so trocken wie möglich zu halten, wenn sie duschen oder baden. Die Hautnähte werden fünf bis sieben Tage postoperativ entfernt (Abb. 7-4i, 7-4j). Die Schwellungen und Einblutungen können sich bis hoch zur Hüfte und bis herunter zum Knöchel erstrecken. Weil Hämatome die häufigsten postoperativen Befunde sind, sollten die Patienten entsprechend vorgewarnt werden und versichert bekommen, dass Schwellungen und Blutergüsse vollkommen erwartet und normal sind.

Potenzielle Komplikationen

Zur Vermeidung von frühen Komplikationen nach Knochenentnahmeoperationen sind Druckverbände, topische Eiskühlung, entzündungshemmende Medikamente zur Reduktion der Schwellung, Verschreibung von Analgetika für die Schmerzkontrolle und Instruktion des Patienten über die Wichtigkeit einer sorgfältigen Mundhygiene geeignet. Eine Schwellung ist normal nach der Operation, obwohl ihre Intensität variieren kann. In den meisten Fällen nimmt die Schwellung während der ersten zwei Tage postoperativ rapide ab und verschwindet vollkommen innerhalb einer Woche. Tabelle 7-1 listet die anderen möglichen Komplikationen, die häufigsten Gründe für ihr Auftreten und die Techniken, mit denen sie behandelt werden können, auf.

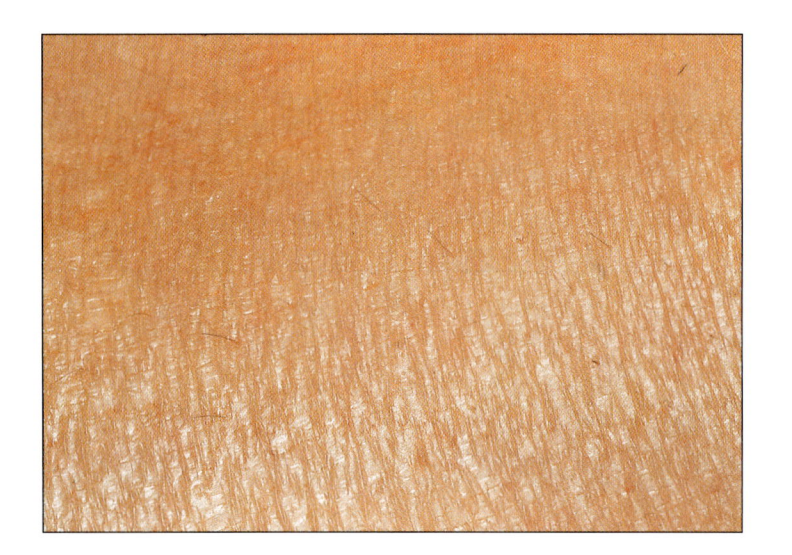

Abb. 7-5
Die Narbe nach tibialer Knochenentnahme variiert von Patient zu Patient, aber eine sorgfältige Technik trägt zu reduzierter Narbenbildung bei. Bei diesem Patienten ist ein erfolgreiches Vier-Monatsergebnis zu sehen.

Schlussfolgerung

Eine geringe Komplikationsrate, minimale Komforteinbußen, wenig Schwellung und begrenzte Narbenbildung machen die laterale und proximale Tibia zu einer praktischen und realisierbaren Quelle für implantatbedingte Knochentransplantate (Abb. 7-5). Während die Verwendung von Allotransplantaten, synthetischen Augmentationsmaterialzusätzen und rekombinanten Augmentationsmaterialien eines Tages realisierbare und preiswerte Alternativen zu autologen Knochentransplantaten werden mögen[16-20], sollte trotzdem die Spongiosa vom Tibiaplateau weiter oben auf der Liste der Auswahlmöglichkeiten des Klinikers stehen.

Tatsächlich bleibt diese klinische Option durch verbesserte Tranplantatgewinnungsmethoden nicht nur von der Tibia, sondern auch vom Beckenkamm[12,22] noch für einige Zeit in der Zukunft attraktiv. Die Metaphyse der lateralen proximalen Tibia bietet eine praktische alternative Quelle für mittlere Mengen von spongiösem Knochen bei minimaler Spendermorbidität. Die Gewinnung von Knochen von der lateralen proximalen Tibia ist eine klare Operation, wenn der Chirurg mit der Anatomie der untere Extremität vertraut ist. Die Aufbewahrung des Transplantates in Kochsalzlösung und die Verkürzung des Zeitverlustes zwischen Knochengewinnung und Implantation sichert die Lebensfähigkeit des Knochentransplantates. Die Operation ist in der Zahnarztpraxis unter Lokalanästhesie mit Sedierung durchführbar und hat den zusätzlichen Vorteil relativ geringer Operationszeit.

Die Fallbeispiele in Abbildung 7-6 und 7-7 illustrieren die in in diesem Kapitel beschriebenen Techniken.

Abb. 7-6

Tibiaknochenentnahme für eine bilaterale Sinusbodenaugmentation.

(a) Nach der Rasur wird die Haut über der lateralen Tibia durch eine in Betadine getränkte Gaze desinfiziert, die in kreisförmigen Bewegungen, beginnend im Zentrum bis hin zur Peripherie, appliziert wird. Das Betadine sollte abtrocknen.

(b) Mit Beginn der Sedierung wird das Lokalanästhetikum erst in das Subkutangewebe eingespritzt, das anschwillt, wenn das Anästhetikum einsickert.

(c) Dann wird die Nadel senkrecht auf die Knochenoberfläche geschwenkt, sodass weitere Anästhesielösung in das Periost appliziert wird.

(d) Über dem Tuberculum Gerdy wird eine schräge Inzision gesetzt. Die Haut wird gestreckt und mit der freien Hand gehalten.

(e) Die Inzision sollte etwa 2 cm bis 3 cm lang sein, um eine gute Übersicht über den Knochen zu bieten. Weil aber die Haut über diesem Gebiet frei verschieblich ist, muss das Gebiet häufig palpiert werden, um zu gewährleisten, dass der Schnitt an der richtigen Stelle bleibt, wenn man in tiefere Schichten vordringt.

(f) Nach Freilegung der knöchernen Oberfläche beginnt die Osteotomie mit einer zylindrischen Nr. 701-Fräse. Die Perforationen umschreiben einen Kreis und werden später verbunden.

(g) Der kortikale Knochenzapfen wird mit einer Nr. 4-Molt-Kürette abgehoben. Mit dieser Kürette oder anderen orthopädischen Küretten in verschiedenen Größen wird das Knochenmark ausgekratzt und ausgelöffelt, bis die notwendige Menge für die Augmentationsmaßnahme gewonnen wurde.

(h) Eine beidseitige Sinusbodenaugmentation erfordert etwa 18 ml Knochen; PRP wird hinzugefügt, um die Knochenregeneration zu steigern.

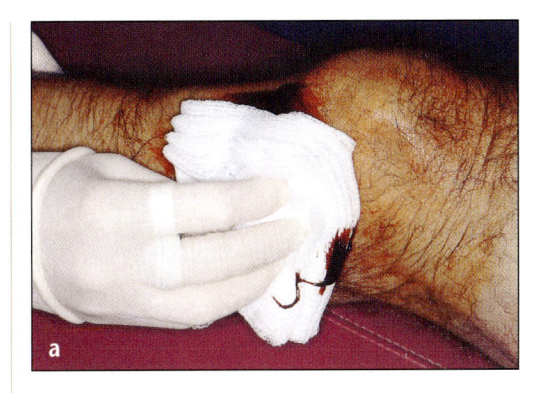

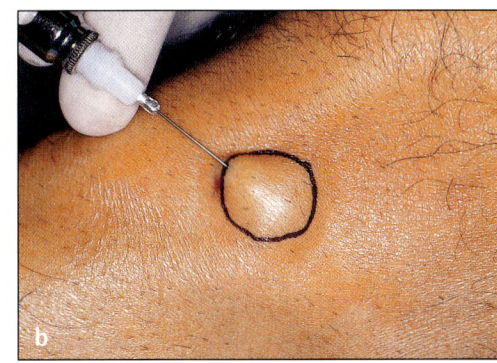

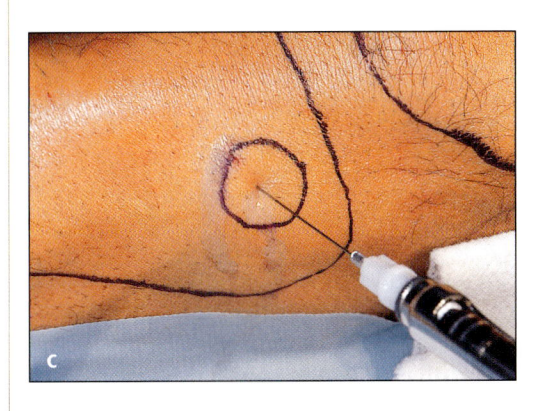

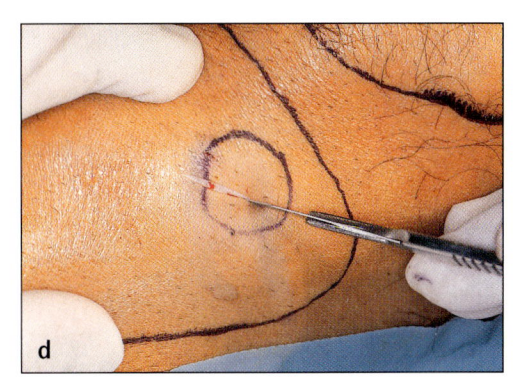

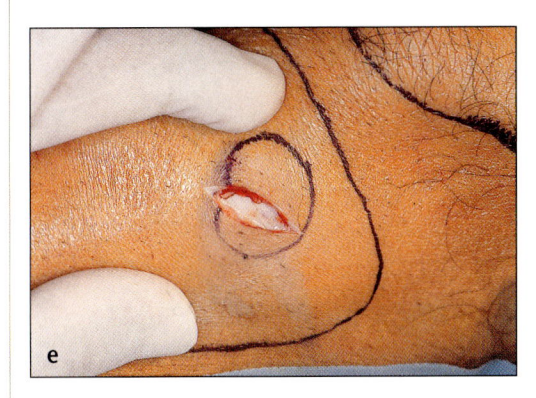

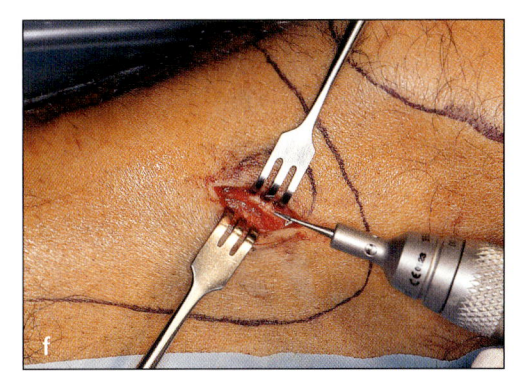

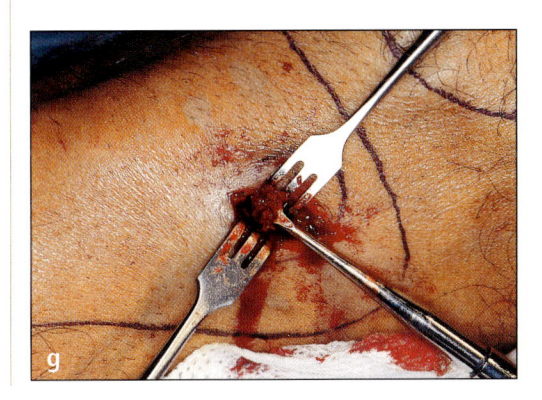

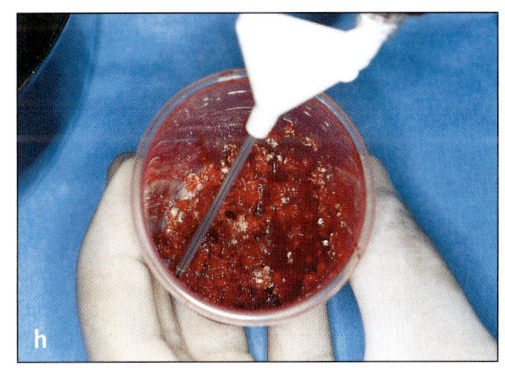

(Fortsetzung nächste Seite)

7 Knochenentnahme aus der Tibia

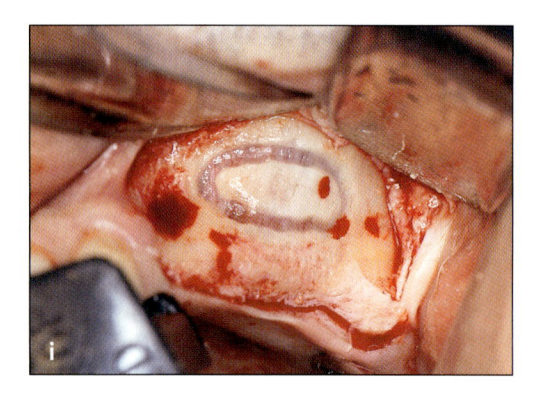

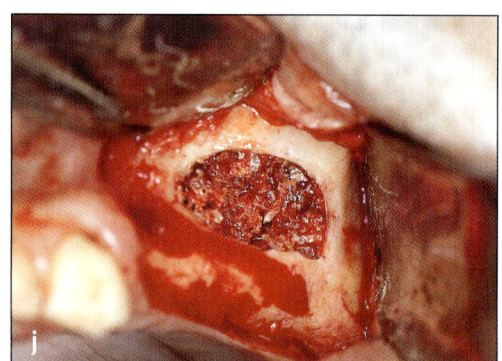

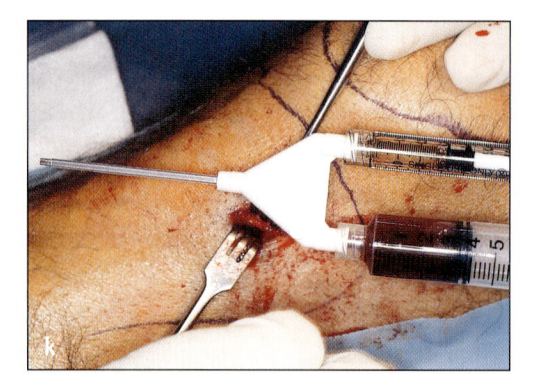

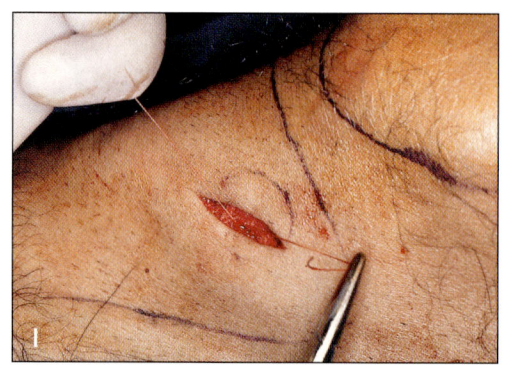

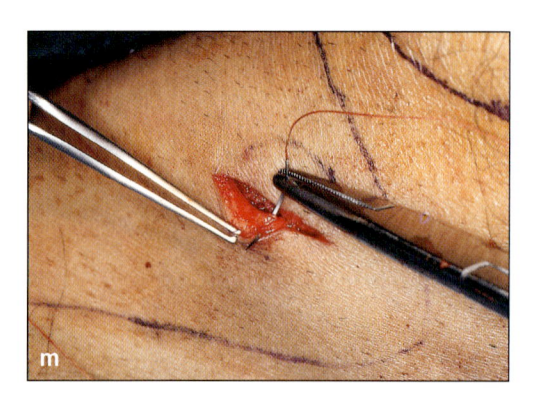

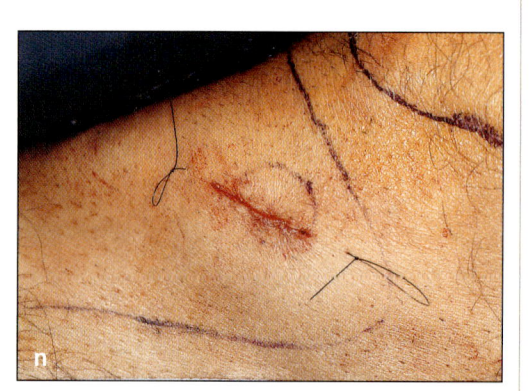

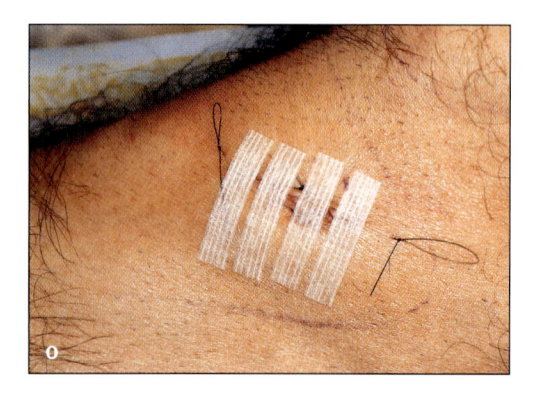

Abb. 7-6 *(Fortsetzung)*
(i) Die Sinus-lift-Operation zum Zeitpunkt der Osteotomie des lateralen Kieferhöhlenfensters.

(j) Nachdem die Knochenkavitäten vollständig gefüllt sind, beginnt der Wundverschluss an der Tibia.

(k) In diesem Fall war genügend PRP vorhanden, um sowohl das Augmentat als auch die Wundhöhle in der Tibia zu füllen. PRP fördert die Blutstillung besser als PPP und verbessert die Heilung.

(l) Der Wundverschluss erfolgt in Schichten. Der Muskel wird mit 3.0 Vicryl versehen.

(m) Das Subkutangewebe wird mit 4.0 Chromgut in Einzelknopfnähten vernäht.

(n) Die Haut wird mit intrakutan fortlaufenden 5.0 Prolene-Nähten versorgt.

(o) Steri-Strips werden quer zur Inzisionslinie geklebt, um die Naht zu verstärken.

7 Schlussfolgerung

Abb. 7-6 *(Fortsetzung)*
(p) Vier Monate nach der Sinusbodenaugmentation wurden zehn Implantate gesetzt. Sechs Monate nach der Implantation waren die Implantate osseointegriert. Eine Woche nach der Implantatfreilegung wurden die Aufbaupfosten entfernt und die Implantate wurden zur Anfertigung von Atlantis-Aufbaupfosten (Atlantis Components, Cambridge, MA) abgeformt.

(q) Die Atlantis-Aufbaupfosten befinden sich in perfekter Winkelstellung und Position, hier im Gipsmodell gezeigt.

(r) Die Panoramaschichtaufnahme der bilateralen Sinusbodenaugmentation mit zehn posterioren Oberkieferimplantaten, die mit Atlantis-Aufbaupfosten versorgt sind.

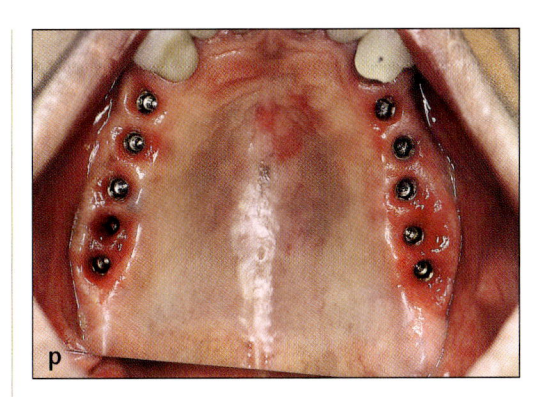

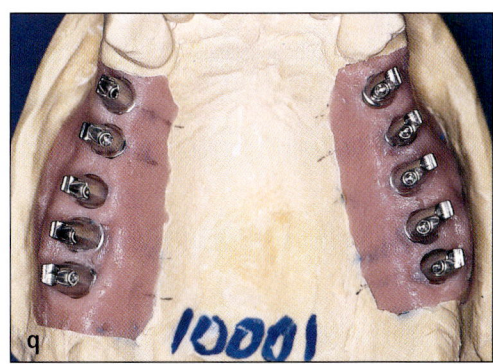

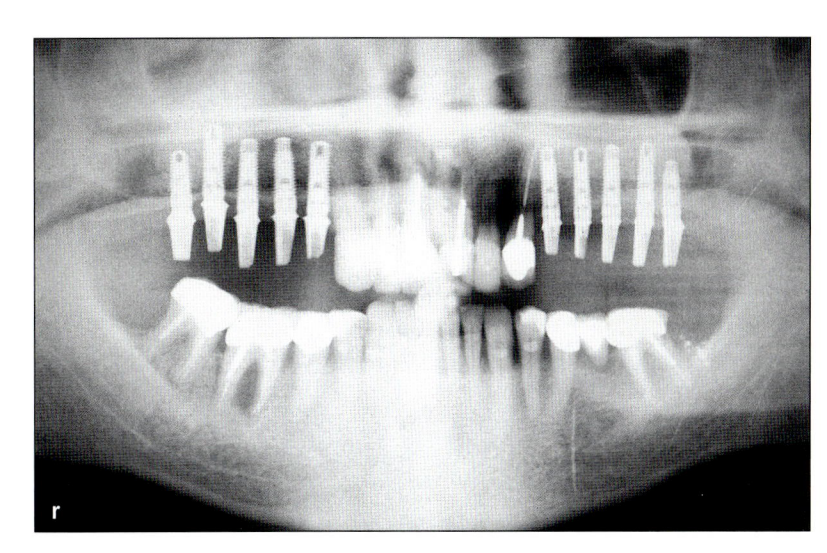

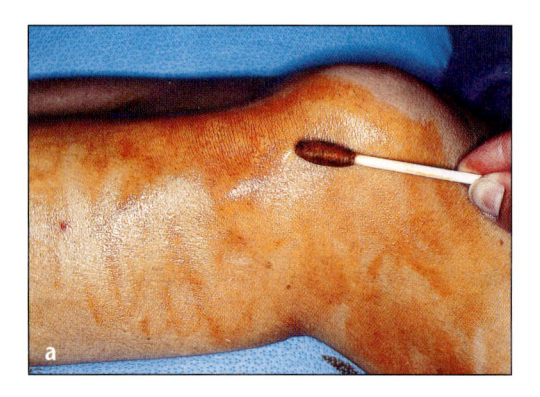

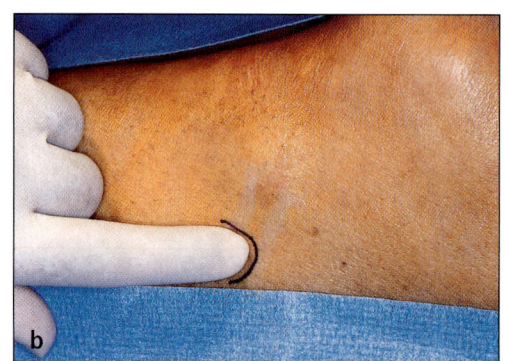

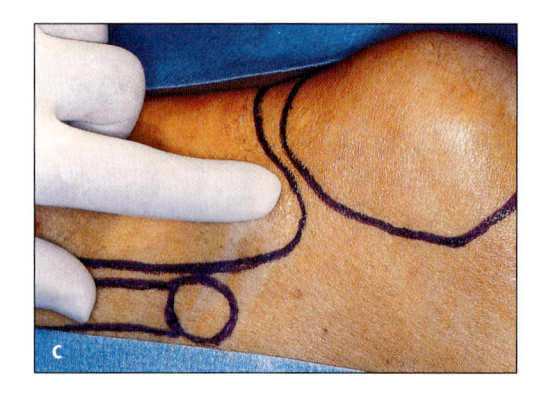

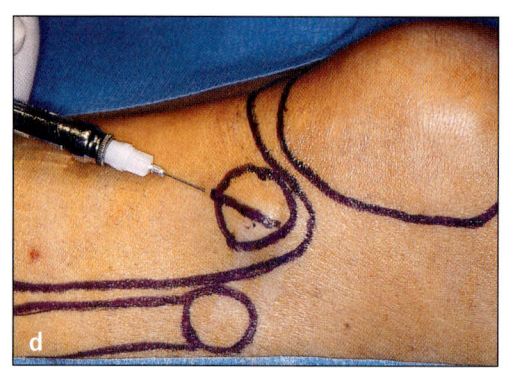

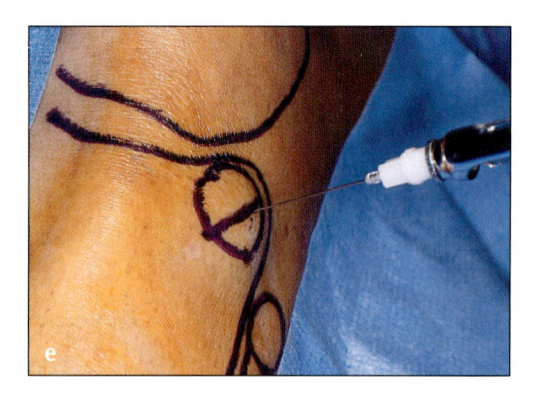

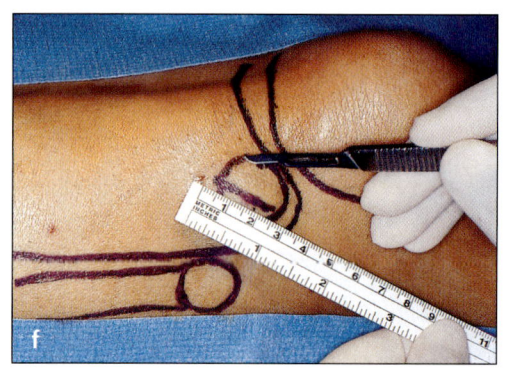

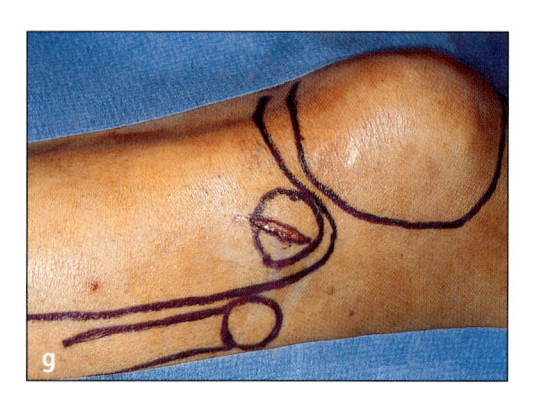

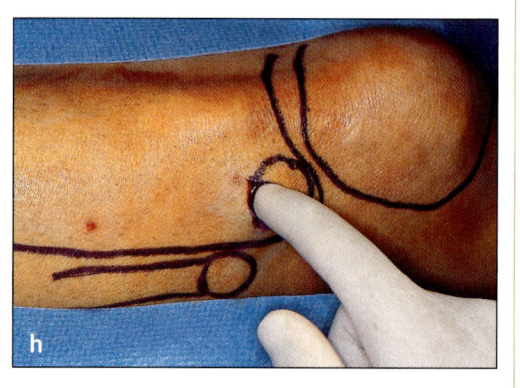

7 Knochenentnahme aus der Tibia

Abb. 7-7
Gewinnung von Spongiosa aus der Tibia in Vorbereitung einer Knochenaugmentation.

(a) Man sollte ein ausreichend großes Gebiet über die unmittelbare Inzisionsstelle hinaus desinfizieren, um ein Operationsfeld mit guter Übersicht zu erhalten.

(b) Verschiedene anatomische Orientierungspunkte sollten sorgfältig vor Beginn der Inzision identifiziert werden. Hier palpiert der Kliniker den Fibulakopf.

(c) Der Tibiakopf und das Tuberculum Gerdy, die die wichtigsten Orientierungspunkte für diese Operation sind, werden markiert.

(d) Nachdem die Schnittführung markiert wurde, wird die Lokalanästhesie im subkutanen Gewebe durchgeführt. Die Nadel wird entlang der Schnittführung eingestochen und das Lokalanästhetikum langsam beim Rückzug der Nadel extrahiert.

(e) Der letzte Schritt beim Einspritzen der Lokalanästhesie an der Tibia ist die Lokalanästhesielösung auf der Höhe des Periostes zu injizieren, wobei die Nadel senkrecht zur Hautoberfläche geschwenkt wird.

(f) Die schräge Inzision direkt über der Vorwölbung (Tuberculum Gerdy) sollte etwa 2 cm bis 3 cm betragen.

(g) Die Inzision wird mit einer Skalpellklinge Nr. 15 schichtweise durchgeführt. Wenn notwendig, kann durch Kauterisation die Blutung gestillt werden.

(h) Die Position der Inzision wird ständig durch Palpation kontrolliert.

Abb. 7-7 *(Fortsetzung)*

(i) Scharfe Dreizinker sind ideal zur Retraktion der Haut und zur Freilegung der subkutanen Gewebe. Das dicke weiße Periost lässt sich leicht identifizieren. Die Skalpellklinge sollte mit etwas Druck durch das Gewebe geführt werden, sodass ein glatter gerader Schnitt bis auf den Knochen resultiert.

(j) Wenn der Knochen erreicht wurde, wird mit einer chirurgischen Fräse Nr. 701 die Osteotomie unter guter Spülung und Absaugung begonnen.

(k) Die Perforationen beschreiben zunächst einen Kreis und werden dann verbunden, sodass ein 1 cm bis 2 cm großes Fenster entsteht. Der kortikale Knochenzapfen wird dann entfernt.

(l) Der spongiöse Knochen wird mit einer Molt-Kürette Nr. 4 aus dem Knochenfenster gelöffelt.

(m) Das Knochentransplantat kann simultan in das Empfängergebiet transplantiert werden. In diesem Fall war PRP erforderlich, das mit autologem Knochen vor Einbringung in das Empfängergebiet gemischt wurde.

(n) Vor dem Wundverschluss wird weiteres PRP zur Blutstillung und lokalen Sekretion von Wachstumsfaktoren in das Spendergebiet injiziert. Die gesamte Kanülenlänge kann in die Wundhöhle eingeführt werden, um das PRP einzuspritzen. Dadurch bekommt der Operateur ein Gefühl für das Volumen und die Ausrichtung der Knochenentnahmehöhle.

(o) Die Nähte werden schichtweise geknüpft, zuerst im Periost, dann im subkutanen Gewebe.

(p) Bacitracin-Salbe wird auf die Wunde aufgetragen, um einen zusätzlichen Schutz vor Bakterien zu bieten. Steri-Strips tragen zur Verstärkung der Nähte bei und schützen die Wunde.

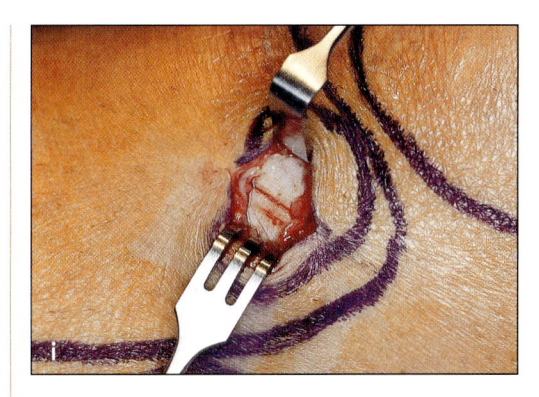

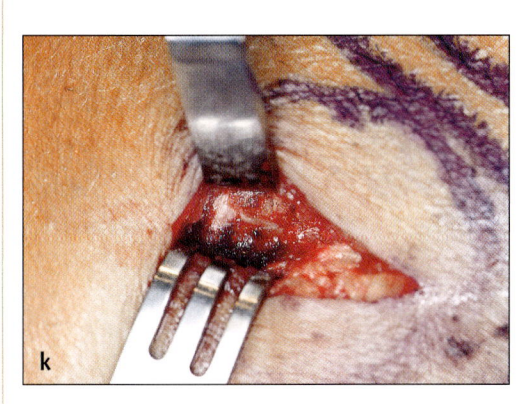

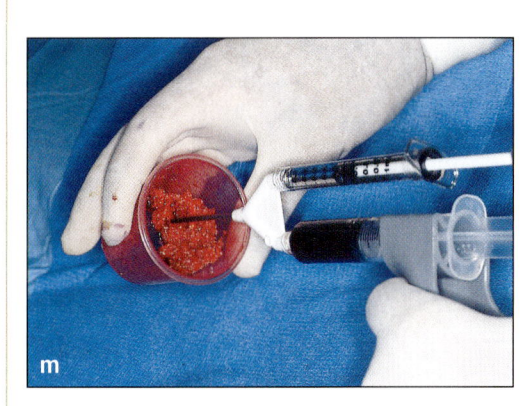

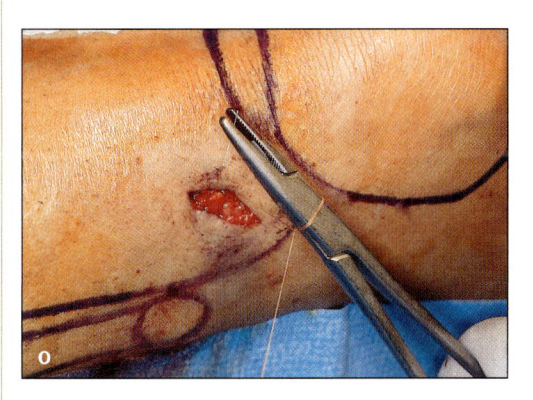

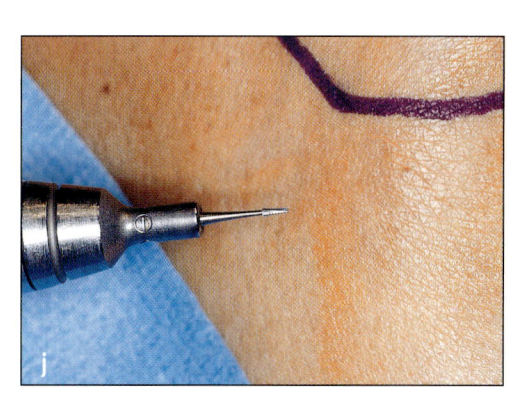

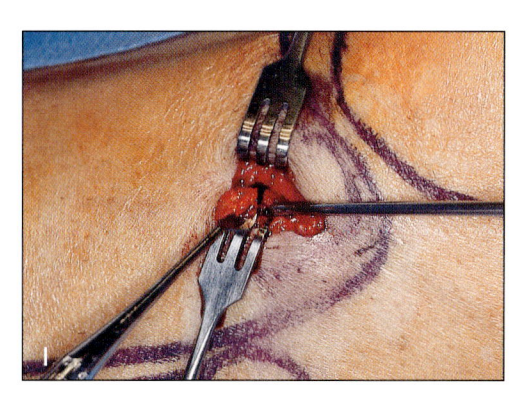

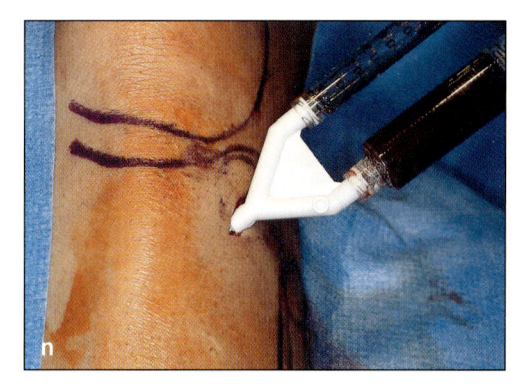

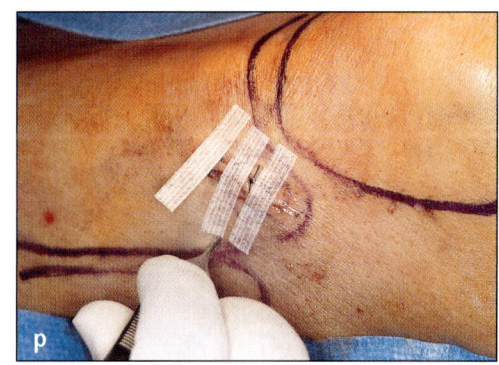

Literatur

1. Huizinga PJ, Kushner GM, Alpert B. Tibial Bone Graft Technique. Louisville, KY: University of Louisville, 2000:7–8.
2. Garg AK. Lateral proximal tibia bone harvest for use in augmentation procedures. Dent Implantol Update 2001;12:33–37.
3. Garg AK. The use of platelet-rich plasma to enhance the success of bone grafts around dental implants. Dent Implantol Update 2000; 11:17–21.
4. Daffner RH. Case report 592: Bone graft donor site of tibia. Skeletal Radiol 1990;19:73–75.
5. Catone GA, Reimer BL, McNeir D, Ray R. Tibial autogenous cancellous bone as an alternative donor site in maxillofacial surgery: A preliminary report. J Oral Maxillofac Surg 1992; 50:1258–1263.
6. Marx RE, Garg AK. Bone structure, metabolism, and physiology: Its impact on dental implantology. Implant Dent 1998;7:267–276.
7. Besly W, Ward Booth P. Technique for harvesting tibial cancellous bone modified for use in children. Br J Oral Maxillofac Surg 1999; 37:129–133.
8. van Damme PA, Merkx MA. A modification of the tibial bone-graft-harvesting technique. Int J Oral Maxillofac Surg 1996;25:346–348.
9. Alt V, Nawab A, Seligson D. Bone grafting from the proximal tibia. J Trauma 1999;47: 555–557.
10. Ilankovan V, Stronczek M, Telfer M, Peterson LJ, Stassen LF, Ward-Booth P. A prospective study of trephined bone grafts of the tibial shaft and iliac crest. Br J Oral Maxillofac Surg 1998;36:434–439.
11. O'Keeffe RM Jr, Riemer BL, Butterfield SL. Harvesting of autogenous cancellous bone graft from the proximal tibial metaphysis. A review of 230 cases. J Orthop Trauma 1991; 5:469–474.
12. Herford AS, King BJ, Audia F, Becktor J. Medial approach for tibial bone graft: Anatomic study and clinical technique. J Oral Maxillofac Surg 2003;61: 358–363.
13. Jakse N, Seibert FJ, Lorenzoni M, Eskici A, Pertl C. A modified technique of harvesting tibial cancellous bone and its use for sinus grafting. Clin Oral Implants Res 2001;12: 488–494.
14. Sandor GK, Rittenberg BN, Clokie CM, Caminiti MF. Clinical success in harvesting autogenous bone using a minimally invasive trephine. J Oral Maxillofac Surg 2003;61:164–168.
15. Marx RE, Snyder RM, Kline SN. Cellular survival of human marrow during placement of marrow-cancellous bone grafts. J Oral Surg 1979;37:712–718.
16. Boeck-Neto RJ, Gabrielli M, Lia R, Marcantonio E, Shibli JA, Marcantonio E Jr. Histomorphometrical analysis of bone formed after maxillary sinus floor augmentation by grafting with a combination of autogenous bone and demineralized freeze-dried bone allograft or hydroxyapatite. J Periodontol 2002;73: 266–270.
17. Valen M, Ganz SD. A synthetic bioactive resorbable graft for predictable implant reconstruction: Part one. J Oral Implantol 2002;28: 167–177.
18. Ganz SD, Valen M. Predictable synthetic bone grafting procedures for implant reconstruction: Part two. J Oral Implantol 2002;28: 178–183.
19. St John TA, Vaccaro AR, Sah AP, et al. Physical and monetary costs associated with autogenous bone graft harvesting. Am J Orthop 2003; 32:18–23.
20. Turner TM, Urban RM, Hall DJ, Cheema N, Lim TH. Restoration of large bone defects using a hard-setting, injectable putty containing demineralized bone particles compared to cancellous autograft bone. Orthopedics 2003;26(5 suppl):561–565.
21. Marchena JM, Block MS, Stover JD. Tibial bone harvesting under intravenous sedation: Morbidity and patient experiences. J Oral Maxillofac Surg 2002; 60:1151–1154.
22. Cowan N, Young J, Murphy D, Bladen C. Double-blind, randomized, controlled trial of local anesthetic use for iliac crest donor site pain. J Neurosci Nurs 2002;34:205–210.

TEIL III

Knochentransplantation

KAPITEL 8

Die Augmentation des Kieferhöhlenbodens zur Insertion von Zahnimplantaten

Die Insertion von Zahnimplantaten bei Patienten, die im posterioren Oberkiefer zahnlos sind, kann aus einer Vielzahl von Gründen schwierig sein. Dazu gehört die verstärkte Pneumatisation des Sinus maxillaris (und deshalb die große Nähe des Sinusbodens zum krestalen Alveolarknochen) und eine unzureichende Kieferkammbreite[1]. Die Pneumatisation des Sinus, die typischerweise während des Älterwerdens auftritt, minimiert oder lässt den vertikalen Knochen, der für die endostale Implantation in der Kieferhöhle zur Verfügung steht, vollständig verschwinden.

Oft ist die knöcherne Trennung zwischen Alveolarmukosa und Kieferhöhle nur 1 mm dünn (Abb. 8-1)[2].

Seit Mitte der 90er Jahre wird die Augmentation des Sinusbodens zur Vergrößerung der vertikalen Höhe und Verbesserung der Knochenqualität für die Implantatinsertion zunehmend erfolgreich eingesetzt. Die Sinusbodenaugmentation ist eine exzellente und vorhersagbare Maßnahme für die Behandlung von Patienten, die eine schwere Atrophie der posterioren Maxilla aufweisen[3]. Mithilfe eines Auszugsversuches verschiedener dentaler Implantate in verschiedenen Knochentypen wurde in einer Studie beschrieben, dass augmentierte Areale sogar einen höheren Knochen-Implantatkontakt und einen größeren Widerstand gegen Zug aufwiesen als in normalem Knochen. Deshalb ist die Knochentransplantation um Implantate für Gebiete zu empfehlen, in denen zu wenig Knochenvolumen oder -dichte besteht oder in solchen Gebieten des Oberkiefers, in denen zuvor Implantate verloren gegangen sind[4].

Die Augmentation des Antrumbodens wurde ursprünglich von Tatum in den frühen 70er Jahren entwickelt und beschrieben (Abb. 8-2)[5-7]. Initial verwendete er einen Zugang vom Alveolarfortsatz zur Kieferhöhle. Später wurde eine Modifikation der Caldwell-Luc-Operation entwickelt, bei der der Sinus maxillaris durch Infrakturierung der lateralen Kieferhöhlenwand eröffnet und die Wand benutzt wurde, um die Sinusmembran anzuheben (Abb. 8-3). Danach wurde ein autologes Knochentransplantat bis zu der Höhe eingebracht, die zuvor dem unteren Drittel der Kieferhöhle entsprach. Diese Technik sorgte für ausreichenden Knochen im posterioren Oberkiefer, wodurch verschiedene Optionen zur Implantatversorgung eröffnet wurden.

1980 beschrieben Boyne und James eine ähnliche klinische Operation und demonstrierten die Knochenbildung in der Kieferhöhle nach Einbringung von autologem Kno-

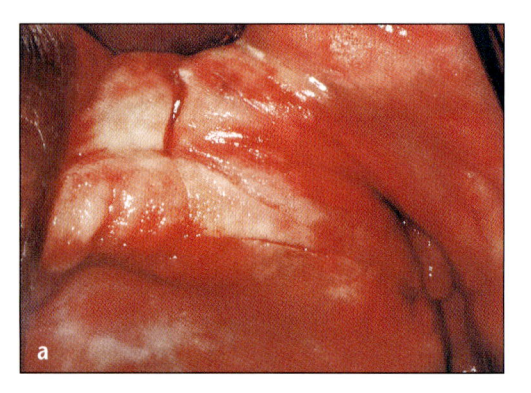

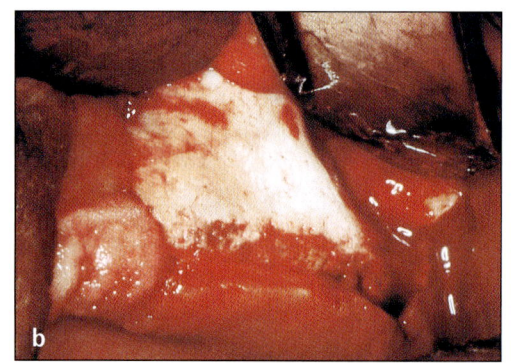

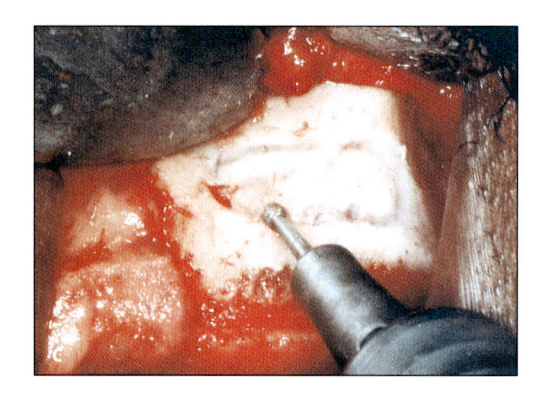

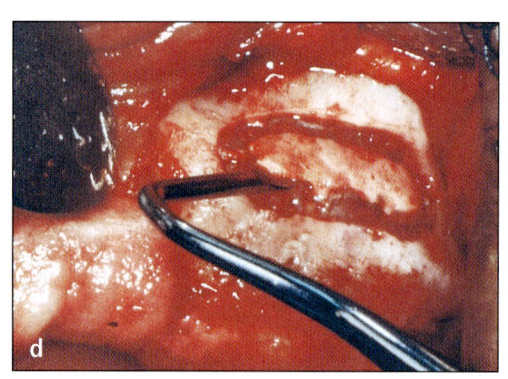

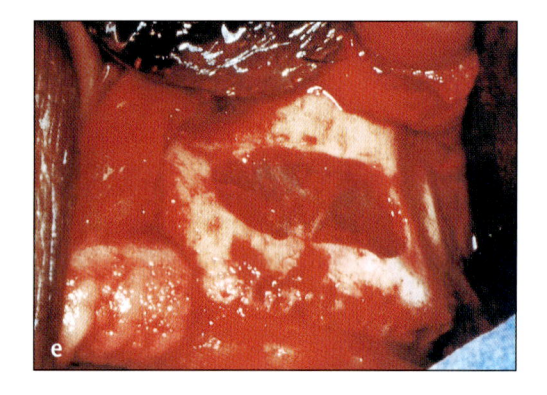

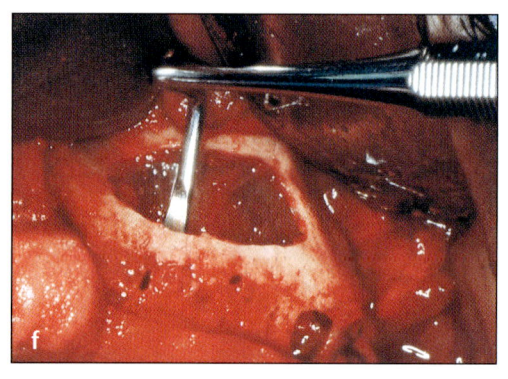

Abb. 8-1

Die Pneumatisation der Kieferhöhle reduziert oder lässt den vertikalen Knochen für die Implantatinsertion vollständig verschwinden, sodass eine Knochenaugmentation des Sinusbodens zur Erhöhung der vertikalen Knochenhöhe und Verbesserung der Knochenqualität erforderlich wird.

(a) Der Kieferkamm zeigt eine ausreichende Breite zur Implantatinsertion, aber eine unzureichende Höhe wegen der Überpneumatisation der Kieferhöhle. Die seitliche Wand der Kieferhöhle und der Boden sind etwa 1 mm bis 2 mm dick. Die Schnittführung erfolgt durch ein Nr. 15-Skalpell bis auf den Knochen, sodass ein sauberer und vollständiger Schnitt resultiert.

(b) Ein mukoperiostaler Lappen wird mit einem scharfen Raspatorium abgehoben, um eine Zerfetzung der Mukosa oder des Periostes zu vermeiden. Vertikale Entlastungsinzisionen erlauben eine ausreichende Abhebung des Lappens für eine gute Sicht auf die laterale Oberkieferwand.

(c) Die Osteotomie wird entsprechend dem Kieferhöhlenboden geformt. Dieser Schritt sollte sehr sorgfältig ausgeführt werden, weil die Dicke des Knochens von Patient zu Patient variiert.

(d) Die Knocheninsel, die auf der Schleimhaut nach der Osteotomie zurückbleibt, wird vorsichtig abgehoben. Die Festigkeit der Anheftung dieses restlichen Knochens variiert, sodass dieser Schritt sehr langsam und sorgfältig durchgeführt werden soll, um eine Schleimhautzerreißung zu vermeiden. Die minimale Dicke des Knochens muss beachtet werden.

(e) Die Kieferhöhlenschleimhaut wird freigelegt und ist jetzt vorbereitet, um hochpräpariert zu werden. Glatte Kanten erleichtern den nächsten Schritt.

(f) Die Kieferhöhlenmembran wird vorsichtig mit speziell geformten Küretten angehoben. Es können Bereiche im Alveolarkamm bestehen, die 0 mm dick sind.

---

chenmark und spongiösem Knochen[8]. 1984 modifizierte Mish die Technik, indem er die Sinusbodenaugmentation ausführte und Blade-Vent-Implantate in derselben Operation inserierte[9]. 1999 wurde eine weitere Modifikation der Technik durch Garg und Quinones publiziert, bei der die Sinusbodenaugmentation mit der Insertion von Implantaten mit aufgerauter Oberfläche kombiniert wurde, und die Form des Fensters zusammen mit einer Instrumentierungsempfehlung modifiziert wurde[10] (Abb. 8-4). Diese Operationen unterscheiden sich im chirurgischen Zugang, im Typ der Knochenentnahmeregion, im Augmentationsmaterial und hinsichtlich des verwendeten Implantattyps.

Die Sinusbodenaugmentation und die Implantatinsertion können entweder in einem oder in zwei Schritten operiert werden. Viele Autoren haben gute erste Ergebnisse bei beiden Ansätzen beobachtet[1,11-25]. Wenn ausreichend Alveolarknochenbreite und nur eine Teilpneumatisation der Kieferhöhle vorliegt, kann die Knochentransplantation und die Implantatinsertion zum selben Zeitpunkt erfolgen. Dieser einzeitige Ansatz bietet die

Die Augmentation des Kieferhöhlenbodens 8

Abb. 8-2
(a) Das klassische Fensterdesign für die Augmentation des Kieferhöhlenbodens. Es wird eine rechteckige oder trapezförmige Osteotomie angelegt, mit einer unvollständigen Osteotomie im oberen Anteil. Die darunter liegende Schneider'sche Membran wird intakt gelassen. Eine Modifikation und Empfehlung zu dieser Technik wird später in diesem Kapitel präsentiert.

(b) Die Knocheninsel wird dann mit einem Osteotom und einem Hämmerchen frakturiert und vorsichtig nach oben angehoben, während die darunter liegende Schneider'sche Membran vorsichtig präpariert wird.

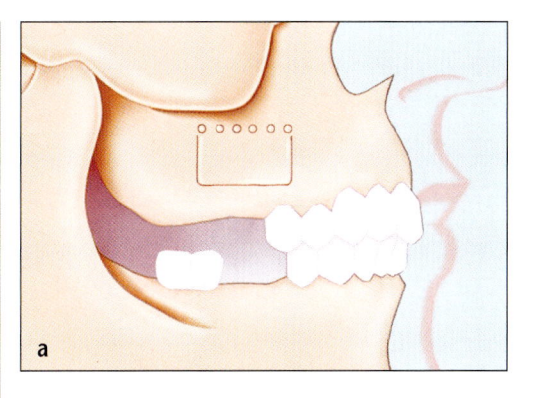

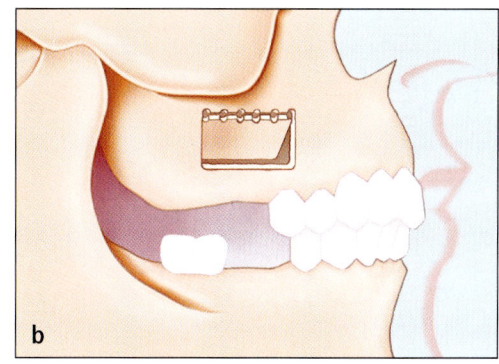

Abb. 8-3
Die laterale Oberkieferwand. Es besteht eine enge Beziehung zwischen dem Foramen infraorbitale und dem Kieferhöhlenbereich. Wichtig ist auch die Position des Jochbeins in Relation zum Osteotomiebereich; das Jochbein ist ein Orientierungspunkt bei der Anzeichnung der Osteotomie. Es ist wichtig, das Fenster unterhalb der Ebene des Jochbeins zu belassen, um Schäden des Infraorbitalnervens durch die Fräse oder den Wundhaken zu minimieren.

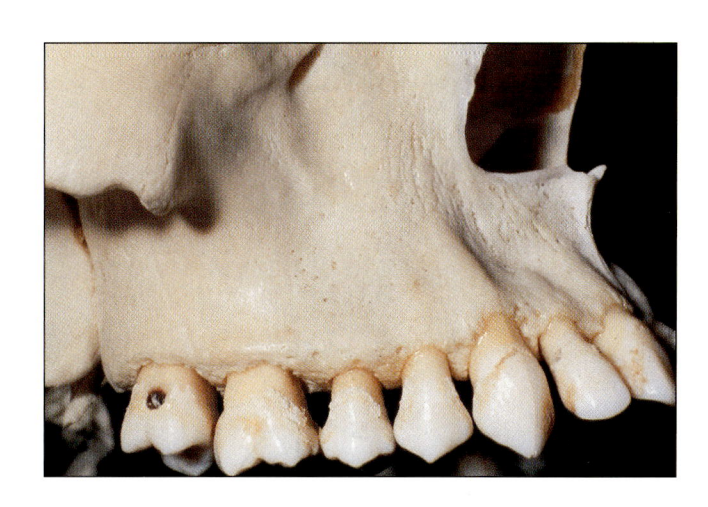

Vorteile einer minimalen Gesamtbehandlungszeit, weil die zweite Operation unnötig geworden ist, und ermöglicht eine koordinierte Konsolidierung des Transplantates um das Implantat[1] (Abb. 8-5).

In der Vergangenheit wurde ein verfügbarer Restknochen von weniger als 5 mm Höhe als zu gering zur mechanischen Verankerung eines enossalen Implantates angesehen. Deshalb war in diesen Fällen eine simultane Knochentransplantation und Implantatinsertion zugunsten des zweizeitigen Vorgehens, bei dem die Implantatinsertion vier bis sechs Monate nach Augmentation erfolgt ist[12,13], kontraindiziert. In den vergangenen Jahren wurde dieses Konzept in dem Maße in Frage gestellt, wie Erfolge bei Verwendung der einzeitigen Technik bei posterioren Oberkieferkämmen mit nur 1 mm Höhe berichtet wurden[2,26-29]. Als kritischer Faktor erscheint die hinreichende Kieferkammbreite für die Insertion des gewünschten Implantates (Abb. 8-6).

Weil sich sehr wenige anatomische Strukturen dem Operationsgebiet annähern, sind die Risiken der Sinusbodenaugmentation vernachlässigbar, die Morbidität ist gering und die postoperativen Komplikationen können relativ leicht mit medizinischen oder chirur-

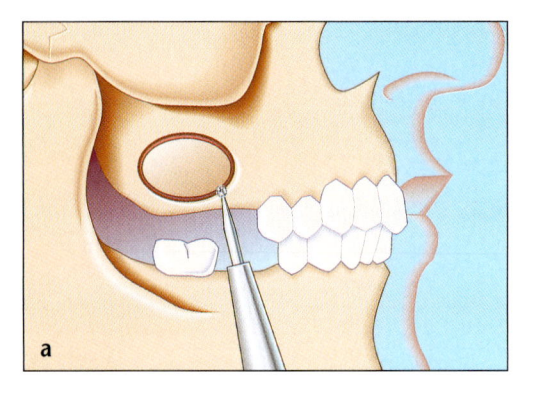

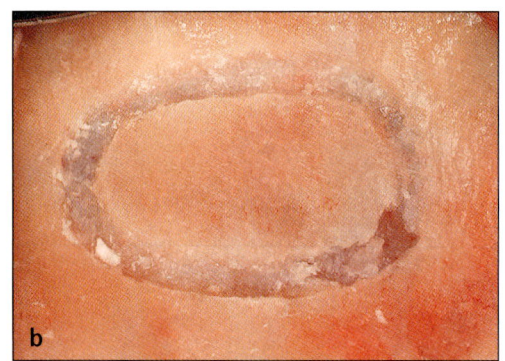

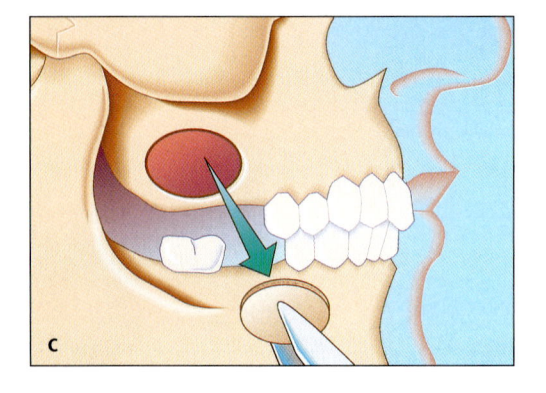

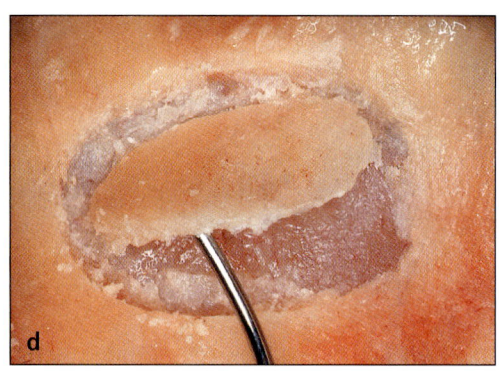

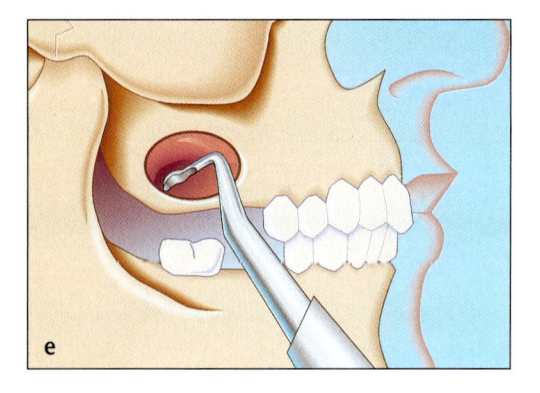

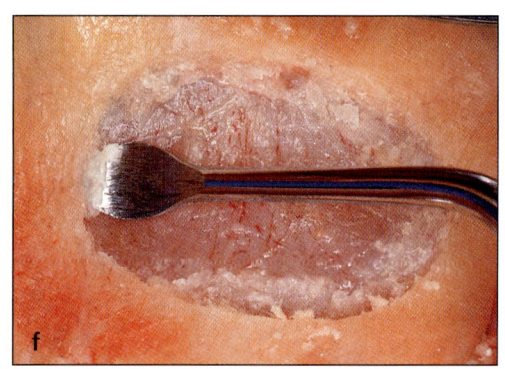

Abb. 8-4
Die Sinusbodenaugmentationstechnik mit Implantaten mit rauen Oberflächen und einer modifizierten Form des Fensters.

(a) Die ideale Form der Osteotomie sollte oval und fortlaufend sein. Auf diese Weise ist die Gefahr einer Ruptur der Schneider'schen Membran durch scharfe Kanten einer rechteckigen oder trapezförmigen Osteotomie minimiert. Ebenfalls ist durch diese Technik die Gefahr einer Membranperforation aufgrund von scharfen Kanten durch eine Grünholzfraktur im oberen Bereich ausgeschlossen.

(b) Hier wurde die Osteotomie am Leichenpräparat durchgeführt. Größe und Form der Osteotomie sollten den Konturen des Sinus der Kieferhöhle folgen.

(c) Entfernung der Knocheninsel. Diese sollte vorsichtig abgehoben werden, um die Wahrscheinlichkeit einer Perforation der darunter liegenden Membran niedrig zu halten.

(d) Die Abhebung der Knocheninsel im Leichenpräparat.

(e) Die Abpräparation der Sinusmembran mit speziell entworfenen Küretten. Scharfe Küretten können verwendet werden. Die Schneider'sche Membran sollte vom Knochen mehr abgehoben werden, als sie einfach von der Knochenoberfläche abzuschieben.

(f) Die Präparation der Schneider'schen Membran mit einer Kürette am Leichenpräparat.

gischen Maßnahmen behandelt werden. Die knöcherne Antwort fällt exzellent aus und verschiedenste Augmentationsmaterialien produzieren einen Knochen, der durch histologische Untersuchungen belegt werden kann[26]. Das Augmentationsmaterial und der neue Knochen scheinen sich in Reaktion auf die funktionelle Belastung umzubauen. Die prothetischen Alternativen sind genauso vorhersagbar; festsitzend, bedingt abnehmbar oder abnehmbare prothetische Restaurationen können auf Implantaten im Sinusbodenaugmentat verwendet werden[1].

Anatomie der Kieferhöhle

Der Knochen des Oberkiefers ist in erster Linie wie Knochenmark beschaffen (d. h. spongiös) (Abb. 8-7) und aus feinen Trabekeln aufgebaut. Die Quantität und die knöcherne Dichte sind geringer als die des prämaxillären oder mandibulären Knochens. Die benachbarten Kortikalisbereiche bestehen aus kompaktem Knochen; aber die Kortikalis ist im Allgemeinen sehr dünn und biete minimale Festigkeit im Vergleich zur Kortikalis, die den

Abb. 8-4 *(Fortsetzung)*

(g) Frontalansicht der Präparation der Kieferhöhlenmembran. Es ist zu beachten, dass die untere Kante des Fensters etwa 3 mm oberhalb des Kieferhöhlenbodens liegt. Dadurch kann der Operateur den 1 mm bis 2 mm hohen Septen am Kieferhöhlenboden ausweichen, sodass diese nicht beim Hochschlagen des Kieferhöhlenfensters stören. Außerdem besteht dadurch eine kleine Knochenlippe, die den Zusammenhalt des Augmentationsmaterials im Kieferhöhlenboden unterstützt. Die Höhe der oberen Schnittkante des Fensters hängt von der Größe des Implantates, das geplant ist, ab. Die Höhe des oberen Anteils des Fensters sollte von Kieferkammmitte gemessen werden und sollte wenigstens dieselbe Höhe wie das geplante Implantat aufweisen.

(h) Abhebung der Schneider'schen Membran am Leichenpräparat.

(i) Der Kieferhöhlenboden wurde mit der entsprechenden Menge Augmentationsmaterial aufgebaut, die für die spätere Implantation erforderlich ist. Die Augmentation obliteriert nicht die gesamte Kieferhöhle.

(j) Nach Einfüllen der Augmentationsmaterialien in den Kieferhöhlenboden ist die originale Kontur der lateralen Oberkieferwand in diesem Leichenpräparat wiederhergestellt.

(k) Frontale Ansicht des augmentierten Kieferhöhlenbodens, nachdem das Augmentat begonnen hat auszureifen.

(l) Frontale Ansicht des Implantatsitus, nachdem die Implantation vorgenommen wurde. Das Implantat ist ausreichend von Knochen umgeben.

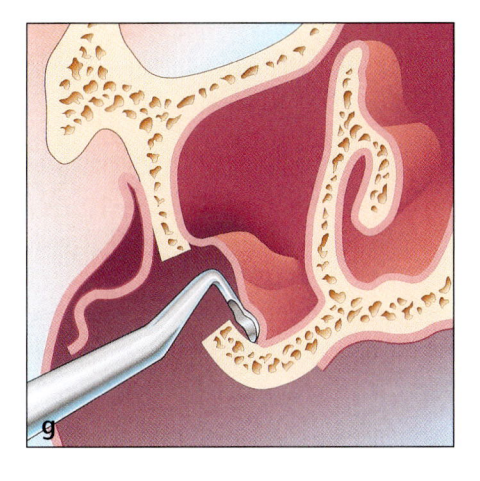

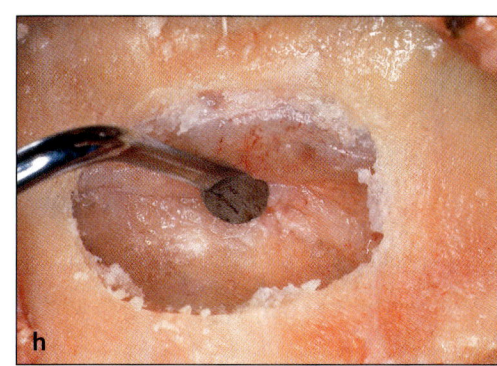

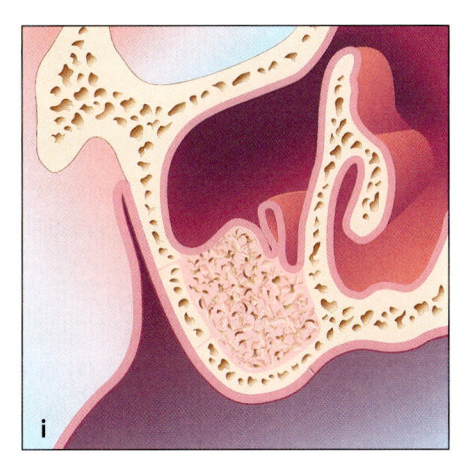

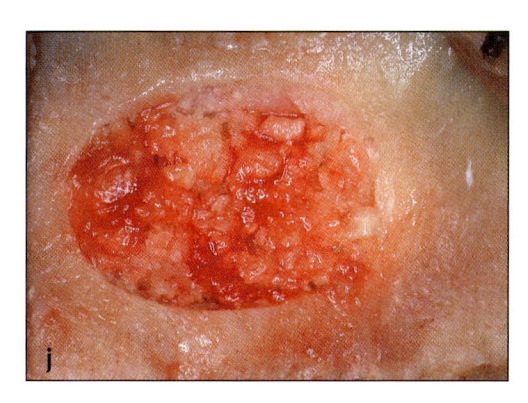

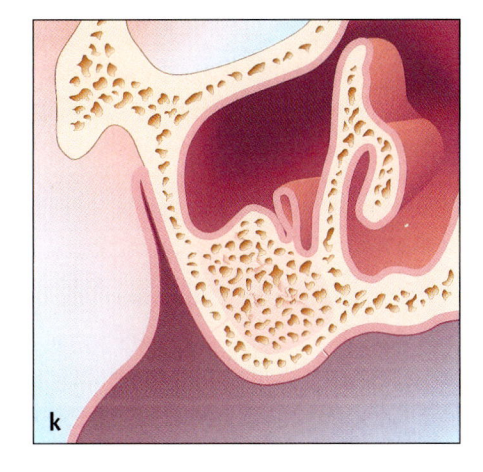

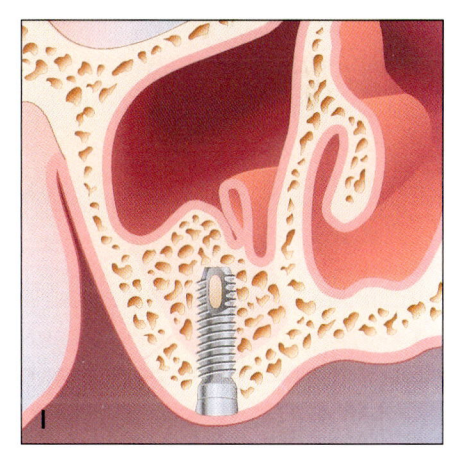

Unterkiefer umgibt. Wegen seiner spongiösen Natur muss ein markartiger Knochen eine lasttragende Grenzfläche in direkter Apposition auf ein endostales Implantat erschaffen, damit ein funktionierendes Implantat stabil bleiben kann und in der Lage ist, physiologische Belastungen auf den stützenden Knochen abzugeben[5,30].

Der Sinus maxillaris ist ein etwa 15 ml im Volumen messender Luftraum, obwohl die aktuelle Größe vom Ausmaß der zu diesem Zeitpunkt bereits aufgetretenen Resorption abhängt. Die Kieferhöhle ähnelt einem abgeschrägten Briefbeschwerer, der mit seiner größten und einzigen flachen Seite die mediale Wand bildet (die auch die laterale Wand

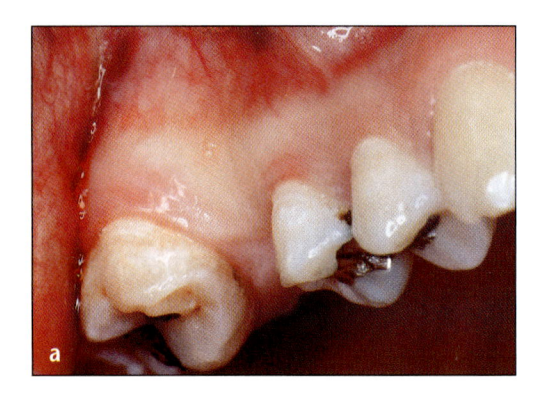

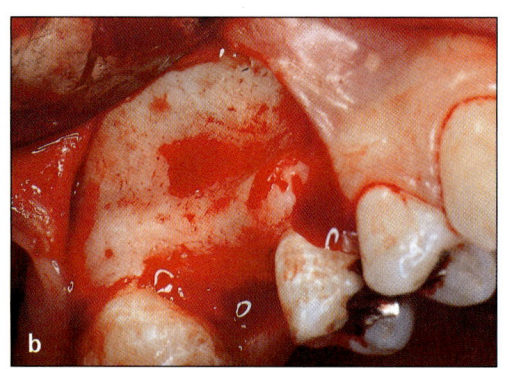

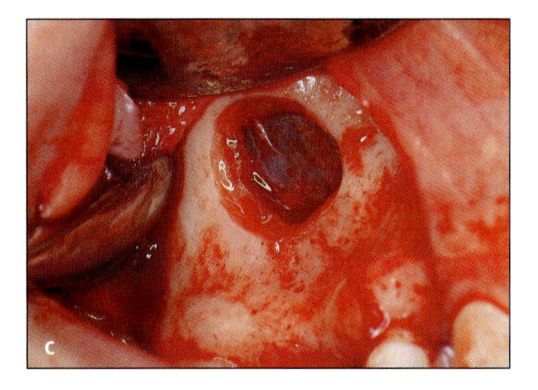

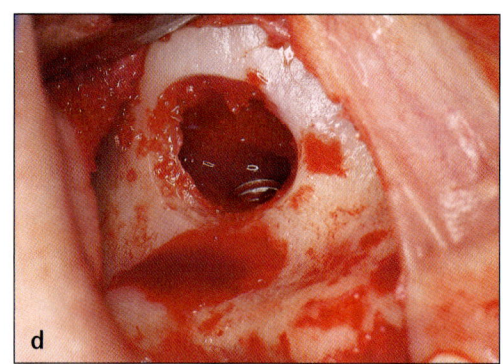

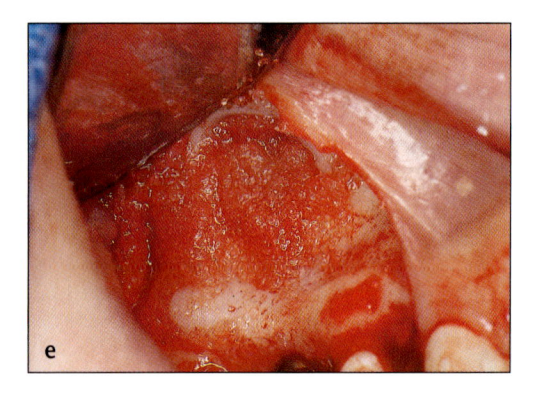

8 Die Augmentation des Kieferhöhlenbodens zur Insertion von Zahnimplantaten

Abb. 8-5
Wenn eine ausreichende Alveolarknochenbreite besteht und die Kieferhöhle nur teilweise pneumatisiert ist, kann die Knochentransplantation zusammen mit der Implantatinsertion in derselben Sitzung durchgeführt werden.

(a) Einzelzahnlücken können ebenfalls eine so große Kieferhöhlenausdehnung aufweisen, dass eine Sinusbodenaugmentation erforderlich ist. Die Knochenaugmentation und die Implantatinsertion können simultan erfolgen. Die vertikalen Entlastungsschnitte sollten bis zum Umschlagpunkt des Vestibulums erfolgen.

(b) Die Größe des Lappens hängt immer vom Implantatsitus ab, aber die Erzielung einer guten Übersicht ist immer ein wichtiger Gesichtspunkt.

(c) In diesem Fall reicht eine kleine Osteotomie, sodass Schäden an den Wurzeln der Nachbarzähne vermieden werden. Es ist empfehlenswert, glatte Kanten zu schleifen, um die Schleimhautpräparation zu erleichtern.

(d) Die Intaktheit der Kieferhöhlenmembran kann überprüft werden, indem man den Patienten bittet, einige tiefe Atemzüge durch die Nase vorzunehmen. Zu diesem Zeitpunkt ist die Implantatbohrung erfolgt, der mediane Anteil der Kieferhöhle wurde augmentiert und das Implantat wird eingebracht.

(e) Dann wird die Kieferhöhle abgefüllt, sodass glatte Übergänge zu den bestehenden Konturen resultieren. Auf das Kieferhöhlenfenster wird eine resorbierbare Membran gelegt, die etwa die Grenzen des Fensters um 3 mm allseits überlappt. Danach wird der Lappen primär verschlossen und vernäht.

der Nasenhaupthöhle ist)[31-33]. Septen können den Sinus in zwei oder mehrere Einzelkavitäten aufteilen, die miteinander kommunizieren können. Die Bildung des Sinus beginnt im zweiten bis dritten Lebensjahr und ist mit acht Jahren fast abgeschlossen. Die Kieferhöhle hat eine nicht sehr physiologisch liegende Drainageöffnung hoch oben in der medialen Wand (Ostium des Oberkiefers), die das Sekret in den mittleren Nasengang abführt. Das Ostium wird deshalb für nicht physiologisch gehalten, weil es eher wie ein Überlauf, als wie ein tief liegendes, komplettes Drainagesystem wirkt.

Die knöchernen Wände der Kieferhöhle sind mit Ausnahme der vorderen Wand und des Alveolarfortsatzes beim Bezahnten dünn. Bei zahnlosen Personen ist der Alveolarknochen häufig atrophiert und kann nur 1 mm bis 2 mm dick sein, wodurch dieser ohne vorherige Augmentation als Implantationsort ungeeignet ist. Deshalb ist es der Zweck der Sinusbodenaugmentationsoperation eine ausreichende Menge von Alveolarknochen zu restaurieren, sodass Implantate erfolgreich eingesetzt werden können. Die Kieferhöhle ist durch ein pseudostratifiziertes kubisches Epithel ausgekleidet, das auch Schneider'sche

Anatomie der Kieferhöhle 8

Abb. 8-6
Kürzlich durchgeführte Studien zeigten hohe Erfolgsraten nach simultaner Implantatinsertion mit Kieferhöhlenaugmentation, sogar in Fällen, wo nur 1 mm residuale Knochenhöhe bestand.

(a) Gewinnung von autologem Knochen vom anterioren Unterkiefer zur Verwendung als Transplantat. Wenn man überpneumatisierte Kieferhöhlenböden aufbaut, ist die Verwendung von autologem Knochen zu empfehlen.

(b) Die simultane Implantation mit Kieferhöhlenaugmentationen in Fällen von 1 mm residualer Knochenhöhe muss durch einen sehr erfahrenen Operateur durchgeführt werden; es sind mindestens 8 mm Knochenbreite erforderlich. Der laterale Anteil wird dann augmentiert.

(c) Multiple Implantate wurden simultan mit dem Augmentat mit befriedigender initialer Stabilisierung eingebracht, obwohl nur eine minimale restliche Knochenhöhe bestand. Indem man den Knochen in einer sorgfältigen und vorsichtigen Weise – verdichtet in der Kieferhöhle und um die Implantate – einbringt, kann man gewährleisten, dass die Implantate in ihrer gewünschten Position bleiben.

(d) Nach einer 5-wöchigen Ausreifungszeit bestehen keine Komplikationen und gute Vorbedingungen für die Implantatfreilegung.

(e) Im Röntgenbild ist eine Mineralisation des Knochens zu erkennen und die Position der Implantate konnte, wie erwartet, erhalten werden.

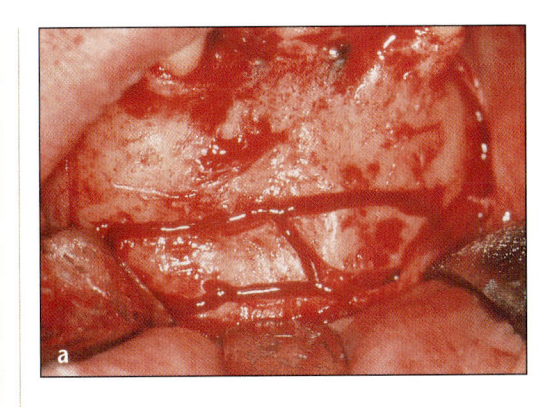

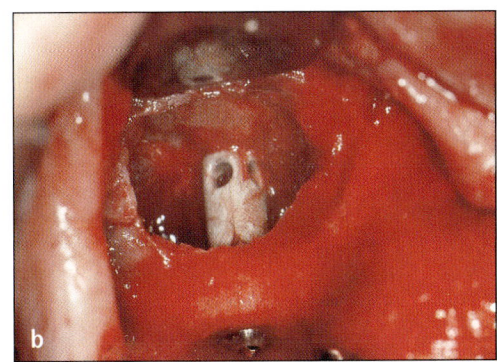

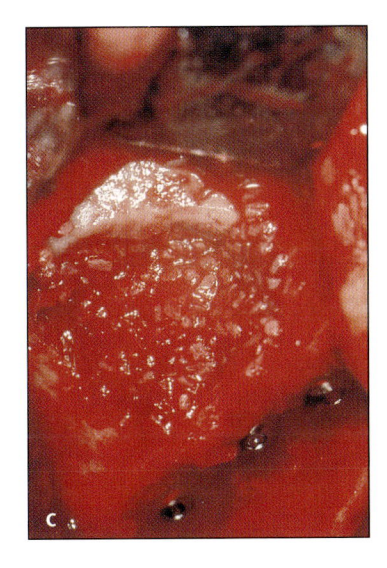

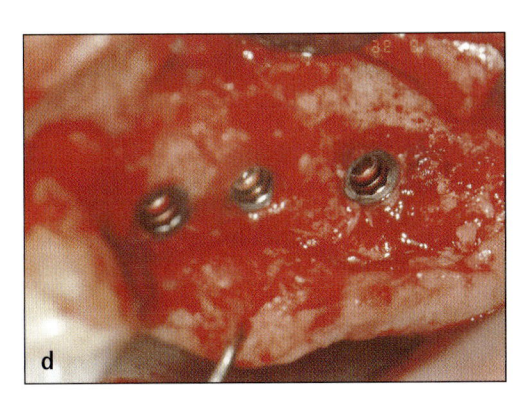

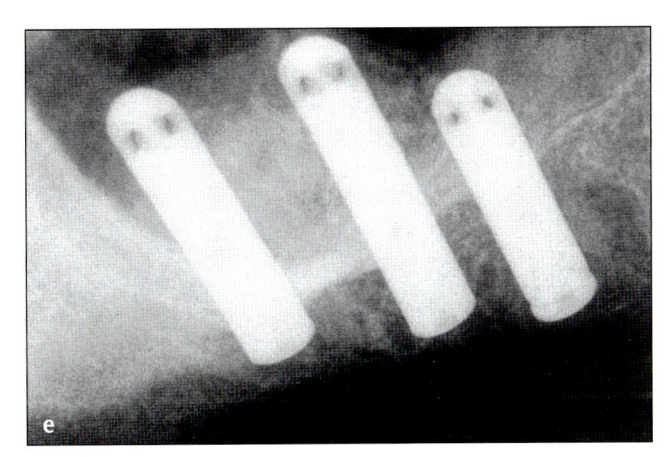

Membran genannt wird. Unter dem oberflächlichen Epithel befindet sich ein aus lockeren Zellen bestehendes, aber hochvaskularisiertes dünnes Gewebe. Unter diesem liegt in allen Bereichen ein Periost. Die zarte Mukosa der Kieferhöhle ist mit dem Periost an der knöchernen Oberfläche befestigt. Das Periost ist aber kein wichtiger Ausgangspunkt der Knochenbildung bei der Sinus-lift-Operation. Eine dünne Schicht von respiratorischem Epithel, das die Schneider'sche Membran überkleidet, kann nicht vom Periost der Knochenwände, an das sie fest angeheftet ist, abpräpariert werden.

Die Blutversorgung des Oberkiefers entspringt normalerweise drei Arterienstämmen, der Arteria labialis superior, der Arteria ethmoidalis anterior und in der Hauptsache der Arteria maxillaris. Die Region der Sinusbodenaugmentation wird hauptsächlich durch Äste der Arteria maxillaris versorgt. Der Sinusboden erhält einen Teil seines Blutflusses von den großen und kleinen Palatinalgefäßen und aus der Arteria incisiva, dem Endast der Arteria sphenopalatina, die ein anderer Anteil der Arteria maxillaris interna ist. Diese Gefäße durchdringen den knöchernen Gaumen und zweigen sich im Sinusboden und in der medialen und lateralen Kieferhöhlenwand auf. Ein anderes zuführendes Gefäß ist die Arteria alveolaris posterior superior, die im oberen Bereich des Tubers in den Oberkiefer eintritt und den größten Teil der posterioren und lateralen Kieferhöhlenwand versorgt. Der infraorbitale Endast der Arteria maxillaris interna unterstützt die Blutversorgung der superolateralen Kieferhöhle. Die Arteriae ethmoidales anteriores, die die Endäste des Carotis-interna-Systems (über die Arteria ophthalmica) bilden, versorgen den superomedialen Kieferhöhlenanteil (Abb. 8-8).

Physiologie der Kieferhöhle

Die Funktion des Sinus maxillaris ist angeblich, die Luft anzufeuchten und einen Resonanzraum für die Stimme zu bieten. Möglicherweise ist die Nasennebenhöhle aber auch ein Produkt einer natürlichen evolutionären Selektion, die die Kopfhautvenen und den intrakraniellen venösen Sinus bei der Verteilung der intensiven Hitze, die durch das metabolisch aktive menschliche Hirn produziert wird, unterstützt. In ähnlicher Weise erleichtert die Kieferhöhle auch das Gewicht des kraniofazialen Komplexes.

Die gesunde Kieferhöhle reinigt sich durch lageunabhängige Drainage und durch die Aktion des zilienhaltigen Epithels selbst, das Bakterien Richtung Ostium hinaustreibt. Die Kieferhöhle produziert Schleim enthaltende Lysosomen und Immunglobuline. Die ausgeprägte Durchblutung der Sinusmembran hilft ebenfalls den gesunden Zustand zu erhalten, indem sie Lymphozyten und Immunglobuline auf Epitheloberflächen in die Nebenhöhlen bringt. Die gesunde Kieferhöhle enthält ihre eigene normale Flora, unter denen *Hämophilus*-Arten am häufigsten vorkommen. Andere gewöhnlich in der Flora vorkommende Arten sind Streptokokken, anaerobe grampositive Kokken und aerobe gramnegative Stäbchen.

Mechanismen der Knochentransplantation

Transplantierte Osteogenese ist ein anderer Ausdruck für Knochentransplantation; dieser Ausdruck betont, dass der Knochen dynamisch ist und sich durch eine zelluläre Regeneration bildet, die ein Osteoid produziert, das mineralisiert wird. Ein Knochentransplantat ist kein solider Block, der einheilt[34]. Eine Knochenaugmentation wird durch Osteogenese, Osteoinduktion und/oder Osteokonduktion erreicht[35-38]. Der Ausdruck Osteogenese bezieht sich auf die Bildung und Entwicklung von Knochen durch osteokompetente Zellen. Ein osteogenes Transplantatmaterial, das aus Gewebe gewonnen wird oder aus Gewebe besteht, das in das natürliche Knochenwachstum und die Knochenheilung involviert ist, kann die Knochenbildung in Weichgewebe fördern und ein schnelleres Knochenwachstum an knöchernen Implantationsorten anregen. Osteoinduktion ist der Prozess der Aktivierung der Osteogenese durch Anlocken von Zellen aus dem umgebenden natürlichen Knochen, die sich dann in Knochen bildende Zellen differenzieren. Osteoinduktive Transplantate können die Knochenregeneration steigern. Dies führt manchmal zu einer Ausbreitung des Knochenwachstums in Gegenden, in denen er normalerweise nicht besteht. Osteokonduktion ist der Prozess, bei dem das

Mechanismen der Knochentransplantation 8

Abb. 8-7
Frontale Ansicht eines entkalkten histologischen Schnittes eines Oberkieferalveolarkamms mit seiner Beziehung zur Kieferhöhle. Der Knochen in diesem Bereich ist sehr spongiös.

Abb. 8-8
(a) Die Blutversorgung der Kieferhöhle entspringt der Arteria carotis communis.

(b) Venöser Abfluss aus dem Gesicht.

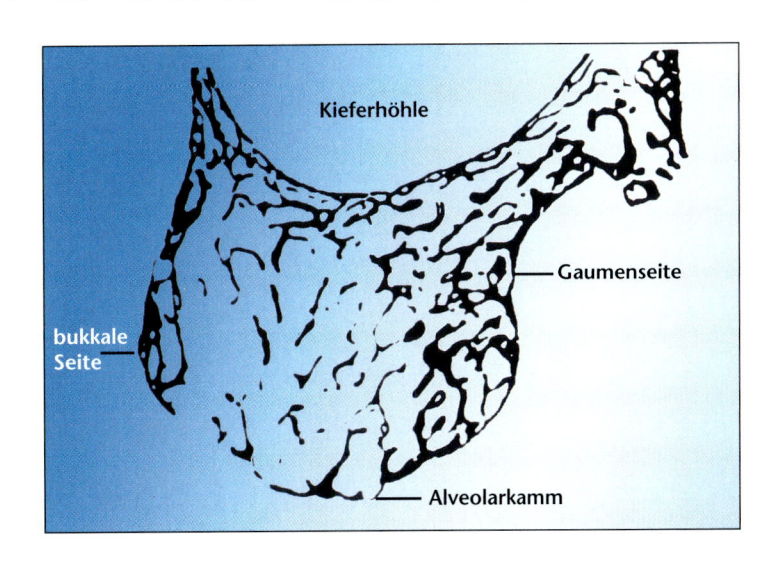

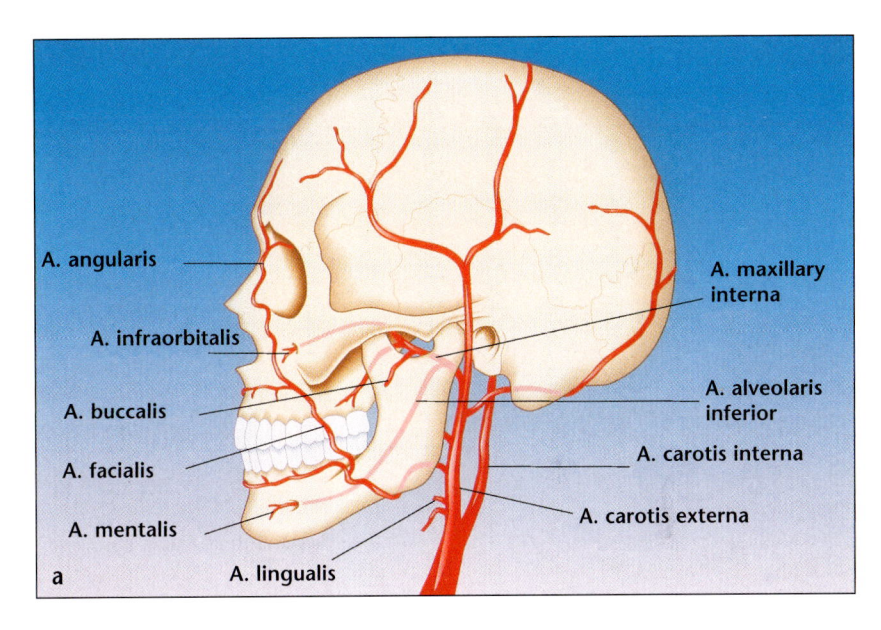

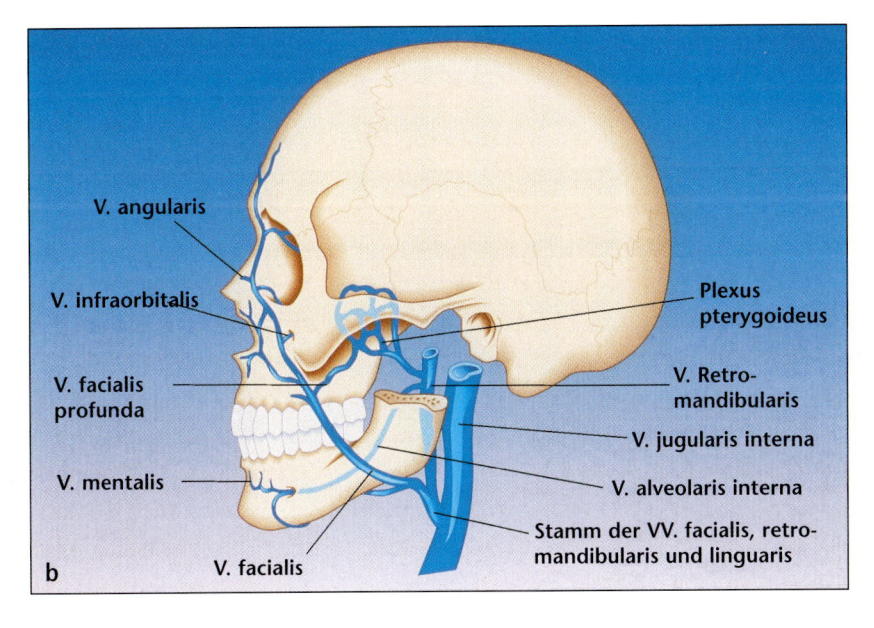

Knochenersatzmaterial als nicht lebendige Leitschiene wirkt, an der entlang der eigene Knochen des Patienten wächst. Osteokonduktive Transplantate verleiten den Knochen zum Wachstum und ermöglichen eine Apposition an existierenden Knochenoberflächen, aber sie produzieren oder lösen keine Knochenbildung aus, wenn sie in das Weichgewebe implantiert werden.

Augmentationsmaterialien

Viele Materialien wurden für Sinus-lift-Maßnahmen eingesetzt, darunter autologer Knochen[11-16], Knochenallotransplantate[17,35,38-43] und alloplastische Materialien, wie Trikalziumphosphat (TCP), resorbierbares und nicht resorbierbares Hydroxylapatit[1,38,44-46], Knochenmineral von Rindern[47] und bioaktive Gläser. Ein ideales Augmentationsmaterial ist nicht toxisch, nicht antigen, nicht kalzinogen, stabil, unverwüstlich, leicht herzustellen, hat die Fähigkeit eine Gewebeanheftung zu ermöglichen, ist infektionsresistent, frei verfügbar und preiswert[48].

Autologer Knochen

Bis heute gibt es keinen offiziellen Konsensus, welches Augmentationsmaterial oder welche Kombination von Materialien am besten für den subantralen Raum geeignet ist, der durch die Sinus-lift-Operation geschaffen wird[1,49-51]. Autologer Knochen wurde lange als "Goldstandard" unter den Augmentationsmaterialien angesehen, weil er stark osteogen ist und osteoinduktive und osteokonduktive Eigenschaften hat. Diese Kombination tritt bei den Knochenersatzmaterialien bislang nicht auf[52]. Diese Eigenschaften erlauben dem Knochen, sich schneller zu bilden und unter Bedingungen eingesetzt zu werden, bei denen eine erhebliche Knochenaugmentation oder Knochenheilung erforderlich ist. In einer histomorphometrischen Studie aus dem Jahre 1993 an Patienten, die sich einer Kieferhöhlenaugmentation unterzogen haben, untersuchen Moy und Mitarbeiter die Zusammensetzung des Knochens nach Verwendung von vier verschiedenen Augmentationsmaterialien, indem sie Biopsien aus dem augmentierten Bereich zum Zeitpunkt der Implantatinsertion entnahmen[49]. Ein partikuläres autologes Kinnknochentransplantat bildete 59,4% Knochen; kombinierte Augmentate aus Hydroxylapatit und Kinnknochen bildeten 44,4% Knochen; Augmentate aus Hydroxylapatit allein bildeten 20,3% Knochen und Augmentate aus demineralisiertem gefriergetrocknetem Knochen allein bildeten 4,6% Knochen. Lorenzetti et al. führten eine ähnliche Studie durch, die zeigte, dass autologe Kinnknochentransplantate 66% Knochen bildeten; autologe Beckenknochenaugmentate bildeten 53% Knochen und 50:50-Mischungen aus autologem Kinnknochen und Hydroxylapatitkörnern bildeten 44%[53].

Spongiöser partikulärer Knochen aus dem Beckenkamm bleibt eine exzellente Quelle für autologes Augmentationsmaterial[54]. Das Gleiche gilt für das Tibiaplateau (die Operation wird im Detail in Kapitel 7 besprochen). Intraorale Spenderregionen, wie die Unterkiefersymphyse, das Tuber maxillae, der Ramus mandibulae und Exostosen und Bohrspäne einer Implantatbohrung wurden ebenfalls mit Erfolg verwendet[13,17,18,38,55]. Augmentate aus Unterkieferknochen resorbieren angeblich weniger als Beckenknochenaugmentate[13,18] und die Operation kann leicht in der zahnärztlichen Praxis unter parenteraler Sedierung und Lokalanästhesie (die Technik wird detailliert in den Kapiteln 2, 5 und 6 beschrieben) durchgeführt werden. Daher benötigt man keine postoperative Hospitalisierung. Das führt zu geringeren Kosten und einer besseren Akzeptanz der Versorgung durch den Patienten.

Ein Nachteil des intraoral gewonnenen Knochens ist, dass die intraoralen Spenderregionen weniger Knochenvolumen bieten, als der Beckenkamm oder das Tibiaplateau. Ein üblicher Sinus erfordert etwa 4 ml bis 5 ml Knochenvolumen als Augmentationsmaterial für zahnärztliche Implantationen. Das komplette Augmentationsvolumen hängt natürlicherweise vom Ausmaß der Knochenresorption (Sinuspneumatisation und Kammresorption), die sich bis zum Operationszeitpunkt entwickelt hat, ab. Typischerweise können 5 ml Knochen aus dem anterioren Unterkiefer, 5 ml bis 10 ml aus dem aufsteigenden Unterkieferast, 20 ml bis 40 ml vom Tibiakopf, 70 ml vom anterioren Beckenkamm und ungefähr 140 ml vom posterioren Beckenkamm entnommen werden. Die Verwendung von kortikalen oder kortikospongiösen Blöcken, die im Kieferhöhlenboden adaptiert werden, wurde ebenfalls erwähnt, obwohl ihre Heilungszeit länger als bei partikulärem Transplantatmaterial ausfiel[56]. In einer 6-jährigen Nachuntersuchung zu 216 Sinus-lift-Operationen mit Sofortinsertion von 467 Implantaten bei Restknochen von 1 mm bis 5 mm Höhe beobachtete Khoury die beste Knochenregeneration bei Patienten, die mit autologem Material augmentiert wurden, das einen gewissen Prozentsatz von kortikalem Knochen enthielt[2]. Die Entscheidung für eine bestimmte Knochenentnahmeregion hängt üblicherweise vom gewünschten Knochentyp und dem benötigten Volumen ab. Bei extrem gesunden Patienten, Patienten mit minimaler Resorption des Sinus und Patienten, die eine extraorale Knochenspende ablehnen, kann es angebracht sein, das Volumen des gewonnenen intraoralen Knochens durch Kombination mit anderen Augmentationsmaterialien, wie Allotransplantate oder alloplastische Materialien zu strecken. Trotzdem haben einige neuere Studien gezeigt, dass Knochen, der nach Augmentation mit autologem Knochen im Sinus gebildet wurde, länger erhalten bleibt, als Knochen, der mit einer Kombination aus autologen und demineralisierten gefriergetrockneten Allotransplantaten (DFDBA) aufgebaut wurde[55]. Lorenzetti et al. zeigten, dass in Kieferhöhlen, die mit einer Kombination aus autologem Knochen und Hydroxylapatitgranula augmentiert worden waren, das Weichgewebe die Oberhand über den Knochen gewann und ein Jahr postoperativ Hydroxylapatitgranula noch klar erkennbar und nur durch eine sehr dünne Knochenschicht umgeben waren[53].

Allotransplantate

Knochenallotransplantate, wie gefriergetrocknete Knochenallotransplantate (FDBA) oder DFDBA können kortikal oder trabekulär sein. Sie werden von Leichen oder lebendigen fremden Spendern gewonnen, unter kompletter Sterilität aufbereitet und in Knochenbanken aufbewahrt. Frische Allotransplantate sind am stärksten antigen; diese Antigenität kann aber durch Frieren oder die übliche Gefriertrocknung erheblich reduziert werden[39].

Ob diese Augmentationsmaterialien Knochen durch Osteoinduktion, Osteokonduktion oder eine gewisse Kombination beider Mechanismen bilden, ist immer noch Gegenstand einer Debatte. In den späten 60er Jahren schlug Urist vor, dass Allotransplantate Knochen durch Osteoinduktion bilden, weil sie osteoinduktive Proteine, genannt Bone Morphogenetic Proteins (BMPs), enthalten[58]. FDBA kann entweder in mineralisierter oder in demineralisierter Form verwendet werden. Sowohl FDBA als auch DFDBA enthalten BMPs; aber in den klinisch verwendeten Mengen ist die Menge des BMPs im Allgemeinen unzureichend, um eine Osteoinduktion zu bewirken. Die Demineralisation entfernt die mineralische Phase und angeblich werden dadurch das darin vorhandene Knochenkollagen und die Wachstumsfaktoren, insbesondere BMPs, freigelegt[35,40,41]. Obwohl der Demineralisationsvorgang die Wachstumsfaktoren befreit, zerstört er auch etwa die Hälfte der Wachstumsfaktoren, die im FDBA enthalten sind. Zusätzlich entfernt der Demineralisierungsprozess die mineralischen Anteile des Materials (Hydroxylapatit), das für die Beständigkeit der Matrix im Empfängergebiet notwendig ist und für Osteokonduktion sorgt. Einige Autoren haben diese Theorie infrage gestellt, weil sie schlechte Ergebnisse mit DFDBA erzielten und unterstellten, dass diese Allotransplantate unregelmäßige und häufig auch unzureichende Mengen von BMPs enthalten. Dies ergibt sich aus Faktoren, wie Anwendungsart und Herstellungstechnik[59-62]. In einer Studie wurde vorgeschlagen, dass DFDBA in Kombination mit Hydroxylapatit die Effektivität etwas erhöhen könnte[54]. Diese Überlegungen sind richtig, sodass der Autor empfiehlt, eher FDBA als DFDBA als Augmentationsmaterial anzuwenden. Eine detaillierte Diskussion findet sich in Kapitel 2.

Bestrahlter spongiöser Knochen wurde ebenfalls als Ersatzmaterial für den autologen Knochen verwendet[42,43]. Durch Verwendung mineralisierter FDBA wird ein lokales Mineralsubstrat für das Augmentat bereitgestellt und die BMPs werden nicht beim Entkalkungsvorgang zerstört. Jensen und Greer fanden, dass bestrahlte mineralisierte Allotransplantate bei der Oberkieferantroplastik mit einem schraubenförmigen Implantat in Verbindung mit einer expandierten Polytetrafluorethylen-(ePTFE-)Membranbarriere eine planbare Ossifikation bewirkten. Die Ergebnisse waren besser als bei der Verwendung von DFDBA.[50] Sie kamen zur Schlussfolgerung, dass dieses Material die beste Option als Alternative zum autologen Knochen war.

Die Vorteile der Allotransplantate sind unter anderem die schnelle Verfügbarkeit, die Reduktion der Menge der autologen Knochenspende des Patienten, verringerte Anästhesie- und Operationszeit, verminderter Blutverlust und weniger Komplikationen[38]. Die Nachteile sind insbesondere ihre, im Vergleich zu autologem Knochen, verminderte Knochenbildungsfähigkeit und möglicherweise die theoretischen Nachteile, die sich aus Gewebeübertragung von anderen Individuen ergeben[35,38,46] (Leichenknochen kann wie andere transplantierten Gewebe oder Organe abgestoßen werden). Technische Probleme bestehen unter anderem bei der erforderlichen Präzision, um großvolumige Allotransplantate einzubringen, die Notwendigkeit einer stabilen Fixierung am Empfängerknochen, um eine erfolgreiche Einheilung zu erzielen und die hohen Raten von Infektionen, von Heilungsstörungen und Transplantatfrakturen[35,39]. Obwohl Allotransplantate nicht osteogen sind, kann die Mischung dieses Knochens mit autologem Knochen bewirken, dass die Knochentransplantation langsamer abläuft, aber zu weniger Volumen als das rein autologe Augmentat führt[38]. Studien haben gezeigt, dass DFDBA in der Kieferhöhle häufig nicht komplett durch den Lagerknochen remodelliert wird und dass sich nicht immer eine ausreichende Menge oder Qualität von neuem Knochen bildet, auch wenn eine protektive Membran verwendet wurde[1,50,51].

Alloplastische Materialien

Alloplastische Materialien können natürlich oder synthetisch sein. Sie heilen durch Osteokonduktion. Die am häufigsten verwendeten alloplastischen Materialien sind bioaktive Keramiken, unter anderem synthetische Kalziumphosphatmaterialien (z. B. Hydroxylapatit) und Materialien aus natürlichen Quellen (z. B. deorganifizierter Rinderknochen). Keramiken wie Hydroxylapatit sind sicher und werden gut toleriert, haben aber eine geringe Fähigkeit, neues Attachment in der Parodontalregeneration zu fördern[44]. Nicht resorbierbares Hydroxylapatit wurde ebenfalls als Material von beschränktem Wert für die Kieferhöhlenaugmentation und die Implantatinsertion kritisiert[63,64]. Kalziumphosphatkeramiken wirken in erster Linie als Füllmaterialien, entlang deren Oberflächen neuer Knochen wächst[45,46]. Das Ziel der Verwendung von alloplastischen Materialien ist es, ein Gerüst für ein gesteigertes Einwachsen und die Regeneration zu bieten.

Die Kombination aus allogenen und alloplastischen Augmentationsmaterialien und autologem Knochen kann zwar die erforderliche Knochenentnahmemenge bei der Sinusbodenaugmentation reduzieren[3], aber wie vorher schon hervorgehoben, kann die Knochenbildung weniger vollständig ausfallen und langsamer eintreten, als wenn autologer Knochen allein benutzt worden wäre.

Biologische Wachstumsfaktoren und Augmentationsmaterialien

Die Anwendung von BMPs und anderen Wachstumsfaktoren ist Gegenstand eines aktuellen wachsenden Forschungszweigs. BMPs sind ein Weg, um die knöcherne Regeneration zu steigern und möglicherweise sogar insgesamt Knochentransplantationen bei der Induktion der Osteogenese zu ersetzen. Beispielsweise untersuchten Boyne et al. die Wirksamkeit, Sicherheit und technische Durchführbarkeit der Abgabe von humanem rekombinantem BMP-2 über ein resorbierbares Kollagenschwammimplantat in verschiedenen Indikationen[65,67]. Bei Tierversuchsstudien zur Sinusbodenaugmentation[65,68] berichteten die Autoren, dass diese Technik zu erheblicher neuer Knochenformation im Kieferhöhlenboden führte und dass das Medikamententrägersystem keine signifikanten immunologischen oder anderen Nebenwirkungen erzeugte.

Präoperative Untersuchung

Bevor man einen Sinus lift und eine Augmentationsoperation unternimmt, sollte eine gründliche medizinische Vorgeschichte erhoben werden. Insbesondere sollte der Patient auf saisonale Allergien, allergische Rhinitis oder Nebenhöhlenprobleme untersucht werden. Diese Symptome können auf eine mögliche Kieferhöhlenerkrankung deuten. Ein Patient mit Sinusitis, anderen Kieferhöhlenerkrankungen oder invasiven Läsionen sollte zu einem geeigneten medizinischen Behandler überwiesen werden, bevor die Operation durchgeführt wird.

Der Patient sollte ebenfalls gebeten werden, seine Rauchgewohnheiten vor und nach der Operation zu unterbrechen, denn Nikotin kann erheblichen Einfluss auf den Erfolg der Knochenaugmentation haben. Nikotin hindert die Knochenheilung, vermindert die Osteoblastenfunktion, erzeugt eine Entnahmemorbidität bei autologen Knochentransplantationen und mindert die biomechanischen Eigenschaften des Augmentates[69].

Panoramaschichtaufnahmen (Abb. 8-9) sind erforderlich und können durch Nasennebenhöhlenaufnahmen und Computertomografien (CT) ergänzt werden (Abb. 8-10), um dem Kliniker zu helfen die folgenden Faktoren zu bestimmen: verfügbare Oberkieferalveolarfortsatzhöhe, Ort von Aufwerfungen des Sinusbodens (Septen) und der Zugangsweg für die Operation. Eine endoskopische Lichtquelle kann verwendet werden, um die Kieferhöhle zu durchleuchten und um den Ort für die Osteotomie in der Kieferhöhlenwand zu positionieren[70]. Die endoskopische Lichtquelle wird transnasal intraoral auf Gaumenhöhe eingeführt. Die Durchleuchtung kann ebenfalls zur postoperativen Untersuchung der postoperativen Dichte des Augmentationsmaterials im Sinus vor Wundverschluss eingesetzt werden, weil sie Leerräume oder ungleiche Platzierung des Materials sichtbar macht.

Der interokklusale Raum wird als verfügbarer Platz zwischen Zahnfleisch und Okklusionsebene vermessen und sollte größer als 5 mm sein. Wenn weniger als 5 mm vertikaler Raum für die prothetische Rekonstruktion zur Verfügung steht, ist eine Gingivektomie, vertikale Osteotomie des posterioren Alveolarfortsatzes im Oberkiefer oder/und eine Korrektur der Unterkieferebene indiziert[5,9]. Wenn mehr als 20 mm vertikaler Platz für die prothetische Rekonstruktion besteht, sollte eine Kammaugmentation in Verbindung mit der Sinusbodenaugmentation bedacht werden. Es ist auch wichtig zu bestimmen, ob aktive Erkrankungen oder Zustände, wie z. B. akute Sinusitis, retinierte Wurzelspitzen, Poly-

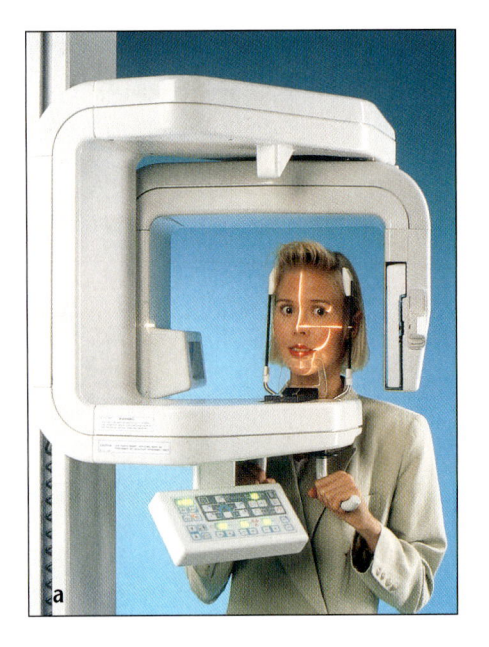

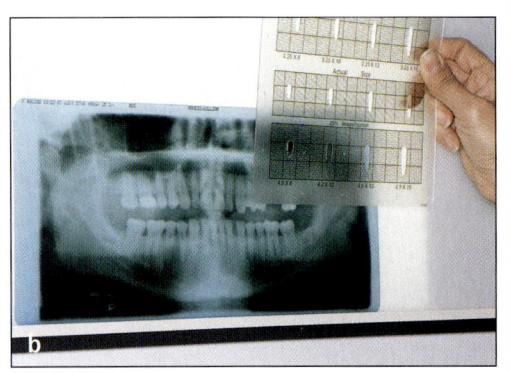

Abb. 8-9

(a) Die Panoramaschichtaufnahme ist das wichtigste radiologische Hilfsmittel für die initiale Untersuchung der Kieferhöhle.

(b) Aufgelegte Gitterschablonen zeigen den durchschnittlichen Vergrößerungsfaktor der Panoramaschicht-Röntgengeräte verschiedener Hersteller. Durch diese Schablonen kann eine relativ genaue Messung der Höhendimension und der mesiodistalen Abstände erfolgen.

pen, Tumore oder Zysten in der Kieferhöhle bestehen. Es konnte gezeigt werden, dass bei Patienten mit Parodontalerkrankungen eine erhöhte Inzidenz von Kieferhöhlenerkrankungen besteht, die einen Einfluss auf die Implantation haben können[71]. Alle verbleibenden restlichen Oberkieferzähne sollten untersucht werden, um zu gewährleisten, dass keine Parodontalerkrankungen vom Zahn in die Kieferhöhle fortgeleitet wurden. Das Vorliegen einer dieser Diagnosen ist eine Kontraindikation für die Operation. Nachdem eine relevante Sanierung des Patienten erzielt worden ist, kann dann die Operation durchgeführt werden.

Chirurgische Technik

Präoperativ und für sieben bis zehn Tage postoperativ sollten Antibiotika gegeben werden, die effektiv gegen aerobe und anaerobe Bakterien sind[72,73]. Die Operation kann unter intravenöser Sedierung ablaufen. Wenn das Knochenmaterial aus dem Beckenkamm entnommen wird, sollte eine Allgemeinnarkose erfolgen. Ein lokales Anästhetikum mit Vasokonstriktorzusatz zur Blutstillung wird in den Oberkiefer und in die intraoralen Entnahmeregion infiltriert. Die Operation kann auch in Lokalanästhesie mit einer posterior superior-alveolären und Nervus palatinus-Leitungsanästhesie in Kombination mit einer Infiltration durchgeführt werden. Eine hohe Leitungsanästhesie kann in den Kanal des Nervus palatinus major injiziert werden.

Ein horizontaler Schnitt wird auf der Kammmitte oder auf der palatinalen Seite des zahnlosen Kamms durchgeführt, der über die Gegend der Osteotomie hinausgeschnitten wird. Die Menge der befestigten Gingiva auf dem Alveolarkamm sollte berücksichtigt werden. Der Schnitt wird nach vorne jenseits der vorderen Begrenzung der Kieferhöhle weitergeführt (Abb. 8-11). Eine vertikale Entlastungsinzision bis zum Umschlagpunkt des Vestibulums im Eckzahngebiet erleichtert das Zurückschlagen des Lappens und die Freilegung des Knochens und gewährleistet später einen guten Weichteilverschluss über dem Knochen. Die seitliche Kieferhöhlenwand wird durch Zurückschlagen des mukoperiostalen Lappens oberhalb der Ebene des Jochbeinpfeilers freigelegt. Die Abhebung des Periostes in der Nachbarschaft der Implantatinsertionsstellen sollte so gering wie möglich ausgeführt werden, um die Blutversorgung zum Alveolarkamm zu erhalten. Das Periost sollte nach oben gerade oberhalb der oberen Begrenzung der geplanten Kieferhöhleneröffnung (etwa auf Höhe des Jochbeins) abgeschoben werden.

Chirurgische Technik 8

Abb. 8-10

(a) In einigen Fällen kann die Panoramaschichtaufnahme mit CT-Schichten ergänzt werden, um das Vorhandensein von anatomischen Variationen, wie Septen und Polypen, zu erkennen.

(b, c, d) Der Scanner kann Bilder in koronaler, sagittaler und axialer Ebene aufnehmen. Diese Information kann durch den Computer reformatiert werden, um Bilder in einer großen Zahl von Formaten auszugeben.

(e) Durch ein spezielles Software-Programm kann das tomografische Bild senkrecht zur fazialen Seite des oberen Alveolarkammes ausgegeben werden. Der anteriore und posteriore Oberkieferalveolarkamm und die Kieferhöhle erscheinen in den verschiedenen Bildern.

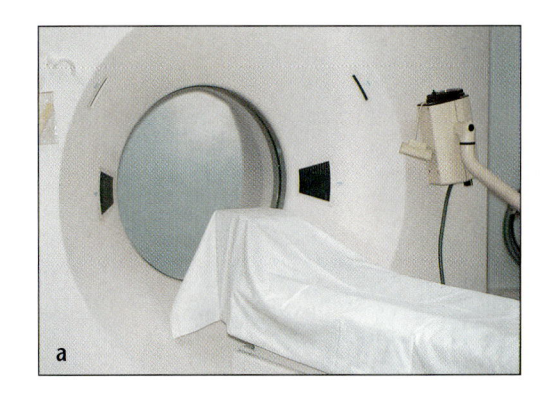

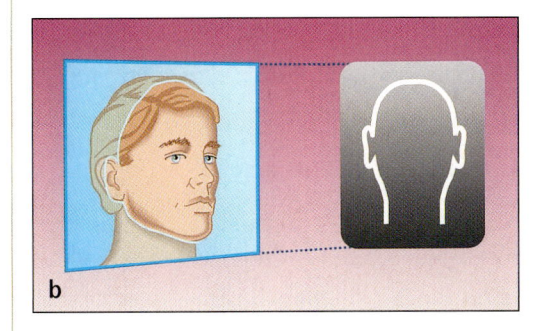

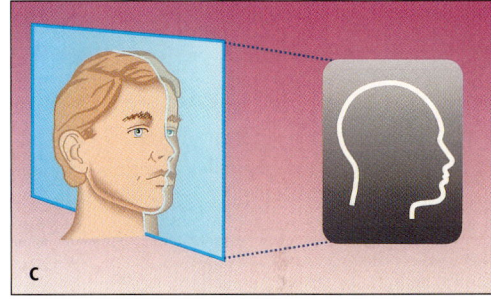

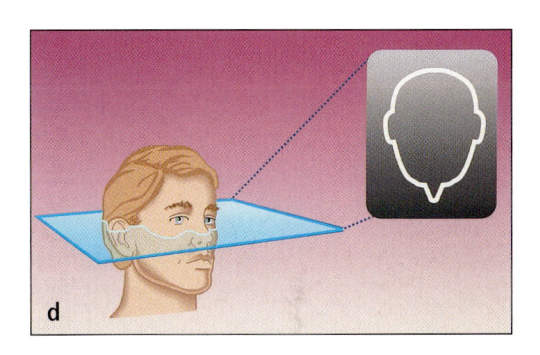

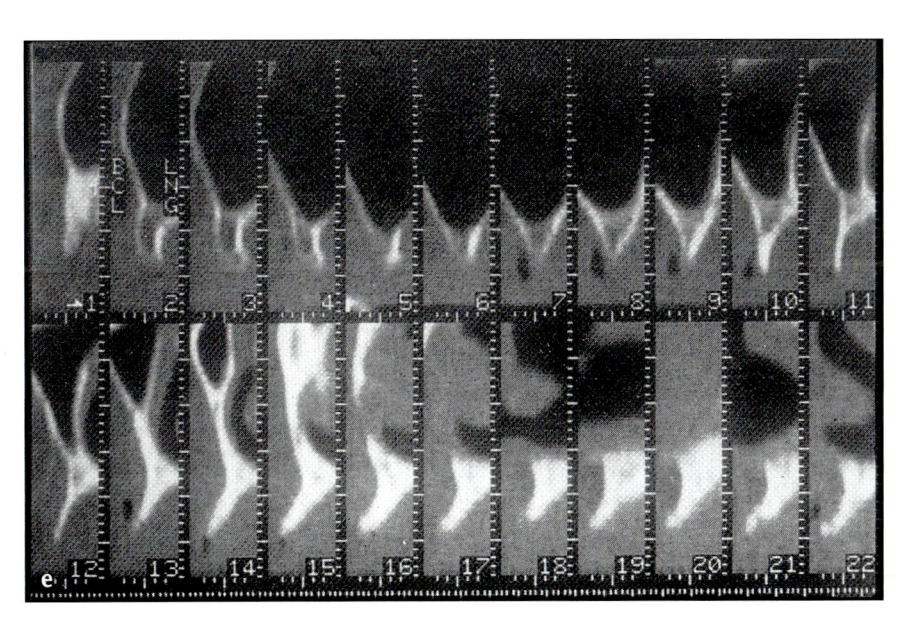

Nach der kompletten Eröffnung der lateralen Maxilla wird mit einer runden Nr. 8-Diamantfräse bei geringer Geschwindigkeit und hohem Drehmoment in ovaler Form ein Fenster in der lateralen Kieferhöhlenwand präpariert (Abb. 8-12). Wenn die Kieferhöhlenwand dick ist, kann mit einer runden Carbidkugelfräse Nr. 8. die Osteotomie beschleunigt werden, danach wird eine Diamantfräse derselben Größe eingespannt und mit Annäherung an die Schneider'sche Membran zur Minimierung des Perforationsrisikos vorsichtig weitergefräst. Es wurden Variationen bei der Osteotomietechnik beschrieben; einige Autoren[11] benutzen eine u-förmige Osteotomie mit parallelen vertikalen Armen zur Erleichterung einer Infrakturierung. Andere bevorzugen eine trapezförmige Osteotomie mit einem Nr. 1701-Fissurenbohrer. Eine ovale Osteotomie wird empfohlen, um scharfe Ecken, die die Schneider'sche Membran zerreißen könnten, zu vermeiden[10]. Entsprechend wird die runde Diamantfräse empfohlen, um Perforationen der Schneider'schen Membran zu minimieren. Ein pinselstrichartiges Vorgehen wird empfohlen, um den Knochen zu durchdringen, sodass die Schneider'sche Membran unverletzt bleibt. Um zu prüfen, ob der Knochen für die ovale Osteotomie komplett durchgefräst worden ist, kann man leicht auf den Knochendeckel klopfen und dabei auf Beweglichkeit achten. Dieser Knochen kann dann entweder einwärts geschoben werden und als Dach des Augmentates dienen oder er kann entfernt werden, um ein Fenster zur besseren Übersicht und einen besseren Zugang zu schaffen. In Fällen, in denen ein Septum an der Innenseite des Knochenfensters haftet, kann das Fenster komplett weggeschliffen werden, sodass die Kieferhöhle in zwei oder mehrere kleine Kammern unterteilt wird (Abb. 8-13). Zu diesem Zeitpunkt wird die darunter liegende Schneider'sche Membran freigelegt. Man sollte sehr sorgfältig darauf achten, die Membran nach oben abzuklappen, ohne sie zu perforieren. Eine Kürette wird sanft entlang des Randes des Fensters eingeführt, wobei der gebogene Anteil zur Schneider'schen Membran hinweist und die scharfen Ecken dem Knochen aufliegen (Abb. 8-14). Die Kürette wird am gesamten Knochenrand um das Fenster entlanggezogen. Die Schneider'sche Membran wird dann vorsichtig unten beginnend vom Kieferhöhlenboden abgehoben, später anterior und posterior. Wenn ein sehr kleines Fenster vorliegt, sollte diese Maßnahme mit einer ausreichend kleinen Kürette durchgeführt werden. Für das übliche Kieferhöhlenfenster sollte die größtmögliche Kürette verwendet werden, um die Gefahr einer Perforation der Schneider'schen Membran zu minimieren.

Die Perforation der Schneider'schen Membran in der Operation tritt meistens auf, wenn die Kieferhöhlenwand infrakturiert wird, aber sie kann auch eintreten, wenn die Schneider'sche Membran vom unteren und anterioren Kieferhöhlenboden abgehoben wird. Die häufigsten Stellen liegen auf der Höhe der unteren Osteotomie, auf der Ebene der Grünholzfraktur, wenn diese Methode verwendet wurde, und im inferomedialen Anteil des Kieferhöhlenfensters[1]. Zur Versorgung kleiner Membranperforationen kann ein kleines Stück Kollagenmembran über den Bereich gelegt werden, die sich an die Perforation anlegt, sie verschließt und ihr Gelegenheit gibt, zu heilen und sich zu verschließen[1]. Bei größeren Perforationen sollte eine steife Kollagenmembran mit längerer Standzeit gewölbeartig geformt und in die Kieferhöhle eingelegt werden, um die Perforation zu verschließen und das Augmentationsmaterial zusammenzuhalten. Es ist wichtig, dass die gesamte Schneider'sche Membran vom Kieferhöhlenboden abgehoben wurde, damit das Knochentransplantat nicht auf Epithel, sondern nur auf freiem Knochen liegt.

Die Septen bzw. Aufwerfungen im Kieferhöhlenboden müssen nicht notwendigerweise reseziert werden. Eine variable Anzahl von Septen, auch als Underwood-Septen bezeichnet, trennen den Kieferhöhlenboden in verschiedene Recessi auf und können die

Chirurgische Technik 8

Abb. 8-11
Einige Faktoren, die man vor Beginn der Inzision beachten sollte, sind die Anatomie des Kieferkamms, die Kieferkammbreite und die Menge der befestigten Gingiva.

(a) Die Inzision liegt im Allgemeinen 3 mm palatinal der Kieferkammmittenlinie, aber das kann aufgrund der o. g. Faktoren variieren. Medial der Osteotomieregion wird eine vertikale Entlastungsinzision geschnitten.

(b) Die Inzision sollte so durchgeführt werden, dass die Basis des Lappens breiter als dessen Spitze ist. Die Ausdehnung dieser Inzision nach kranial hängt von dem gewählten Platz der Osteotomie ab, entspricht aber im Allgemeinen der Vestibulumtiefe. Eine kleine posteriore senkrechte Entlastung ist üblicherweise sehr hilfreich, um eine ausreichende Abpräparation des Lappens zu ermöglichen.

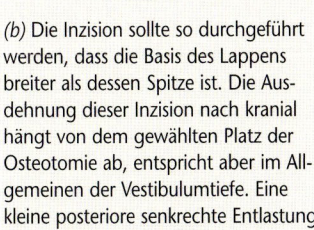

Abb. 8-12
Die Auswahl der Fräse zur Osteotomie in der lateralen Wand der Kieferhöhle hängt zum einen von der Dicke der Kieferhöhlenwand und von den Vorlieben des Chirurgen und seiner Erfahrung ab.

(a) Eine Nr. 8 runde Diamantfräse ist eine gute Wahl für Chirurgen in der Lernphase oder bei dünnen Wänden und relativ kleinen Fenstern.

(b) Die 4.0 ovale Fräse (Brasseler, Savannah, GA), die hier gezeigt ist, ist eine gute Wahl für dicke Kieferhöhlenwände und große Fenster in erfahrenen Händen.

(c) Die Form der Osteotomie ist im Allgemeinen oval; das hängt aber auch von den Konturen des Kieferhöhlenbodens ab. Bei tieferer Osteotomie zeigte sich die Membran, wenn der Knochen beginnt dünn zu werden. Es ist ratsam, ab und zu anzuhalten und die Nähe der Membran abzuschätzen, um Perforationen zu vermeiden.

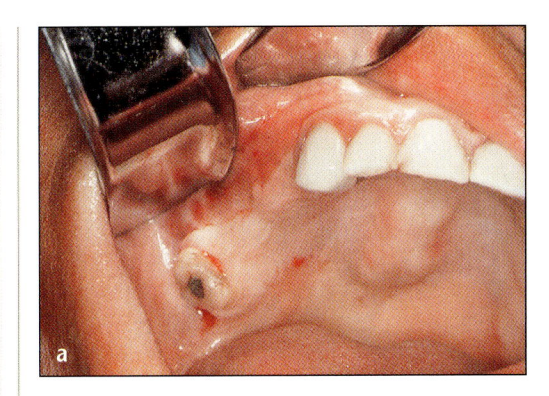

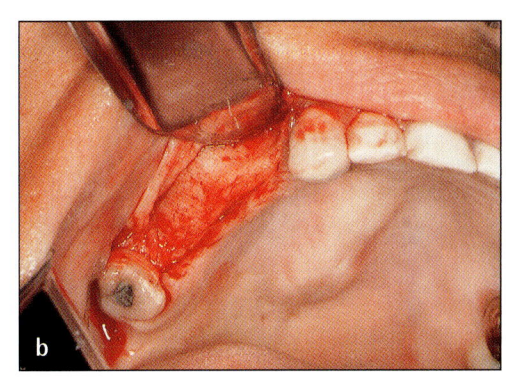

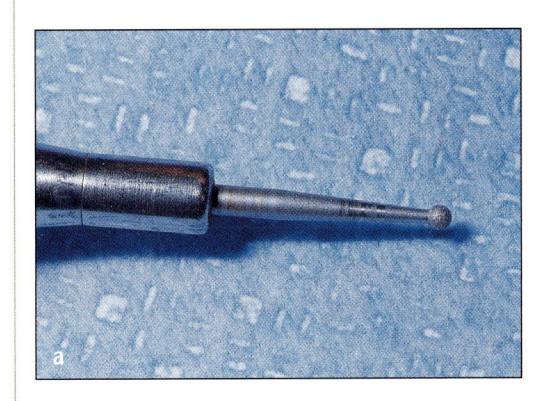

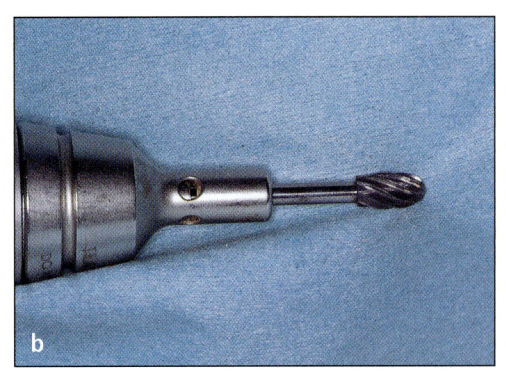

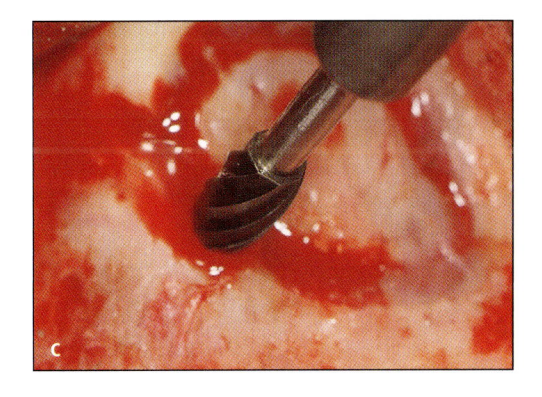

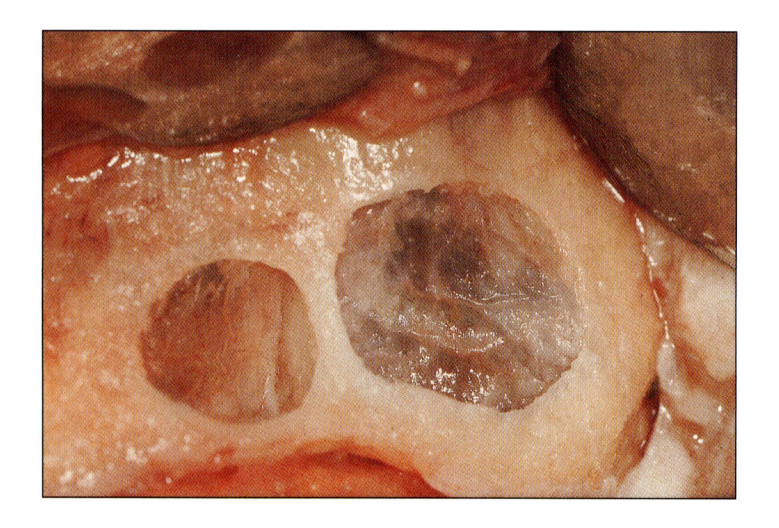

Abb. 8-13
Bei einigen Patienten können Septen auftreten. Wenn ein Septum nicht sehr hoch ist, kann es möglich sein, dieses mit nur einem Fenster zu umgehen. Wenn ein Septum zu hoch ist, wie hier gezeigt, dann werden zwei separate Fenster angelegt, um die Anhebung der Membran zu erleichtern. Dies geschieht getrennt anterior und posterior des großen Septums.

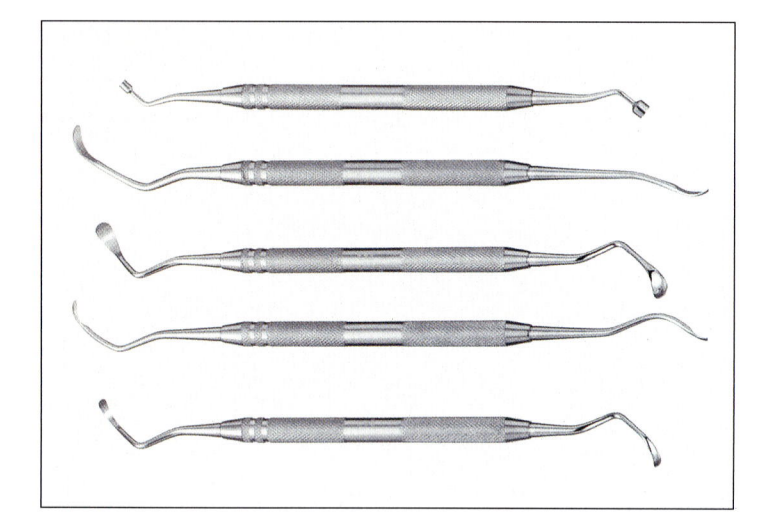

Abb. 8-14
Die Küretten zur Membranpräparation sollten in verschiedenen Winkeln und Größen vorliegen, sodass sie leicht in Kieferhöhlen variierender Anatomie eingesetzt werden können. Die Kanten der Küretten sollten scharf sein und immer dem Knochen anliegen. Die Bewegungsart für die Schleimhautpräparation kann als schabend-schiebend beschrieben werden. Der Instrumentensatz sollte einen Stopfer mit breiter Oberfläche enthalten, um das Augmentationsmaterial in die korrekte Position zu schieben und es zu verdichten.

Sinus-lift-Operation komplizieren[74,75]. Die meisten Septen liegen zwischen dem zweiten Prämolaren und dem ersten Molaren. Die Bildung von Septen kann in verschiedenen Phasen der Sinuspneumatisation des leeren Alveolarfortsatzes nach Zahnentfernung entstehen. Um die Gefahr von Komplikationen durch ein Septum so gering wie möglich zu halten, ist es ratsam, den unteren Anteil der Osteotomie mindestens 3 mm oberhalb des Sinusbodens auszuführen und damit den Sinusboden selber zu umgehen. Wenn sich ein Septum höher als 3 mm über den Boden erhebt (ein Befund, der präoperativ diagnostiziert werden sollte, weil er die Operation beeinflusst), dann sollte die ovale Osteotomie in zwei oder drei Unterteilungen ausgeführt werden, indem vertikale Schnitte durch das knöcherne Fenster anterior und posterior des Septums gelegt werden. Dadurch werden einzelne knöcherne Fenster über dem vorderen und hinteren Sinusbodenanteil geschaffen, die angehoben werden. Der Fensteranteil über dem Septum wird nicht angehoben, aber das Septum wird bis auf den Boden der Kieferhöhle mit einer Diamantfräse abgeschliffen.

Intraoperative Blutung

Weil im Bereich der Kieferhöhle keine größeren vaskulären Strukturen liegen, geht eine intraoperative Blutung üblicherweise von Kapillaren des Weichgewebes aus oder sickert aus dem Knochen. Die konnektierende Gefäßversorgung des Oberkiefers und der Kieferhöhle ist wahrscheinlich für die unkomplizierte und schnelle Heilung bei der Kieferhöhlenchirurgie verantwortlich; das vaskuläre System kann aber auch eine lebhafte intraoperative Blutung bewirken, die üblicherweise durch einen erhöhten systemischen Blutdruck des Patienten oder durch Anwesenheit einer lokalen Entzündung verursacht wird, selten durch eine Koagulopathie. Viele hämostatische Krankheiten sind bereits bis zu dem Alter diagnostiziert worden, wenn ein Patient eine Sinus-lift-Operation benötigt oder sie wurden bei der gründlichen präoperativen Anamneseerhebung festgestellt. Bei Patienten, die von sich behaupten, „Bluter" zu sein oder die eine auffällige Vorgeschichte mit Blutungsproblemen haben, sollte eine einfache Reihe von Blutgerinnungstests durchgeführt werden, die 98,5% der Blutungsneigungen aufdecken werden. Diese Testserie umfasst ein komplettes Blutbild mit Plättchenauszählung und ein Differenzialblutbild, einen Blutungszeittest, die Thromboplastinzeit und die partielle Thromboplastinzeit.

Wenn eine stärkere intraoperative Sickerblutung vorliegt, muss der systemische Blutdruck des Patienten überprüft werden. Die Senkung des Blutdruckes wird üblicherweise durch Verbesserung der Lokalanästhesie, ein beruhigendes Gespräch mit dem Patienten und wenn notwendig, zusätzliche sedierende Medikamente, erreicht. Es ist zwar selten, aber möglich, dass die Operation wegen unkontrollierbarer Hypertension abgebrochen werden muss. Lokal kann eine lebhafte Blutung am besten durch temporäre Tamponierung der Wunde gestoppt werden (Abb. 8-15). Die Sättigung der Tamponade mit 2%igem Lidocain mit Adrenalinzusatz 1:100.000 oder 4%igem flüssigem Kokain kann manchmal helfen, die Blutung zu stillen, insbesondere, wenn die Blutung aus dem Weichgewebe kommt. Wenn die Blutung aus dem Knochen stammt und nicht durch temporäre Tamponade zum Stillstand gebracht werden kann, ist üblicherweise das Einpressen von Knochenwachs wirksam. Zusätzlich ist mikrofibrilläres Rinderkollagen (Avitene, MedChem Products, Woburn, MA) ein exzellenter resorbierbarer und gewebeverträglicher Stoff, der die Bildung eines Blutgerinnsels auslöst. Zwei zusätzliche Materialien, die in der Wunde belassen werden können, sind Gelfoam (Pharmacia and Upjohn, Kalamazoo, MI) und Surgicel (Johnson & Johnson, New Brunswick, NJ), die ebenfalls die Bildung des Blutgerinnsels und die Hämostase unterstützen. Aber die wirksamste Methode zur Blutungskontrolle, die eine Vollendung der Sinusbodenaugmentation ermöglicht, ist die Verwendung von Avitene bei langsamen Sickerblutungen und Knochenwachs bei stärkeren Blutungen. In Kapitel 11 werden die hämostatischen Eigenschaften von PRP diskutiert, sodass PRP, sofern verfügbar, das hämostatische Mittel der Wahl ist.

Augmentationsvorgang

Während der Augmentationsoperation wird autologer Knochen aus der zuvor ausgewählten Region entnommen und, wenn angebracht, mit anderen Augmentationsmaterialien gemischt. Diese Mischung wird dann in 1 ml oder 3 ml Spritzen eingebracht, dort verdichtet und beiseite gelegt. Wie zuvor beschrieben, kann eine einzeitige Operation durchgeführt und das Aufbaumaterial und das Implantat simultan eingesetzt werden. Bei diesem Vorgehen sind wichtige chirurgische Modifikationen notwendig, wie z. B. ein großes laterales Fenster, die Verwendung einer Knochenmühle, um das Augmentationsmaterial zu homogenisieren, sorgfältige Verdichtung des Augmentationsmaterials und klinische Maßnahmen zur Gewährleistung einer parallelen Implantatposition[26]. Die Implantationskavitäten sollen mithilfe einer Bohrschablone als Führung gebohrt werden. Es ist wichtig, die Sinusmembran bei der Implantatvorbohrung zu schützen. Nach Bohrung der Implantatstollen werden die Spitzen

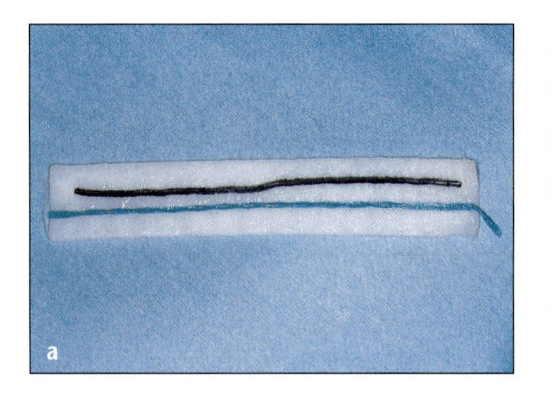

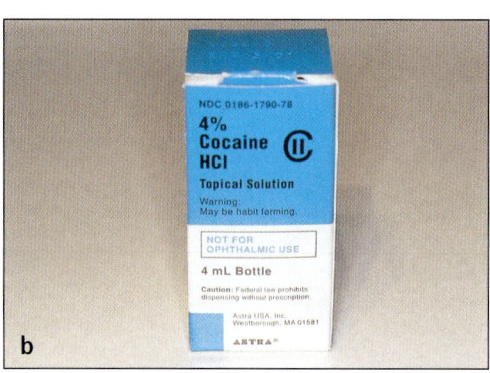

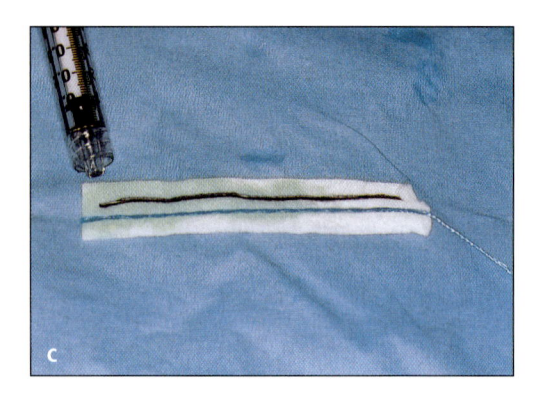

8 Die Augmentation des Kieferhöhlenbodens zur Insertion von Zahnimplantaten

Abb. 8-15
Eine frische intraoperative Blutung kann am besten durch eine temporäre Tamponade der Wunde gestoppt werden.

(a) Innerhalb der Kieferhöhle kann die Blutstillung am besten mit Cottonoid-Strips (Codman, Raynham, MA) erreicht werden. Das ist ein 0,5 x 3 Inch messender Streifen von hochgradig saugfähiger Gaze. Er ist mit einem langen grünen Faden markiert, um die Gaze zu identifizieren, wenn sie mit Blut vollgesaugt ist. Sie enthält außerdem einen dunkleren radiopaken Faden zur Erkennung im Röntgenbild.

(b) Bevor der Cottonoid-Streifen in die Kieferhöhle eingelegt wird, sollte er mit einem flüssigen hämostatischen Mittel, wie z. B. 4%ige Kokainlösung imprägniert werden.

(c) Der Cottonoid-Streifen ist gesättigt. Als Alternative zu 4%iger Kokainlösung ist Lidocain mit Adrenalinzusatz 1:50.000 möglich; das Adrenalin wirkt als hämostatisches Mittel.

der Spritzen abgeschnitten und die Augmentationsmischung wird in die Kieferhöhle injiziert und gegen die intakte mediale Wand gepresst.

Nach Augmentation des medialen Anteils der Kieferhöhle werden die Implantate eingesetzt. Dann wird Knochen gegen die anteriore und posteriore Kieferhöhlenwand gelegt. Das Augmentationsmaterial wird den Implantaten angeformt und über ihnen auf einer Höhe von 10 mm bis 12 mm geschichtet. Während dieses Teils der Operation ist es wichtig, das Implantat in der korrekten Position zu halten um nicht die spätere prothetische Restauration in Gefahr zu bringen. Als nächstes soll der laterale Anteil der Wunde dicht mit Augmentationsmaterial ausgestopft werden. Wenn der Durchmesser der Implantate größer als die Breite des Alveolarkamms ist, sollte Knochen auch außerhalb der Kieferhöhle an der lateralen Oberfläche der Implantate angelagert werden. Der Bereich des Zugangsfensters sollte mit einer Membran überdeckt werden, um das Einwachsen von Weichgewebe zu vermeiden. Der mukoperiostale Lappen wird dann repositioniert und alle Schnittführungen werden mit Einzelknopfnähten verschlossen. Das Augmentat kann dann ausreifen, während das Implantat gleichzeitig osseointegriert.

Wenn ein zweizeitiger Ansatz (d. h. separate Augmentation und Implantatinsertion) vorgezogen wird, sollte das Augmentationsmaterial in der Kieferhöhle passend zur geplanten Länge des Implantates aufgeschichtet werden. Sobald das adäquate Augmentationsmaterial eingebracht worden ist, wird das Fenster mit einer resorbierbaren Barrieremembran, wie bei der einzeitigen Operation, bedeckt. Dann wird der Mukoperiostallappen repositioniert und die Inzisionen werden mit Einzelknopfnähten verschlossen. Nachdem der Knochen ausgereift ist (in etwa vier bis 12 Monaten, in Abhängigkeit vom verwendeten Augmentationsmaterial, der Augmentatgröße und der allgemeinen Gesundheit des Patienten), wird gemessen, ob ausreichend Knochenhöhe für die Implantatinsertion zur Verfügung steht. Die Implantate können dann im ausgereiften

Augmentat, entsprechend dem chirurgischen Protokoll, das für das System vorgeschrieben wird, eingesetzt werden und können osseointegrieren.

Postoperative Maßnahmen

Die postoperativen Maßnahmen bei der Kieferhöhlenaugmentationsoperation ähneln den Vorschriften der meisten Operationen der Kieferhöhle und in der Oralchirurgie. Nach der ersten Woche sollte eine Chlorhexidinmundspülung zweimal täglich für zwei Wochen verwendet werden, um die Gefahr einer Infektion zu reduzieren. Das Ausschnauben aus der Nase, trinken durch den Strohhalm und das Zigarettenrauchen sollten für mindestens zwei postoperative Wochen vermieden werden, weil diese Tätigkeiten einen negativen Druck erzeugen. Husten oder Niesen sollte stets zur Minderung des Druckes mit offenem Mund geschehen. Etwas Druck über der Wunde, Eis, eine angehobene Lage des Kopfes und Ruhe werden ebenfalls empfohlen. Analgetika sollten zur postoperativen Schmerz- und Beschwerdelinderung verordnet werden. Eine entzündungshemmende Medikation und ein Antihistaminikum können ebenfalls verwendet werden. Die präoperative prophylaktische antibiotische Therapie mit beispielsweise 500 mg Augmentin (GlaxoSmith-Kline, Research Triangle Park, NC) oder ein ähnliches Antibiotikum sollten für sieben bis zehn Tage postoperativ dreimal täglich verordnet werden. Ein abschwellendes Medikament für die Nase, wie z. B. Sudafed (Warner Lambert, Morris Plaines, NJ), 30 mg bis 60 mg pro Tag sollten verschrieben werden und Afrin-Nasentropfen (Schering-Plough, Kenilworth, NJ) sollten bei Bedarf zur nasalen Abschwellung zum Einsatz kommen.

In Abhängigkeit des Transplantatmaterials und des osteogenen Potenzials im Empfängergebiet sollten das Transplantat und die Implantate für drei bis 12 Monate integrieren, bevor die prothetische Phase beginnt. In diesem Zeitraum kann der Patient die normale Prothese, die durch ein weiches Material unterfüttert wurde, tragen. Bei intraoraler Knochenentnahme wird die Operation vom Patienten normalerweise gut toleriert und die Erholung tritt üblicherweise nach ein bis zwei Wochen ein.

Mögliche postoperative Komplikationen

Mögliche Komplikationen nach dieser Operation können in verstopften Nebenhöhlen, Infektion des Transplantates, schlechter Wundheilung oder unzureichender Bildung von Knochen im augmentierten Gebiet bestehen[76]. Mit Sekret gefüllte Nebenhöhlen und Schmerz sollten durch abschwellende Maßnahmen und Analgetika behandelt werden. Falls sich das Augmentat infiziert (was relativ selten ist), sollte das Augmentationsmaterial komplett entfernt werden und die Schneider'sche Membran sollte durch eine radikale Antrektomieoperation entfernt werden. Danach sollte das Gebiet ausgespült und Antibiotika verordnet werden. Üblicherweise ist die Anlage eines Nasenfensters nicht erforderlich. Nachdem das Weichgewebe auf dem Kieferkamm ausgeheilt ist und Röntgenbilder keine Verschattung der Kieferhöhle mehr zeigen, kann eine erneute Augmentation vorgenommen werden.

Wenn die Blutversorgung des Gewebes unterbrochen oder behindert ist, resultiert möglicherweise eine schlechte Wundheilung und ein Frühverlust des Augmentates oder der Implantate. Wenn die Inzision nicht ordentlich abheilt, sollte das verbleibende Augmentatmaterial entfernt werden, die Kieferhöhlenmembran sollte auf Perforationen untersucht und das Kieferhöhlenlumen ausgespült werden. Antibiotika sollten verordnet werden und die Wunde sollte der sekundären Heilung überlassen werden.

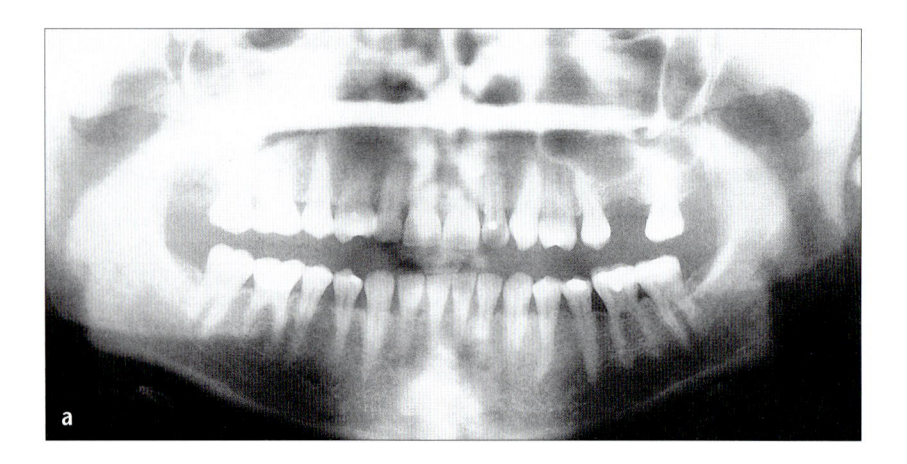

8 Die Augmentation des Kieferhöhlenbodens zur Insertion von Zahnimplantaten

Abb. 8-16
Einzelzahnlücken treten häufig auf und eignen sich ideal für die Sinusbodenaugmentation mit Implantatinsertion, wenn der Patient möchte, dass die benachbarten Zähne unversehrt bleiben und nicht in eine Brückenpräparation einbezogen werden.

(a) Bei diesem Patienten bestehen etwa 4 mm Kieferkammhöhe.

(b) Knochensepten treten häufig in der Kieferhöhle auf. Sie sind üblicherweise im Röntgenbild sichtbar, sodass der Operateur vorplanen kann und die richtigen Instrumente verfügbar hat. Dies ist insbesondere bei schmalen kleinen Osteotomien wichtig, wie in diesem Fall.

(c) In kleinen Osteotomien und speziell in solchen mit Septen müssen sehr schmale Instrumente, wie eine Gracey-Parodontalkürette (Hu-Friedy, Chicago, IL) eingesetzt werden.

(d) Die Präparation der Membran nach oben und um das Septum herum schafft dann einen zusammenhängenden Raum.

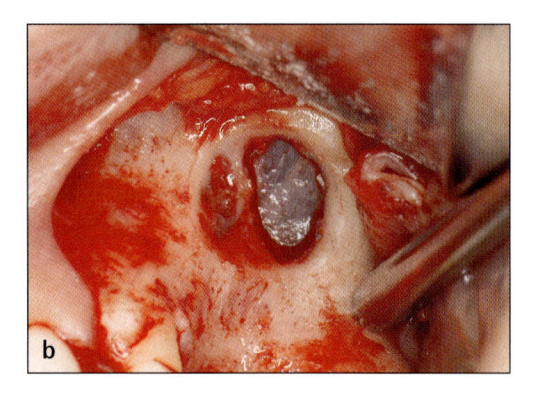

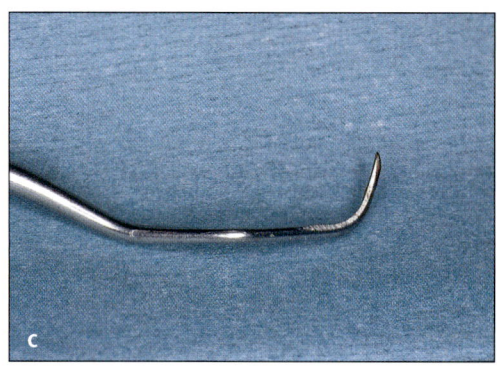

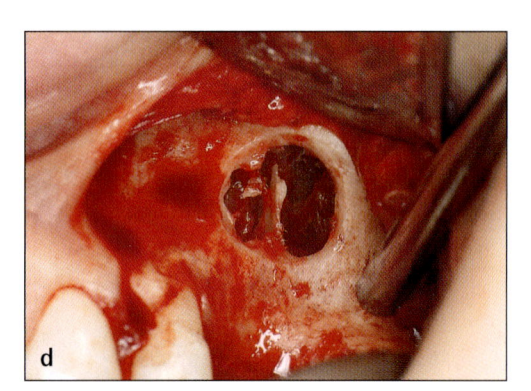

Wenn das Transplantat keine ausreichende Qualität oder Menge von neuem Knochen produziert, um die Implantate zu verankern, dann kann das Kieferhöhlenlumen erneut augmentiert werden. Nach Freilegung des lateralen Anteils der Kieferhöhle wird das Aufbaumaterial entfernt, der chirurgische Defekt inspiziert und dann die Kieferhöhle mit einer anderen Kombination von Materialien erneut augmentiert[1]. Eine Traumatisierung eines Implantates während des Heilungsprozesses oder eine pathologische Belastung der prothetischen Restauration kann ebenfalls einen vorzeitigen Verlust von Implantaten bewirken. Der Verlust von Implantaten kann Mund-Kieferhöhlen-Verbindungen hinterlassen, die zusätzliche Operationen für ihren Verschluss erfordern[17].

Abb. 8-16 *(Fortsetzung)*
(e) Das Augmentationsmaterial, in diesem Fall allogener Knochen, wird mit nicht aktivierter PRP-Lösung befeuchtet.

(f) Nach der Befeuchtung wird das Augmentationsmaterial mit aktivierter PRP-Lösung vermischt. Dadurch wird es leichter handhabbar, weil die Partikel zusammenklumpen.

(g) In diesem Fall einer simultanen Augmentation und Implantation wurde die Kieferhöhle auf der medialen Seite augmentiert, danach wurde das Implantat platziert und dann das laterale Augmentat eingebracht. In einigen Fällen, wie hier gezeigt, ist es notwendig, die laterale Wand des Oberkiefers überzukonturieren, um unter sich gehende Räume in diesem Gebiet auszufüllen.

(h) Das Implantat und das Knochenaugmentat wurden simultan eingebracht. Auf dem Röntgenbild ist der Knochen in der Umgebung des Apex des Implantates sichtbar. Die simultane Durchführung der Augmentation und Implantatinsertion ermöglicht dem Operateur, den Knochen exakt dort zu platzieren, wo er für das Implantat wichtig ist.

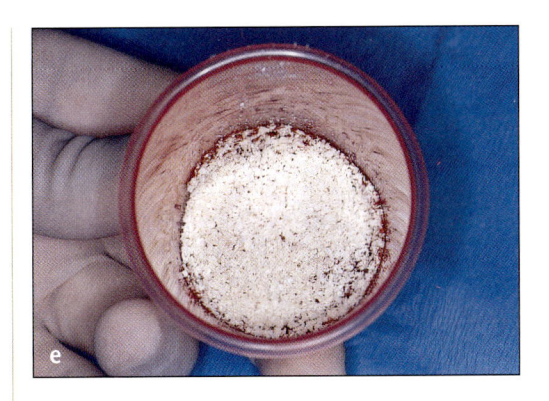

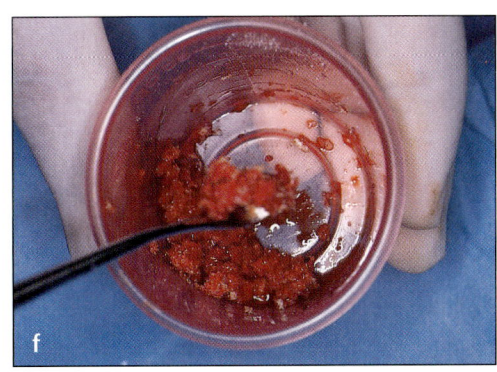

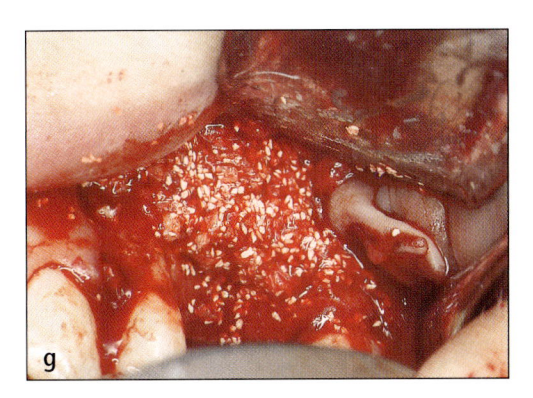

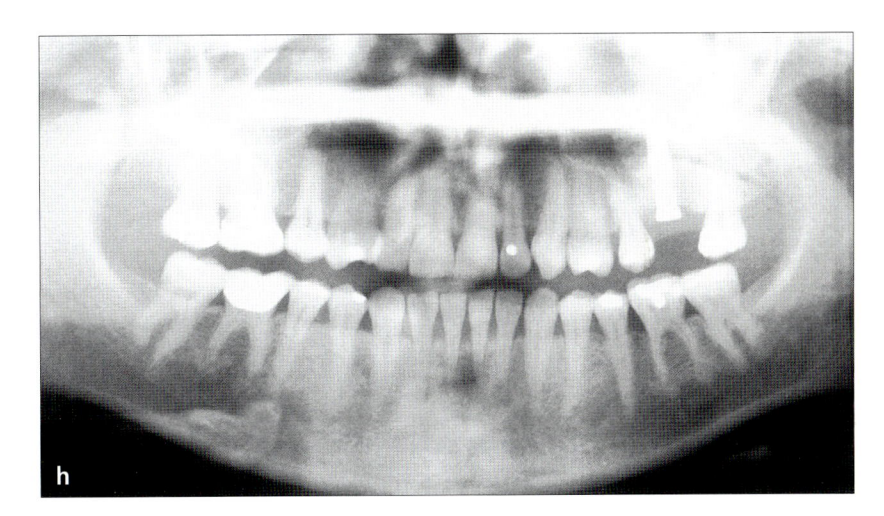

Klinische Fälle

Die Abbildungen 8-16 bis 8-23 zeigen verschiedene Fälle, an denen die in diesem Kapitel beschriebenen Operationen demonstriert werden.

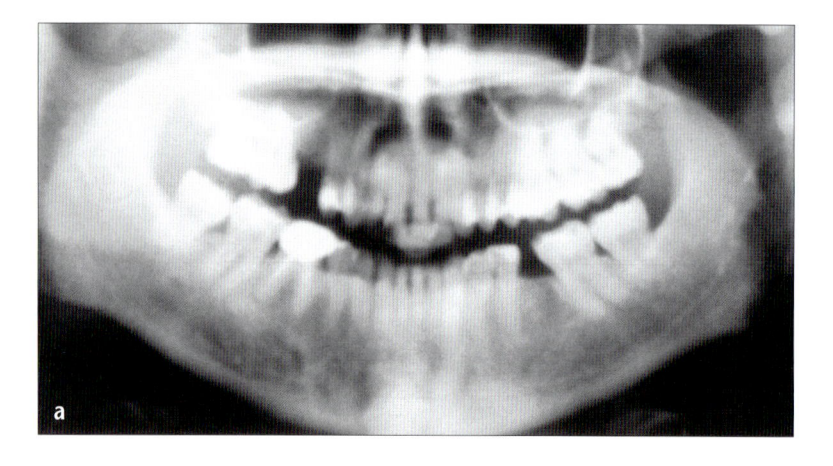

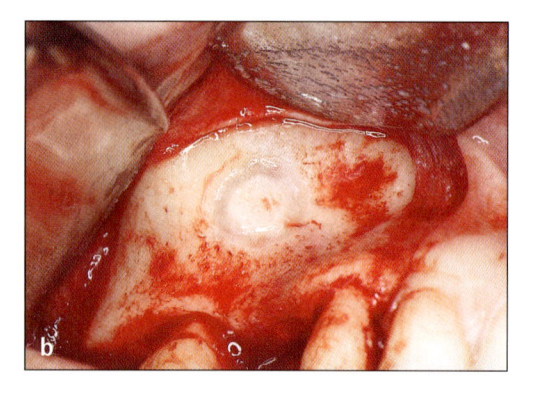

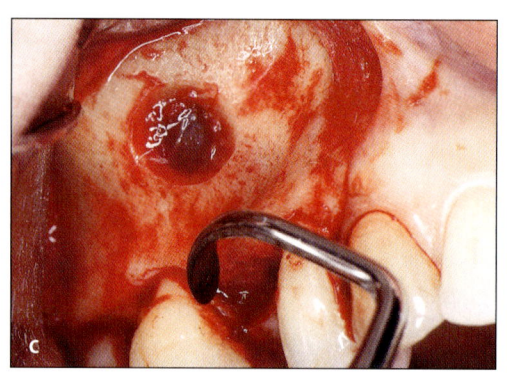

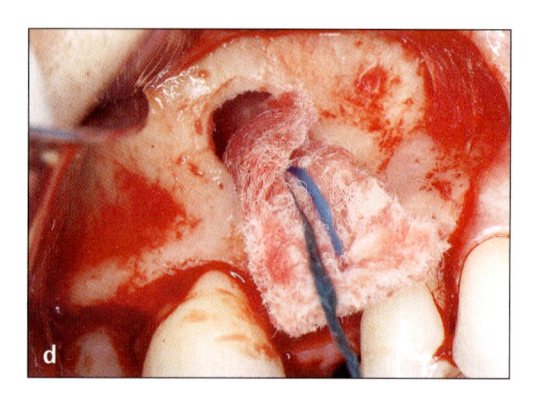

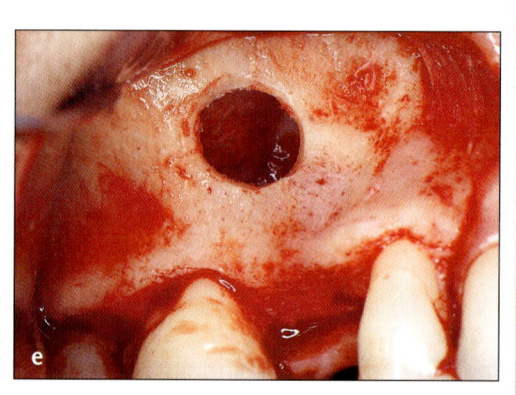

8 Die Augmentation des Kieferhöhlenbodens zur Insertion von Zahnimplantaten

Abb. 8-17
Kieferhöhlenaugmentation für einen Einzelzahnersatz.

(a) Die Panoramaschichtaufnahme zeigt eine Schaltlücke am ersten Molaren rechts mit unzureichender Knochenhöhe für eine Implantatinsertion.

(b) Bei diesem Patienten mit Einzelzahnlücke wird eine sehr schmale Osteotomie angelegt. Die Größe und Konfiguration des Lappens ermöglichen eine gute Übersicht über den Osteotomiebereich und seine Nachbarschaft.

(c) Eine kleine mehrfach gewinkelte Kürette ermöglicht den Zugang zu den verschiedenen Bereichen der Kieferhöhle.

(d) Nach Tränkung mit einem hämostatischen Mittel wird der Cottonoid-Streifen vorsichtig in die Kieferhöhle eingelegt. Dadurch wird die Präparation der Schleimhaut unterstützt. Außerdem hält der Streifen die Schneider'sche Membran temporär nach ihrer Anhebung oben.

(e) Nach Entfernung des Cottonoid-Streifens ist es leichter abzuschätzen, ob das Ausmaß der Präparation ausreicht und welches Knochenvolumen benötigt wird.

Abb. 8-17 *(Fortsetzung)*
(f) Das Augmentationsmaterial wird mit aktivierter PRP-Lösung unmittelbar vor Lagerung in den Empfängerdefekt übersprüht. Diese spezielle zweilumige Spritze mischt das PRP mit Kalziumchlorid und Thrombin.

(g) Nach Füllung der Sinusbodenkavität, Einlage einer resorbierbaren Membran und Nahtverschluss des krestalen und distalen Schnittes wird zusätzliches Augmentationsmaterial eingelegt. Wenn man die vertikale Inzision zunächst nicht näht, bleibt eine Tasche zurück, die mit zusätzlichem Augmentationsmaterial gefüllt werden kann, um die Dicke der lateralen Oberkieferwand, wenn notwendig, aufzufüllen.

(h) Das Augmentationsmaterial wird vorsichtig mit dem Stopfer verdichtet. Mit einer feinen Kolleg-Pinzette werden der Lappen und die resorbierbare Membran vom restlichen Alveolarknochen abgehalten, sodass die Tasche offen steht.

(i) Wenn ausreichend Augmentationsmaterial eingelegt wurde, wird die vertikale Entlastungsinzision genäht.

(j) Nach Abschluss der Naht unterstützt eine vorsichtige Fingermassage des Gebietes die Verteilung des Augmentationsmaterials und modelliert es zur gewünschten Kieferkammform.

(k) Bei diesem Patienten wurde das Implantat sekundär nach Ausreifung des Augmentats in zweizeitiger Weise gesetzt, weil gleichzeitig eine unzureichende Kieferkammbreite zum Augmentationszeitpunkt bestand. Wegen des Höhengewinns durch die Sinusbodenaugmentation und des Gewinns an Kieferkammbreite durch die Taschentechnik konnte eine ideale Position, Länge und Durchmesser des Implantats erzielt werden.

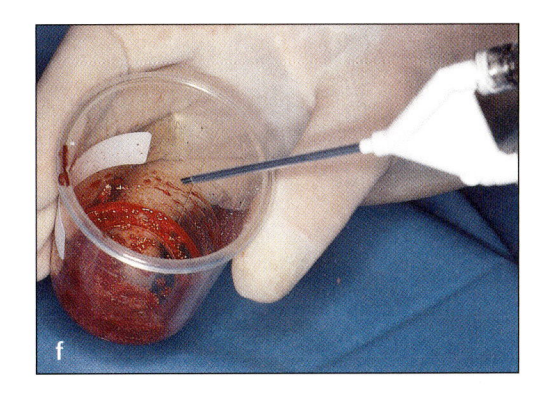

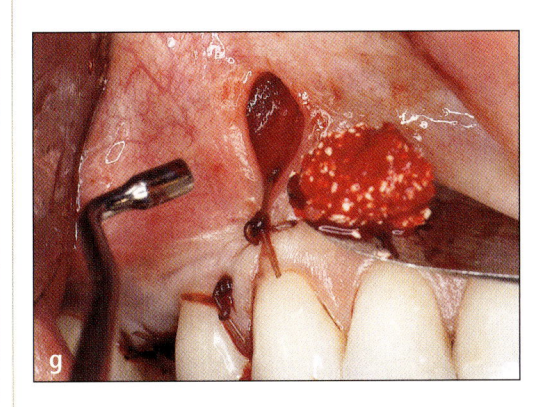

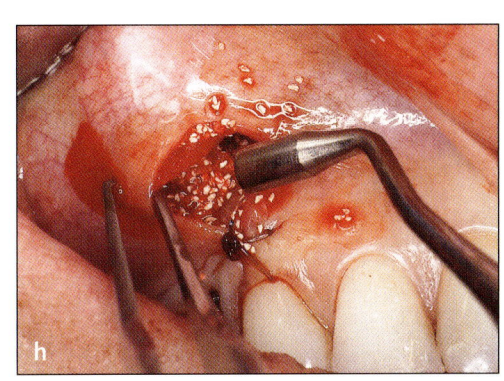

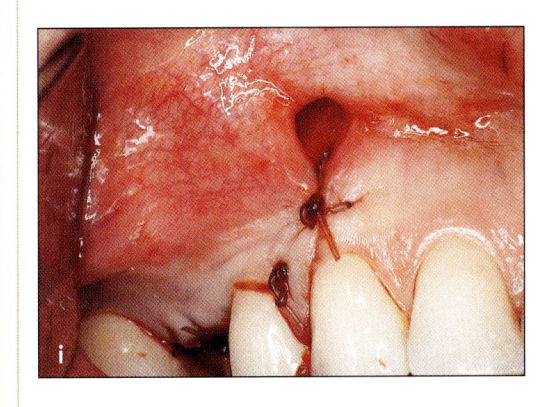

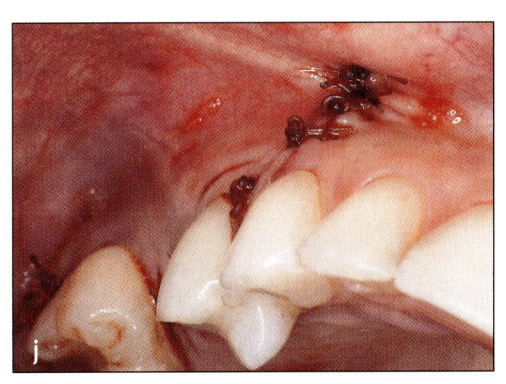

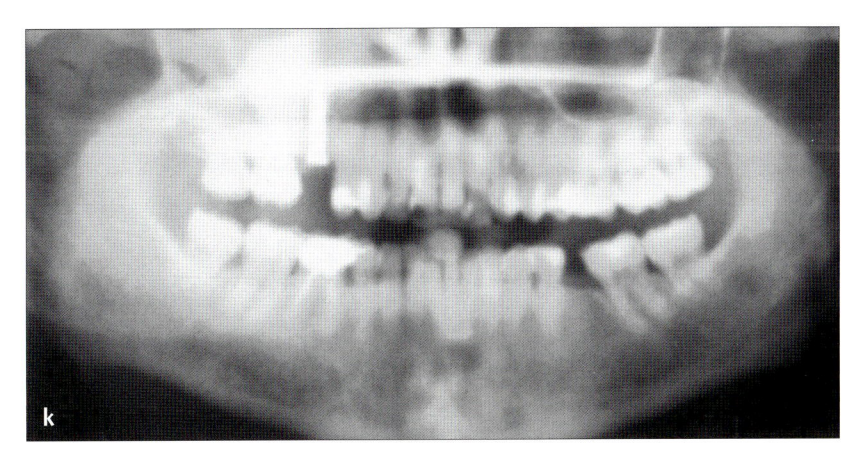

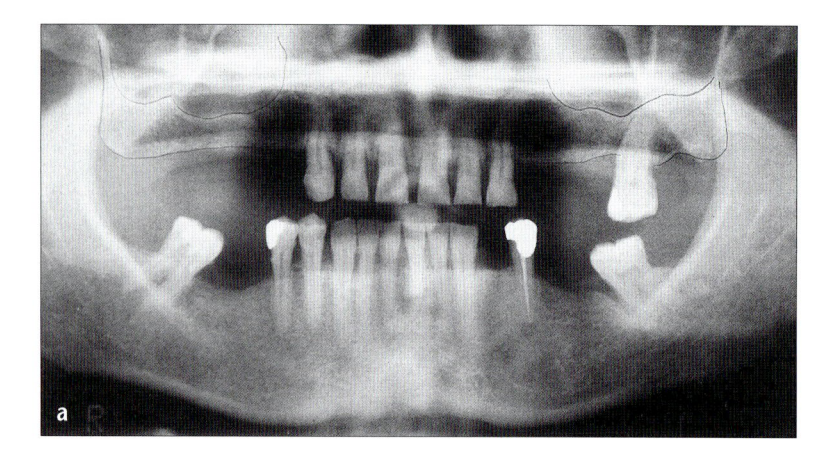

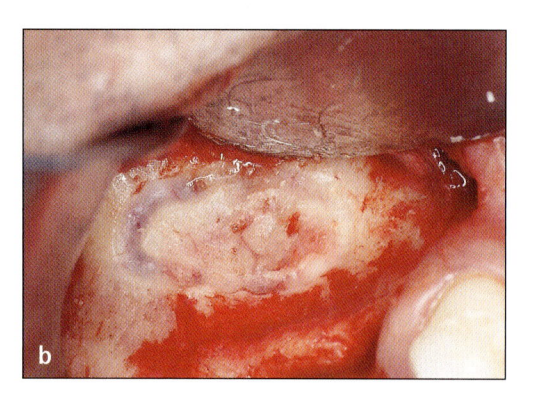

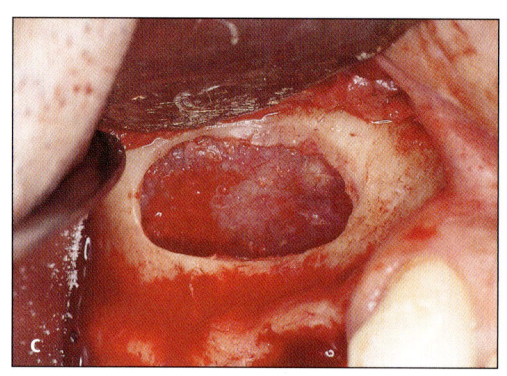

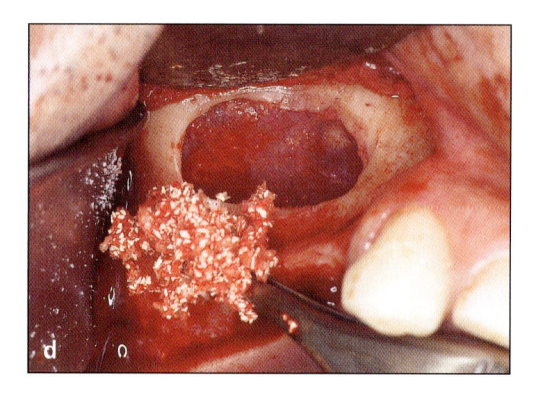

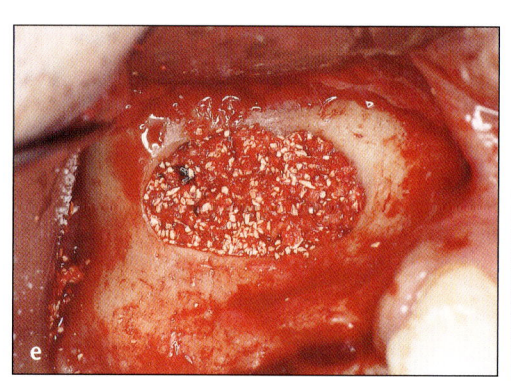

8 Die Augmentation des Kieferhöhlenbodens zur Insertion von Zahnimplantaten

Abb. 8-18
Bilaterale Sinusbodenaugmentation bei hyperpneumatisierten Kieferhöhlen zur Implantatinsertion.

(a) Die Panoramaschichtaufnahme zeigt die bilateralen pneumatisierten Kieferhöhlen.

(b) Die Größe und Form der Osteotomie hängt von der Sinusbodenform und der Zahl und Position der zu setzenden Implantate ab. Es ist wichtig, vorauszuplanen und damit das exakte Implantationsgebiet in der Höhe und im mesiodistalen und mesiolateralen Abstand zu kennen.

(c) Nachdem die kleine Knocheninsel entfernt wurde, kann die Membran hochpräpariert werden.

(d) Nach ausreichender Hochpräparation, Einlage und Entfernung des Cottonoids wird das Augmentationsmaterial in den Empfängerdefekt eingebracht, wo es mit dem Stopfer in die korrekte Position gebracht und dann kondensiert wird.

(e) Die komplette Auffüllung der präparierten Sinusbodenkavität stellt die initiale Kontur der lateralen Kieferhöhlenwand wieder her.

Klinische Fälle 8

Abb. 8-18 *(Fortsetzung)*

(f) Mit der erzielten Menge an Knochen kann man im vorliegenden Fall zufrieden sein. Die halbkugelige Form der Augmentate in diesem Röntgenbild zeigt, dass die Membran intakt geblieben ist, und dass das durch Hochpräparation erzeugte Volumen komplett gefüllt wurde.

(g) Die Implantate, die in den augmentierten Bezirk eingesetzt wurden, konnten integrieren und wurden bei der Phase-II-Operation freigelegt. Um die Gingivaformer liegt eine gesunde Mukosa vor.

(h) Erfolgreiches Resultat eines Vorgehens, das mit der bilateralen Sinusbodenaugmentation bei hyperpneumatisierten Kieferhöhlen begann.

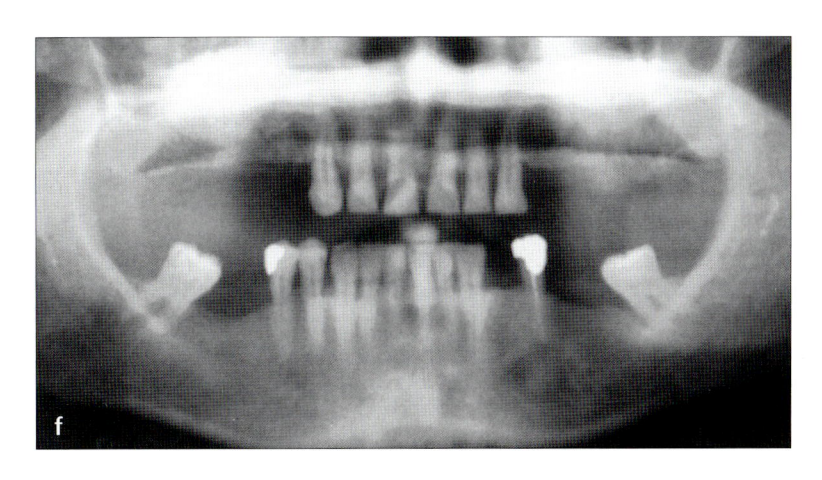

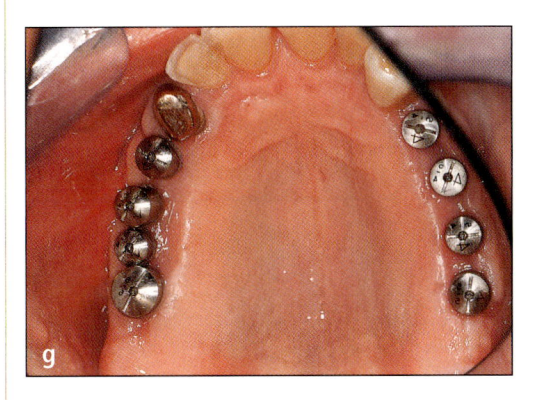

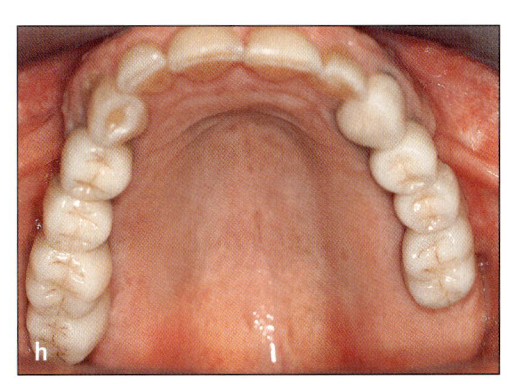

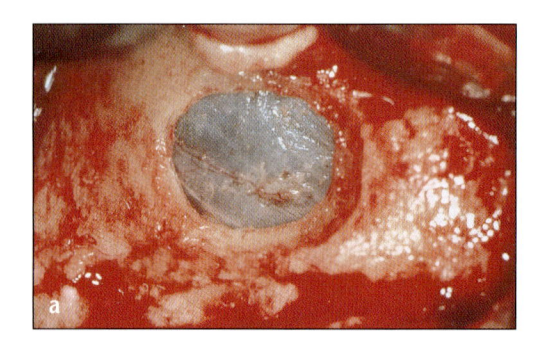

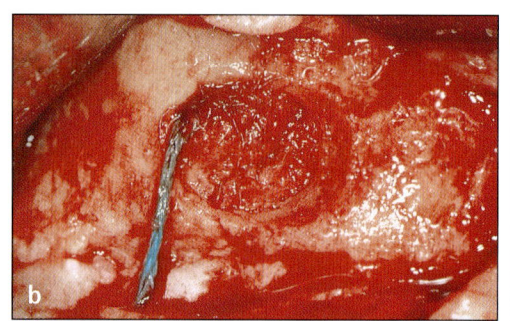

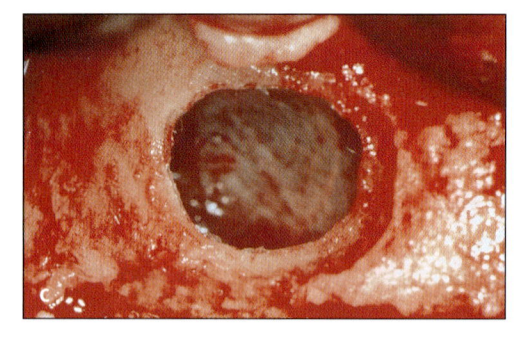

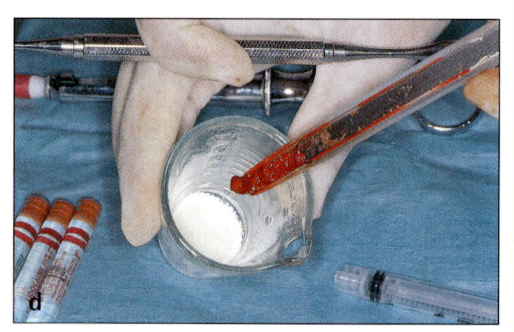

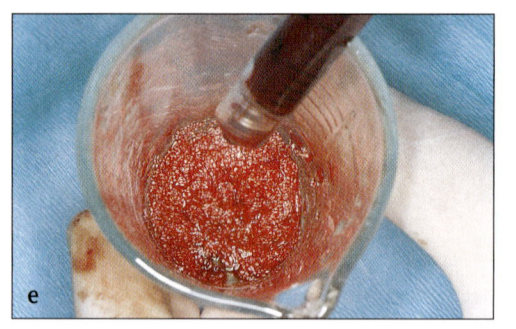

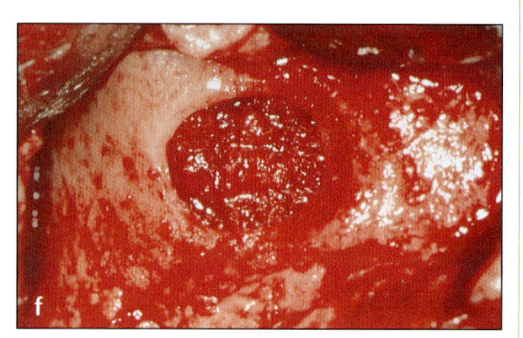

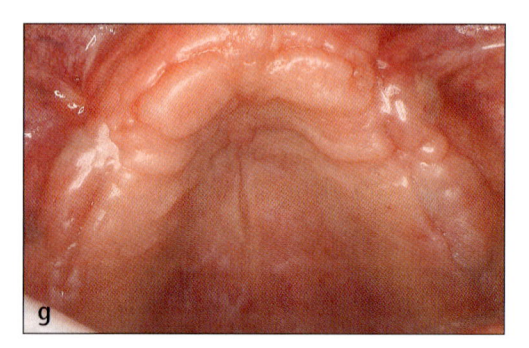

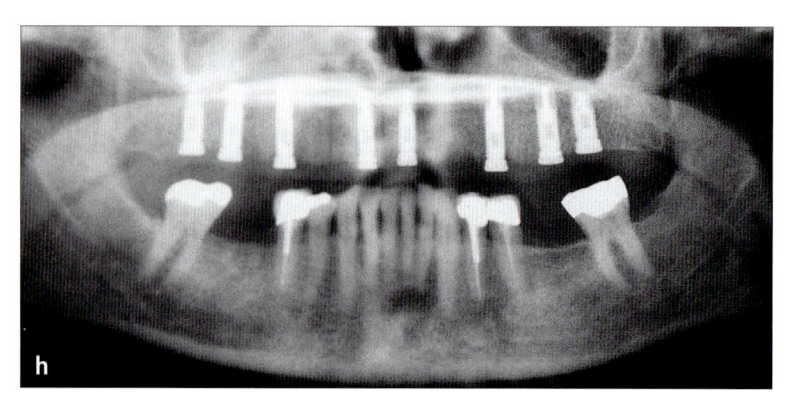

8 Die Augmentation des Kieferhöhlenbodens zur Insertion von Zahnimplantaten

Abb. 8-19
Zweizeitige Sinusbodenaugmentation und Implantation.

(a) In diesem Fall war eine mehr abgerundete Osteotomie erforderlich, um der Anatomie zu entsprechen und Zugang zu den Bereichen zu schaffen, die augmentiert und implantiert wurden.

(b) Das mit hämostatischen Mitteln gesättigte Cottonoid wurde eingebracht. Dabei hängt der grüne Faden heraus, sodass der Streifen immer identifiziert werden kann, auch wenn er mit Blut vollgesogen ist. Hiermit wird nach Entfernung eine exzellente Blutstillung und Übersicht des Operationsgebietes erreicht.

(c) Nachdem das Cottonoid entfernt wurde, kann das Volumen der Höhlung untersucht und entschieden werden, ob eine weitere Membranpräparation notwendig ist.

(d) Knochen wurde aus den benachbarten Gebieten mit einem kommerziell verfügbaren Knochenschaber gewonnen. Die Knochenschabespäne können mit anderen Aufbaumaterialien gemischt werden.

(e) Nicht aktiviertes PRP wird zu dem kombinierten Transplantat hinzugesetzt, um den allogenen Knochen zu befeuchten. Nachdem das Augmentat gesättigt ist, wird aktivierte PRP-Lösung zur Freisetzung von Wachstumsfaktoren und zur Bildung eines Gels hinzugesetzt. Die Gelbildung durch das PRP erleichtert die intraoperative Handhabung des Augmentationsmaterials.

f) Komplette Füllung einer Kieferhöhle. Im Anschluss wird eine resorbierbare Membran aufgelegt und die Inzision primär verschlossen.

(g) Der gut abgeheilte Kieferkamm zwei Wochen nach der Sinusbodenaugmentation. Der Patient trug seine Vollprothese unmittelbar nach der Operation, sodass die Konturen des Kieferkamms sich nicht verändert haben. Eine gewisse Narbenbildung fällt an den vertikalen Entlastungsinzisionen auf.

(h) Die posterioren Implantate wurden in die augmentierten Bereiche eingesetzt. Die ideale Länge und Position der Implantate war erst durch die Augmentationsmaßnahme möglich.

Abb. 8-20
Bilaterale Sinusbodenaugmentation zur Knochenerhöhung vor Implantation beim komplett zahnlosen Oberkiefer.

(a) Die Panoramaschichtaufnahme zeigt den komplett zahnlosen Oberkiefer mit moderater Kieferkammresorption. Die Zähne wurden kürzlich extrahiert. Eine simultane Implantation ist für diesen Fall geplant.

(b) Blut wird an der Armvene abgenommen, um das PRP herzustellen. Diese Maßnahme akzeptieren die meisten Patienten gerne, wenn sie über die Vorteile des PRP unterrichtet wurden.

(c) Instrumentensatz für die Sinusbodenaugmentation mit einem Spezialwundhaken.

(d) Material, das durch einen Knochenschaber gewonnen wurde.

(e) Der allogene Knochen wird mit autologem Knochen gemischt.

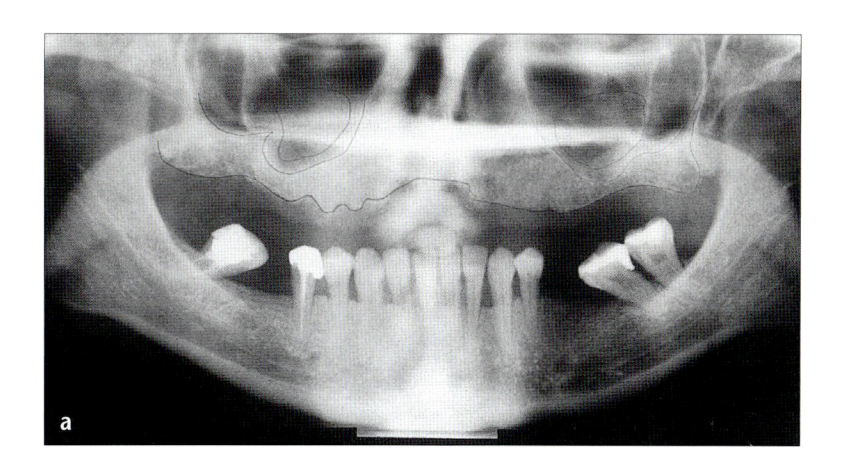

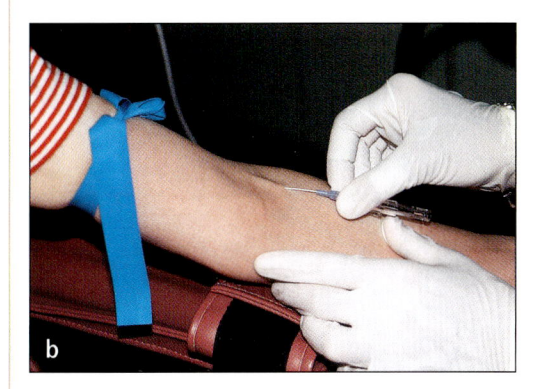

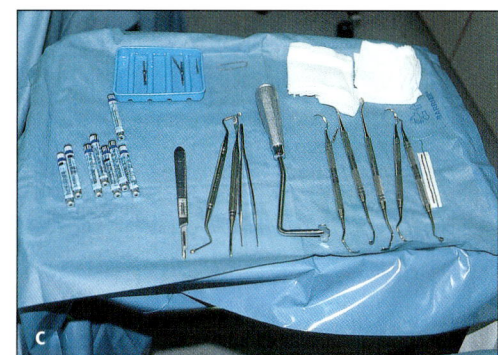

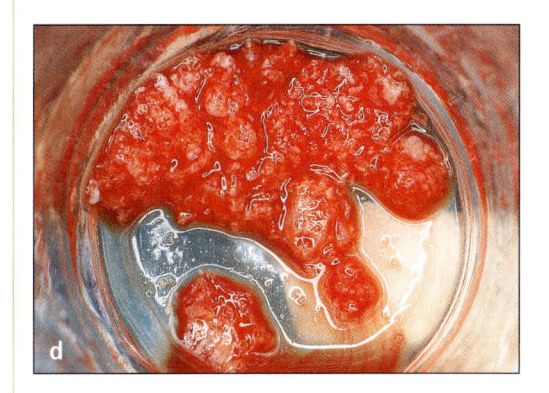

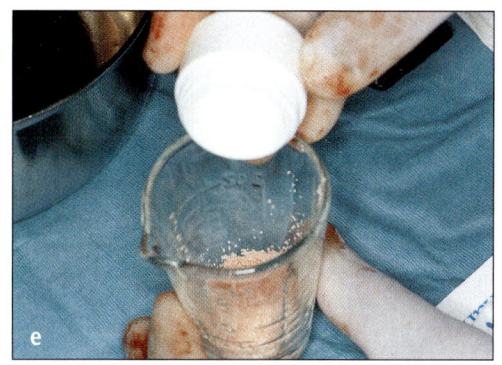

(Fortsetzung nächste Seite)

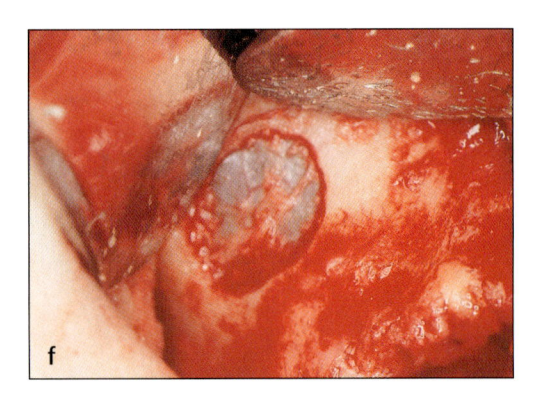

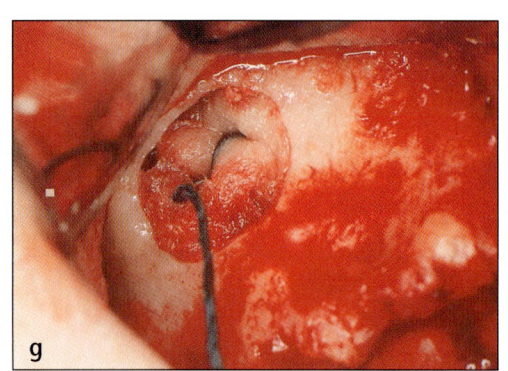

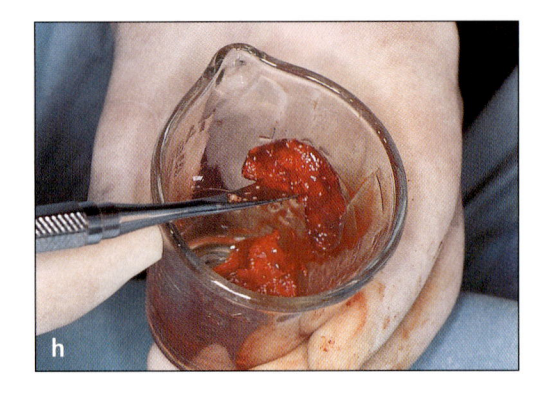

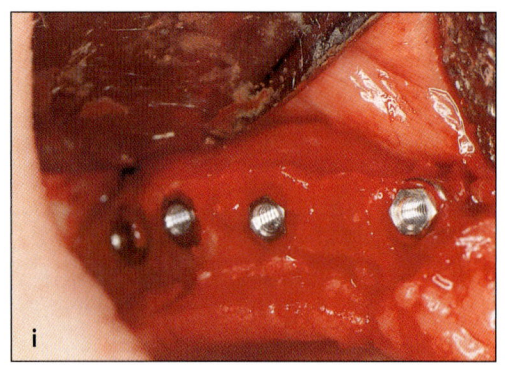

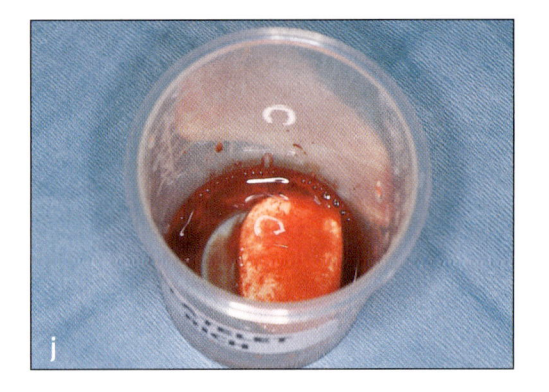

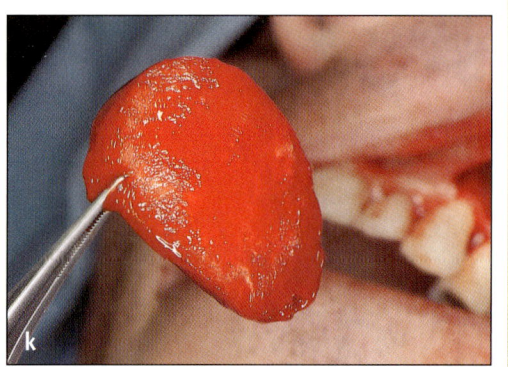

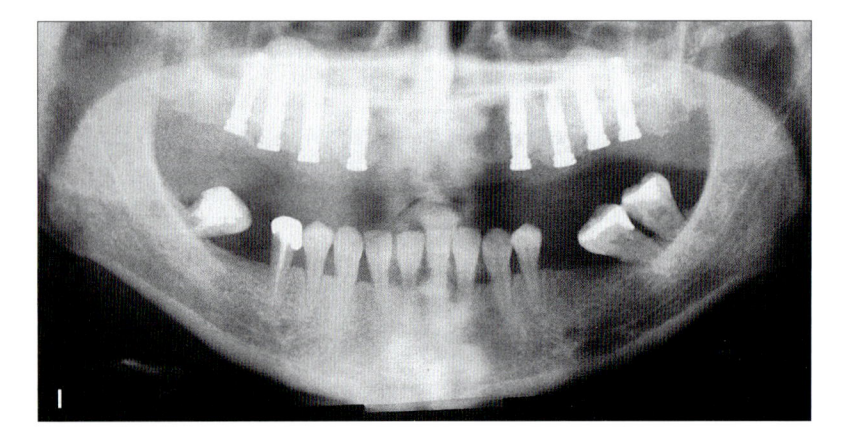

8 Die Augmentation des Kieferhöhlenbodens zur Insertion von Zahnimplantaten

Abb. 8-20 *(Fortsetzung)*

(f) Einige Kieferhöhlenmembranen sind sehr dünn und durchscheinend, während andere dicker sind und dicht wirken. Der Schwierigkeitsgrad bei der Kieferhöhlenpräparation hängt hauptsächlich von der Stärke der Membran und der Anheftung an den Knochen ab.

(g) Wenn man eine bilaterale Sinusbodenaugmentation durchführt, ist es ideal, eine Seite mit dem Cottonoid-Streifen zu tamponieren, während man auf der gegenüberliegenden Seite arbeitet.

(h) Mit PRP angereichertes Augmentationsmaterial zur Versorgung des Defektes.

(i) Die Implantate wurden simultan mit der Augmentation auf beiden Seiten inseriert.

(j) Eine resorbierbare Membran wird mit aktivierter PRP-Lösung gesättigt und über das Osteotomiefenster gelegt. Die Membran sollte das gesamte Fenster abdecken und die Knochenränder mindestens 3 mm überlappen.

(k) Die Kollagenmembran wird in den lateralen Oberkiefer gebracht. Es ist wichtig, dass die Membran nicht aus ihrer korrekten Position mit Abdeckung des Fensters herausrutscht, wenn der Lappen genäht wird. Die Membran kann mit Nägeln befestigt werden, wenn notwendig.

(l) Das unmittelbar postoperative Panoramaschichtröntgenbild zeigt die Implantate in situ. Sie haben eine Länge, die ohne Augmentation nicht möglich gewesen wäre.

Klinische Fälle 8

Abb. 8-21
Bilaterale Sinusbodenaugmentation zum Höhengewinn für eine Implantation in einem mäßig resorbierten, vollständig zahnlosen Oberkiefer.

(a) Nach vollständiger Osteotomie kann die Knocheninsel vorsichtig abgetrennt und von der darunter liegenden Membran abgehoben werden. In Fällen, in denen die Knocheninsel extrem stark anhaftet, kann sie auf der Membran verbleiben. Dies geht aber zu Lasten der Übersicht über die Ausdehnung der Kieferhöhle und macht die Operation schwieriger. Wenn die Knocheninsel sorgfältig und sanft entfernt wird, löst sich der restliche Knochen leicht von der Membran ohne Risiko eines Schleimhauteinrisses.

(b) Das Knochenstück sollte vorsichtig und langsam entfernt werden; ein schneller oder aggressiver Zug vor der vollständigen Lösung kann einen Riss erzeugen.

(c) Die bukkale Knochenplatte kann zermahlen und als kleiner Teil des Augmentates verwendet werden.

(d) Der Cottonoid-Streifen wird mit Lidocain mit Adrenalinzusatz 1:50.000 zur Blutstillung gesättigt.

(e) Der Cottonoid-Streifen wird sanft und vorsichtig wieder entfernt, um die Schneider'sche Membran nicht zu zerreißen.

(f) Hier wurde mit dem Knochenschaber gewonnenes Material mit allogenem Knochenmaterial vermischt, sodass ein zusammengesetztes Transplantat erzeugt wurde.

(g) Bevor man beginnt das Augmentationsmaterial einzulegen, ist es wichtig, sich etwas Zeit zu nehmen und das Volumen der Sinusbodenkavität zu messen und zu gewährleisten, dass die Membran am Implantationsort ausreichend für eine suffiziente Augmentation abpräpariert wurde.

(h) Das Augmentationsmaterial sollte in einer sorgfältigen und geordneten Weise eingefüllt werden, um zu vermeiden, dass Leerräume innerhalb des Augmentats entstehen und um zu gewährleisten, dass das Augmentat in gutem Kontakt mit dem Knochen des Empfängerbettes steht.

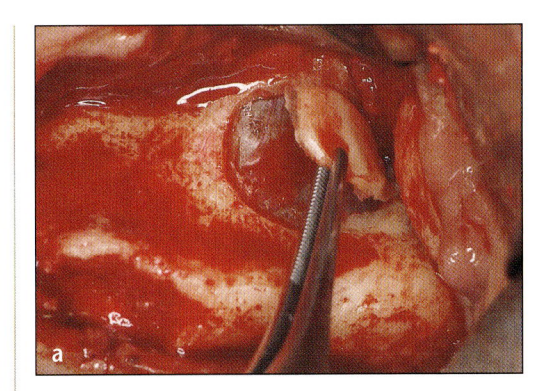

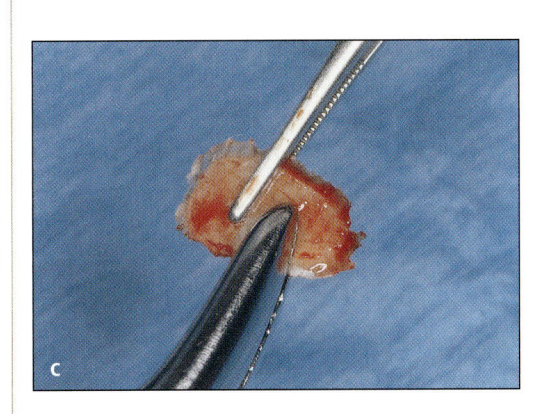

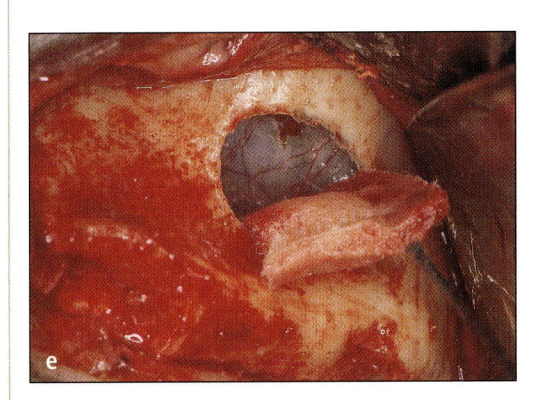

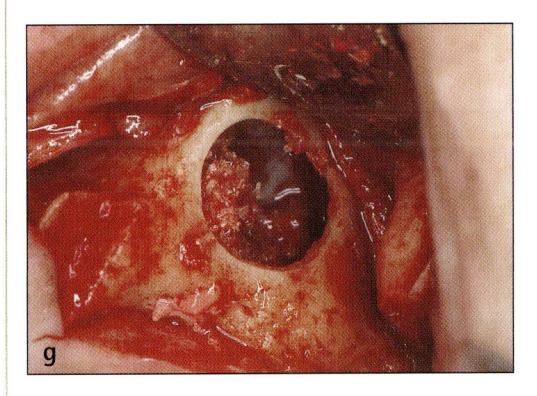

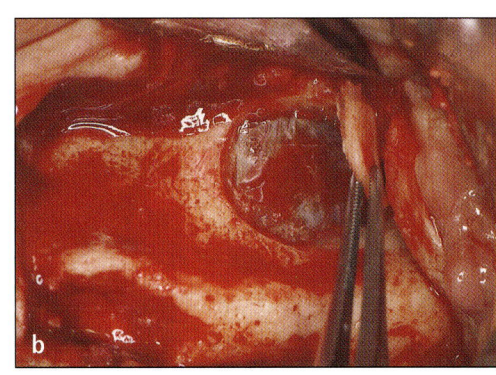

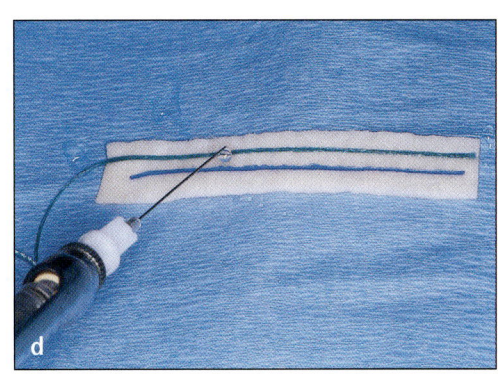

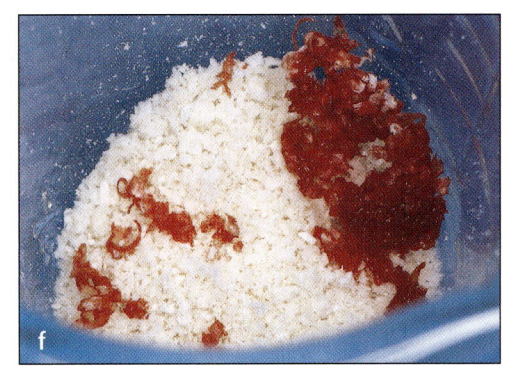

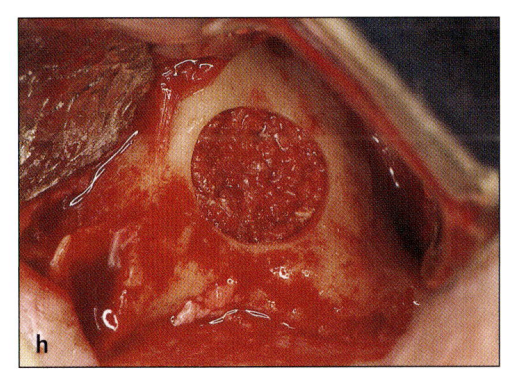

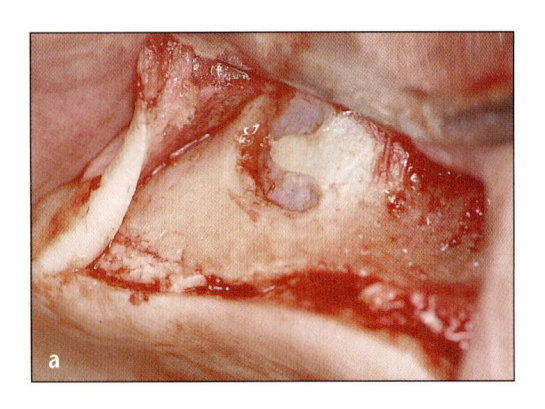

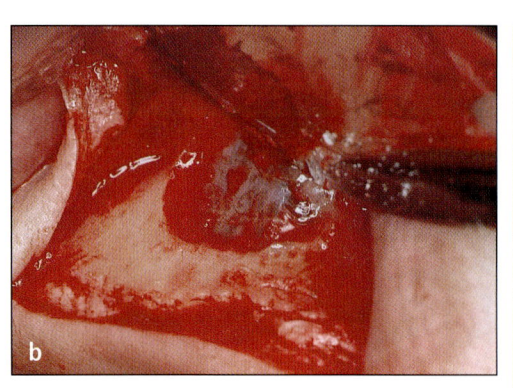

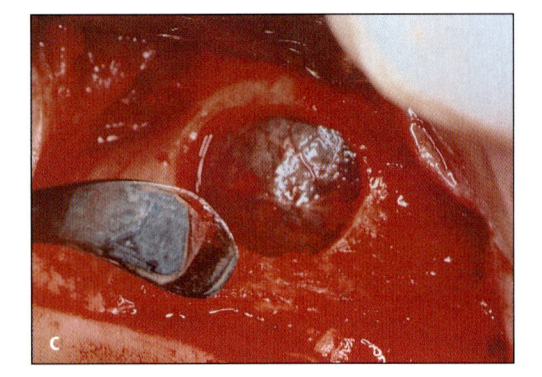

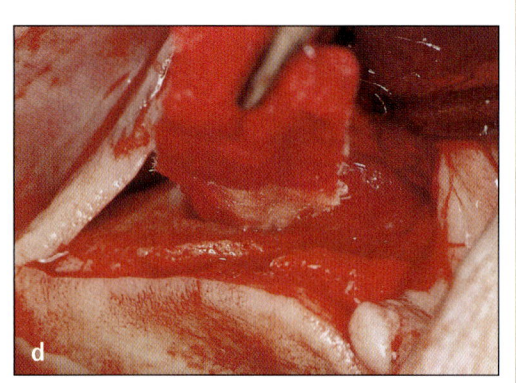

8 Die Augmentation des Kieferhöhlenbodens zur Insertion von Zahnimplantaten

Abb. 8-22
Sinusbodenaugmentation bei einem Patienten mit hyperpneumatisierten Kieferhöhlen.

(a) Diese Osteotomie begann in Form eines C, um ein Septum der Kieferhöhle zu lokalisieren. Nachdem die Position des Septums bekannt war, wird die Osteotomie fortgesetzt.

(b) Gutes Abhalten des Lappens, Absaugung und Spülung ist während der Osteotomie und Membranpräparation wichtig.

(c) Man bittet den Patienten, einige tiefe Nasenzüge zu tätigen und dann den Atem für einige Sekunden anzuhalten. Dies unterstützt die Abpräparation der Kieferhöhlenschleimhaut. Dieses Manöver hilft auch festzustellen, ob die Membran gerissen ist – eine gerissene Membran hebt sich nicht an, wenn der Patient einatmet.

(d) Das Cottonoid wird nach etwa fünf Minuten entfernt.

Abb. 8-22 *(Fortsetzung)*
(e) Die Schneider'sche Membran ist ausreichend angehoben und die Sinusbodenkavität nun vorbereitet, um mit Augmentationsmaterial ausgefüllt zu werden. Durch gute Blutstillung durch den Cottonoid-Streifen kann eine hervorragende Übersicht über das Gebiet erzeugt werden.

(f) Das Augmentationsmaterial sollte dicht vor die Mundhöhle gehalten werden, um die Wege vom Behälter in die Kieferhöhle kurz zu halten. Man sollte eine Kontamination mit Speichel vermeiden.

(g) Die beim Verdichten des Transplantates aufgewandte Kraft sollte vorsichtig appliziert und auf den Kieferhöhlenboden gerichtet sein. Übermäßige Kraft und Krafteinwirkung in Richtung der Schneider'schen Membran kann einen Membraneinriss provozieren, sodass das Augmentat in das Kieferhöhlenlumen geschoben würde.

(h) Das Augmentationsmaterial wurde in einer Höhe mit der bukkalen Wand eingebracht.

(i) Hier wurde eine PRP-Membran über das Knochenfenster gelegt. Die Konsistenz der Membran ermöglicht diese Art der Manipulation.

(j) Postoperative Heilung zwei Wochen später.

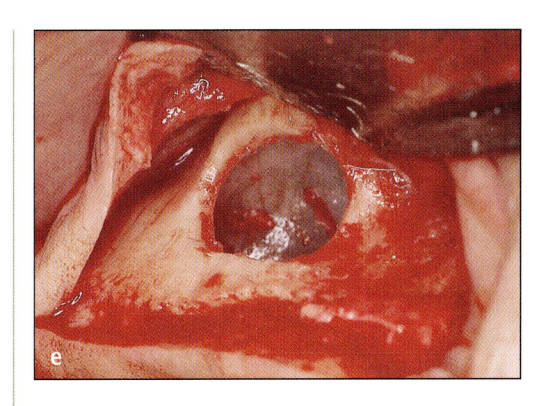

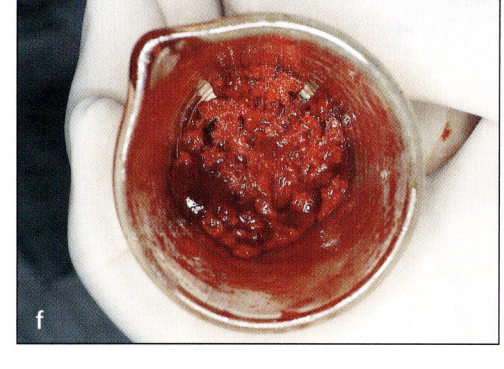

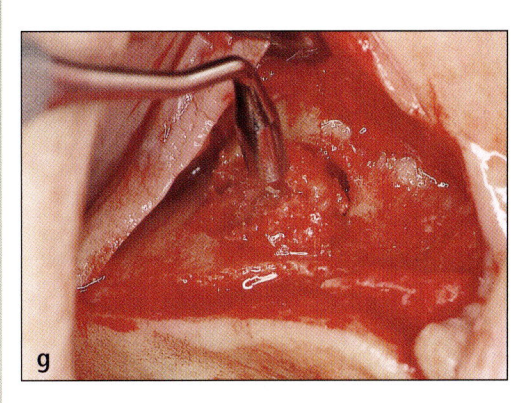

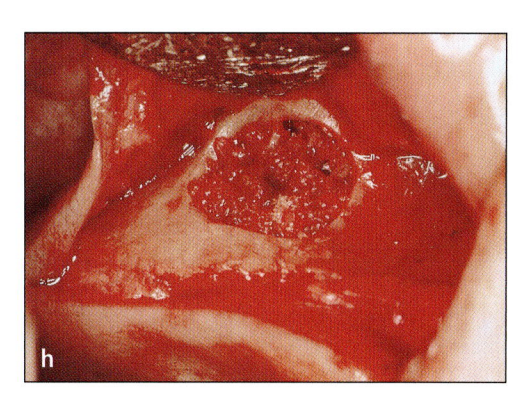

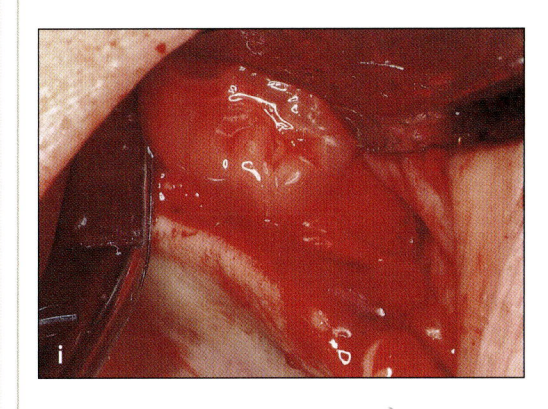

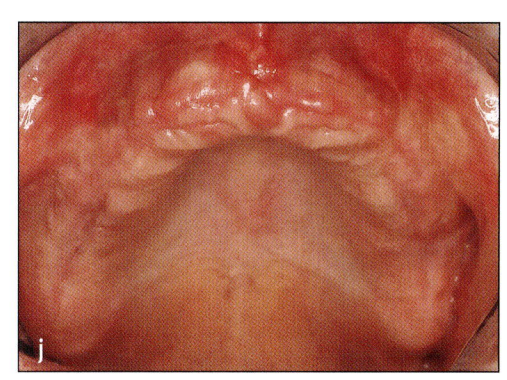

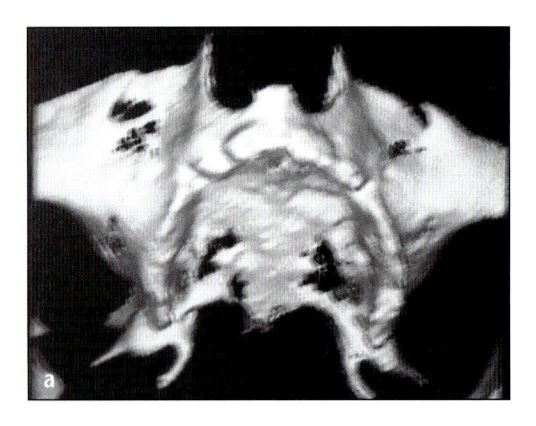

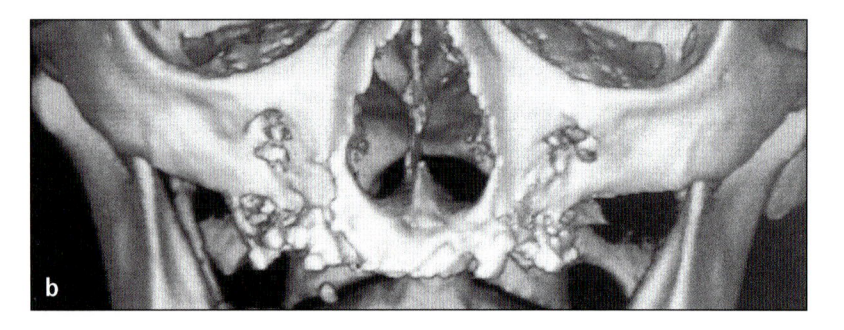

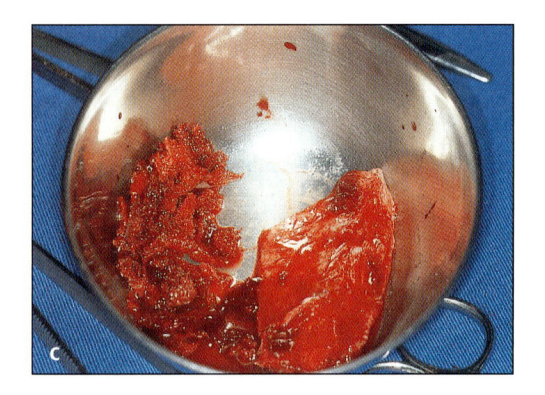

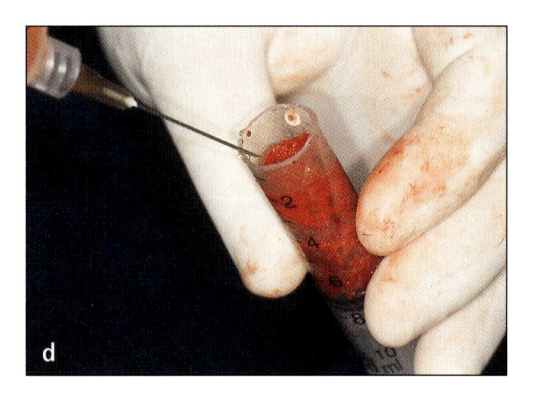

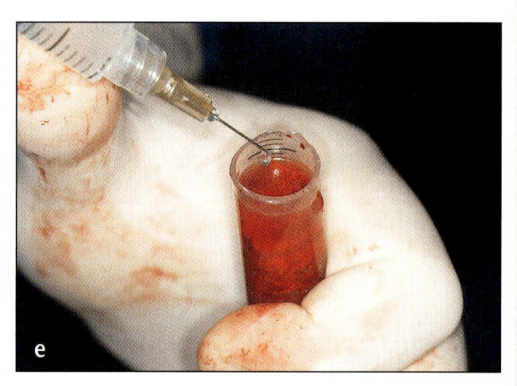

8 Die Augmentation des Kieferhöhlenbodens zur Insertion von Zahnimplantaten

Abb. 8-23
Augmentation mit Knochenpartikeln und Knochenblöcken in Vorbereitung einer Implantatinsertion beim Patienten mit ausgeprägter Alveolarkammaugmentation.

(a) Die digitale dreidimensionale Tomografie der Maxilla zeigt eine mittlere Knochenkammbreite von etwa 2 mm.

(b) Die anterioren und posterioren Kieferkämme sind fast bis auf Höhe des Nasenbodens resorbiert. Es bestehen etwa 2 mm bis 3 mm Alveolarkammhöhe.

(c) Die Menge des Knochenverlustes erfordert bei diesem Patienten nicht nur partikulären Knochen, sondern auch Knochenblöcke. Wegen des erforderlichen Volumens und der erforderlichen Form wurde Knochen vom Beckenkamm in einem Operationssaal unter Vollnarkose entnommen.

(d) Der partikuläre Knochen wird in einer 5 mm Spritze, deren Spitze abgeschnitten worden ist, eingefüllt. Das ist eine billige, ständig verfügbare Methode, um den Knochen in den Empfängerbereich zu transportieren. Darüber hinaus ermöglicht dieses Vorgehen dem Operateur, das Knochenvolumen zu messen und den Knochen mit dem Kolben der Spritze zu verdichten. Nicht aktivierte PRP-Lösung wurde bis zur Sättigung des partikulären Knochens hinzugefüllt.

(e) Wenn das nicht aktivierte PRP das Knochentransplantatmaterial gesättigt hat, wird das Aktivierungsmittel hinzugefügt. Dieser Schritt wird unmittelbar vor Einbringen des Transplantates in den Empfängerdefekt durchgeführt.

Klinische Fälle 8

Abb. 8-23 *(Fortsetzung)*
(f) Das Material wird aus der Spritze hinausgeschoben.

(g) Für Demonstrationszwecke wurde das Knochentransplantat aus der Spritze auf eine sterile Lage geschoben. Klinisch wird es auf diese Weise direkt in dem Empfängerdefekt verteilt.

(h) Das Knochentransplantationsmaterial hält zusammen, auch wenn es voll aus der Spritze herausgeschoben wurde, weil das PRP eine gelartige Konsistenz annimmt.

(i) Die Kieferhöhlenkavitäten werden zuerst gefüllt. Dabei wird die Spritze als Kondensationsinstrument benutzt, der Knochen in alle notwendigen Gebiete des Kieferhöhlenbodens verteilt und dort gut verdichtet.

(j) Die gewonnenen Knochenblöcke werden in kleinere Stücke zerteilt und gut vermessen, sodass die verschiedenen Bereiche des Kieferkamms aufgebaut werden können.

(k) Sowohl die Blöcke als auch der Kamm werden zurechtgeschliffen und so geformt, dass eine exzellente Adaptation und Stabilisierung der Blöcke resultiert. Die Blöcke sollten so positioniert werden, dass eine ideale Kieferkammbreite für die Implantate, aber auch eine ideale maxillo-mandibuläre Kieferrelation resultiert.

(l) Die Schrauben zur Befestigung der Knochenblöcke sollten von hoher Qualität, ausreichendem Durchmesser und Länge sein und gut im Schraubendreher halten.

(m) Man sollte pro Block wenigstens zwei Schrauben verwenden, um den Block gegen Rotation zu sichern.

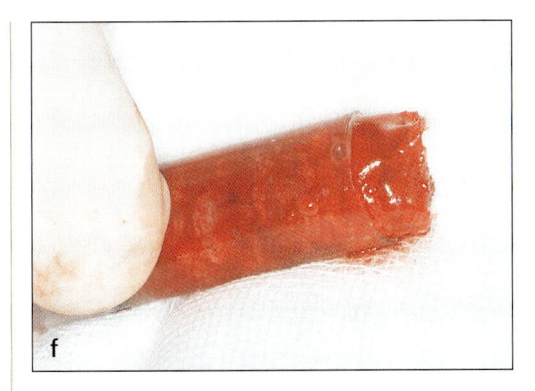

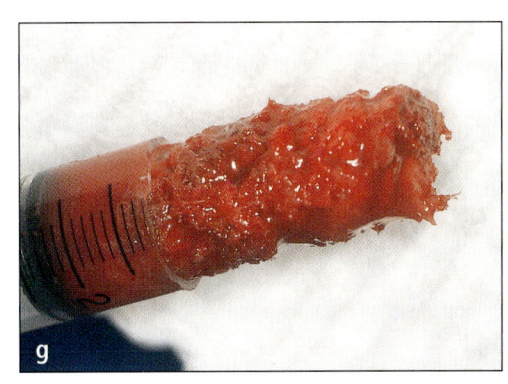

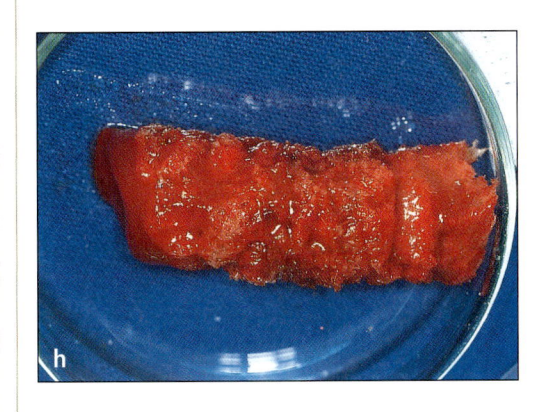

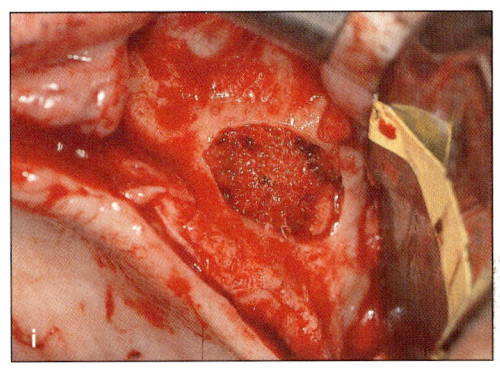

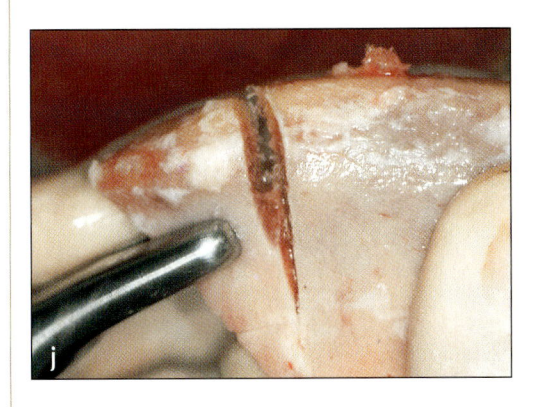

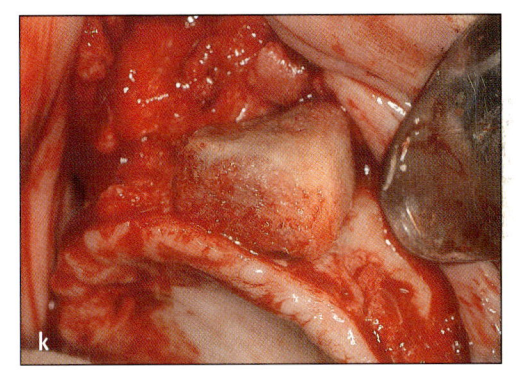

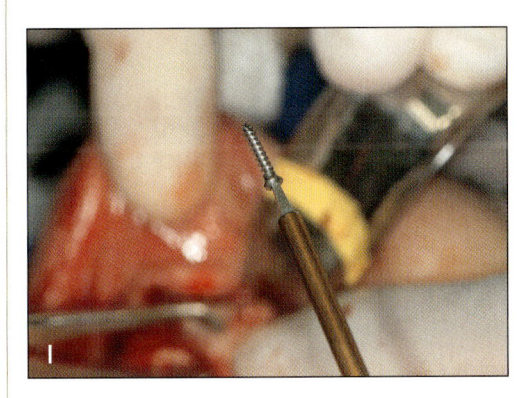

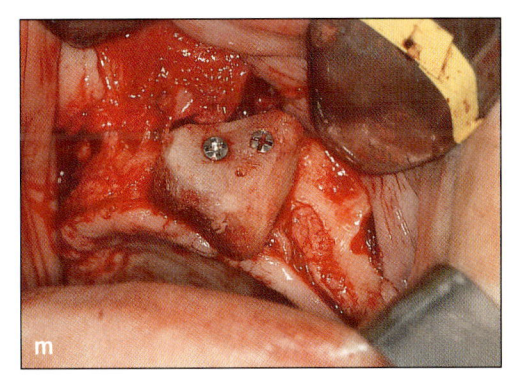

(Fortsetzung nächste Seite)

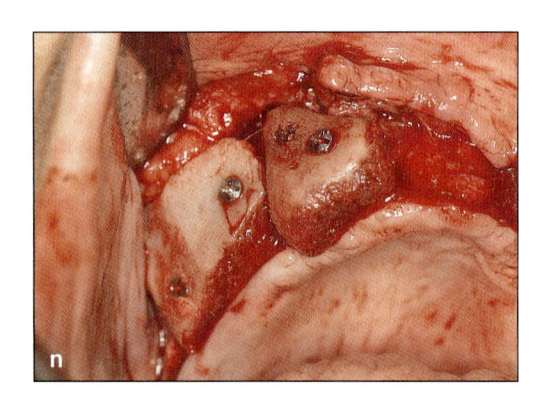

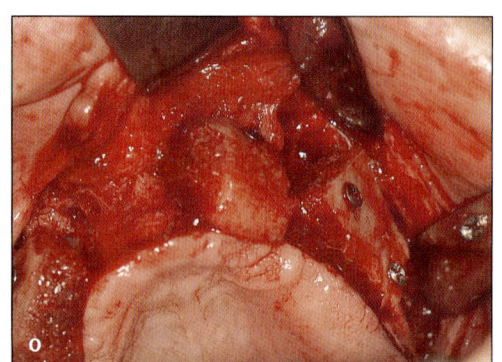

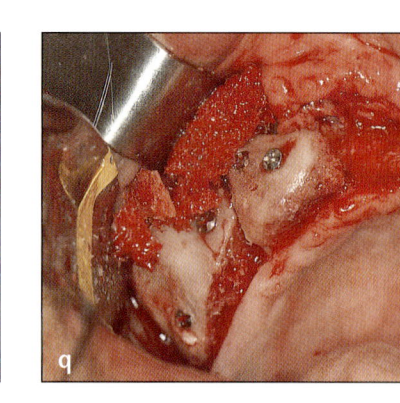

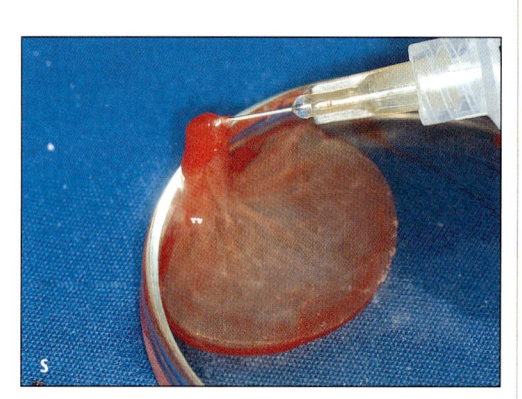

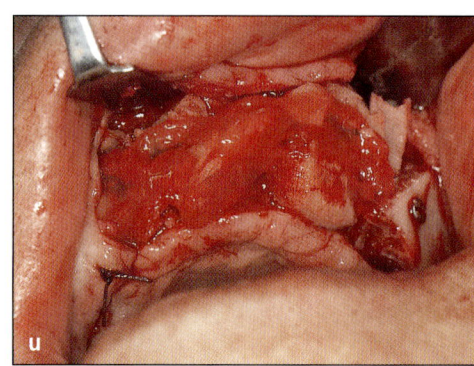

8 Die Augmentation des Kieferhöhlenbodens zur Insertion von Zahnimplantaten

Abb. 8-23 *(Fortsetzung)*

(n) Nach dem Einbringen der Blöcke werden diese erneut zurechtgeschliffen.

(o) Die Kanten der Blöcke können konturiert werden, nachdem sie eingeschraubt wurden.

(p) Es ist wichtig, die Kieferrelation während der Einbringung der Blöcke zu prüfen, um zu gewährleisten, dass ein ausreichend dicker Kieferkamm aufgebaut wird.

(q) Die Lücken zwischen den Blöcken werden mit partikulärem Transplantat ausgefüllt, sodass eine glatte und dichtere Knochenkontur resultiert.

(r) Eine PRP-Membran wird hergestellt und verwendet. Weil der größte Teil der Transplantatoberfläche kortikaler Blockknochen und nicht partikulärer Knochen ist, ist keine echte Membran vom Typ der gesteuerten Knochenregeneration notwendig.

(s) Eine PRP-Membran wird hergestellt, indem eine kleine Menge aktivierter PRP-Lösung auf eine glatte sterile Oberfläche aufgebracht wird.

(t) Diese Membran wird über die Knochenblöcke gelegt.

(u) Der gesamte augmentierte Bereich sollte mit einer Membran abgedeckt werden.

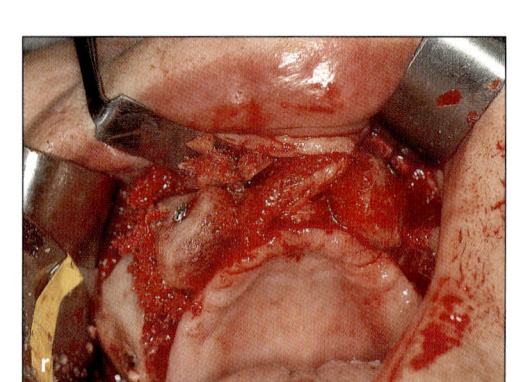

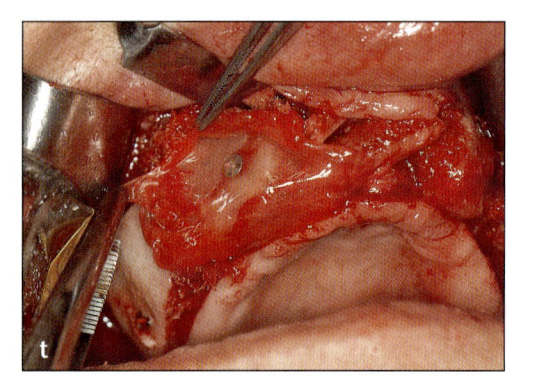

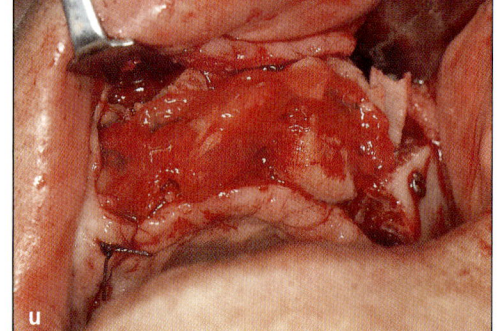

Klinische Fälle 8

Abb. 8-23 *(Fortsetzung)*
(v) Man muss den bukkalen Lappen äußerst sorgfältig präparieren, damit er eine weitere Streckung der Mukosa zulässt, sodass man einen kompletten und spannungsfreien Wundverschluss gewährleisten kann. Es ist wichtig, dass der Lappen nur die Mukosa und nicht den Buccinator oder Fasern des Musculus orbicularis oris enthält. Durch diese Strategie wird die Lappenspannung minimiert und die Bewegung des Lappens beim Lachen und bei Kaubewegungen nimmt ab. Wenn notwendig, kann die Vestibulumplastik zu einem späteren Zeitpunkt durchgeführt werden.

(w) 12 Implantate von adäquater Länge, Durchmesser und Position wurden erfolgreich bei einem Patienten inseriert, der ursprünglich nur eine Kieferkammhöhe und -weite von etwa 2 mm bis 3 mm aufwies.

(x) Intraorale Ansicht der 12 Gingivaformer nach der Implantatfreilegung, die alle ausreichend von befestigter Gingiva umgeben sind.

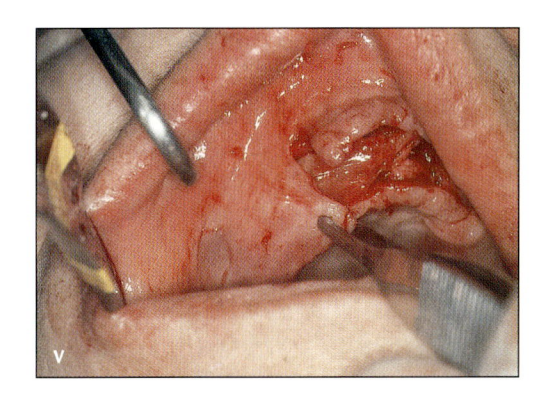

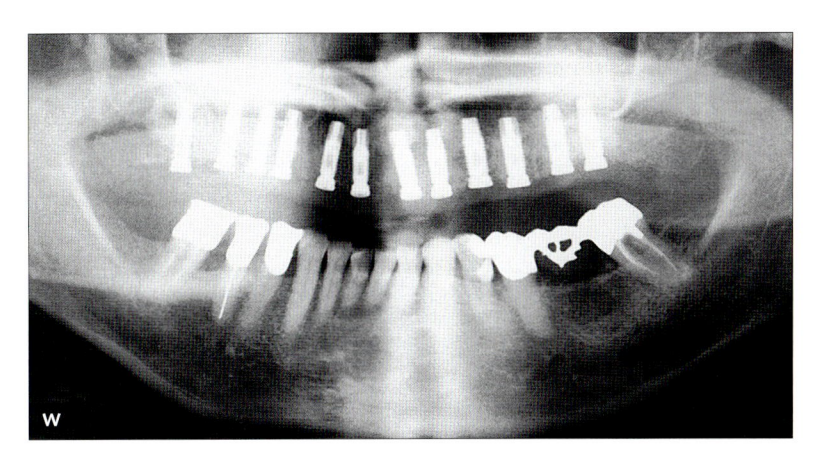

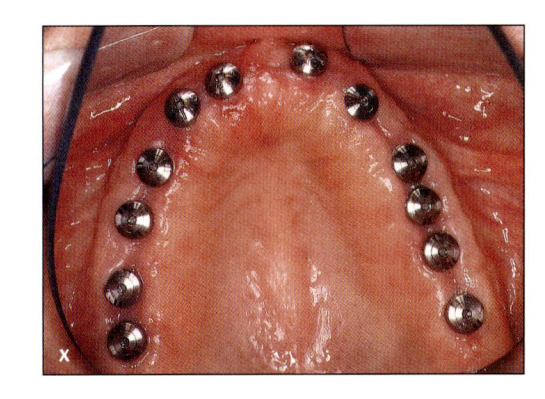

Literatur

1. Smiler DG, Johnson PW, Lozada JL, et al. Sinus lift grafts and endosseous implants. Treatment of the atrophic posterior maxilla. Dent Clin North Am 1992;36:151–186.
2. Khoury F. Augmentation of the sinus floor with mandibular bone block and simultaneous implantation: A 6-year clinical investigation. Int J Oral Maxillofac Implants 1999;14:557–564.
3. Chanavaz M. Sinus grafting related to implantology. Statistical analysis of 15 years of surgical experience (1979–1994). J Oral Implantol 1996;22: 119–130.
4. Marx RE. Clinical application of bone biology to mandibular and maxillary reconstruction. Clin Plast Surg 1994;21:377–392.
5. Tatum H Jr. Maxillary and sinus implant reconstructions. Dent Clin North Am 1986;30: 207–229.
6. Tatum H Jr. Endosteal implants. CDA J 1988;16: 71–76.
7. Tatum H. Maxillary implants. Florida Dent J 1989;60:23–27.
8. Boyne PJ, James RA. Grafting of the maxillary sinus floor with autogenous marrow and bone. J Oral Surg 1980;38:613–616.
9. Misch CE. Maxillary sinus augmentation for endosteal implants: Organized alternative treatment plans. Int J Oral Implant 1987;4: 49–58.
10. Garg AK, Quinones CR. Augmentation of the maxillary sinus: A surgical technique. Pract Periodontics Aesthet Dent 1997;9:211–219.
11. Kent JN, Block MS. Simultaneous maxillary sinus floor bone grafting and placement of hydroxylapatite-coated implants. J Oral Maxillofac Surg 1989;47:238–242.
12. Jensen J, Simonsen EK, Sindet-Pedersen S. Reconstruction of the severely resorbed maxilla with bone grafting and osseointegrated implants: A preliminary report. J Oral Maxillofac Surg 1990;48: 27–32.
13. Raghoebar GM, Brouwer TJ, Reintsema H, Van Oort RP. Augmentation of the maxillary sinus floor with autogenous bone for the placement of endosseous implants: A preliminary report. J Oral Maxillofac Surg 1993;51: 1198–1203.
14. Adell R Lekholm U, Grondahl K, Branemark PI, Lindstrom J, Jacobsson M. Reconstruction of severely resorbed edentulous maxillae using osseointegrated fixtures in immediate autogenous bone grafts. Int J Oral Maxillofac Implants 1990; 5:233–246.
15. Kahnberg KE, Nystrom E, Bartholdsson L. Combined use of bone grafts and Branemark fixtures in the treatment of severely resorbed maxillae. Int J Oral Maxillofac Implants 1989; 4:297–304.
16. Nystrom E, Kahnberg KE, Gunne J. Bone grafts and Branemark implants in the treatment of the severely resorbed maxilla: A 2-year longitudinal study. Int J Oral Maxillofac Implants 1993;8:45–53.
17. Wood RM, Moore DL. Grafting of the maxillary sinus with intraorally harvested autogenous bone prior to implant placement. Int J Oral Maxillofac Implants 1988;3:209–214.
18. Jensen J, Sindet-Pedersen S. Autogenous mandibular bone grafts and osseointegrated implants for reconstruction of the severely atrophied maxila: A preliminary report. J Oral Maxillofac Surg 1991;49:1277–1287.
19. Keller EE, van Roekel NB, Desjardins RP, Tolman DE. Prosthetic-surgical reconstruction of the severely resorbed maxilla with iliac bone grafting and tissue-integrated prostheses. Int J Oral Maxillofac Implants 1987;2: 155–165.
20. Loukota RA, Isaksson SG, Linner EL, Blomqvist JE. A technique for inserting endosseous implants in the atrophic maxilla in a single stage procedure. Br J Oral Maxillofac Surg 1992;30:46–49.
21. Small SA, Zinner ID, Panno FV, Shapiro HJ, Stein JI. Augmenting the maxillary sinus for implants: Report of 27 patients. Int J Oral Maxillofac Implants 1993;8:523–528.
22. Jensen OT, Perkins S, Van de Water FW. Nasal fossa and maxillary sinus grafting of implants from a palatal approach: Report of a case. J Oral Maxillofac Surg 1992;50:415–418.
23. Tidwell JK, Blijdorp PA, Stoelinga PJW, Brouns JB, Hinderks F. Composite grafting of the maxillary sinus for placement of endosteal implants. A preliminary report of 48 patients. Int J Oral Maxillofac Surg 1992;21:204–209.
24. Triplett RG, Schow SR. Autologous bone grafts and endosseous implants: complementary techniques. J Oral Maxillofac Surg 1996; 54:486–494.

25. Zinner ID, Small SA. Sinus-lift graft: Using the maxillary sinuses to support implants. J Am Dent Assoc 1996;127:51–57.
26. Peleg M, Mazor Z, Chaushu G, Garg AK. Sinus floor augmentation with simultaneous implant placement in severely atrophic maxilla. J Periodontol 1998;69:1397–1403.
27. Peleg M, Mazor Z, Garg AK. Augmentation grafting of the maxillary sinus and simultaneous implant placement in patients with 3 to 5 mm of residual alveolar bone height. Int J Oral Maxillofac Implants 1999;14:549–556.
28. Boyne PJ. The Use of Bone Graft Systems in Maxillary Implant Surgery. [Proceedings of the 50th Annual Meeting of the American Institute of Oral Biology, 29 Oct–3 Nov 1993, Palm Springs, CA.] 1994:107–114.
29. Daelemans P, Hermans M, Godet F, Malevez C. Autologous bone graft to augment the maxillary sinus in conjunction with immediate endosseous implants: A retrospective study up to 5 years. Int J Periodontics Restorative Dent 1997:17;27–39.
30. Razavi R, Zena RB, Khan Z, Gould AR. Anatomic site evaluation of edentulous maxillae for dental implant placement. J Prosthodont 1995;4:90–94.
31. Chanavaz M. Maxillary sinus: Anatomy, physiology, surgery, and bone grafting related to implantology – Eleven years of surgical experience (1979–1990). J Oral Implantol 1990; 16:199–209.
32. Cuenin MF, Pollard BK, Elrod CW. Maxillary sinus morphology in differential dental diagnosis. Gen Dent 1996;44:328–331.
33. Ulm CW, Solar P, Gsellman B, Matejka M, Watzek G. The edentulous maxillary alveolar process in the region of the maxillary sinus – A study of physical dimension. Int J Oral Maxillofac Surg 1995; 24:279–282.
34. Marx RE, Garg AK. Bone structure, metabolism, and physiology: Its impact on dental implantology. Implant Dent 1998;7:267–276.
35. Lane JM. Bone graft substitutes. West J Med 1995; 163:565–566.
36. Frame JW. Hydroxyapatite as a biomaterial for alveolar ridge augmentation. Int J Oral Maxillofac Surg 1987;16:642–655.
37. Pinholt EM, Bang G, Haanaes HR. Alveolar ridge augmentation in rats by combined hydroxylapatite and osteoinductive material. Scand J Dent Res 1991;99:64–74.
38. Misch CE, Dietsh F. Bone-grafting materials in implant dentistry. Implant Dent 1993;2: 158–167.
39. Second-hand bones? [editorial]. Lancet 1992; 340:1443.
40. Rummelhart JM, Mellonig JT, Gray JL, Towle HJ. A comparison of freeze-dried bone allograft and demineralized freeze-dried bone allograft in human periodontal osseous defects. J Periodontal 1989;60:655–663.
41. Mellonig JT. Decalcified freeze-dried bone allograft as an implant material in human periodontal defects. Int J Periodontics Restorative Dent 1984;4:40–55.
42. Tatum OH Jr, Lebowitz MS, Tatum CA, Borgner RA. Sinus augmentation: Rationale, development, long-term results. N Y State Dent J 1993;59:43–48.
43. Tatum OH Jr. Osseous grafts in intra-oral sites. J Oral Implantol 1996;22:51–52.
44. Fetner AE, Hartigan MS, Low SB. Periodontal repair using PerioGlas in nonhuman primates: Clinical and histologic observations. Compendium 1994;15:932, 935–938.
45. Schepers E, de Clercq M, Ducheyne P, Kempeneers R. Bioactive glass particulate materials as a filler for bone lesions. J Oral Rehabil 1991; 18:439–452.
46. Schepers EJ, Ducheyne P, Barbier L, Schepers S. Bioactive glass particles of narrow size range: A new material for the repair of bone defects. Implant Dent 1993;2:151–156.
47. McAllister BS, Margolin MD, Cogan AG, Buck D, Hollinger JO, Lynch SE. Eighteen-month radiographic and histologic evaluation of sinus grafting with anorganic bovine bone in the chimpanzee. Int J Oral Maxillofac Implants 1999;14:361–368.
48. Wagner J. Clinical and histological case study using resorbable hydroxylapatite for the repair of osseous defects prior to endosseous implant surgery. J Oral Implantol 1989;15: 186–192.
49. Moy PK, Lundgren S, Holmes RE. Maxillary sinus augmentation: Histomorphometric analysis of graft materials for maxillary sinus floor augmentation. J Oral Maxillofac Surg 1993; 51:857–862.
50. Jensen OT, Greer R. Immediate placement of osseointegrating implants into the maxillary sinus augmented with mineralized cancellous allograft and Gore-Tex: Second stage surgical and histological findings. In: Laney WR, Tolman DE (eds). Tissue Integration in Oral, Orthopedic and Maxillofacial Reconstruction. [Proceedings of the Second International Congress on Tissue Integration in Oral, Orthopedic, and Maxillofacial Reconstruction, 23–27 Sept 1990, Rochester, MN.] Chicago: Quintessence, 1992:321–333.

51. Nishibori M, Betts NJ, Salama H, Listgarten MA. Short-term healing of autogenous and allogeneic bone grafts after sinus augmentation: A report of 2 cases. J Periodontol 1994;65:958–966.
52. Wheeler SL, Holmes RE, Calhoun CJ. Six-year clinical and histologic study of sinus-lift grafts. Int J Oral Maxillofac Implants 1996; 11:26–34.
53. Lorenzetti M, Mozzati M, Campanino PP, Valente G. Bone augmentation of the inferior floor of the maxillary sinus with autogenous bone or composite bone grafts: A histologic-histomorphometric preliminary report. Int J Oral Maxillofac Implants 1998;13:69–76.
54. Lazzara RJ. The sinus elevation procedure in endosseous implant therapy. Curr Opin Periodontol 1996;3:178–183.
55. Koole R, Bosker H, van der Dussen FN. Late secondary autogenous bone grafting in cleft patients comparing mandibular (ectomesenchymal) and iliac crest (mesenchymal) grafts. J Craniomaxillofac Surg 1989;17(suppl 1):28–30.
56. Shirota T, Ohno K, Motohashi M, Michi K. Histologic and microradiologic comparison of block and particulate cancellous bone and marrow grafts in reconstructed mandibles being considered for dental implant placement. J Oral Maxillofac Surg 1996;54:15–20.
57. Block MS, Kent JN, Kallukaran FU, Thunthy K, Weinberg R. Bone maintenance 5 to 10 years after sinus grafting. J Oral Maxillofac Surg 1998;56:706–714.
58. Urist MR, Dowell TA, Hay PH, Strates BS. Inductive substrates for bone formation. Clin Orthop 1968;59:59–96.
59. Becker W, Urist MR, Tucker LM, Becker BE, Ochsenbein C. Human demineralized freeze-dried bone: Inadequate induced bone formation in athymic mice. A preliminary report. J Periodontol 1995;66:822–828.
60. Becker W, Lynch S, Lekholm U, et al. A comparison of ePTFE membranes alone or in combination with platelet-derived growth factors and insulin-like growth factor-I or demineralized freeze-dried bone in promoting bone formation around immediate extraction socket implants. J Periodontol 1992;63:929–940.
61. Pinholt EM, Haanaes HR, Donath K, Bang G. Titanium implant insertion into dog alveolar ridges augmented by allogenic material. Clin Oral Implants Res 1994;5:213–219.
62. Becker W, Becker BE, Caffesse R. A comparison of demineralized freeze-dried bone and autologous bone to induce bone formation in human extraction sockets. J Periodontol 1994;65:1128–1133 [erratum 1995;66:309].
63. Smiler D, Holmes RE. Sinus lift procedure using porous hydroxyapatite: A preliminary clinical report. J Oral Implantol 1987;13: 239–253.
64. Jensen OT. Allogeneic bone or hydroxylapatite for the sinus lift procedure? J Oral Maxillofac Surg 1990;48:771.
65. Boyne PJ, Marx RE, Nevins M, et al. A feasibility study evaluating rhBMP-2/absorbable collagen sponge for maxillary sinus floor augmentation. Int J Periodontics Restorative Dent 1997;17: 11–25.
66. Boyne PJ, Nath R, Nakamura A. Human recombinant BMP-2 in osseous reconstruction of simulated cleft palate defects. Br J Oral Maxillofac Surg 1998;36:84–90.
67. Boyne PJ. Animal studies of the application of rhBMP-2 in maxillofacial reconstruction. Bone 1996;19(suppl 1):83S–92S.
68. Nevins M, Kirker-Head C, Nevins M, Wozney JA, Palmer R, Graham D. Bone formation in the goat maxillary sinus induced by absorbable collagen sponge implants impregnated with recombinant human bone morphogenetic protein-2. Int J Periodontics Restorative Dent 1996;16:8–19.
69. Hollinger JO, Schmitt JM, Hwang K, Soleymani P, Buck D. Impact of nicotine on bone healing. J Biomed Mater Res 1999;45:294–301 [erratum 1999;46:438–439].
70. Borris TJ, Weber CR. Intraoperative nasal transillumination for maxillary sinus augmentation procedures: A technical note. Int J Oral Maxillofac Implants 1998;13:569–570.
71. Abrahams JJ, Glassberg RM. Dental disease: A frequently unrecognized cause of maxillary sinus abnormalities? AJR Am J Roentgenol 1996;166: 1219–1223.

72. Misch CM. The pharmacologic management of maxillary sinus elevation surgery. J Oral Implantol 1992;18:15–23.
73. Peterson LJ. Antibiotic prophylaxis against wound infections in oral and maxillofacial surgery. J Oral Maxillofac Surg 1990;48: 617–620.
74. Betts NJ, Miloro M. Modification of the sinus lift procedure for septa in the maxillary antrum. J Oral Maxillofac Surg 1994;52:332–333.
75. Ulm CW, Solar P, Krennmair G, Matejka M, Watzek G. Incidence and suggested surgical management of septa in sinus-lift procedures. Int J Oral Maxillofac Implants 1995;10:462–465.
76. Regev E, Smith RA, Perrott DH, Pogrel MA. Maxillary sinus complications related to endosseous implants. Int J Oral Maxillofac Implants 1995;10:451–461.

KAPITEL 9

Augmentationen und Knochentransplantation im anterioren Oberkiefer

Die anteriore Maxilla ist das Gebiet der Gebissrestauration, das die größten Herausforderungen stellt (Abb. 9-1)[1-4]. Die Alveolarkammaugmentation zur Unterstützung der Ästhetik ist der Schlüssel zum Erfolg in diesem prominenten Bereich, weil der Alveolarkamm die Implantatrestauration und das Weichgewebe stützen muss, um eine langlebiges ästhetisches Resultat zu erzielen. Diese Faktoren sind besonders in Fällen wichtig, in denen zwei oder mehr Zähne ersetzt werden müssen. Die Osseointegration von dentalen Implantaten, insbesondere im anterioren Oberkiefer, hängt von einer adäquaten Dichte des trabekulären Knochens, der Breite und Höhe des Alveolarkamms[5] und der systemischen Knochengesundheit ab. Der Kliniker muss all diese Faktoren bewerten, um eine dauerhafte Osseointegration unter Funktion zu gewährleisten[6-11]. Darüber hinaus muss der Zahnarzt sich alle verfügbaren klinischen, labortechnischen und kommunikativen Technologien zu Nutzen machen, um die ästhetischen und funktionellen Bedürfnisse des Patienten zu erfüllen[12].

Eine knöcherne Augmentation wird notwendig, wenn der Verlust der anterioren Oberkieferzähne den Verlust von Knochenvolumen nach sich zieht, das für die korrekte Implantatpositionierung notwendig wäre[13,14]. Der Durchmesser des Implantates, im Vergleich mit dem natürlicher Zähne, kann Schwierigkeiten bei der Gestaltung der zervikalen Ästhetik der Krone verursachen. Andere spezielle Probleme im anterioren Oberkiefer, die die ideale Implantatplatzierung einschränken können, sind:

1. Eine resorbierte (nach Parodontalerkrankung) oder frakturierte (nach Extraktion) faziale kortikale Knochenlamelle über den Wurzeln der Oberkieferzähne,
2. die Nähe von der Kieferhöhle und Nasenhaupthöhle,
3. eine laterale Ausdehnung des Canalis incisivus,
4. faziale Konkavitäten und
5. ein geringerer Knochenstoffwechsel sowie reduzierte Knochengesundheit durch Alterung und Stoffwechselerkrankungen (die vor Implantatinsertion nicht aufgefallen sind) (Abb. 9-2).

Außerdem muss man darauf achten, ein gesundes und ästhetisches Weichgeweberesultat und ein natürliches Emergenzprofil zu entwickeln[5-22], unter Umständen mithilfe von Weichgewebstransplantationen[23-28]. Deshalb muss der Kliniker einen umfassenden Behandlungsplan entwickeln, der dem Chirurgen, dem Zahntechniker und dem prothetischen Kollegen ermöglicht, das angestrebte Endresultat vor Behandlungsbeginn zu veranschaulichen.

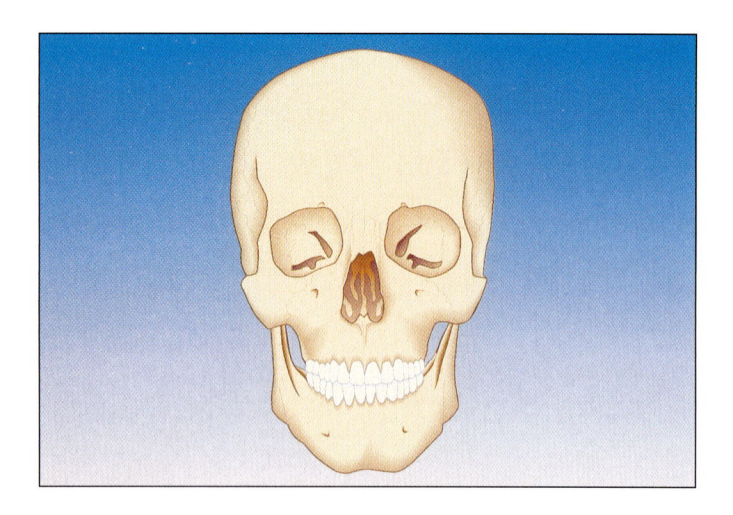

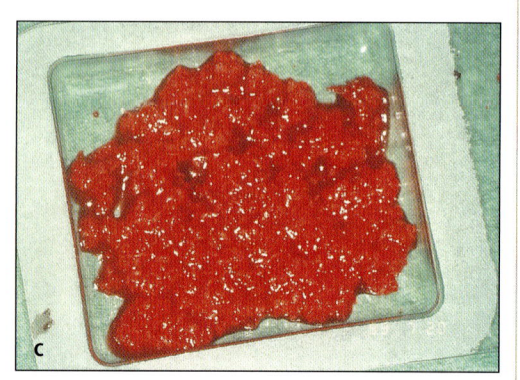

9 Augmentationen und Knochentransplantation im anterioren Oberkiefer

Abb. 9-1
Sowohl für einfache Restaurationen als auch für komplexe Rekonstruktionen ist die exponierte Stellung und Sichtbarkeit des anterioren Oberkiefers immer eine Herausforderung.

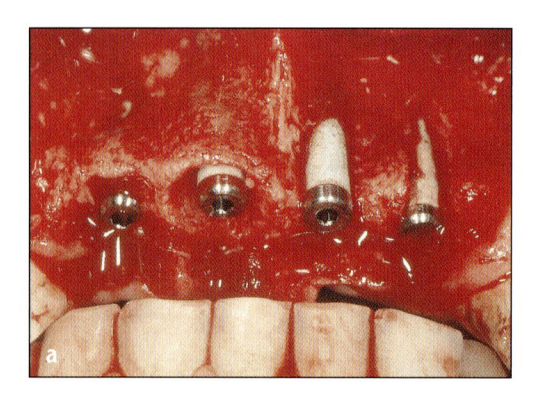

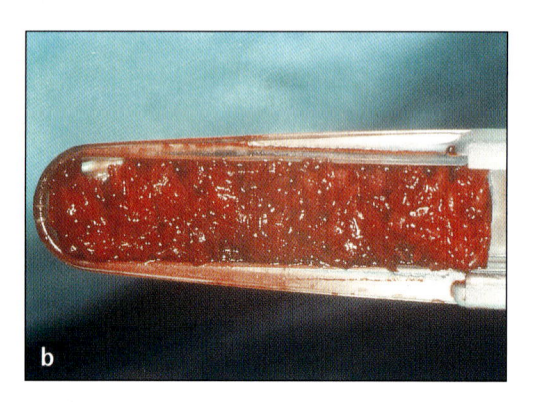

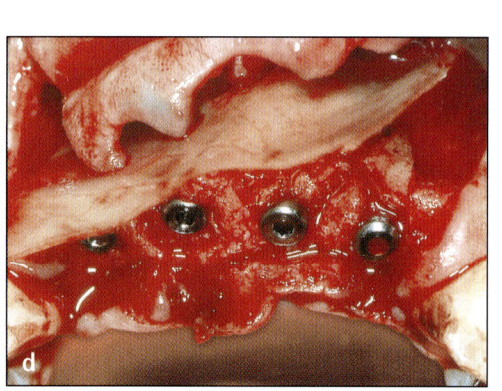

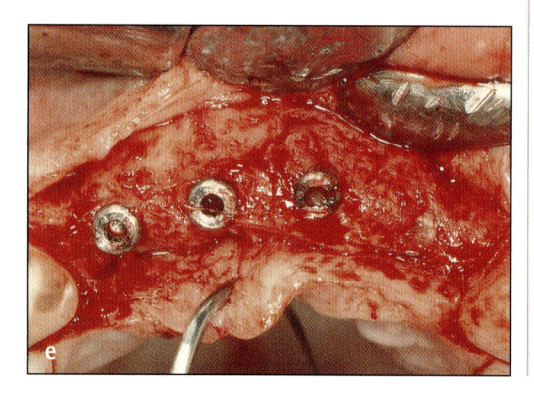

Abb. 9-2
Das Knochenvolumen muss nicht nur für eine richtige Kontur des Gesichts und für die Lippenunterstützung, sondern auch für die exakte Positionierung und Winkelstellung und korrekte intermaxilläre Relation der Implantate ausreichen.

(a) Dieser teilresorbierte Oberkiefer erforderte eine Augmentation und Implantation.

(b) Mit einem Knochenschaber kann partikulärer Knochen auch vom Implantationsgebiet selbst gewonnen werden, während gleichzeitig der Kieferkamm geglättet wird.

(c) Die geringe Menge von 2 ml partikulärem Knochen reicht aus, um die bukkale Oberfläche der beiden freiliegenden Implantate zu bedecken.

(d) Ein dünnes Stück von lamellärem allogenem Knochen wird über den Implantaten befestigt. Es hilft, die partikulären Knochenteile an Ort und Stelle zu halten und hält die Zellen des Weichgewebes davon ab, in den Bereich vorzuwachsen, in dem allein ein Knochenwachstum gewünscht wird.

(e) Nach sechs Monaten zeigen die Implantate eine perfekte knöcherne Bedeckung; überschüssiges Knochenwachstum kann vom Kopf des vierten Implantates bei der Implantatfreilegung entfernt werden.

Untersuchung der Gewebe zur Bestimmung des Augmentationsbedarfs

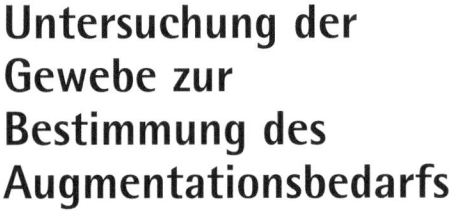

Bei der Behandlungsplanung für Implantatinsertionen im anterioren Oberkiefer muss der Kliniker die Topografie des zahnlosen Kieferkamms, insbesondere in die geplante inzisivogingivale und faziolinguale Implantatposition analysieren. Es muss ausreichend Knochen verfügbar sein, um die notwendige Zahl und Länge von Implantaten zur Unterstützung der geplanten Restauration und Weichgewebearchitektur aufzunehmen[29]. Die Untersuchung wird klinisch und durch Röntgenbilder durchgeführt. Wenn mehr Informationen notwendig sind, kann eine Computertomografie (CT) oder eine Spiraltomografie[30] zur Erzeugung einer dreidimensionalen Ansicht angefertigt werden. Diese Implantationstechnologie wird durch die dreidimensional geführte Computer Aided Design/Computer Assisted Manufacturing (CAD-/CAM-) Technologie erweitert, die dabei hilft, die funktionellen und ästhetischen Bedürfnisse des Patienten zu befriedigen[31]. Zusätzlich kann eine Probeaufstellung der zu ersetzenden Zähne vom Zahntechniker angefertigt werden. Das spezielle Behandlungsverfahren für die implantatgetragene Restauration hängt davon ab, ob ein einzelner Zahn oder mehrere Zähne zu ersetzen sind[32-41] und ob die Implantatinsertion sofort oder verzögert erfolgt[42-46]. Wenn mehr als zwei Zähne fehlen, kann eine Reduktion der Implantatzahl das ästhetische Ergebnis der periimplantären Weichgewebearchitektur durch Zwischenschaltung eines Pontics verbessern[47]. Der Zahnarzt kann dann in mehreren Stufen die interimplantäre Papille entwickeln. Wenn an jeder Zahnposition ein Implantat gesetzt wurde, kann es schwierig sein, die Illusion einer Papille zu erzeugen[48-50].

Methoden zur Augmentation des anterioren Kieferkamms

Zur Festlegung ob und wie der anteriore Oberkieferalveolarkamm augmentiert wird, muss der Zahnarzt zunächst das Kronen-Implantat-Verhältnis und die Position der Inzisalkante in Relation zum Implantatkörper betrachten. Kieferkammaugmentationstechniken (separat oder in Kombination) zur Insertion von Implantaten im anterioren Oberkiefer können auch eine Anhebung des Nasenbodens durch Knochentransplantate (siehe Kapitel 10), eine Kieferkammspreizung mit Osteotomen, Transplantation von kortikospongiösen autologen Knochenblöcken (siehe Kapitel 5) und eine gesteuerte Knochenregeneration (siehe Kapitel 3) erfordern. Die Tabelle 9-1 stellt die Klassifikation der Kieferkammaugmentationstechniken in Abhängigkeit der Schwere der Kieferkammdefekte zusammen. Im Allgemeinen kann eine Vielzahl von ambulant durchführbaren Operationstechniken in Betracht gezogen werden, wenn etwa 4 mm bis 10 mm Kieferkammdicke verfügbar sind. Stärker resorbierte oder aus anderen Gründen entstandene Kieferkammdefekte erfordern eine intensivere Behandlung.

Im anterioren Oberkiefer kann auch Bedarf für eine mukogingivale Rekonstruktion bestehen. Wenn die horizontale und vertikale Defektgröße im anterioren Oberkiefer weniger als 3 mm im Vergleich zur originalen Kontur beträgt, können ansprechende Resultate durch Weichteilaugmentationsmaßnahmen, wie gestielte Bindegewebstransplantate oder freie Onlay- oder Inlay-Gewebetransplantate aus der Palatinalmukosa erzielt werden. Die Weichgewebetransplantationen können vor Implantatinsertion oder während der gedeckten Heilungsphase durchgeführt werden[51-53].

9 Augmentationen und Knochentransplantation im anterioren Oberkiefer

Tabelle 9-1　Klassifikation der Kieferkammaugmentationstechniken

Kammdicke	Maßnahme
8 bis 10 mm	Barrieremembran allein
7 bis 8 mm	Partikuläres Augmentationsmaterial und Barrieremembran mit Fixierung
6 bis 7 mm	Kieferkammaufdehnung mit Osteotomen
5 bis 6 mm	Allogenes Blocktransplantat
4 bis 5 mm	Allogenes Blocktransplantat
1 bis 4 mm	Le-Fort-I-Osteotomie oder Aufbau mit Titangitter (beides mit autologem Knochentransplantat) oder Distraktionsosteogenese

Barrieremembranen

Wenn die verbleibende Kieferkammbreite in bukkopalatinaler Ausdehnung zwischen 8 mm und 10 mm beträgt und die interokklusale Kieferkammrelation günstig ist, kann das Implantat üblicherweise adäquat in den Knochen eingebracht werden. Gelegentlich kann eine Augmentation aus ästhetischen Gründen erforderlich werden, um einige freiliegende Windungen des Implantates zu bedecken. In diesem Szenario kann eine mit Titanstäben verstärkte Barrieremembran in Betracht gezogen werden[8].

Die klinische Erfahrung und veröffentlichte Literaturstudien haben gezeigt, dass Knochendefekte eines Kieferkamms von der genannten Breite effektiv ohne Augmentationsmaterialien und nur mit der gesteuerten Knochenregeneration (GBR) zur Ausheilung gebracht werden können. Tatsächlich sind die knöchernen Resultate so vorhersagbar, dass das Weichgewebemanagement oft das ernster zu nehmende Hindernis für eine erfolgreiche implantatgestützte Restauration im anterioren Oberkiefer ist[51].

Die Verwendung von Barrieremembranen, wie z. B. die titanverstärkte abgedeckte und gedeckt einheilende Gore-Tex-Membran (W. L. Gore, Flagstaff, AZ) können nach ein- oder zweizeitigem Schema eingesetzt werden. In die Membran eingelegte Titanstäbe erlauben der Membran, einen Knochendefekt sicher abzudecken und gleichzeitig effektiv die Membran von der Knochenoberfläche abzuhalten (vorausgesetzt, dass die Titanstäbe korrekt zurechtgebogen sind und die Membran mit Nägeln befestigt ist).

Wenn ausreichend Knochen zur Implantatinsertion vorhanden ist und keine Bedenken hinsichtlich der Primärstabilität bestehen, dann können die Membran und das Implantat simultan einzeitig eingesetzt werden, um kleinere Dehiszenzen oder Fenestrationen zu behandeln. Die Membran kann etwa sechs Monate später entfernt werden. Danach kann die prothetische Behandlung beginnen. Wenn der lokal vorhandene Oberkieferknochen aufgrund der ästhetischen und funktionellen Erfordernisse des Patienten nicht zur Aufnahme der Implantate ausreicht, können als erster Schritt Barrieremembranen eingesetzt werden, um den Knochen im Defektareal zu regenerieren. Ungefähr neun Monate später kann die Membran entfernt werden und die Implantate werden in einem zweiten Schritt inseriert. Drei Monate später kann die prothetische Behandlung beginnen.

Methoden zur Augmentation des anterioren Kieferkamms 9

Abb. 9-3
Die Verwendung einer Barrieremembran im Oberkiefer bei einzeitiger Implantation und Augmentation.

(a) Ein knöcherner Dehiszenzdefekt trat bei der Implantatinsertion auf.

(b) Obwohl das Implantat zum Teil freiliegt, konnte es gut stabilisiert werden.

(c) Autologer Knochen wurde durch sorgfältiges Bohren aus der Implantatbohrung gewonnen. Er reicht bei diesem Patienten für eine gute knöcherne Bedeckung aus.

(d) Eine resorbierbare Kollagenmembran wird passend zurechtgeschnitten und eingelegt.

(e) Der Lappen sollte exakt in die Originalposition ohne Spannung zurückgeschlagen und zur Erzielung einer primären Wundheilung vernäht werden.

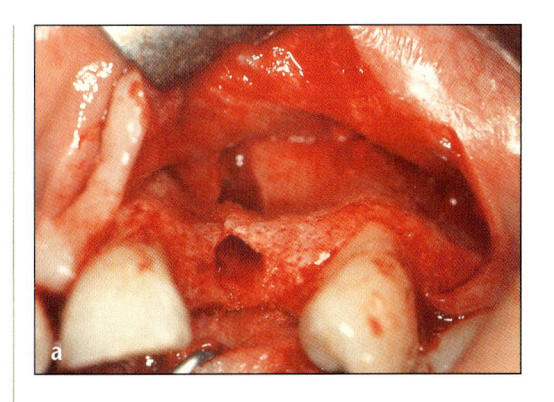

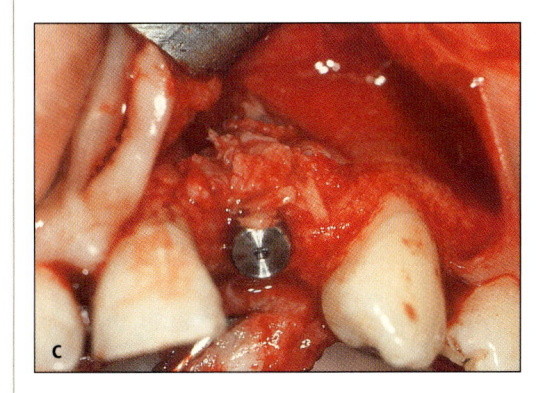

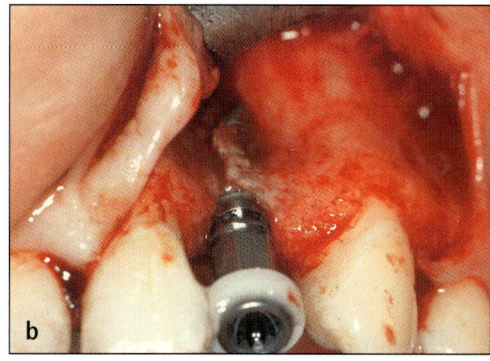

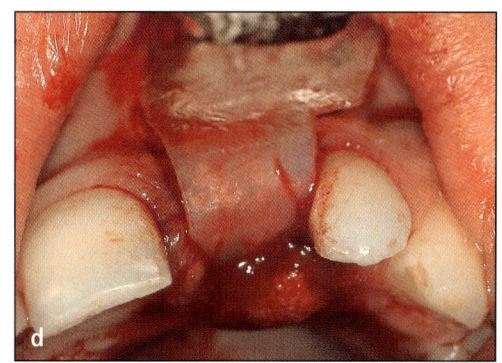

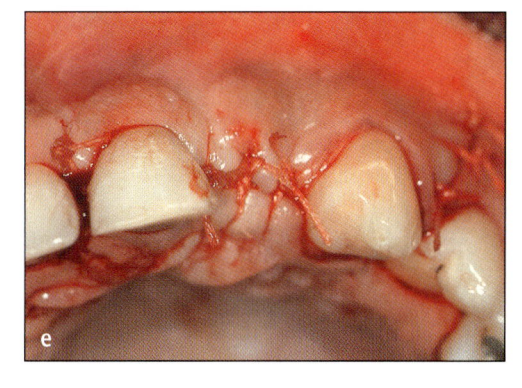

Partikuläre Transplantate und Membran mit Pinfixierung

Wenn der Kieferkamm wenigstens 7 mm bis 8 mm in bukkopalatinaler Richtung misst, sollte man Gebrauch von einer Membran mit partikulärem Aufbaumaterial machen. Das Augmentationsmaterial sollte entweder autologer Knochen, Allotransplantat (wie demineralisierter oder mineralisierter, gefriergetrockneter Knochen) oder alloplastisches Material oder Xenotransplantate sein. Autologe Transplantate erzeugen neuen Knochen, während alloplastische und xenoplastische Materialien über eine osteokonduktive Leitschienenwirkung das Anwachsen von Knochen begünstigen. Für die Kieferkammaugmentationen können Allotransplantate mit Kollagen[54,55] oder andere Typen von resorbierbaren Membranen (z. B. Alloderm [LifeCell, Branchburg, NJ])[56-57], wie auch fixierte bioresorbierbare Membranen[58], verwendet werden (Abb. 9-3). Allerdings gibt es in der Literatur generell mehr Berichte über vorhersagbare Resultate mit resorbierbaren Membranen, auch wenn diese simultan der Implantation verwendet werden (Abb.9-4)[59]. Die besten Resultate wurden er-

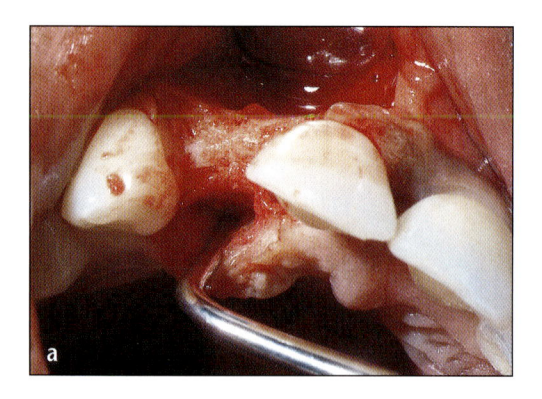

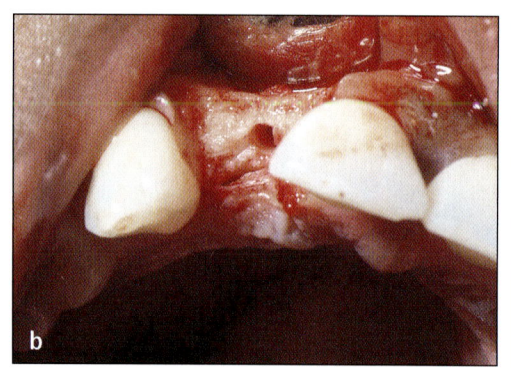

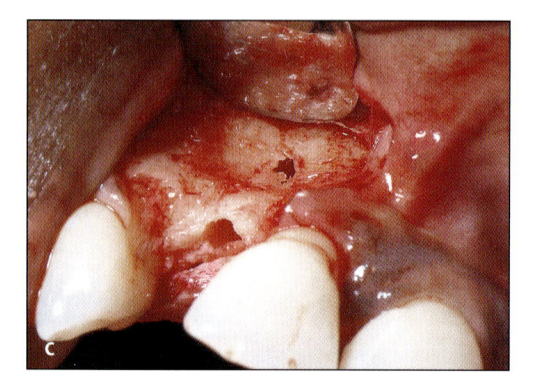

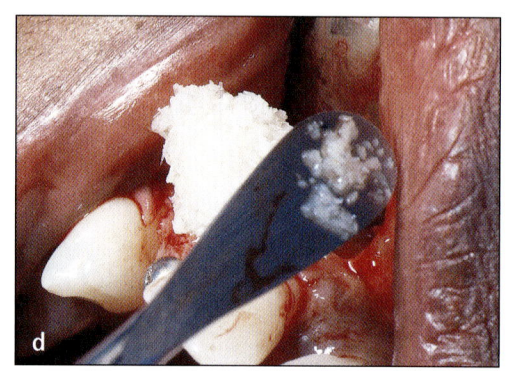

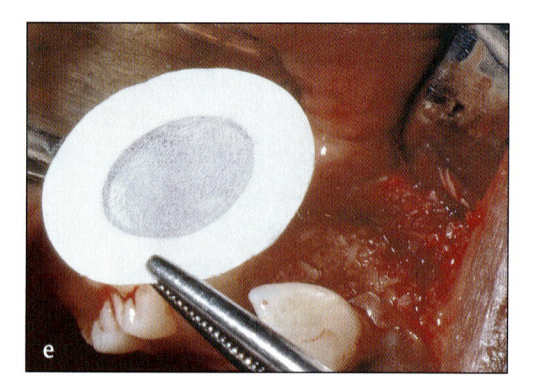

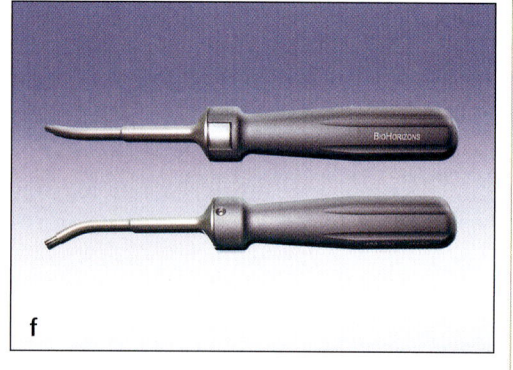

9 Augmentationen und Knochentransplantation im anterioren Oberkiefer

Abb. 9-4
Wenn der Kieferkamm wenigstens 8 mm bis 12 mm bukkopalatinale Breite aufweist, können Dehiszenzdefekte mithilfe von GBR-Membranen mit oder ohne Knochenaugmentationsmaterialien korrigiert werden.

(a) Diese Einzelzahnlücke im anterioren Oberkiefer ist in Bezug auf Knochenbreite und -höhe in Symmetrie mit der kontralateralen Seite problematisch.

(b) Eine Einzelzahnlücke kann eine gute Knochenhöhe und -breite vortäuschen; Konkavitäten, die mit Bindegewebe ausgefüllt sind, können wie ein guter breiter Kieferkamm aussehen, auch bei Palpation.

(c) Obwohl scheinbar eine ausreichende Knochenmenge vorlag, zeigt die Abpräparation des Lappens eine tiefe Konkavität, sodass ein Dehiszenzdefekt bei der Implantatbohrung auftrat.

(d) Bei diesem Patienten wurde ein allogenes partikuläres Knochentransplantat in Verbindung mit einer Membran gewählt.

(e) Bei diesem Patienten wurde eine Gore-Tex-Membran gewählt, weil sie eine gute Adaptation und Deckung des Bereiches ermöglicht. Diese nicht resorbierbare Membran wird bei der Implantatfreilegung entfernt.

(f) Die Verwendung des Auto-Tac-Systems (BioHorizons, Birmingham, AL) mit resorbierbaren und nicht resorbierbaren Nägeln ist ideal, um die Membran zu immobilisieren.

zielt, wenn die Implantatinsertion für einige Wochen verzögert und wenn nur ein einzelnes Implantat gesetzt wurde[60].

Einige Forscher konnten zeigen, dass die GBR sogar in Fällen von stärkerem Knochenverlust wirksam eingesetzt werden kann. In einer Studie wurde humanes DFDBA in der Funktion eines Platzhalters unter einer Membran zur Knochenaugmentation vor Implantatinsertion beschrieben[61].

Osteotome zur Kieferkammexpansion

Bei wenigstens 6 mm bis 7 mm Knochenbreite können Osteotome zur Expansion und Augmentation des Knochens und zur Schaffung von angemessenen Knochenmengen für die Funktion des Implantats eingesetzt werden. Durch Kammspreizung können im Allgemeinen Kieferkämme auch zur Erzeugung einer guten Ästhetik vorbehandelt werden.

Abb. 9-5

Osteotome können zur Expansion und Augmentation des Kieferkamms verwendet werden, um ausreichend Knochen für die Implantatfunktion zu erzeugen. Der Knochen wird eher verdichtet und verdrängt als entfernt, damit steigen die Chancen des Implantatüberlebens.

(a) Osteotome von zunehmendem Durchmesser (von 0,3 mm bis 0,6 mm) werden verwendet, um die Osteotomie für ein spezifisches Implantatsystem zu schaffen (aus: Saadoun AP, Le Gall, MG: Implant site preparation with osteotoms: Principles and clinical application. Pract Periodontics Aesthet Dent 1996;8: 453-463. Mit Erlaubnis der Autoren).

(b) Die präoperative Ansicht zeigt einen dünnen Kieferkamm im anterioren Oberkiefer mit einer Schaltlücke der Schneidezähne. Der Lappen wird gebildet, um Zugang und Übersicht über das Areal zu bekommen.

(c) Der Lappen wird zurückgeschlagen und abgehalten, um den Kieferkamm darzustellen.

(d) Mit einer chirurgischen Bohrschablone werden die korrekten Osteotomiepositionen festgelegt.

(e) Mit dem kleinsten Implantatvorbohrer des jeweiligen Systems wird zunächst bis auf die korrekte Tiefe das Implantat, das vorher ausgewählt wurde, aufgebohrt.

(f) Dann wird ein Osteotom desselben Durchmessers oder leicht größer als der Implantatbohrer (z. B. 0,03 mm oder weniger) in die Osteotomie eingeführt. Osteotome von größeren Durchmessern werden dann bis auf die passende Länge für das Implantat eingeführt. Die Osteotome werden entweder langsam in der Hand rotiert oder durch sanfte Hammerschläge hineingetrieben. Das endgültige Osteotom sollte der Implantatform und dem Implantatdurchmesser entsprechen.

(Fortsetzung nächste Seite)

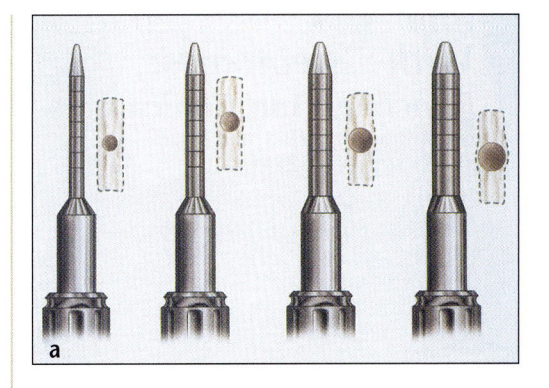

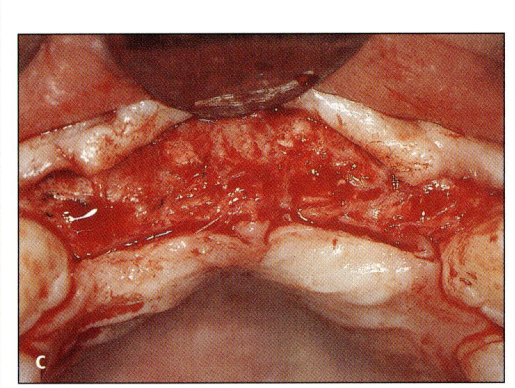

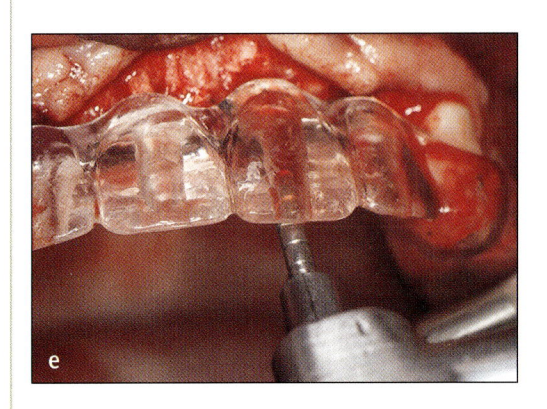

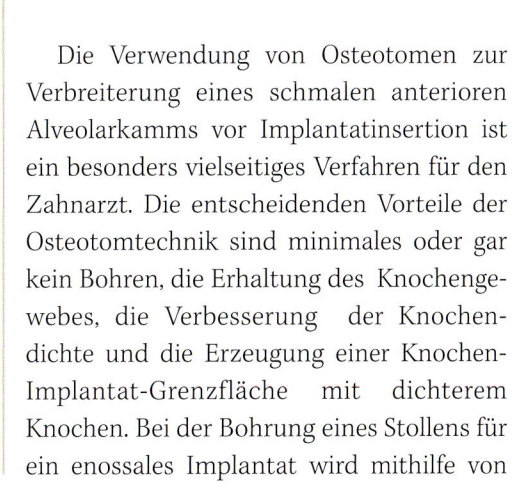

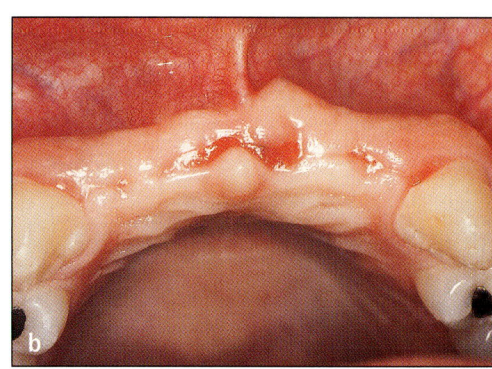

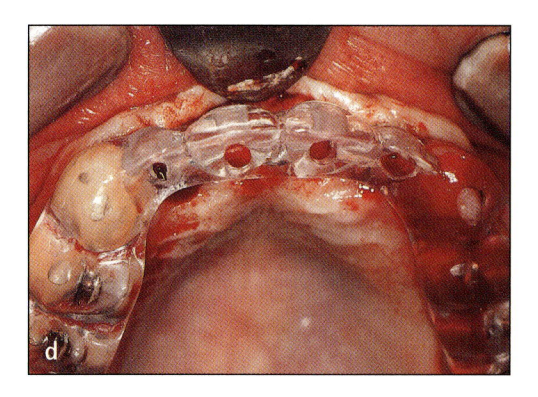

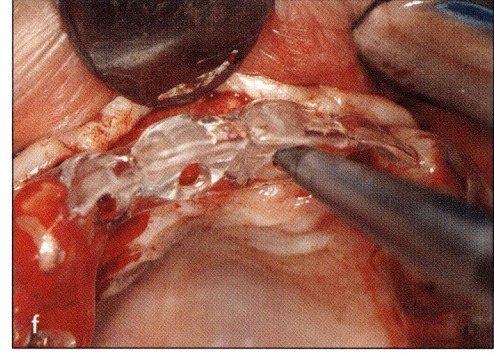

Die Verwendung von Osteotomen zur Verbreiterung eines schmalen anterioren Alveolarkamms vor Implantatinsertion ist ein besonders vielseitiges Verfahren für den Zahnarzt. Die entscheidenden Vorteile der Osteotomtechnik sind minimales oder gar kein Bohren, die Erhaltung des Knochengewebes, die Verbesserung der Knochendichte und die Erzeugung einer Knochen-Implantat-Grenzfläche mit dichterem Knochen. Bei der Bohrung eines Stollens für ein enossales Implantat wird mithilfe von Bohrern aufsteigender Durchmesser Knochen aus dem Implantatbett entfernt. Der letzte Bohrer hat etwa den gleichen Durchmesser und Länge wie das Implantat. In Regionen mit vorwiegend dichterem Knochen ist dieses traditionelle Bohrverfahren grundsätzlich angemessen. Wenn aber eine reduzierte Knochendichte im geplanten Implantatsitus vorherrscht, was im Oberkiefer oft der Fall ist, sollte ein etwas konservativerer Ansatz zur Anwendung kommen. Osteotome mit zunehmendem Durchmesser

9 Augmentationen und Knochentransplantation im anterioren Oberkiefer

Abb. 9-5 *(Fortsetzung)*
(g) Das Implantatsystem sollte ein selbstschneidendes Gewinde aufweisen. Hier sind Implantate von 3,75 mm Durchmesser und einer Länge von 15 mm gezeigt.

(h) Das postoperative Röntgenbild zeigt die inserierten Implantate.

(i) Die okklusale Ansicht des Kieferkamms zeigt die durch die Osteotomtechnik gesteigerte bukkopalatinale Kieferkammbreite.

(j) Die fixierten Aufbaupfosten in Vorbereitung der festsitzenden prothetischen Versorgung.

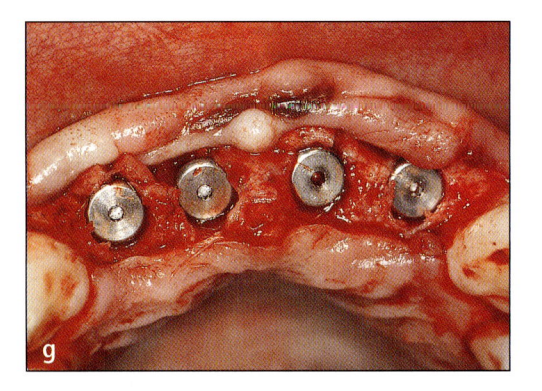

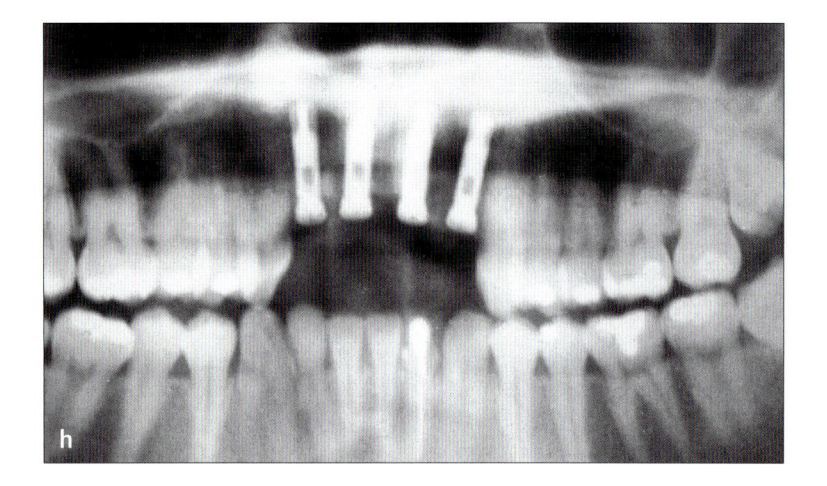

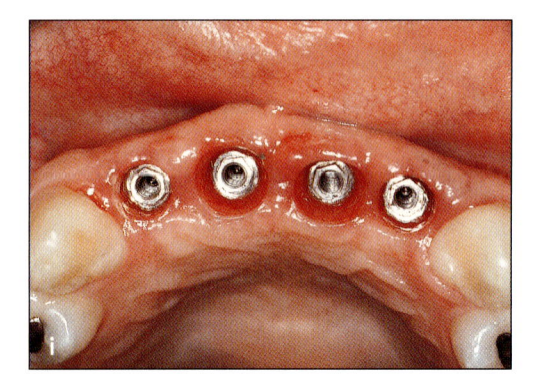

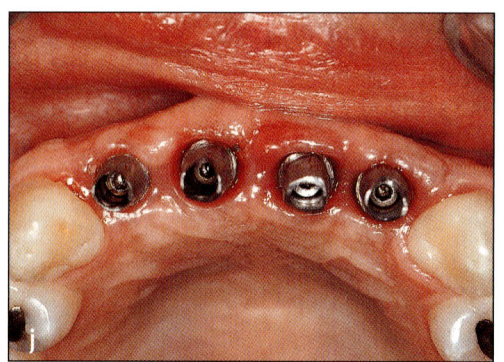

werden in den Alveolarkamm geschoben oder geklopft. Dadurch wird der Knochen verdichtet. Knochen von schlechter Qualität im Implantatsitus wird effektiv eher verschoben als entfernt, wie dies bei Bohrungen der Fall wäre. Damit wird die Implantatprognose nach Einbringung günstiger (Abb. 9-5). Weitere Indikationen für die Kieferkammaufdehnung sind die Verbesserung der Ästhetik, die Reduktion von Unterschnitten im Alveolarkamm, die Änderung von Emergenzwinkeln und die Passung zur gegenüberliegenden Bezahnung.

Allogene Blocktransplantate

Wenn der Kieferkamm wenigstens 5 mm bis 6 mm in bukkopalatinaler Richtung misst, dann sollten allogene Transplantate/FDBA in Betracht gezogen werden. Allotransplantate wurden für viele Jahre als sinnvolle Alternativen zu autologen Knochentransplantaten eingesetzt. Viele der Nachteile der autologen Transplantate, darunter Entnahmemorbidität, begrenztes Volumen und Größe der Transplantate, Zeitbedarf für die Hebung des autologen Transplantates, treten bei Allotransplantaten nicht auf. In Fällen, die wie Kammaugmentationen, eine gute Stabilisierung benötigen, können Blöcke von allogenem Knochen mit vorhersagbaren Ergebnissen verwendet werden, die dann als Leitschiene für das Knochenwachstum dienen, am Ende resorbiert und durch Empfängerknochen ersetzt werden (Abb. 9-6). Allogene Knochenmaterialien sollten sowohl die kollagenen als auch die mineralischen Bestandteile des Knochens enthalten. Beispielsweise wird der Puros J-Block (Zimmer Dental, Carlsbad, CA) so gewonnen und verarbeitet, dass die Zellen Feuchtigkeit, Fett und Lipide herauswaschen, während Kollagen- und Mineralbestandteile erhalten bleiben. Im Allgemeinen sind die Kriterien zum Einsatz von allogenen Blocktransplantaten dieselben, wie bei der Verwendung von autologen Blocktransplantaten, die im späteren Teil dieses Kapitels beschrieben werden, allerdings mit folgenden Ausnahmen:

1. Wenn ein allogener Block verwendet wird, sollten sowohl das Empfängerlager als auch das Blocktransplantat dekortiziert werden.
2. Barrieremembranen sind bei autologen Blocktransplantaten nur notwendig, wenn mehr als 50% der Oberfläche des Augmentates aus partikulärem Material besteht. Bei allogenen Blöcken sind Barrieremembranen aber in allen Fällen empfohlen.
3. Der autologe Block bedarf keiner Rehydrierung; der J-Block wird aber vor Verwendung rehydriert, vorzugsweise in nicht aktiviertem Platelet-Rich-Plasma (PRP).

Kortikospongiöse Blocktransplantate

Wenn der Kieferkamm wenigstens 4 mm bis 5 mm Querdurchmesser aufweist, dann sollten autologe Knochenblöcke verwendet werden[9,62-66]. Kieferkämme mit einer krestalen Breite von weniger als 6 mm erfordern typischerweise eine Augmentation vor der Implantatbehandlung. Fazial und lingual muss wenigstens 2 mm Knochen das Implantat umgeben. Deshalb muss bei Verwendung eines 4 mm im Durchmesser messenden Implantates ein Knochenlager von 8 mm bis 10 mm im bukkolingualen Querdurchmesser vorhanden sein. Während alloplastische Augmentationsmaterialien zur Kammaugmentation im posterioren Ober- und Unterkiefer Verwendung finden[67], ist für die anteriore Maxilla autologer Knochen vom aufsteigenden Unterkieferast bei Volumenbedarf von mehr als 4 mm bis 5 mm zusätzlicher Kammbreite sehr zu empfehlen. Kortikospongiöse Blocktransplantate vom Kinn (siehe Kapitel 6) oder vom aufsteigenden Unterkieferast (siehe Kapitel 5) bieten typischerweise ausreichend Knochen, um mangelnde Breiten des Kieferkamms im anterioren Oberkiefer bei Lücken bis zu vier Zahnbreiten zu behandeln oder sowohl Höhe und Breite in Bereichen bis zu zwei Zahnbreiten aufzubauen[68-71].

Eine Studie aus dem Jahre 2003 hatte beispielsweise zur Schlussfolgerung, dass aufgelagerte Blocktransplantate extrem verlässliche Resultate zur Kieferkammverbreiterung im anterioren Oberkiefer vor Implantatinsertion bieten[72]. Autologe Blocktransplantate vom Kinn oder aufsteigenden Unterkieferast revaskularisieren schnell und zeigen eine relativ geringe Resorptionsrate[73]. Eine Barrieremembran kann nützlich sein, wenn mehr als 50% des Augmentatgebietes aus partikuliertem Material besteht. In einer anderen Studie aus demselben Jahr wurde über die Verwendung von Knochentrepankernen aus der Symphyse zur vertikalen Augmentation des Alveolarkamms

9 | Augmentationen und Knochentransplantation im anterioren Oberkiefer

Abb. 9-6

Partikuläre autologe Transplantate, partikuläre Allotransplantate, alloplastische Materialien, autogene oder allogene Blöcke sind mögliche Optionen in der Planungsphase. Die beste Option wird letztendlich durch die Analyse und Bewertung des individuellen Heilungspotenzials des Patienten innerhalb der Grenzen des Defektes bestimmt.

(a) Durch Abpräparation eines vollschichtigen Lappens mit ausreichenden Entlastungsschnitten wird eine ausreichende Übersicht und die Augmentation des Bezirkes möglich.

(b) Die Seite mit dem Kieferkammdefekt muss später, in Bezug auf Knochenvolumen und Anatomie, der kontralateralen Seite entsprechen.

(c) Der Block wird so zurechtgeschliffen, dass er gut in den Defekt passt.

(d) Der Block wird in den Defekt eingepasst, die Adaptation überprüft und, wenn nötig, durch Konturierung verbessert, damit eine gute initiale Passung und Stabilität vorliegt.

(e) Blocktransplantate jeglicher Art sollten stets durch Schrauben stabilisiert werden, vorzugsweise mit mehr als einer Schraube, um eine möglichst gute Adaptation an den Lagerknochen zu erreichen und um Rotation oder Mikrobeweglichkeiten zu minimieren.

(f) Die Befestigungsschrauben (hier im Röntgenbild) werden zum Zeitpunkt der Implantatinsertion entfernt.

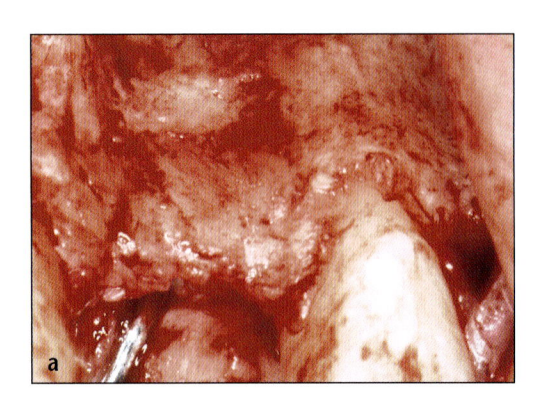

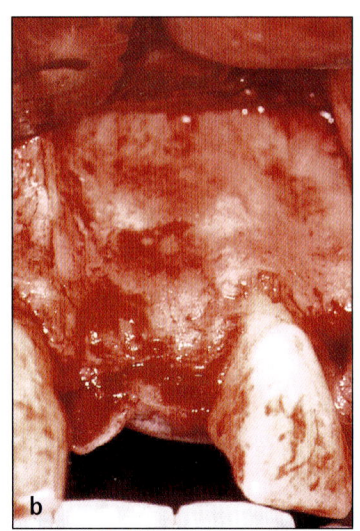

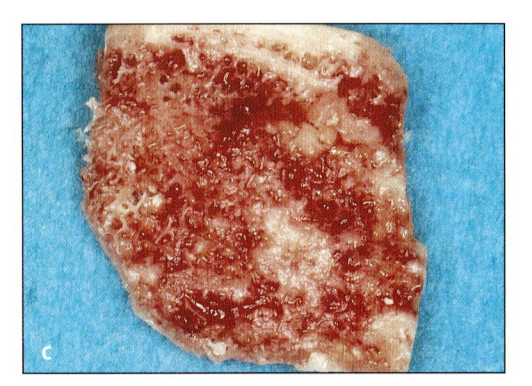

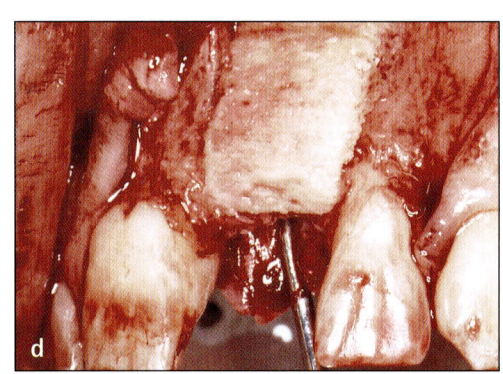

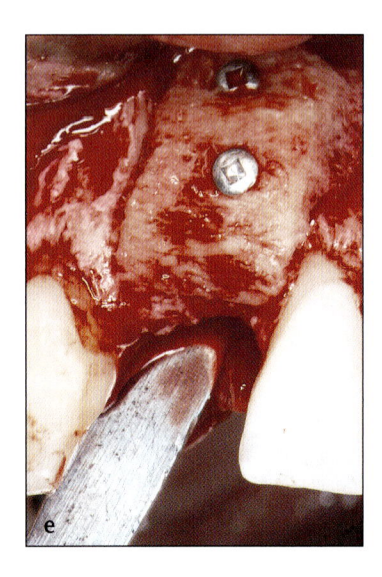

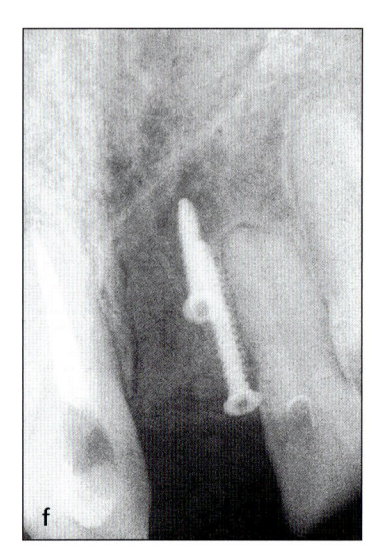

berichtet. Zusätzlich wurde DFDBA in Verbindung mit einer titanverstärkten, expandierten Polytetrafluorethylen- (e-PTFE-) Membran verwendet[74]. Die Resultate dieser Studie zeigten darüber hinaus eine gesteigerte Kieferkammbreite.

Abb. 9-6 *(Fortsetzung)*
(g) Die Weichgewebepräparation führt zu einem spannungsfreien Lappen, um die Gefahr der Weichteildehiszenz durch den Muskelzug zu vermeiden.

(h) Der bukkale Lappen wurde nach sorgfältiger Präparation spannungsfrei reponiert. Er wurde so entworfen, zurückgelagert und vernäht, dass beide Papillen intakt bleiben.

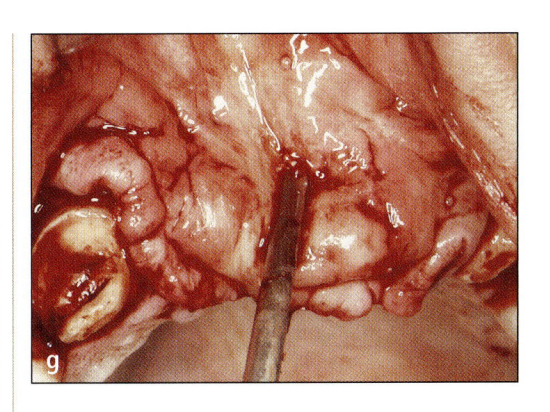

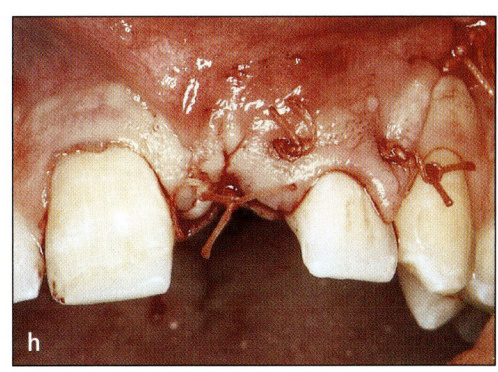

Autologe Knochenblöcke

Zahnärzte sollten mit Umsicht Antibiotika und entzündungshemmende Medikamente vor und nach der Operation verschreiben. Einige Kliniker haben Ibuprofen eine Stunde präoperativ und drei bis sieben Tage postoperativ vorgeschlagen. Amoxicillin kann ebenfalls zur Verwendung vor und nach der Operation verschrieben werden. Im Bereich des Oberkieferalveolarfortsatz-Defektes kann 2%iges Lidocain mit 1:100.000 Adrenalinzusatz als Lokalanästhetikum verwendet werden; Articain ist eine Alternative.

Die Inzision wird auf der palatinalen Seite des Kieferkamms durchgeführt und zunächst ein gespaltener Mukosalappen gebildet. Dann wird das Periost über dem Kieferkamm inzidiert. Trapezförmige Entlastungsschnitte werden angrenzend an die benachbarten Zähne gesetzt und ein vollschichtiger Lappen wird dann zur Darstellung des Defektes abpräpariert. Eine richtige Abhebung des Lappens und sorgfältige Schnittführung sind entscheidend. Durch Darstellung des Empfängergebietes kann der Zahnarzt den Bedarf für eine Augmentation und die optimale Menge des erforderlichen Knochens erkennen.

Bevor intraoraler Spenderknochen gehoben wird, sollte das Empfängerbett gereinigt und gespült werden, um mögliches entzündliches Gewebe oder Narbengewebe zu entfernen. Sowohl Osteoinduktion als auch Osteokonduktion sind durch die Anwesenheit von fibrösem Narbengewebe verzögert oder kompliziert, wenn epitheliales Gewebe zurückbleibt. Das kann zu fibröser Ausheilung anstelle von Knochenformation führen[75,76]. Ein Stück Knochenwachs kann in den Defekt gebracht und modelliert werden, um die ungefähre Größe des Knochentransplantates zu simulieren. Das Knochenwachs wird dann entfernt und als Schablone für die Hebung eines passenden Blocktransplantates verwendet. Alternativ können andere sterile Materialien beschnitten und in Form gebracht und als Schablonen verwendet werden. Der Empfängerknochen sollte mit einer kleinen Kugelfräse perforiert werden, um die Verfügbarkeit osteogener Zellen zu erhöhen, die die Revaskularisierung beschleunigen und die Verbindung des Transplantates mit dem Empfängerknochen verbessern.

Das Transplantat sollte sobald wie möglich nach Hebung eingebracht werden. Scharfe Kanten werden beseitigt und durch Konturierung wird ein maximaler Kontakt mit dem Lagerknochen angestrebt. Typischerweise werden 1,0 mm bis 1,6 mm im Durchmesser messende titanlegierte Schrauben verwendet, um das Transplantat im Empfängerbett zu befestigen. Kleine Hohlräume sollten mit partikulärem spongiösem Material vom Spendergebiet gefüllt werden.

Ein spannungsfreier Wundverschluss über diesen Transplantaten ist wichtig. Vor der Naht sollte das bukkale Periost mit einem Skalpell eingeritzt und unterminiert werden, um einen besseren Vorschub des Weichgewebes zu ermöglichen. Danach werden Inzisionen mit 3.0 chromierten einzelnen Matratzennähten geschlossen. Dieses Vorgehen vermindert die Wundspannung und erhält die Weichteilbedeckung. Das herausnehmbare Provisorium sollte so hohl geschliffen werden, dass kein Kontakt mit dem transplantiertem Gebiet besteht (Abb. 9-7).

Antibiotika und unterstützende Techniken

Amoxicillin oder Clindamyzin können eine Stunde vor der Operation gegeben und dann eine Woche postoperativ eingenommen werden. Dexametason kann am Operationstag verschrieben werden und dann für mehrere Tage postoperativ fortgesetzt werden. Komplikationen, wie Membranexposition, Infektion und Plaqueansammlung können bei postoperativen Nachsorgeterminen beseitigt werden. Eine ernste Membranexposition kann eventuell eine erneute Augmentation und die Membranentfernung bedingen, wogegen geringere Membranexpositionen nur ein topisches Desinfektionsmittel (z. B. Chlorhexidin) erfordern.

Der endgültig restaurierte Kieferkamm sollte wenigstens 8 mm bis 10 mm Breite aufweisen, um trotz möglicher Transplantatresorption und trotz des Knochenumbaus noch eine angemessene Breite für die Insertion von Implantaten mit Standarddurchmesser zu ermöglichen.

Das Empfängerbett sollte etwa vier bis acht Monate nach Augmentation ausheilen, bevor die Implantate gesetzt werden. Der Bruch des Transplantates, Wunddehiszenz (mit Freilegung von Implantaten und Transplantaten) und eine erhöhte Rate von Implantatverlusten sind wahrscheinlicher, wenn die Implantate simultan mit der Knochentransplantation[77] oder der GBR[78], anstelle eines zweizeitigen Verfahrens, durchgeführt werden. Ein zweizeitiges Vorgehen erlaubt dem Kliniker die Augmentatresorption besser einzuschätzen, sodass das Implantat eine sichere knöcherne Verankerung hat. Während einige Untersuchungen positive Resultate für die Sofortbelastung von Einzelzahnimplantaten im anterioren Oberkiefer zeigen, ist für Situationen mit Augmentationsbedarf weitere Forschung notwendig[79]. Einige Studien zeigen, dass Transplantatverluste häufig mit Infektionen am Empfängerbett, vorzeitiger Belastung der Transplantate durch herausnehmbare Provisorien und Weichteildehiszenz mit Freilegung des Transplantates zur Mundhöhle vergesellschaftet waren[80].

Verwendung von Titangittern zur Auflagerungsosteoplastik und die Le-Fort-I-Osteotomie des Oberkiefers

Bei extrem resorbierten Kieferkämmen oder bei Bisslagediskrepanzen kann die Verwendung von Titangittern oder eine Le-Fort-I-Osteotomie des Oberkiefers mit einem interponierten Knochentransplantat in Betracht gezogen werden[81]. Zusätzlich kann die Distraktionsosteogenese eine interessante Alternative zu diesen beiden Verfahren sein, wenn ein ausreichender Restknochen im Oberkiefer vorhanden ist.

Titangitter mit autologem Knochen

Vertikale Defekte erfordern häufig eine technisch anspruchsvolle Operation mit Verwendung von Auflagerungstransplantaten, die durch ein nicht resorbierbares Titangitter gestützt werden (Abb. 9-8)[82,83]. Diese Defekte bestehen bei Patienten, die ihre Zähne aufgrund von erheblichen Knochenverlusten nach Parodontalerkrankung verloren haben, die frakturierte Wurzeln oder einer Pulpapathologie aufwiesen[84].

Methoden zur Augmentation des anterioren Kieferkamms

Abb. 9-7
Kieferkammaugmentation im anterioren Oberkiefer mit einem autologen Knochenblock.

(a) Zahnverlust nach Trauma führt oft zu schmalen Kieferkämmen, weil die Alveolenfüllung nicht möglich ist.

(b) Ein extrem dünner anteriorer Kieferkamm mit riesigen Konkavitäten als Restzustand nach Verlust der beiden mittleren Schneidezähne nach Trauma.

(c) Der Bereich wird leicht konturiert mit einer chirurgischen oval geformten Fräse, um eine günstigere Oberfläche zur Aufnahme der Transplantate zu schaffen.

(d) Der noch erhaltende Mittellinienkamm, der nichts anderem als der Spina nasalis entspricht, wird zurückgeschliffen, um die Blockanlagerung in optimaler Position zu begünstigen und um die Beschleifung des Knochenblockes zu minimieren.

(e) Die Kortikalis wird mit einer zylindrischen Fräse Nr. 1701 (Brasseler, Savannah, GA) perforiert. Dabei sollte man nicht zu nah an die benachbarten Zähne kommen.

(f) Die Perforationen erleichtern die Gefäßformation und Zellmigration durch die Öffnungen, wodurch die Integration des gewonnenen Knochens in den Empfängerbezirk erleichtert wird. Ein Trauma führt zu einer Reduktion der Spongiosa, sodass der gewonnene Block eine gewisse spongiöse Qualität haben sollte, um mehr lebendige Zellen in den Defekt zu bringen.

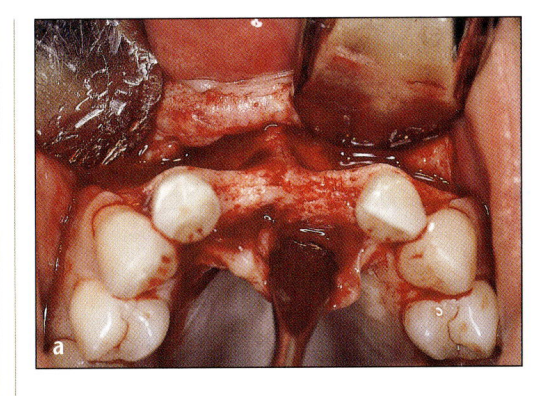

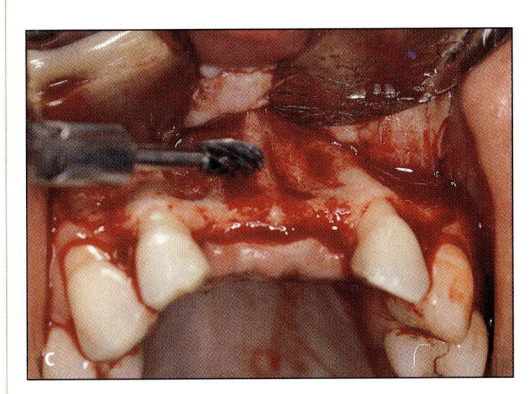

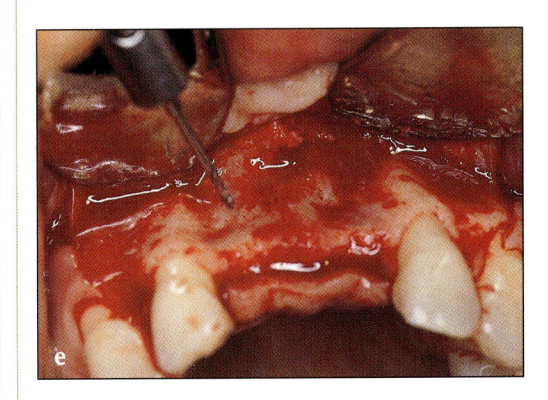

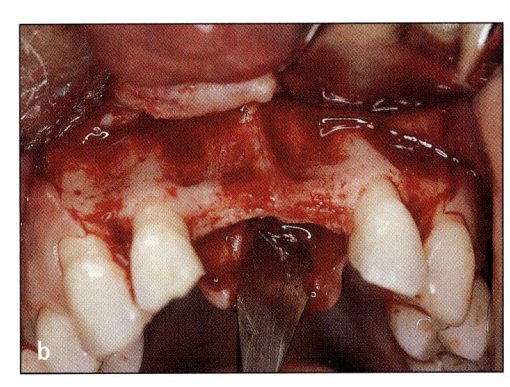

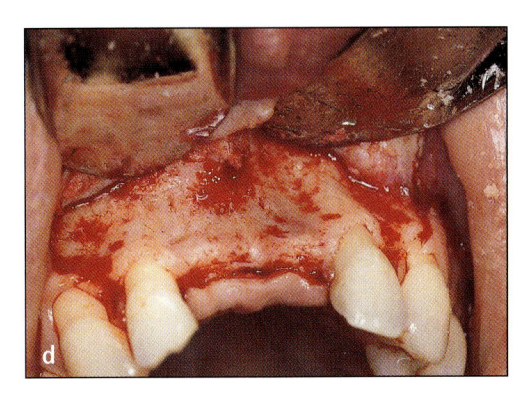

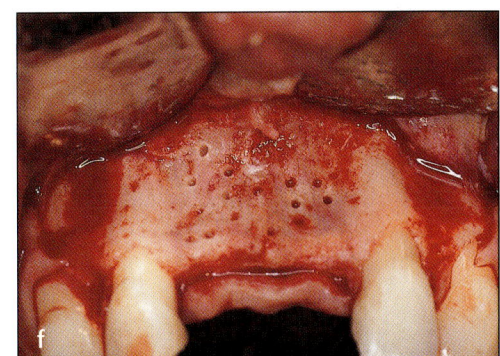

(Fortsetzung nächste Seite)

9 Augmentationen und Knochentransplantation im anterioren Oberkiefer

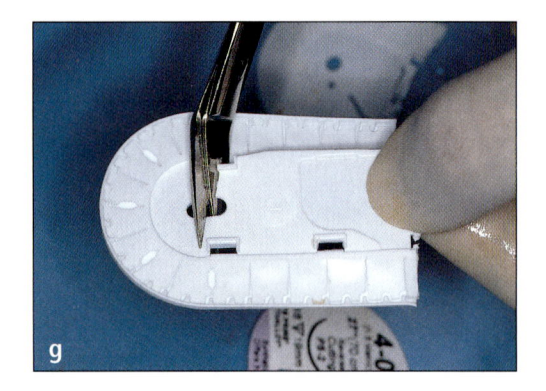

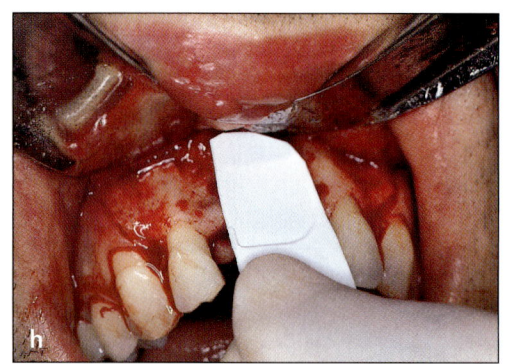

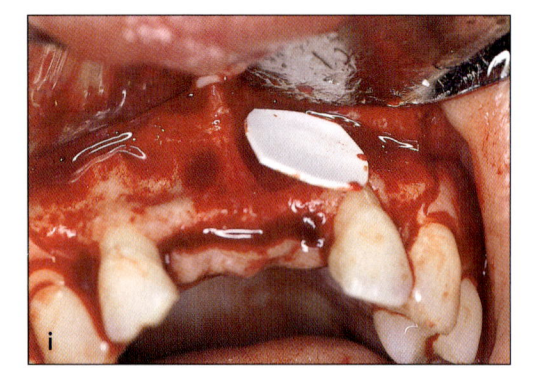

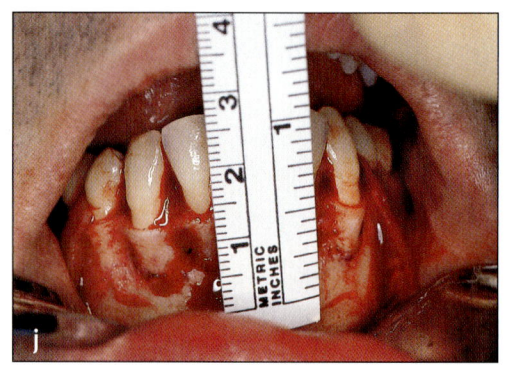

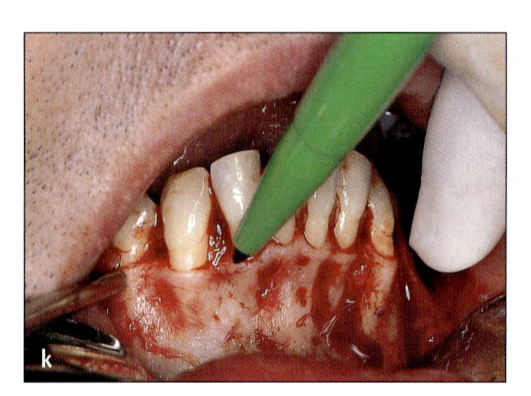

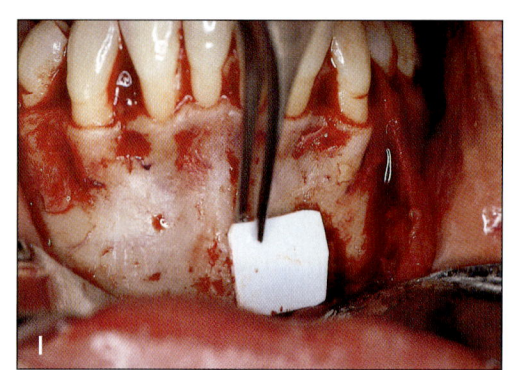

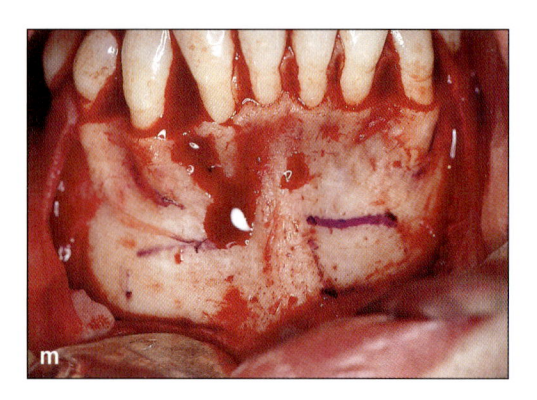

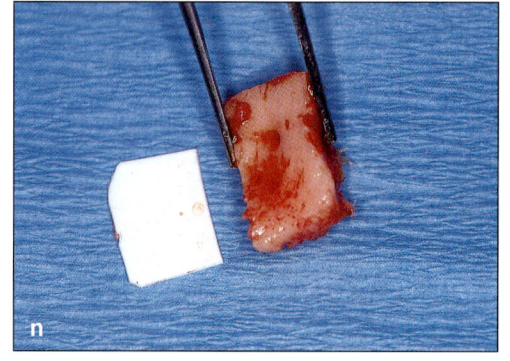

Abb. 9-7 *(Fortsetzung)*

(g) Die Defektform kann mit einer Schablone abgenommen werden, die dem Operateur hilft, möglichst passende Blöcke zu finden. Hierzu können Materialien, die so einfach und leicht verfügbar sind, wie die Plastikverpackungen der Nähte, verwendet werden.

(h) Das flache Stück steriler Plastikfolie wird gegen den Defekt gehalten, um die gewünschte Größe und Form des Blockes zu simulieren.

(i) Die Schablone wird passend zugeschnitten und geformt. Das reduziert die Zeit für die Umschneidung und Formung der Knochenblöcke, die Komplikationsmöglichkeiten und mindert die Wahrscheinlichkeit, dass zu kleine oder zu große Blöcke für den Empfängerdefekt gehoben werden.

(j) Mit einem Lineal wird die Länge der anterioren Schneidezähne gemessen. Hierzu können auch Röntgenbilder verwendet werden, man muss aber den Vergrößerungsfaktor kennen.

(k) Mit einem sterilen chirurgischen Marker kann angezeichnet werden, wo die Wurzelspitzen der Schneidezähne liegen und aus welchem Gebiet der Knochen sicher gewonnen werden kann.

(l) Die zuvor zurechtgeschnittene Schablone wird auf den anterioren Unterkiefer gelegt.

(m) Markierungen werden mit einer Nr. 1701-Fräse bis in den Knochenmarkraum angelegt.

(n) Wenn alle Schritte sorgfältig befolgt wurden und der Block tief genug und vollständig ausgeschnitten wurde, kann er leicht mithilfe eines Meißels in einem Stück herausgehoben werden. Der am weitesten vorn liegende Schnitt sollte in einem 45° Winkel durchgeführt werden, um einfach mit dem Meißel in die Osteotomie hineinzukommen. Es ist günstig, einen etwas größeren Block zu heben als notwendig, solange dies nicht die Morbidität steigert, und die benachbarte Anatomie dies erlaubt.

Abb. 9-7 *(Fortsetzung)*
(o) Die Spenderkavität kann zur Blutungsstillung mit hämostatischem Kollagenmaterial wie Avitene (MedChem Products, Woburn, MA) versorgt werden.

(p) Dieses resorbierbare hämostatische Material kann mit Gewebepinzetten aufgenommen und in den Defekt gepackt werden.

(q) Zusätzlich zu den hämostatischen Effekten dient dieses Material auch als Gerüst, das das Volumen im Entnahmegebiet erhöhen wird. Wenn gewünscht, kann partikuläres oder pastenförmiges Augmentationsmaterial im Spenderdefekt zu diesem Zeitpunkt eingebracht werden.

(r) Die Knochenblöcke werden in ihre korrekte Position gelegt und mit je zwei Schrauben zur Rotationssicherung und zur Sicherung gegen Mikrobeweglichkeit befestigt.

(s) Die okklusale Ansicht zeigt die Überkonturierung, die die erwartete Resorption kompensieren wird. Wenn die Blöcke nicht ausreichend resorbieren und zu voluminös bleiben, können sie mit einer ovalen Knochenfräse heruntergeschliffen werden.

(t) Eine gute Präparation des Lappens, um dehnbare Mukosa von nicht dehnbarem Periost zu trennen, ist bei diesem Patienten sehr wichtig, bei dem das Konturvolumen augmentiert wurde und der primäre Wundverschluss absolut notwendig ist.

(u) Die okklusale Ansicht zeigt die neue Kontur des anterioren Kieferkamms im Oberkiefer, die in etwa jetzt der Originalform entspricht. Die provisorischen Kronen liegen entsprechend der Position der zuvor resorbierten Maxilla etwas zurück. Die Implantate werden aber in der korrekten dreidimensionalen Position eingesetzt und mit prothetischen Kronen in einer optimalen intermaxillären Relation versorgt.

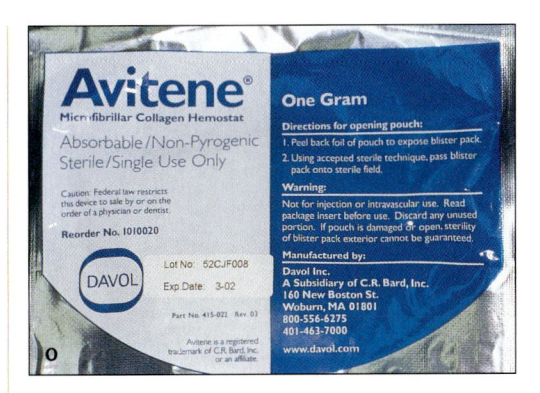

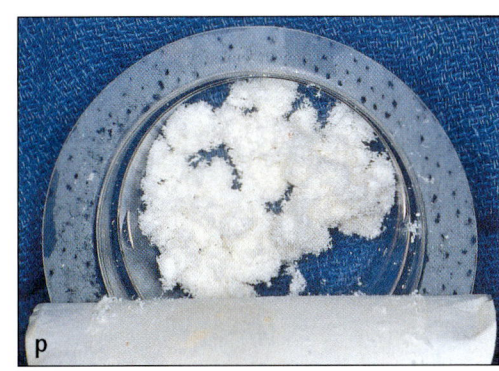

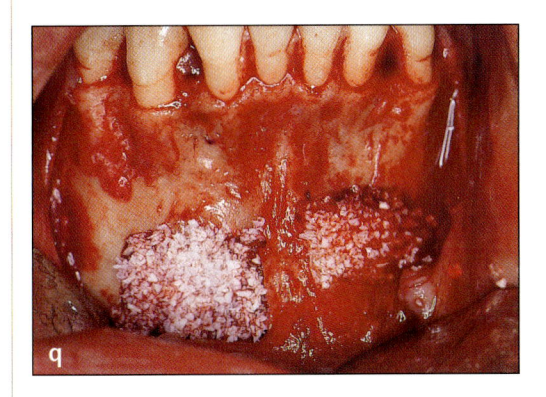

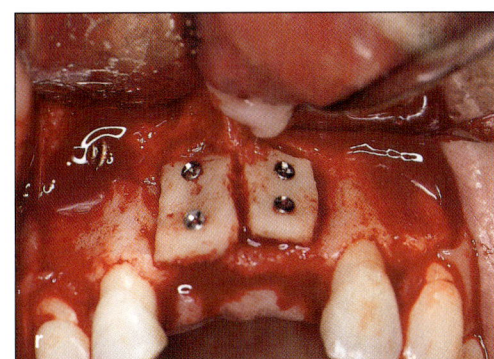

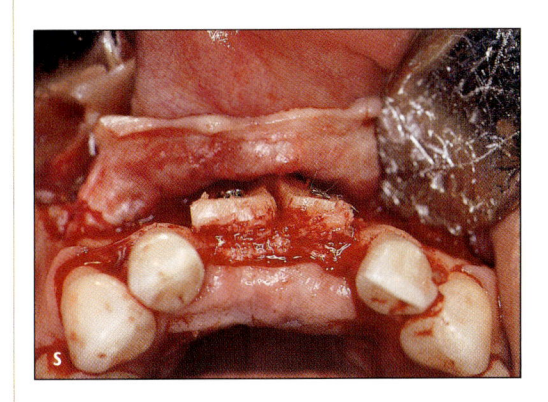

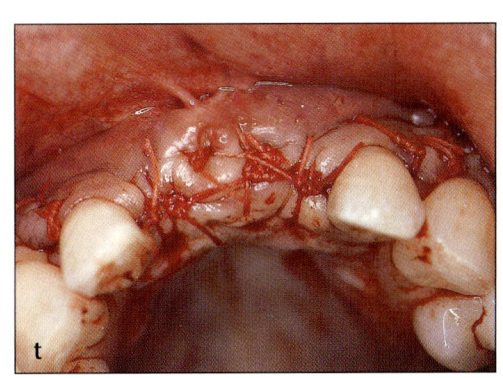

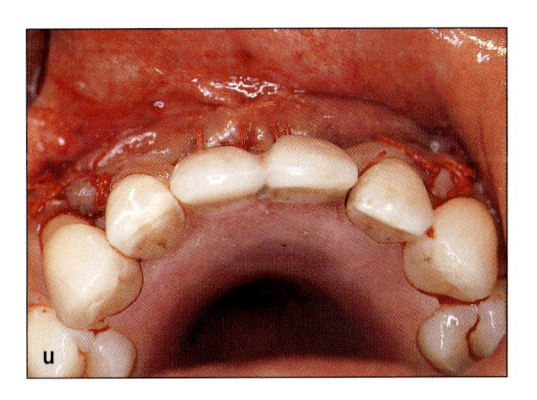

(Fortsetzung nächste Seite)

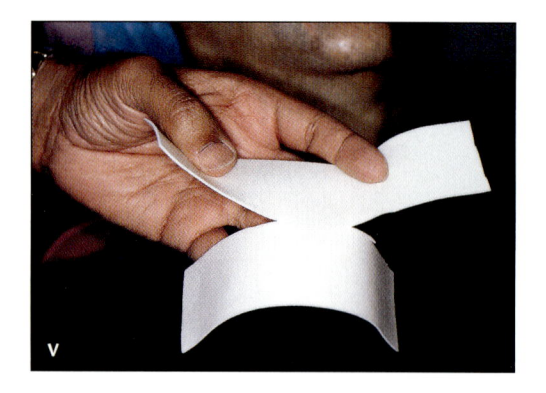

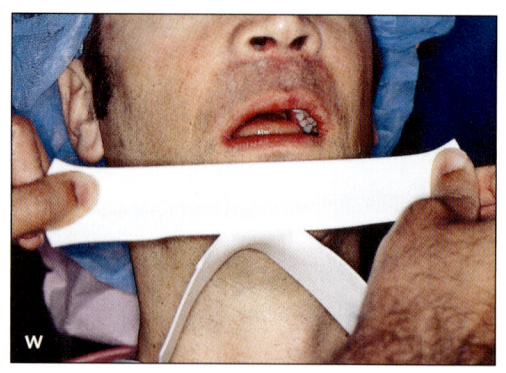

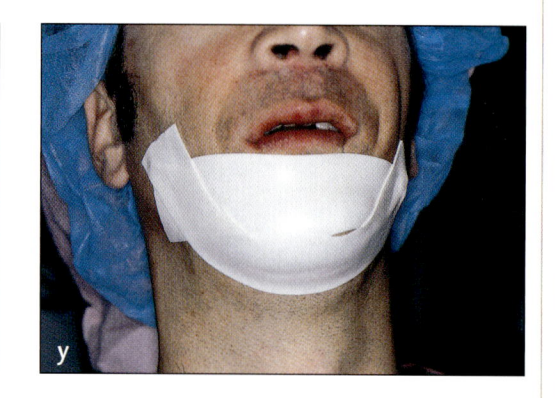

Abb. 9-7 (Fortsetzung)

(v) Ein Band von dehnbarem Schaumstoffpflaster von etwa 20 x 5 cm Breite wird längs eingeschnitten, sodass in der Mitte ein Steg von 4 cm bis 5 cm verbleibt.

(w) Der obere Anteil des Bandes wird etwas gestreckt, dann wird das Pflaster unter die Unterlippe geklebt, sodass das Kinn nach hinten gezogen wird.

(x) Der untere Teil des Bandes wird wieder gestreckt und nach aufwärts geklebt.

(y) Damit gewinnt der Patient Schutz und Komfort, weil die Mentalismuskeln, die zum Teil vom anterioren Unterkiefer entfernt wurden, und die anderen Weichgewebe unterstützt werden.

Le-Fort-I-Osteotomie der Maxilla

Forschungsergebnisse und die klinische Erfahrung unterstützen die Verwendung der Le-Fort-I-Osteotomie zur Rekonstruktion des extrem atrophierten Oberkiefers mit Verwendung eines interponierten Knochentransplantates und Implantaten, entweder simultan oder zweizeitig. In diesen Fällen umfasst die Oberkieferrekonstruktion eine Le-Fort-I-Osteotomie mit Oberkiefermobilisation, die Gewinnung von spongiösem Knochentransplantat vom hinteren Beckenkamm und die Transplantation der Spongiosa zwischen die stabilisierten und kaudal eingestellten Teile des Oberkiefers[85]. Daraufhin können in der rekonstruierten Maxilla Implantate inseriert werden, die mit implantatgestützten Deckprothesen versorgt werden. Die Langzeitstabilität der Le-Fort-I-Osteotomie mit interponierten Knochentransplantaten ist gut dokumentiert[86,87] und diese Methode sollte immer vom Team in Betracht gezogen werden[88,89].

Phase-1-Chirurgie für die Implantatinsertion

Wenn der Zahnarzt die optimale Knochenmenge im anterioren Oberkiefer erzeugt hat, wird eine Implantat-Bohrschablone hergestellt, um die Inzisalkante der endgültigen Prothese festzulegen und um eine korrekte Positionierung der Implantate in Relation zu den benachbarten Zähnen zu gewährleisten. Eine Schnittführung in der Kieferkammmitte ermöglicht eine ideale Abpräparation des Lappens. Wie schon vorher erwähnt, sollte der Kieferkamm am Implantationsort mindestens 5 mm Querdurchmesser haben. Je größer der Implantatdurchmesser, desto ästhetischer kann der zervikale Anteil der Krone ausgelegt werden.

Die vertikale Position des Implantates sollte die marginale Knochenhöhe um das Implantat (1 mm Knochen geht üblicherweise um den Implantathals während des ersten Jahres unter Funktion verloren) und die biologische Höhe der Weichgewebe an den Nachbarzähnen (im Allgemeinen 3 mm

Methoden zur Augmentation des anterioren Kieferkamms

Abb. 9-8
Vertikale Defekte erfordern häufig ein technisch aufwändiges Vorgehen, wie z. B. ein autologes Onlay-Transplantat, das durch ein nicht resorbierbares Titan-Mesh gehalten wird.

(a) Dieser hochgradig resorbierte Oberkiefer erforderte eine ausgedehnte Augmentation.

(b) Der Oberkiefer des Patienten wurde abgeformt und das Gipsmodell wurde mit Wachs bis zu den gewünschten Kieferkammkonturen in der gewünschten Kieferrelationsposition aufgebaut. Danach wurde ein Titangitter über die idealisierte Schablone des Oberkiefermodells geformt.

(c) Das Titangitter wird mit partikulärem Knochentransplantat vom posterioren Beckenkamm gefüllt.

(d) Dieses mit Knochen gefüllte Titangitter wird im Empfängergebiet mit Schrauben befestigt. Es ist eine ausgedehnte Mobilisation des Lappens erforderlich, sodass üblicherweise zu einem späteren Zeitpunkt eine Vestibulumplastik notwendig wird.

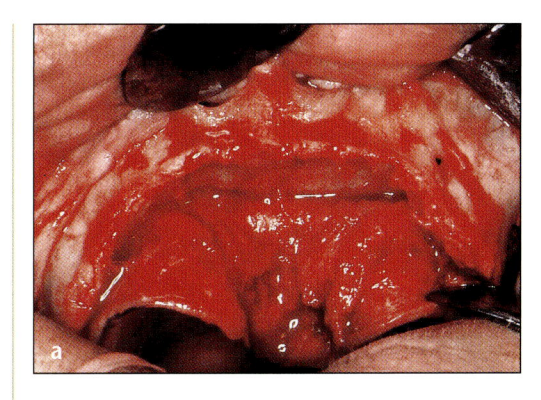

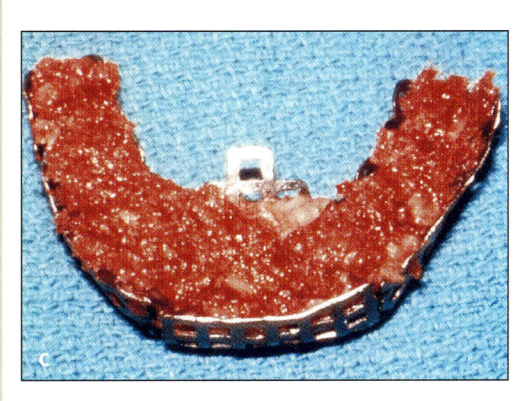

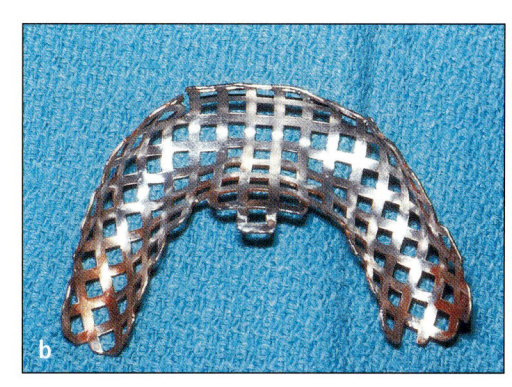

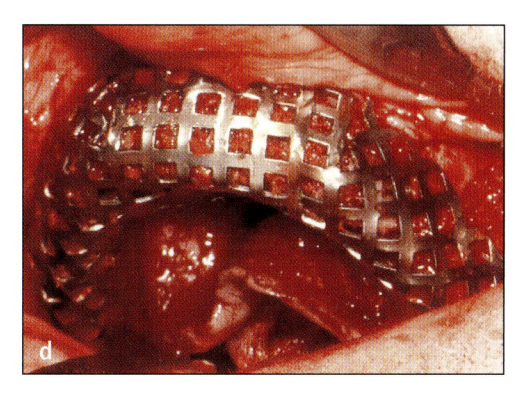

bis 4 mm) ausgleichen. Deshalb sollte die Implantatschulter etwa 2,0 mm bis 2,5 mm apikal des angestrebten bukkogingivalen Randes der Restauration liegen[6]. Dieses Vorgehen ermöglicht ein harmonisches Emergenzprofil des Implantates, während die biologische Breite und Höhe unter der Langzeitfunktion erhalten werden können.

Im mesiodistalen Durchmesser sollte mindestens 1,5 mm bis 2,0 mm Platz zwischen Zahn und Implantat bestehen. Zwischen zwei angrenzenden Implantaten sollte der Abstand mindestens 3 mm bis 4 mm betragen. Zusätzlicher Knochen zwischen zwei Implantaten ist sehr hilfreich zur Bewahrung einer kompletten Approximalpapille. In der bukkolingualen Richtung sollte das Implantat so nah wie möglich nach bukkal gesetzt werden, sodass noch genügend Platz für die restaurativen Materialien, in angemessener Dicke und für ein gutes Schraubenzugangsloch besteht. Man sollte sorgfältig darauf achten, etwa 2 mm bis 3 mm Knochendicke bukkal des Implantates zu schaffen oder zu erhalten[6].

Um ein korrektes Emergenzprofil zu erzeugen, sollte der Zahnarzt 2 mm bis 3 mm Knochen labial des Implantates erhalten[90]. Die Insertion des Implantates weiter nach palatinal führt zu einer unterkonturierten Krone mit einer kammüberlappenden Form der endgültigen Restauration. Solche Bedingungen können die Hygienefähigkeit behindern und die Ästhetik einschränken. Auch eine Implantatinsertion zu weit labial gefährdet die Ästhetik, weil dann eine unförmige überkonturierte Krone entsteht, die nicht mit abgewinkelten Aufbaupfosten korrigiert werden kann. Wenn ein Fall die Implantatinsertion in palatinaler Richtung aufgrund von anatomischen oder klinischen Umständen erfordert, sollte das Implantat jeweils 1 mm weiter apikal für jeden nach palatinal versetzten Millimeter inseriert werden[91].

Wenn zementierte Aufbauteile verwendet werden, sollte das Implantat exakt im

Zentrum der Längsachse der späteren implantatgestützten Krone liegen. Bei verschraubten Aufbaupfosten sollte das Implantat etwas weiter palatinal als die Längsachse der Krone liegen, um dem Zahnarzt einen palatinalen Zugang zur Verbindungsschraube zu ermöglichen[92]. Im Allgemeinen sind Implantate mit Innenverbindungen für den ästhetischen Bereich zu empfehlen.

Intraoperative Abformung in der Phase I

Die intraoperative Abformung in Phase I ist ein relativ einfaches Vorgehen, das für die Implantatinsertion im ästhetischen Bereich empfohlen wird. Zum Zeitpunkt der Implantatinsertion formt der Zahnarzt den Implantatkopf mithilfe eines Abdruckpfostens, der auf dem Implantat befestigt wird, unter Verwendung von sterilen Methoden und Materialien ab und legt damit die Relation des Implantates zu den benachbarten Zähnen fest. Wenn der Index entfernt wird, führt der Operateur den Eingriff zu Ende. Dieser Index, Abdrücke von Ober- und Unterkiefer, die Bissregistrierung und die Farbbestimmung werden dann zum Zahntechniker gesandt. Der Zahntechniker setzt jetzt ein Laborimplantat in den Abdruckpfosten ein und gipst dann das Laborimplantat in den entsprechend dem Gipsmodell ausgeschliffenen Bereich ein. Darauf stellt der Techniker einen anatomisch korrekten Aufbaupfosten und eine provisorische Krone her. Wenn das Implantat dann in der Phase-II-Operation freigelegt wird, kann der Kliniker den individuellen Aufbaupfosten und die provisorische Krone in das Implantat setzen. Dieses Vorgehen hilft, die Gingivakonturen so früh wie möglich auszuformen. Damit macht diese Methode die Verwendung von Heilungskappen unnötig und kann weitere weichteilchirurgische Maßnahmen zur Papillenregeneration erübrigen, denn die Topografie der umgebenden Gingiva formt sich der Kontur des für diesen Patienten individuell erstellten Ersatzzahnes an. Der Indexabdruck in der Phase-I-Operation ermöglicht daher eine Orientierung für die Zahnform zur geführten Weichteilheilung, erleichtert die frühe Weichteilheilung und die Konturierung schon mit Abschluss der Phase-II-Operation. Beim Einsetzen der provisorischen Restauration in der Phase-II-Operation kann der Zahnarzt die Weichgewebe zur Erzielung optimaler ästhetischer Resultate formen. Ein weiterer Nutzen der Phase-I-Abdrucktechnik ist eine hervorragende Weichgewebekontur und Ästhetik zum Zeitpunkt der Phase-II-Operation, weil die provisorische Krone durch den Techniker entsprechend den Bedürfnissen und Größenverhältnissen des Patienten hergestellt wurde. Wenn das Weichgewebe heilt, legt es sich an die Oberfläche der provisorischen Krone in der Form an, die durch die Indexabformung und die Abdruckinformationen an das Labor vorgegeben wurden. Wenn dann der letzte Abdruck gemacht worden ist, sind Weichgewebekonturen und Kronenstabilität optimiert. Der Abstand zwischen Knochenkamm und Kontaktpunkt zwischen Zähnen oder Kronen sollte nicht mehr als 5 mm betragen. Dieser Abstand ermöglicht dem Knochen, den Gingivarand und die Approximalpapille in ästhetisch optimaler Weise zu stützen[93-97].

Idealerweise sollten Implantate im selben Winkel gesetzt werden, wie die lingualen zwei Drittel des natürlichen Zahnes. Bei zementierten Restaurationen sollte die Bohrung in der Bohrschablone durch die Inzisalkante laufen und bei schraubenretinierten Kronen durch den Cingulumbereich[98-102]. Provisorien können als weitere Hilfsmittel zur Formung der Weichgewebe und zur Entwicklung des Emergenzprofils der Krone verwendet werden. Jegliche transmuköse Belastung durch eine herausnehmbare provisorische Restauration muss in der Heilungsphase vermieden werden. Andernfalls kann die knöcherne Regeneration behindert werden und eine Membranexposition wird wahrscheinlicher. Festsitzende Provisorien sind eine gute Wahl, um Beweglichkeiten zu vermeiden. Wenn das Provisorium herausnehmbar ist, sollte es radikal beschliffen werden, um jeglichen Kontakt zum Implantat während der Heilung zu eliminieren.

Phase-II-Operation und Einsetzen eines Aufbaupfostens

Um eine ästhetisch zufrieden stellende Restauration zu gewährleisten, sollte der Kliniker eine angemessene Gingivoplastik-Operation bei der Freilegung des Implantatkörpers anwenden. Die Schnittführung liegt dann auf der palatinalen Kammseite in der Gegend der palatinalen Verbindungslinie der Nachbarzähne. Dann wird das Gewebe bis zum labialen Kammanteil abgehoben und der Implantatkopf freigelegt.

Der vorher hergestellte und individuell geformte Aufbaupfosten mit der präfabrizierten provisorischen Krone wird dann eingesetzt und erlaubt eine optimale Ausreifung der Weichgewebe am Implantationsort. Alle parodontal-plastischen Operationen sollten zu diesem Zeitpunkt zur Herstellung einer optimalen Weichteilästhetik durchgeführt werden. Die Gewebe werden etwas koronal des Gingivarandes der Nachbarzähne positioniert und mit interdentalen Nähten befestigt. Die Nähte werden eine Woche postoperativ entfernt; danach benötigt das Weichgewebe üblicherweise sechs bis acht Wochen, um auszureifen, bevor die endgültigen Aufbaupfosten eingesetzt werden oder die finalen Abdrücke genommen werden[103-106].

Es ist zu beachten, dass nach Einsetzen der Aufbaupfosten die ausreifenden periimplantären Weichgewebe eine Tendenz zur leichten Rezession haben. Der Zahnarzt muss diese Tendenz kennen, um zu gewährleisten, dass diese Gewebeveränderungen nicht das geplante Emergenzprofil der Restauration bedrohen. Deshalb ist eine sechs bis acht Wochen dauernde provisorische Phase nach Implantatfreilegung und ästhetischen Operationen im Weichgewebe im Implantationsort zu empfehlen, bevor endgültige Abdrücke genommen werden (Abb.9-9)[6].

Der Zahnarzt sollte die Implantatpositionierung im anterioren Oberkiefer immer nach den funktionellen und ästhetischen Anforderungen des Patienten auswählen und nicht aufgrund der Verfügbarkeit von lokalem Knochen. Dieses Ziel wurde in der Literatur im Gegensatz zur knochenmotivierten als prothetisch motivierte Implantatplatzierung bezeichnet[107-109]. Augmentationen des Knochens und des Weichgewebes sind oft zur Erzielung dieser Resultate erforderlich. Wenn ein Einzelzahn ersetzt werden muss, ist die dreidimensionale Implantatpositionierung essenziell. In der Literatur wurde beschrieben, dass ein prothetisch motiviertes zahnärztliches Team eine bessere Ästhetik erreicht, wenn es den folgenden Kriterien folgt[110]:

1. Rückwärts gerichtete Planung (Planung der Implantat-Positionierung und Augmentationsbedarfes aufgrund der späteren Funktion und Ästhetik des endgültigen prothetischen Plans), chirurgische Bohrschablonen und ideale Implantatpositionierung
2. Ästhetisch orientierte Operationen
3. Knöcherne Augmentationsmaßnahmen
4. Weichteilmanagement für die Ästhetik

Der anteriore Oberkiefer ist die am schwierigsten zu restaurierende Region des Zahnbogens; Augmentationen und Implantatinsertionen erfordern keine geringeren Kriterien als die genannten.

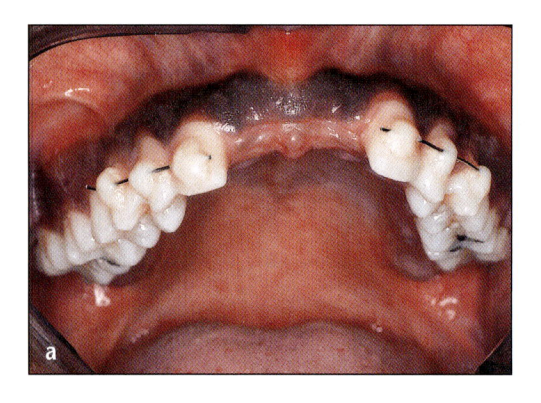

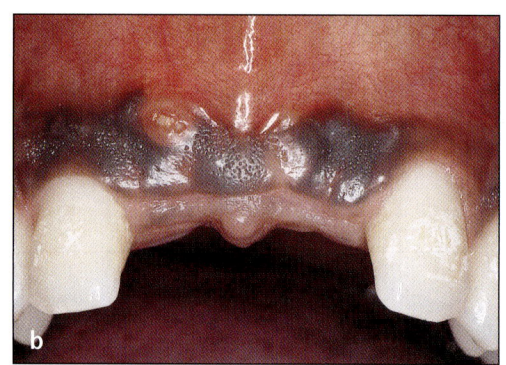

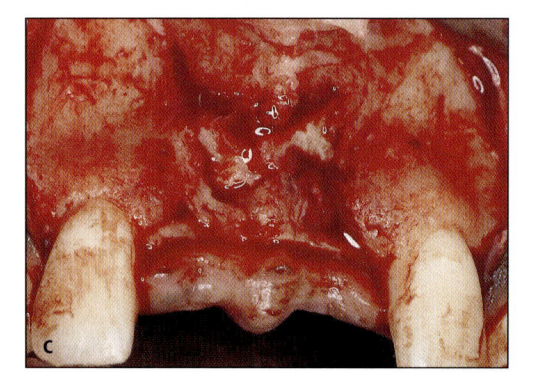

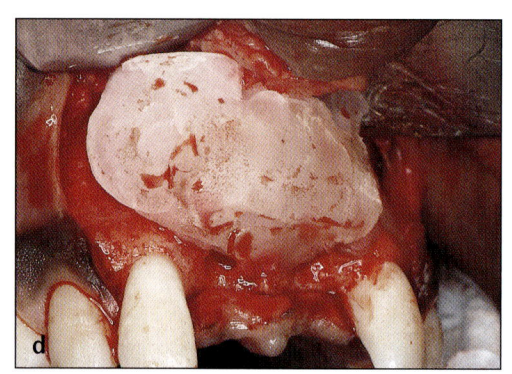

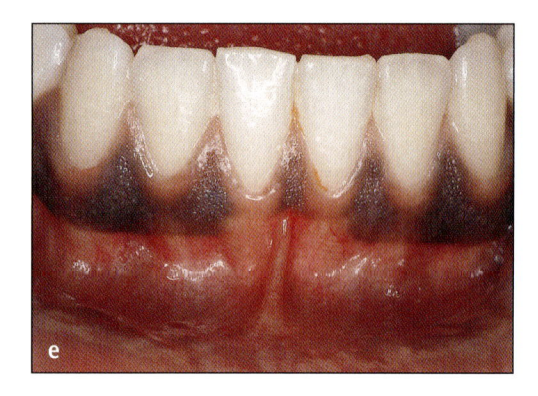

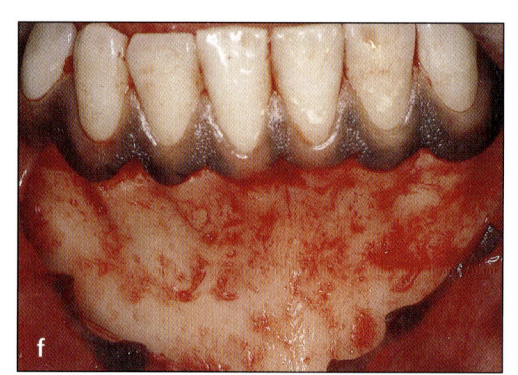

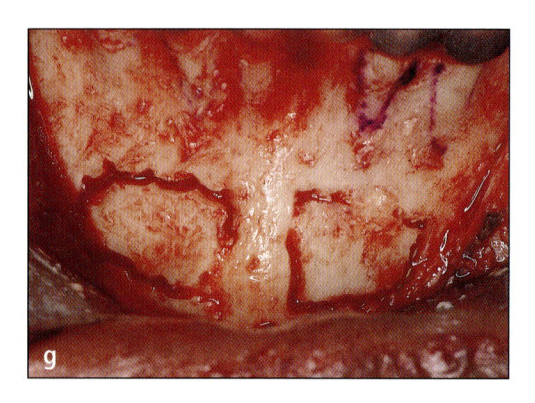

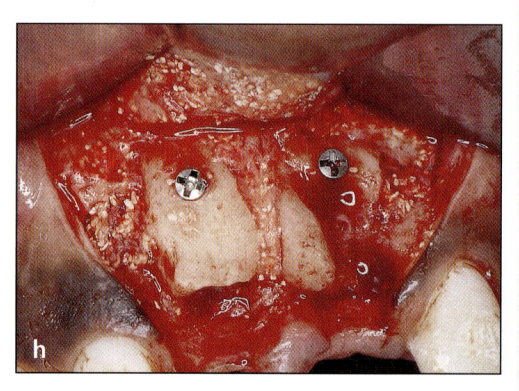

9 Augmentationen und Knochentransplantation im anterioren Oberkiefer

Abb. 9-9
Zweizeitige Kieferkammaugmentation und Implantation.

(a) Ausgangsbefund des Oberkieferalveolarkamms nach Alveolarfortsatzfraktur und Verlust der beiden mittleren oberen Schneidezähne nach Trauma.

(b) Eine Vergrößerungsaufnahme verdeutlicht den Gewebeverlust des bukkalen Alveolarfortsatzes. Ein Teil des Defektes wurde durch Granulationsgewebe aufgefüllt, das entfernt werden muss.

(c) Ein ausgedehnter Lappen mit vertikalen Entlastungsinzisionen distal der seitlichen Schneidezähne eröffnet ein großzügiges Arbeitsfeld. Der Lappen ist leicht zu präparieren; alle Nahtlinien liegen nicht weit entfernt vom Augmentationsgebiet.

(d) Eine Augmentationsvorlage aus Knochenwachs dient als chirurgische Schablone und ermöglicht dem Chirurgen, einen Knochenblock von korrekter Größe und Form aus der Kinnregion zu heben.

(e) Das Spendergebiet wird untersucht, um zu entscheiden, welche der drei Schnittführungen für die Entnahme des Knochenblocks aus dem Kinn am besten geeignet ist: der Zahnfleischrandschnitt, der paramarginale Schnitt in der befestigten Gingiva oder die Vestibulumschnittführung.

(f) Die paramarginale Schnittführung in der befestigten Gingiva wurde bei diesem Patienten ausgewählt, um nicht der Gefahr zu unterlaufen, die dünnen ausgezogenen Papillen mit einer Zahnfleischrandschnittführung abzuflachen oder das hoch einstrahlende Lippenbändchen zu schädigen oder ein Narbenband im Vestibulum durch eine vestibuläre Inzision zu erzeugen.

(g) Zwei Knochenblöcke werden entsprechend der Schablone des Defektgebietes umschnitten. Der Knochenblock wird bis in den spongiösen Knochen mit einer Nr. 1701-Fräse ausgeschnitten und dann mit einem Meißel herausgehoben.

h) Die Knochenblöcke werden auf die anteriore Maxilla gelegt und hier mit Titanschrauben befestigt. In diesem Fall wurde pro Block nur eine Schraube verwendet, weil die Blöcke nach sorgfältiger Ausformung perfekt in die Defekträume passen.

Methoden zur Augmentation des anterioren Kieferkamms

Abb. 9-9 *(Fortsetzung)*

(i) Dieses herausnehmbare Provisorium ähnelt einer Zahnschutzschiene mit angesetzten mittleren Schneidezähnen. Sie wurde postoperativ eingegliedert. Alternativ kann eine Essix-Schiene (Raintree Essix, Metairie, LA) verwendet werden. Eine übliche schleimhautgetragene provisorische Prothese würde nicht sicher den Kaudruck der Prothese vom Operationsgebiet abhalten.

(j) Eine Woche postoperativ liegen exzellente Gewebeverhältnisse zum Zeitpunkt der Nahtentfernung vor.

(k) Nach sechs Monaten werden die Implantate anstelle der mittleren Schneidezähne inseriert. Die intraoperative Implantatabformung direkt nach Insertion ermöglicht dem Zahnarzt, sofort provisorische Kronen vorzuhalten. Die Abdruckpfosten des Atlantis-Systems (Atlantis Components, Cambridge, MA) sind leicht auf die Implantate aufzuschrauben, bevor der Gingivalappen vernäht wird.

(l) Das Bissregistrierungsmaterial ist um die Abdruckpfosten und mehrere benachbarte Zähne appliziert worden. Die Abdruckpfosten werden dann losgeschraubt und mit Gipsmodellen und einer Farbbestimmung an das Labor, zur Herstellung der individuellen Aufbaupfosten und provisorischen Kronen, gesandt.

(m) Vier Monate später werden die gingivalen Bedingungen sorgfältig untersucht, um die Entscheidung zu treffen, welche Freilegungstechnik die beste Funktion und Ästhetik in diesem Gebiet erzielt.

(n) Die gute Höhe, Form und Zustand der drei Papillen (rechts, Mitte und links) begünstigen eine Papillen aussparende Schnittführung, die leicht palatinal liegt, um den Weichteillappen nach bukkal und apikal zu verschieben und um dadurch ein ausreichendes Band von befestigter Gingiva zu schaffen.

(o) Dieser Atlantis-Aufbaupfosten mithilfe von CAD/CAM-Technologien hergestellt, zeigt die exakte Querschnittsanatomie eines oberen mittleren Schneidezahns, und kann daher eine exzellente parodontale Umgebung und Ästhetik für die endgültige Restauration bieten.

(Fortsetzung nächste Seite)

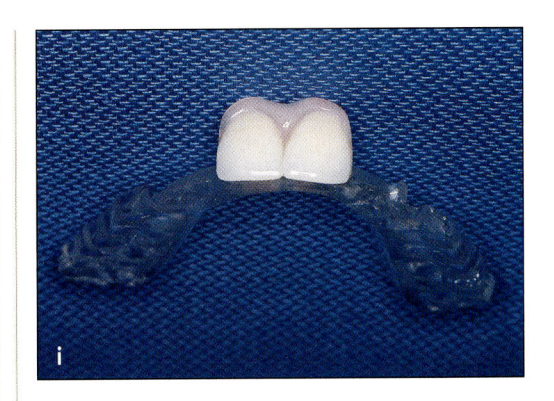

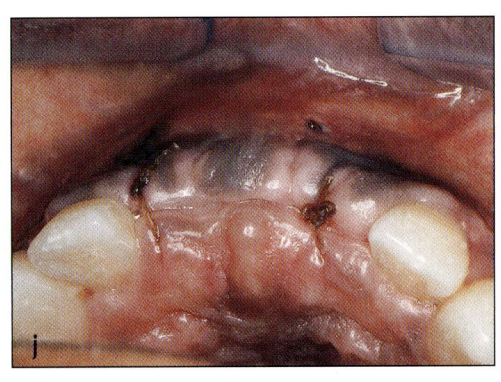

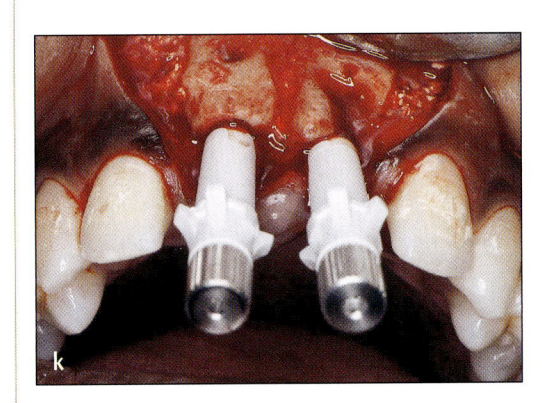

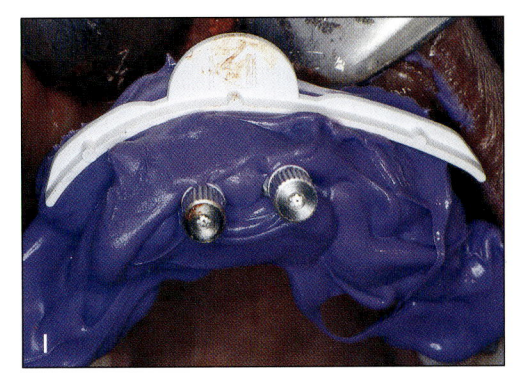

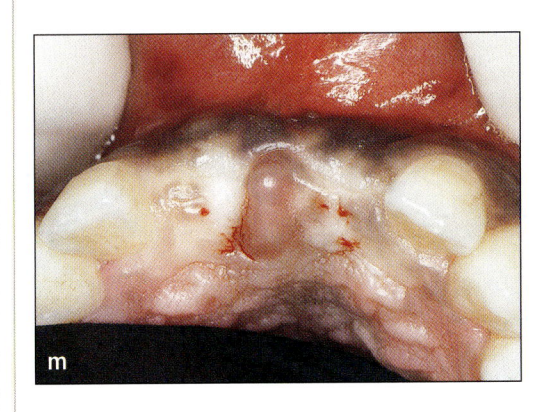

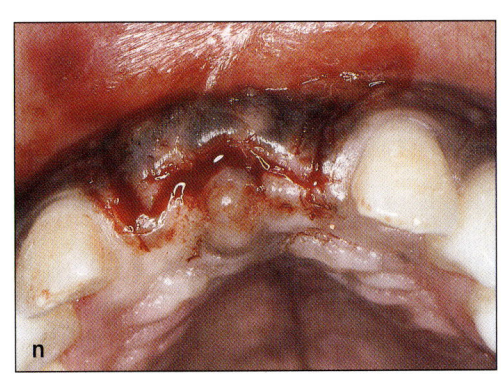

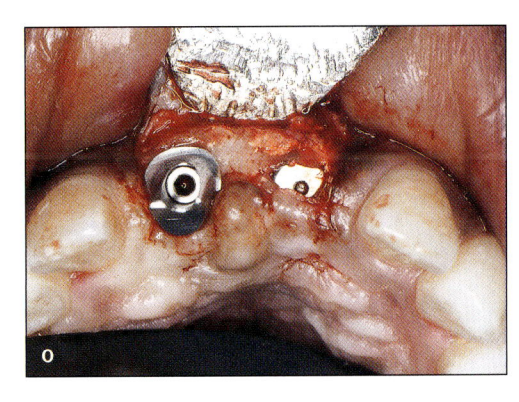

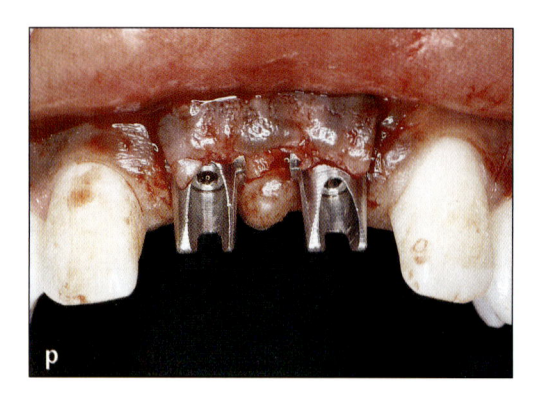

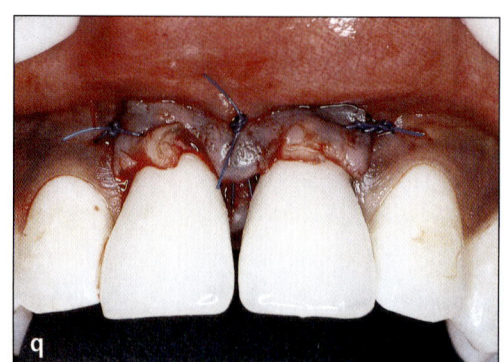

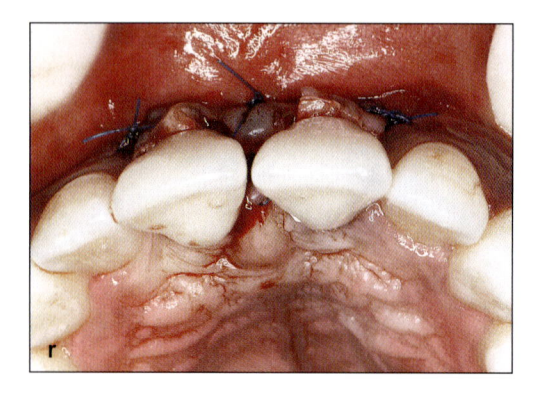

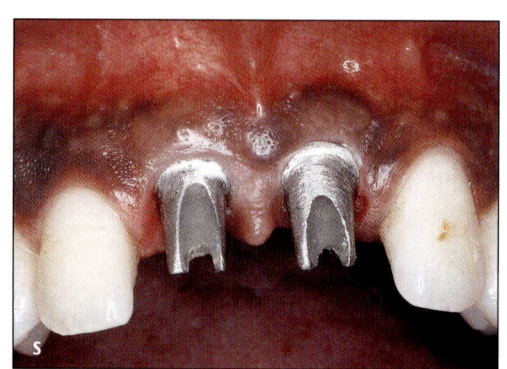

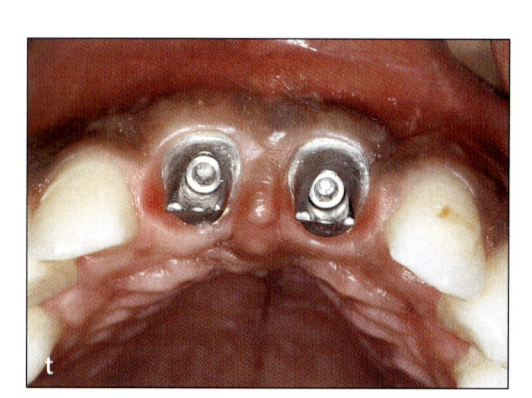

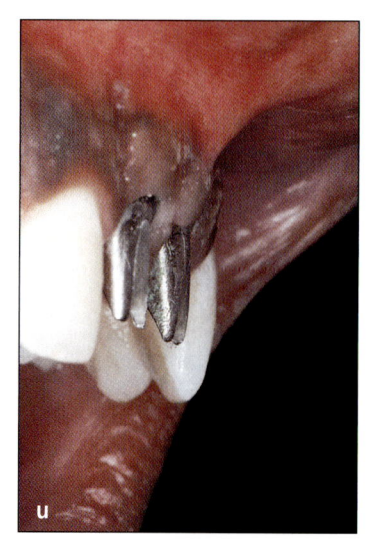

9 Augmentationen und Knochentransplantation im anterioren Oberkiefer

Abb. 9-9 *(Fortsetzung)*

(p) Beide Atlantis-Aufbaupfosten wurden auf die Implantate geschraubt und der Lappen wurde vernäht. Die Papillen wurden, wie geplant, erhalten.

(q) Die provisorischen Atlantis-Kronen wurden vor der endgültigen Naht zementiert. Ihre Kontur und die glatte Politur tragen dazu bei, dass die umgebenden Weichgewebe in korrekter anatomischer Form heilen. Der überschüssige Temporärzement sollte sorgfältig entfernt werden, um den Heilungsprozess nicht zu beeinträchtigen.

(r) Die okklusale Ansicht zeigt, wie die anatomisch korrekten Aufbaupfosten auch anatomisch korrekte provisorische Kronen nach sich ziehen, und damit eine anatomisch korrekte Heilung begünstigen.

(s) Wenn jeder Behandlungsschritt darauf ausgerichtet ist, die natürliche Anatomie der Hart- und Weichgewebe zu bewahren, dann können Resultate erzielt werden, die sowohl den Patienten als auch den Zahnarzt zufrieden stellen. Die Gingiva um die Aufbaupfosten hat jetzt die korrekte Höhe und Breite und ist ausreichend zur Abformung für die definitiven keramischen Kronen vorbereitet.

(t) Die okklusale Ansicht der beiden Aufbaupfosten kommt zur Geltung.

(u) Die optimale Winkelstellung der Aufbaupfosten begünstigt eine korrekte intermaxilläre Relation, die wichtig für den anterioren Oberkiefer ist.

Tabelle 9-2 Potenzielle Komplikationen bei der Augmentation des anterioren Oberkieferalveolarkamms

Komplikation	Grund	Vorbeugende Maßnahmen
Nachbarzahnschaden	Einschrauben von Fixierungsschrauben in Zahnwurzeln oder in den Parodontalspalt	Vorsicht beim Bohren der Schraubenlöcher.
Unzureichendes Kammvolumen nach Aufbaumaßnahme	Aufbau mit unzureichender Menge von Augmentationsmaterial; Resorption des Augmentationsmaterials	Sorgfältige präoperative Vermessung, Verwendung einer Wachssimulation der idealen Kieferkammgröße und -form, Minimierung der Resorption durch Verwendung intraoralen Knochens und Membranbarrieren.
Weichteildehiszenz im Empfängergebiet	Unzureichende Periostschlitzung im Lappen; schlechte Nahttechnik; postoperatives Ödem; Hämatom.	Sorgfältige Lösung des Lappens durch Inzision des Periostes und stumpfe Spreizung; sorgfältige Nahttechnik. Verwendung von Eisbeuteln und entzündungshemmenden Medikamenten, Gabe von Kortikosterioden zur Minimierung des postoperativen Ödems.
Keine Verbindung des Augmentationsmaterials mit dem Empfängerknochen	Ungenaue Adaptation des Transplantates an den Empfängerknochen; zwischen Transplantat und Empfängerknochen liegendes Weichgewebe; unzureichende Dekortikation des Empfängergebietes; unzureichende Heilungszeit für die Transplantatausreifung	Sorgfältige und vollständige Abpräparation des bukkalen Weichgewebelappens, Kürettage von zurückbleibendem Weichgewebe auf dem Empfängerknochen, Dekortikation des Empfängerknochens, Zurechtschleifen des Empfängerknochens und des Transplantates, um eine präzise Adaptation im Empfängergebiet zu erzielen. Mindestens fünf Monate Heilungszeit zur Ausreifung des Transplantates.
Fraktur der bukkalen Kortikalis bei Verwendung von Kieferkammspreizungs-/Kondensationsinstrumenten	Verwendung von Kondensationsinstrumenten in einem zu schmalen Kieferkamm; Nichteinhalten der korrekten Abfolge der Kondensationsinstrumente	Verwendung von Kondensationstechniken mit mindestens 6 mm Kieferkammbreite; Verwendung eines Satzes von Osteotomen mit schrittweise ansteigenden Durchmessern, beginnend mit einem sehr kleinen Durchmesser; Überprüfung, ob spongiöser Knochen zur Ausdehnung des Kamms vorhanden ist, und nicht nur kortikaler Knochen vorliegt.

Potenzielle Komplikationen

Frühkomplikationen können durch die folgenden Maßnahmen vermieden werden: Druckverbände, Eiskühlung, entzündungshemmende Medikamente zur Reduktion der Schwellung, Verschreibung von Analgetika zur Schmerzlinderung, Instruktion des Patienten über die Wichtigkeit einer sorgfältigen Mundhygiene. Eine Schwellung ist postoperativ normal, obwohl ihre Intensität variieren kann. In den meisten Fällen nimmt die Schwellung zwei Tage postoperativ schnell ab und ist nach einer Woche vollkommen verschwunden. Tabelle 9-2 führt andere mögliche Komplikationen auf und beinhaltet die üblichen Gründe für das Auftreten und die Techniken, mit denen sie behandelt werden können.

Literatur

1. Gregory-Head BL, McDonald A, Labarre E. Treatment planning for success: Wise choices for maxillary single-tooth implants. J Calif Dent Assoc 2001;29:766–771.
2. Derbabian K, Chee WW. Simple tools to facilitate communication in esthetic dentistry. J Calif Dent Assoc 2003;31:537–542.
3. Jivraj SA, Chee WW. An interdisciplinary approach to treatment planning in the esthetic zone. J Calif Dent Assoc 2003;31:544–549.
4. Chee WW. Treatment planning and soft-tissue management for optimal implant esthetics: A prosthodontic perspective. J Calif Dent Assoc 2003;31: 559–563.
5. Eufinger H, Konig S, Eufinger A, Machtens E. Significance of the height and width of the alveolar ridge in implantology in the edentulous maxilla. Analysis of 95 cadaver jaws and 24 consecutive patients [in German]. Mund Kiefer Gesichtschir 1999;3(suppl 1):S14–S18.
6. Jovanovic SA, Paul SJ, Nishimura RD. Anterior implant-supported reconstructions: A surgical challenge. Pract Periodontics Aesthet Dent 1999; 11:551–558.
7. Paul SJ, Jovanovic SA. Anterior implant-supported reconstructions: A prosthetic challenge. Pract Periodontics Aesthet Dent 1999; 11:585–590.
8. John V, Gossweiler M. Implant treatment planning and rehabilitation of the anterior maxilla: Part 1. J Indiana Dent Assoc 2001;80: 20–24.
9. John V, Gossweiler M. Implant treatment planning and rehabilitation of the anterior maxilla, Part 2: The role of autogenous grafts. J Indiana Dent Assoc 2002;81:33–38.
10. Conte GJ, Rhodes P, Richards D, Kao RT. Considerations for anterior implant esthetics. J Calif Dent Assoc 2002;30:528–534.
11. Levine RA, Katz D. Developing a team approach to complex aesthetics: Treatment considerations. Pract Proced Aesthet Dent 2003; 15:301–306.
12. Amet EM, Milana JP. Restoring soft and hard dental tissues using a removable implant prosthesis with digital imaging for optimum dental esthetics: A clinical report. Int J Periodontics Restorative Dent 2003;23:269–275.
13. Andersson B, Odman P, Lindvall AM, Lithner B. Single-tooth restorations supported by osseointegrated implants: Results and experiences from a prospective study after 2 to 3 years. Int J Oral Maxillofac Implants 1995;10: 702–711.
14. Jemt T. Regeneration of gingival papillae after single-implant treatment. Int J Periodontics Restorative Dent 1997;17:326–333.
15. Touati B, Guez G, Saadoun A. Aesthetic soft tissue integration and optimized emergence profile: Provisionalization and customized impression coping. Pract Periodontics Aesthet Dent 1999;11: 305–314.
16. Cobb GW, Reeves GW, Duncan JD. Guided tissue healing for single-tooth implants. Compend Contin Educ Dent 1999;20:571–578, 580–581.
17. Sullivan RM. Perspectives on esthetics in implant dentistry. Compend Contin Educ Dent 2001;22: 685–692.
18. Davarpanah M, Martinez H, Celletti R, Tecucianu JF. Three-stage approach to aesthetic implant restoration: Emergence profile concept. Pract Proced Aesthet Dent 2001;13: 761–767.
19. Velvart P. Papilla base incision: A new approach to recession-free healing of the interdental papilla after endodontic surgery. Int Endod J 2002;35: 453–460.
20. Flanagan D. An incision design to promote a gingival base for the creation of interdental implant papillae. J Oral Implantol 2002;28: 25–28.
21. Reddy MS. Achieving gingival esthetics. J Am Dent Assoc 2003;134:295–304.
22. Kan JY, Rungcharassaeng K. Interimplant papilla preservation in the esthetic zone: A report of six consecutive cases. Int J Periodontics Restorative Dent 2003;23:249–259.
23. Azzi R, Etienne D, Takei H, Fenech P. Surgical thickening of the existing gingiva and reconstruction of interdental papillae around implant-supported restorations. Int J Periodontics Restorative Dent 2002;22:71–77.
24. Mathews DP. The pediculated connective tissue graft: A technique for improving unaesthetic implant restorations. Pract Proced Aesthet Dent 2002;14:719–724.
25. Cranin AN. Implant surgery: The management of soft tissues. J Oral Implantol 2002;28: 230–237.
26. Harris RJ. Soft tissue ridge augmentation with an acellular dermal matrix. Int J Periodontics Restorative Dent 2003;23:87–92.
27. Evian CI, al-Maseeh J, Symeonides E. Soft tissue augmentation for implant dentistry. Compend Contin Educ Dent 2003; 24:195–198, 200–202, 204–206.
28. Mahn DH. Esthetic soft tissue ridge augmentation using an acellular dermal connective tissue allograft. J Esthet Restorative Dent 2003;15:72–78.
29. Eufinger H, Konig S, Eufinger A. The role of alveolar ridge width in dental implantology. Clin Oral Investig 1997;1:169–177.
30. Dixon DR, Morgan R, Hollender LG, Roberts FA, O'Neal RB. Clinical application of spiral tomography in anterior implant placement: Case report. J Periodontol 2002;73:1202–1209.
31. Boudrias P, Shoghikian E, Morin E, Hutnik P. Esthetic option for the implant-supported single-tooth restoration – Treatment sequence with a ceramic abutment. J Can Dent Assoc 2001;67:508–514.
32. Kan JY, Rungcharassaeng K. Site development for anterior single implant esthetics: The dentulous site. Compend Contin Educ Dent 2001; 22:221–226, 228, 230–231.
33. Norton MR. Single-tooth implant-supported restorations. Planning for an aesthetic and functional solution. Dent Update 2001;28: 170–175.

34. Haas R, Polak C, Furhauser R, Mailath-Pokorny G, Dortbudak O, Watzek G. A long-term follow-up of 76 Branemark single-tooth implants. Clin Oral Implants Res 2002;13:38–43.
35. Gibbard LL, Zarb G. A 5-year prospective study of implant-supported single-tooth replacements. J Can Dent Assoc 2002;68:110–116.
36. Zarb JP, Zarb GA. Implant prosthodontic management of anterior partial edentulism: Long-term follow-up of a prospective study. J Can Dent Assoc 2002;68:92–96.
37. Romeo E, Chiapasco M, Ghisolfi M, Vogel G. Long-term clinical effectiveness of oral implants in the treatment of partial edentulism. Seven-year life table analysis of a prospective study with ITI dental implants system used for single-tooth restorations. Clin Oral Implants Res 2002;13: 133–143.
38. Mayer TM, Hawley CE, Gunsolley JC, Feldman S. The single-tooth implant: A viable alternative for single-tooth replacement. J Periodontol 2002;73: 687–693.
39. Attard N, Barzilay I. A modified impression technique for accurate registration of peri-implant soft tissues. J Can Dent Assoc 2003; 69:80–83.
40. Smukler H, Castellucci F, Capri D. The role of the implant housing in obtaining aesthetics: Generation of peri-implant gingivae and papillae – Part 1. Pract Proced Aesthet Dent 2003;15:141–149.
41. Andersson L, Emami-Kristiansen Z, Hogstrom J. Single-tooth implant treatment in the anterior region of the maxilla for treatment of tooth loss after trauma: A retrospective clinical and interview study. Dent Traumatol 2003; 19:126–131.
42. Klokkevold PR, Han TJ, Camargo PM. Aesthetic management of extractions for implant site development: Delayed versus staged implant placement. Pract Periodontics Aesthet Dent 1999;11: 603–610.
43. Wheeler SL, Vogel RE, Casellini R. Tissue preservation and maintenance of optimum esthetics: A clinical report. Int J Oral Maxillofac Implants 2000; 15:265–271.
44. Raigrodski AJ, Block MS. Clinical considerations for enhancing the success of implant-supported restorations in the aesthetic zone with delayed implant placement. Pract Proced Aesthet Dent 2002; 14:21–28.
45. Anson D. Maxillary anterior esthetic extractions with delayed single-stage implant placement. Compend Contin Educ Dent 2002;23: 829–830, 833–836, 838 passim.
46. Schiroli G. Immediate tooth extraction, placement of a Tapered Screw-Vent implant, and provisionalization in the esthetic zone: A case report. Implant Dent 2003;12:123–131.
47. Edelhoff D, Spiekermann H, Yildirim M. A review of esthetic pontic design options. Quintessence Int 2002;33:736–746.
48. el Askary AS. Multifaceted aspects of implant esthetics: The anterior maxilla. Implant Dent 2001; 10:182–191.
49. Priest G. Predictability of soft tissue form around single-tooth implant restorations. Int J Periodontics Restorative Dent 2003;23:19–27.
50. Gadhia MH, Holt RL. A new implant design for optimal esthetics and retention of interproximal papillae. Implant Dent 2003;12: 164–169.
51. Yildirim M, Hanisch O, Spiekermann H. Simultaneous hard and soft tissue augmentation for implant-supported single-tooth restorations. Pract Periodontics Aesthet Dent 1997;9: 1023–1031.
52. Weber HP, Fiorellini JP, Buser DA. Hard-tissue augmentation for the placement of anterior dental implants. Compend Contin Educ Dent 1997;18: 779–784, 786–788, 790–791.
53. Wang HL, Kimble K, Eber R. Use of bone grafts for the enhancement of a GTR-based root coverage procedure: A pilot case study. Int J Periodontics Restorative Dent 2002;22: 119–127.
54. Wang HL, Carroll MJ. Guided bone regeneration using bone grafts and collagen membranes. Quintessence Int 2001;32:504–515.
55. Iasella JM, Greenwell H, Miller RL, et al. Ridge preservation with freeze-dried bone allograft and a collagen membrane compared to extraction alone for implant site development: A clinical and histologic study in humans. J Periodontol 2003;74: 990–999.
56. Fowler EB, Breault LG, Rebitski G. Ridge preservation utilizing an acellular dermal allograft and demineralized freeze-dried bone allograft: Part I. A report of 2 cases. J Periodontol 2000;71: 1353–1359.
57. Fowler EB, Breault LG, Rebitski G. Ridge preservation utilizing an acellular dermal allograft and demineralized freeze-dried bone allograft: Part II. Immediate endosseous implant placement. J Periodontol 2000;71:1360– 1364 [erratum 2000;71: 1670].
58. Zubillaga G, Von Hagen S, Simon BI, Deasy MJ. Changes in alveolar bone height and width following post-extraction ridge augmentation using a fixed bioabsorbable membrane and demineralized freeze-dried bone osteoinductive graft. J Periodontol 2003;74: 965–975.
59. Cornelini R, Cangini F, Covani U, Andreana S. Simultaneous implant placement and vertical ridge augmentation with a titanium-reinforced membrane: A case report. Int J Oral Maxillofac Implants 2000;15:883–888.
60. Nemcovsky CE, Artzi Z. Comparative study of buccal dehiscence defects in immediate, delayed, and late maxillary implant placement with collagen membranes: Clinical healing between placement and second-stage surgery. J Periodontol 2002;73: 754–761.
61. Tal H, Oelgiesser D, Moses O. Preimplant guided bone regeneration in the anterior maxilla. Int J Periodontics Restorative Dent 1997; 17:436–447.
62. Raghoebar GM, Batenburg RH, Vissink A, Reintsema H. Augmentation of localized defects of the anterior maxillary ridge with autogenous bone before insertion of implants. J Oral Maxillofac Surg 1996;54:1180–1185.

63. Nystrom E, Ahlqvist J, Kahnberg KE, Rosenquist JB. Autogenous onlay bone grafts fixed with screw implants for the treatment of severely resorbed maxillae. Radiographic evaluation of preoperative bone dimensions, postoperative bone loss, and changes in soft-tissue profile. Int J Oral Maxillofac Surg 1996;25:351–359.
64. Widmark G, Andersson B, Ivanoff CJ. Mandibular bone graft in the anterior maxilla for single-tooth implants. Presentation of surgical method. Int J Oral Maxillofac Surg 1997; 26:106–109.
65. Proussaefs P, Lozada J, Kleinman A, Rohrer MD. The use of ramus autogenous block grafts for vertical alveolar ridge augmentation and implant placement: A pilot study. Int J Oral Maxillofac Implants 2002;17:238–248.
66. Balaji SM. Management of deficient anterior maxillary alveolus with mandibular parasymphyseal bone graft for implants. Implant Dent 2002;11: 363–369.
67. Sandor GK, Kainulainen VT, Queiroz JO, Carmichael RP, Oikarinen KS. Preservation of ridge dimensions following grafting with coral granules of 48 post-traumatic and post-extraction dento-alveolar defects. Dent Traumatol 2003;19:221–227.
68. Marx RE, Garg AK. Bone structure, metabolism, and physiology: Its impact on dental implantology. Implant Dent 1998;7:267–276.
69. Ramp LC, Jeffcoat RL. Dynamic behavior of implants as a measure of osseointegration. Int J Oral Maxillofac Implants 2001;16:637–645.
70. Buser D, Ingimarsson S, Dula K, Lussi A, Hirt HP, Belser UC. Long-term stability of osseointegrated implants in augmented bone: A 5-year prospective study in partially edentulous patients. Int J Periodontics Restorative Dent 2002;22:109–117.
71. Nystrom E, Ahlqvist J, Legrell PE, Kahnberg KE. Bone graft remodelling and implant success rate in the treatment of the severely resorbed maxilla: A 5-year longitudinal study. Int J Oral Maxillofac Surg 2002;31:158–164.
72. McCarthy C, Patel RR, Wragg PF, Brook IM. Dental implants and onlay bone grafts in the anterior maxilla: Analysis of clinical outcome. Int J Oral Maxillofac Implants 2003;18: 238–241.
73. Hunt DR, Jovanovic SA. Autogenous bone harvesting: A chin graft technique for particulate and monocortical bone blocks. Int J Periodontics Restorative Dent 1999;19:165–173.
74. Kaufman E, Wang PD. Localized vertical maxillary ridge augmentation using symphyseal bone cores: A technique and case report. Int J Oral Maxillofac Implants 2003;18: 293–298.
75. Smiler DG. Bone grafting: Materials and modes of action. Pract Periodontics Aesthet Dent 1996;8: 413–416.
76. Costantino PD, Hiltzik D, Govindaraj S, Moche J. Bone healing and bone substitutes. Facial Plast Surg 2002;18:13–26.
77. Misch CM, Misch CE. The repair of localized severe ridge defects for implant placement using mandibular bone grafts. Implant Dent 1995;4: 261–267.
78. Kohavi D. Simultaneous and staged approaches for guided bone regeneration. Compend Contin Educ Dent 2000;21:495–498, 500, 502 passim.
79. Lorenzoni M, Pertl C, Zhang K, Wimmer G, Wegscheider WA. Immediate loading of single-tooth implants in the anterior maxilla. Preliminary results after one year. Clin Oral Implants Res 2003;14:180–187.
80. Triplett RG, Schow SR. Autologous bone grafts and endosseous implants: Complementary techniques. J Oral Maxillofac Surg 1996;54: 486–494.
81. Thor A. Reconstruction of the anterior maxilla with platelet gel, autogenous bone, and titanium mesh: A case report. Clin Implant Dent Relat Res 2002;4:150–155.
82. Proussaefs P, Lozada J, Kleinman A, Rohrer MD, McMillan PJ. The use of titanium mesh in conjunction with autogenous bone graft and inorganic bovine bone mineral (bio-oss) for localized alveolar ridge augmentation: A human study. Int J Periodontics Restorative Dent 2003;23:185–195.
83. Artzi Z, Dayan D, Alpern Y, Nemcovsky CE. Vertical ridge augmentation using xenogenic material supported by a configured titanium mesh: Clinico-histopathologic and histochemical study. Int J Oral Maxillofac Implants 2003; 18:440–446.
84. Stambaugh R. Aesthetic ridge and extraction site augmentation for anterior implant placement without barrier membrane. Pract Periodontics Aesthet Dent 1997;9:991–998.
85. Cutilli BJ, Smith BM, Bleiler R. Reconstruction of a severely atrophic maxilla using a Le Fort I downgraft and dental implants: Clinical report. Implant Dent 1997;6:105–108.
86. Perez MM, Sameshima GT, Sinclair PM. The long-term stability of LeFort I maxillary downgrafts with rigid fixation to correct vertical maxillary deficiency. Am J Orthod Dentofacial Orthop 1997;112: 104–108.
87. Wolford LM, Stevao ELL. Correction of jaw deformities in patients with cleft lip and palate. Baylor University Med Center Proc 2002;15:250–254.
88. Wardrop RW, Wolford LM. Maxillary stability following downgraft and/or advancement procedures with stabilization using rigid fixation and porous block hydroxyapatite implants. J Oral Maxillofac Surg 1989;47:336–342.
89. Macmillan AR, Tideman H. The stability of the downgrafted maxilla in the cleft lip and palate patient. Ann R Australas Coll Dent Surg 1994;12: 232–239.
90. Belser UC, Bernard JP, Buser D. Implant-supported restorations in the anterior region: Prosthetic considerations. Pract Periodontics Aesthet Dent 1996;8:875–883.
91. Potashnick SR. Soft tissue modeling for the esthetic single-tooth implant restoration. J Esthet Dent 1998;10:121–131.
92. Davidoff SR. Developing soft tissue contours for implant-supported restorations: A simplified method for enhanced aesthetics. Pract Periodontics Aesthet Dent 1996;8:507–513.

93. Tarnow DP, Magner AW, Fletcher P. The effect of the distance from the contact point to the crest of bone on the presence or absence of the interproximal dental papilla. J Periodontol 1992;63:995–996.
94. Tarnow DP, Cho SC, Wallace SS. The effect of inter-implant distance on the height of inter-implant bone crest. J Periodontol 2000;71: 546–549.
95. Grossberg DE. Interimplant papilla reconstruction: Assessment of soft tissue changes and results of 12 consecutive cases. J Periodontol 2001;72:958–962.
96. Choquet V, Hermans M, Adriaenssens P, Daelemans P, Tarnow DP, Malevez C. Clinical and radiographic evaluation of the papilla level adjacent to single-tooth dental implants. A retrospective study in the maxillary anterior region. J Periodontol 2001;72:1364–1371.
97. Kois JC, Kan JY. Predictable peri-implant gingival aesthetics: Surgical and prosthodontic rationales. Pract Proced Aesthet Dent 2001; 13:691–698.
98. Bosse LP, Taylor TD. Problems associated with implant rehabilitation of the edentulous maxilla. Dent Clin North Am 1998;42: 117–127.
99. Dario LJ, Aschaffenburg PH, English R Jr, Nager MC. Fixed implant rehabilitation of the edentulous maxilla: Clinical guidelines and case reports. Part I. Implant Dent 1999;8: 186–193.
100. Dario LJ, Aschaffenburg PH, English R Jr, Nager MC. Fixed implant rehabilitation of the edentulous maxilla: Clinical guidelines and case reports. Part II. Implant Dent 2000; 9:102–109.
101. Henry PJ. A review of guidelines for implant rehabilitation of the edentulous maxilla. J Prosthet Dent 2002;87:281–288.
102. Glavas P, Moses MS. Stage I indexing to replace a failed implant in an edentulous arch: A clinical report. J Prosthet Dent 2003;89: 533–535.
103. Lazzara RJ. Managing the soft tissue margin: The key to implant aesthetics. Pract Periodontics Aesthet Dent 1993;5:81–88.
104. Tarlow JL. Procedure for obtaining proper contour of an implant-supported crown: A clinical report. J Prosthet Dent 2002;87:416–418.
105. Vogel RC. Enhancing implant esthetics with ideal provisionalization. J Indiana Dent Assoc 2002;81: 11–14.
106. Padbury A Jr, Eber R, Wang HL. Interactions between the gingiva and the margin of restorations. J Clin Periodontol 2003;30:379–385.
107. Garber DA. The esthetic dental implant: Letting restoration be the guide. J Am Dent Assoc 1995; 126:319–325.
108. Garber DA, Belser UC. Restoration-driven implant placement with restoration-generated site development. Compend Contin Educ Dent 1995;16:796, 798–802, 804.
109. el Askary A el-S. Esthetic considerations in anterior single-tooth replacement. Implant Dent 1999; 8:61–67.
110. Francischone CE, Vasconcelos LW, and Brånemark PI. Esthetic optimization of implant supported single tooth restorations. In: Osseointegration and Esthetics in Single Tooth Rehabilitation. São Paulo: Quintessence, 2000:77–91.

KAPITEL 10
Nasenbodenaugmentation

In der Regel mangelt es im anterioren Oberkiefer an ausreichender Knochenhöhe für die Implantatinsertion. Um sowohl die Quantität als auch die Qualität am anterioren Oberkieferalveolarkamm zu verbessern, kann eine subnasale Elevation mit Knochentransplantation durchgeführt werden. Diese sinnvolle Technik kann die nasale Mukosa 3 mm bis 5 mm anheben und ist indiziert, wenn die Höhe des Restkamms weniger als 10 mm beträgt. Vor einer Implantatinsertion sollte das Knochenlager im anterioren Oberkiefer idealerweise 6 mm breit und 13 mm hoch sein[1]. Das ermöglicht die Insertion von längeren Implantaten (10 mm bis 13 mm), durch die der Erfolg der Implantatrestauration in diesem Bereich gesteigert werden kann[2-4]. Die Technik schützt auch vor Perforation des Implantates in den Nasenboden, was häufig auftritt, wenn die transversale Breite des anterioren Oberkieferalveolarkamms signifikant abgenommen hat[5].

Für die Anhebung des Nasenbodens wird das Periost an der labialen Seite des anterioren Oberkiefers abgehoben, um den Unterrand und den lateralen Rand der Apertura piriformis darzustellen (Abb. 10-1, 10-2). Regelmäßig befindet sich ein Unterschnitt in der lateralen unteren Apertura piriformis in Richtung Nasenboden und in dieser Region kann die Nasenmukosa angehoben werden (Abb. 10-3). Typischerweise wird partikuläres Augmentationsmaterial zur Augmentation in diesem Bereich benutzt. Bei Patienten mit ein- oder beidseitiger Zahnlosigkeit können auch kombinierte Inlay-Transplantate verwendet werden[6]. Beim zahnlosen Patienten mit stark reduzierter anteriorer Oberkieferregion kann zusätzlich eine komplette Auflagerungsosteoplastik vorgenommen werden, um den interokklusalen Raum zu verkleinern und einen Alveolarbogen mit einer besseren Form und Größe zu erzeugen[7,8]. Bei vollkommen zahnlosen Patienten kann ein komplettes Auflagerungstransplantat aber auch unmöglich werden, wenn zu wenig Platz auf dem Alveolarbogen besteht oder eine kurze Oberlippe vorliegt.

Ein erheblich resorbierter Oberkiefer, der sich häufig mit einem konkaven Profil im anterioren Oberkiefer präsentiert, wenn ein

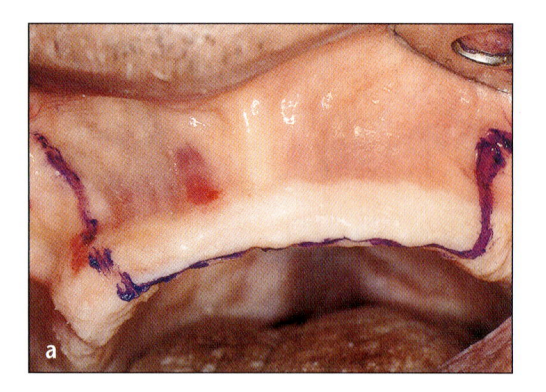

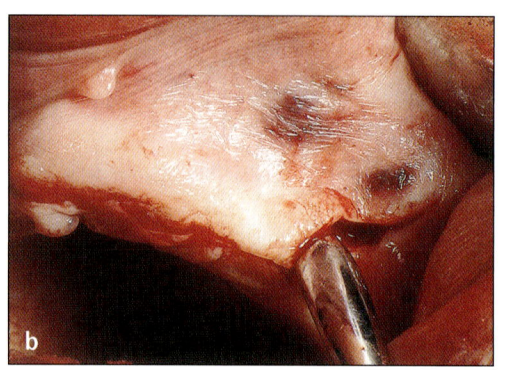

10 Nasenbodenaugmentation

Abb. 10-1
Durch einen Kieferkammschnitt, kombiniert mit zwei hohen vertikalen divergenten Entlastungsinzisionen, kann ein Lappen gebildet werden, der ausreichenden Zugang und Übersicht über die Ränder der Apertura piriformis bietet. Links ist die Anfangsschnittführung an einem Leichenpräparat *(a)* dargestellt und rechts an einem Patienten *(b)*.

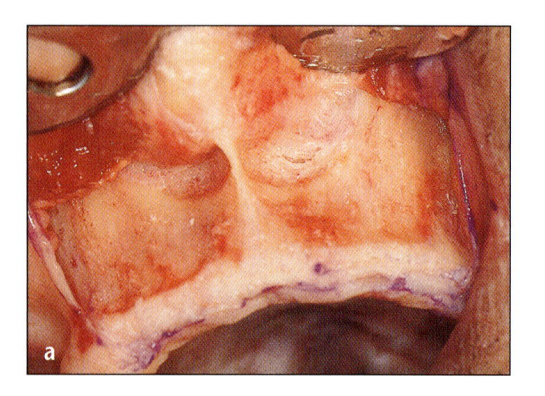

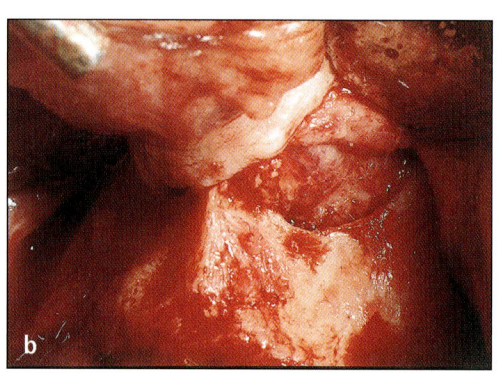

Abb. 10-2
Die Lappenpräparation ist hier an der Leiche *(a)* und an einem Patienten *(b und c)* gezeigt. Sie sollte mit einem scharfen Raspatorium durchgeführt werden, um Risse im Periost oder der Mukosa zu vermeiden. Eine ausreichende Lappenumschneidung sollte auch eine sorgfältige Abpräparation der nasalen Mukosa erlauben.

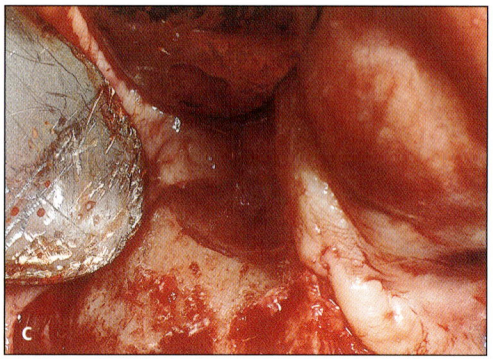

elongiertes Unterkieferrestgebiss die Kammresorption bis in den basalen Knochen vorangetrieben hat, kann manchmal nur wenige Millimeter dünn sein oder eine komplette knöcherne Dehiszenz zum anterioren Nasenboden aufweisen. In diesen Situationen ist ein 5 mm bis 7 mm dickes Blocktransplantat mit Nasenbodenelevation indiziert und es wird eine untere Septumresektion durchgeführt. In Verbindung mit einer Alveolarkammaugmentation ermöglicht diese Operation eine zusätzliche Stabilisierung und eine vertikale Erhöhung für die Implantate.

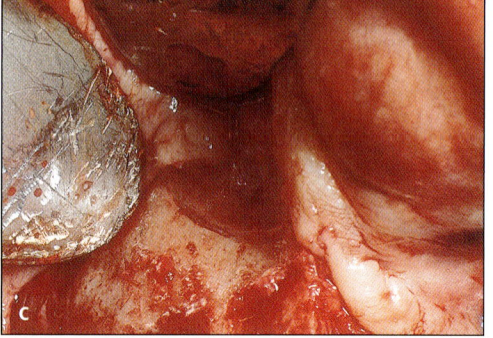

Trotz dieser Augmentationsmaßnahmen kann durch eingelagerte oder aufgelagerte Transplantate nicht immer genügend vertikaler Knochen zur Verankerung einer im-

Abb. 10-3

(a) Die Mukosa des unteren Nasengangs sollte sorgfältig präpariert werden, um sie, beginnend am Rand der Apertura piriformis, vom Knochen des Nasenbodens abzulösen. Hier ist die Abpräparation der Nasenschleimhaut vom Knochen an der Leiche gezeigt.

(b) Übermäßiger Druck kann zu einer Perforation führen. Die nasale Mukosa ist dicker und widerstandsfähiger als die Kieferhöhlenmembran, aber Einrisse erfordern einen wasserdichten Wundverschluss oder einen Abbruch der Operation, weil Bakterien aus der Nasenhaupthöhle in den augmentierten Bereich eindringen könnten.

(c) Laterale und Frontalansicht des korrekten Anstellwinkels der Kürette. Die Konkavität der Kürette sollte immer zum Knochen hin gerichtet sein.

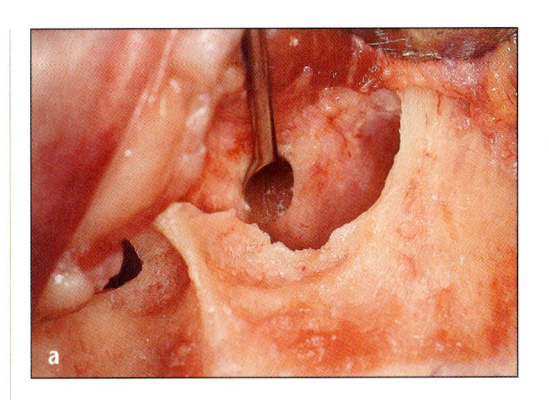

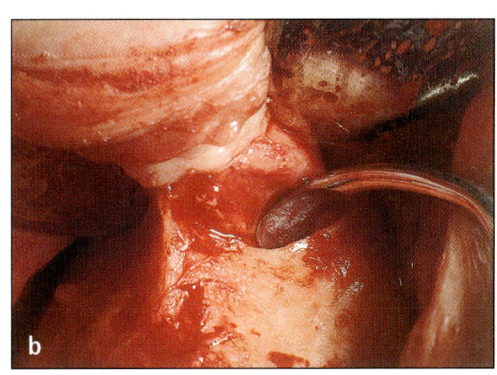

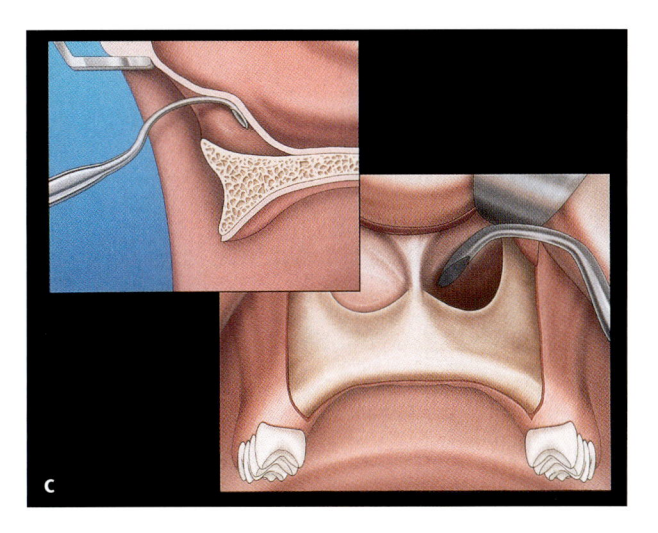

plantatgetragenen Prothese aufgebaut werden. In diesem Fall ist eine Deckprothese auf einem fortlaufenden Steg eine kluge prothetische Wahl[6].

In einigen Aspekten ähnelt der nasale Lift dem Sinus lift; beide Methoden werden mit einer Weichgewebeküsette zur Anhebung der Mukosa durchgeführt. Weil die nasale Mukosa im Allgemeinen viel dicker und reißfester als die Kieferhöhlenmukosa ist, besteht weniger Wahrscheinlichkeit einer Perforation bei der Elevation, und die Elevation ist einfacher durchzuführen. Durch in der Mukosa liegende elastische Fasern haftet die Schleimhaut fester am unterliegenden Knochen. Deshalb muss häufig erheblicher Druck angewandt werden, um die Nasenmukosa anzuheben. Der Zahnarzt sollte daran denken, dass eine Perforation, wenn sie in der Mukosa auftritt, zwangsläufig mit Nähten verschlossen werden muss und ein wasserdichter Verschluss notwendig ist, damit die bakterielle Flora des Nasenbodens nicht in das Transplantat wandern und damit eine Kontamination und Infektion auslösen kann.

In diesem Kapitel wird Schritt für Schritt die Technik des Nasenboden-Lifts mit nachfolgender Augmentation geschildert und außerdem wird ein Überblick über die Anatomie und Gefäßversorgung der Nase gegeben, für die der Chirurg gute Arbeitskenntnisse haben muss, bevor er mit der Operation beginnt.

10 Nasenbodenaugmentation

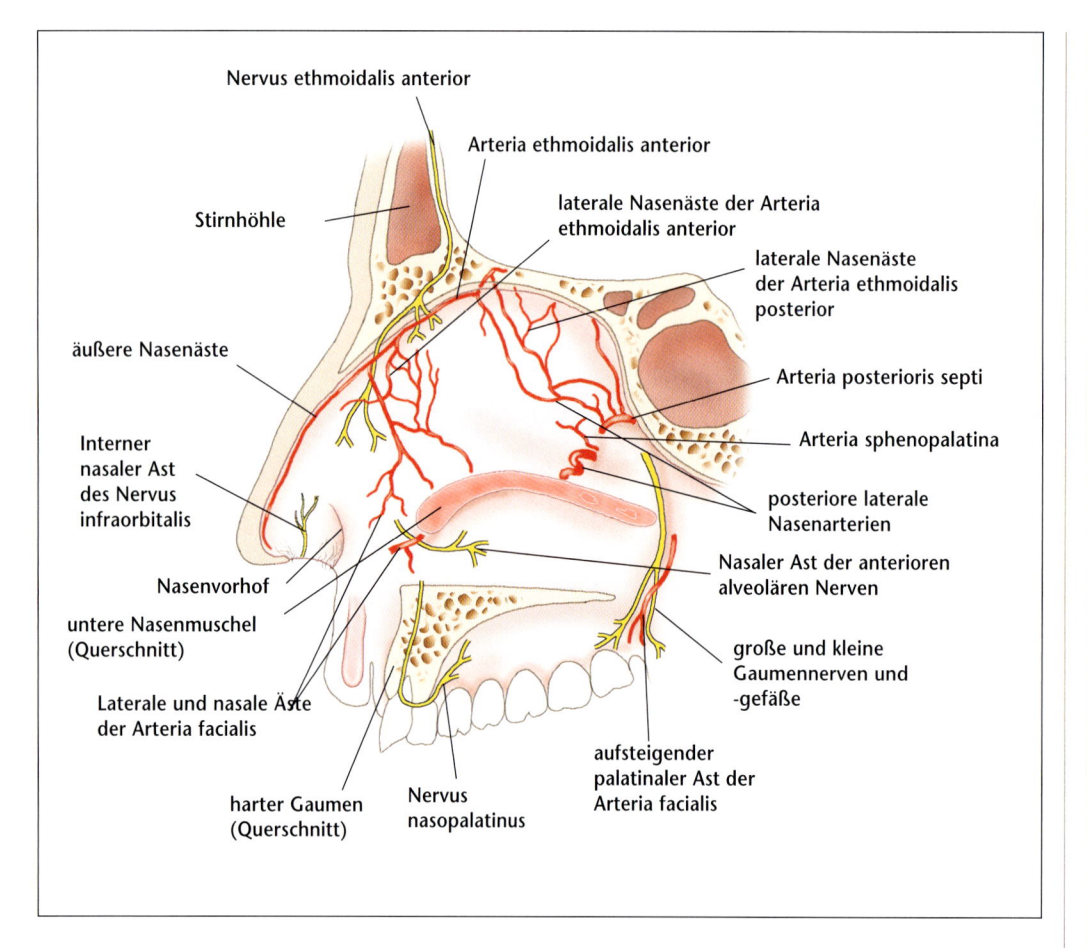

Abb. 10-4

Die Nasenscheidewand und die Nasenhaupthöhle insgesamt sind hochgradig vaskularisiert. Der Grund dafür mag die Aufwärmung der Luft sein, bevor sie die Bronchien und die Lungen erreicht. Die arterielle Blutversorgung der Nase stammt aus den Endästen der Arteria maxillaris, der die Arteria sphenopalatina entspringt, die wiederum die laterale und mediale Wand der Nasenhaupthöhle versorgt. Die Arteriae ethmoidales anterior und posterior versorgen den Nasenvorhof und den anterioren Anteil des Septums. Wenige Blutgefäße aus der Arteria palatina major laufen durch den Canalis incisivus des harten Gaumens und erreichen den anterioren Anteil der Nase. Die sensible Innervation der Nase ist insofern wichtig, als dass sie für Reflexe zur Fernhaltung von Fremdkörperpartikeln aus dem Atemsystem (wie der Niesreflex) verantwortlich ist. Für diese Operation ist es wichtig, dass der Chirurg die Verlaufsrichtungen der Ethmoidalarterien und der nasopalatinalen Nerven kennt.

Anatomie und Gefäßversorgung der Nase

Um erfolgreich eine subnasale Elevation durchzuführen, muss der Chirurg die Struktur, Gefäßversorgung, Innervation und Weichgewebe im Operationsfeld der Nase berücksichtigen. Die arterielle Blutversorgung der Nase stammt aus der Carotis externa und interna. Die Endäste der Arteria maxillaris (ein Ast der Arteria carotis externa) versorgen die Arteria sphenopalatina, die wiederum die laterale und mediale Wand der Nasenhöhle ernährt. Die Arteria ethmoidalis anterior und posterior (Äste der Arteria ophthalmica, die wiederum ein Ast der Arteria carotis interna ist) versorgen den Nasenvorhof und den anterioren Anteil des Septums. Wenige Blutgefäße aus der Arteria palatina major laufen durch den Canalis incisivus durch den Gaumen und erreichen hier den anterioren Teil der Nase (Abb. 10-4).

Auswahl des Augmentationsmaterials

Wegen seiner erheblichen osteogenen Eigenschaften ist der autologe Knochen für die Augmentation im Nasenboden zu empfehlen. Dieses Material ermöglicht die schnellste Knochenformation und ist die beste Option bei umfangreicher Knochenaugmentation oder -rekonstruktion. Autologer Knochen kann vom Beckenkamm oder aus der Tibia gewonnen werden. Außerdem stehen intraorale Spenderorte, wie die Unterkiefersymphyse, das Tuber maxillae, der Ramus mandibulae oder Exostosen zur Verfügung; weiterhin können die Späne der Implantatbohrung verwendet werden[9-11]. Lokale Knochendefekte im anterioren Oberkiefer erfordern üblicherweise nur kleine Transplantatmengen, die intraoral gewonnen werden können[1]. Diese Operationen können leicht unter Praxisbedingungen unter parenteraler Sedierung mit Lokalanästhesie erfolgen[11].

Die Verwendung von zermahlenem und verdichtetem spongiösem oder kortikospongiösem Knochen ist vorzuziehen, aber alloplastische Materialien und Allotransplantate können zur Streckung des autologen Materials eingesetzt werden[12]. Die Verwendung dieser Materialien allein wird gegenwärtig für die Nasenbodenaugmentation nicht empfohlen, weil weitere wissenschaftliche Studien zum Beweis ihrer Wirksamkeit erforderlich sind. Platelet-Rich-Plasma (PRP) kann zum Augmentationsmaterial beigemischt werden, um, wenn erforderlich, die Handhabung des Transplantates zu verbessern und die Reifungsrate und Knochendichte im Transplantat zu steigern.

Vorgehen

Eine Ausbürstung und Spülung mit Chlorhexidin kann zur Vorbereitung des Operationsfeldes eingesetzt werden. Antiseptika auf Basis von Jodophoren oder Chlorhexidin können zur präoperativen extraoralen Hautdesinfektion verwendet werden.

Diese Operation ist erfolgreich unter Infiltrationsanästhesie möglich. Eine bessere Gefühlsausschaltung aber ist mit einer Blockade des zweiten Astes des Nervus maxillaris zu erzielen. Die Leitungsanästhesie ermöglicht eine längere Anästhesiedauer im Oberkiefer als die Infiltrationsanästhesie. Bei dieser Technik kann eine Anästhesie einer Hemimaxilla inklusive Nase, Wange, Lippe und Kieferhöhlenbereich, vorzugsweise mit einem langwirksamen Lokalanästhetikum (Bupivacain oder Ethidocain), erzielt werden. Die richtige Ausrichtung der Nadel schützt vor Durchstechen in die Nasenhöhle, durch die mediale Wand der Fossa pterygopalatina. 2%iges Lidocain mit Adrenalinzusatz 1:100.000 wird dann in die labiale Mukosa und den Gaumen infiltriert, um die initiale Blutungsneigung zu reduzieren und damit der Chirurg noch einmal prüfen kann, wie effektiv die Lokalanästhesie ist.

Mit einer vollschichtigen Inzision in der Mitte des Kieferkammes, vom distalen Ende der Eckzahnregion bis zum distalen Ende der kontralateralen Eckzahnregion, wird begonnen. Vertikale Entlastungsinzisionen werden am distalen Ende des ersten Schnittes gesetzt. Ein vollschichtiger Weichteillappen wird angehoben, um den anterioren Oberkiefer bis zur Spina nasalis und zur unteren lateralen Begrenzung der Apertura piriformis darzustellen.

Üblicherweise besteht eine Unterschnittregion in Richtung Nasenboden an der Verbindung des lateralen und unteren Randes der Apertura piriformis, die häufig mit dem gewünschten Implantationsort korreliert (Eckzahnregion). Die nasale Mukosa in dieser Region wird mit einer Weichgewebekürette, ähnlich wie bei der Elevation der Schneider'schen Membran, in der Kieferhöhle angehoben.

Abhängig von der Tiefe der Einsenkung hinter dem Rand der Apertura piriformis

10 Nasenbodenaugmentation

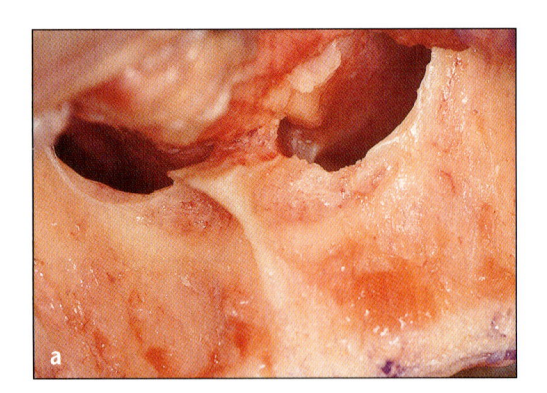

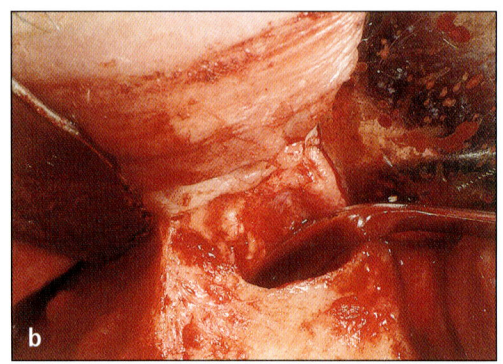

Abb. 10-5
Nasenhaupthöhle mit abgehobener Mukosa an der Leiche *(a)* und am Patienten *(b)*. Die Tiefenausdehnung der Abpräparation der Nasenmukosa sollte so tief erfolgen, dass genügend Knochen um den Apex des Implantates aufgebaut werden kann, unabhängig in welchem Winkel es inseriert wurde.

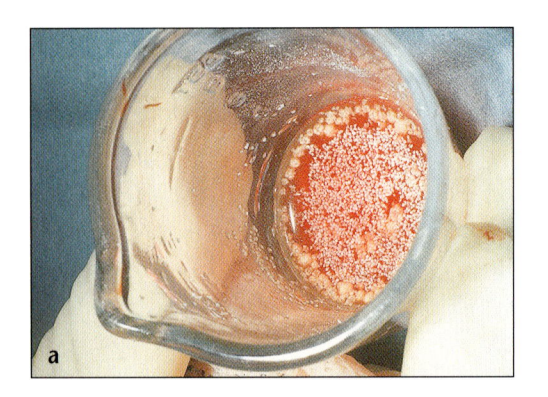

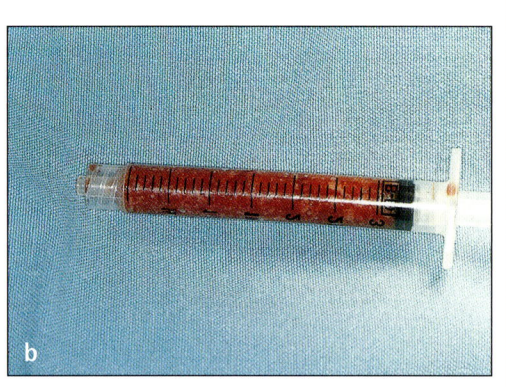

Abb. 10-6
In diesem Fall war das Augmentationsmaterial der Wahl für die Nasenbodenanhebung autologer Knochen im Gemisch mit allogenem Knochen im Verhältnis 1:1 *(a)*. Mit einer sterilen Plastikspritze mit abgeschnittener Spitze *(b)* wird das Material in den Empfängerdefekt injiziert *(c)*.

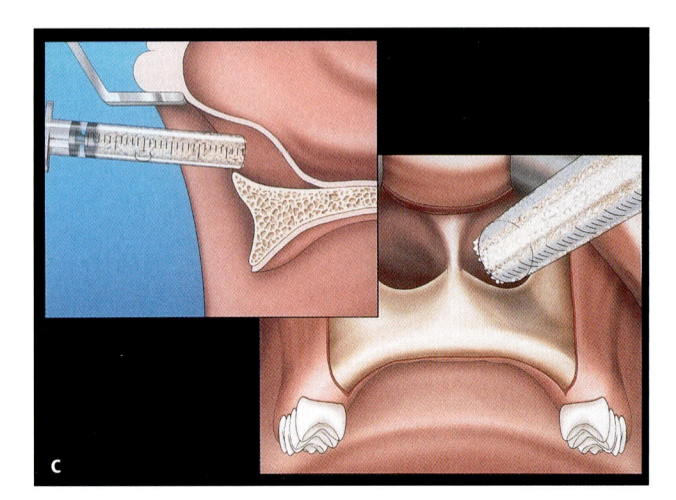

wird die nasale Schleimhaut etwas 3 mm bis 5 mm angehoben und dann Augmentationsmaterial eingefüllt. Auf diese Weise können 3 mm bis 5 mm zusätzliche Knochenhöhe für die Implantatinsertion gewonnen werden. Wenn mehr Knochenhöhe erzielt werden soll, kann die Nasenatmung negativ beeinflusst werden, wenn nicht gleichzeitig der untere Rand der Nasenmuschel entfernt wird.

Für die Nasenbodenelevation werden etwa 5 mm kortikaler oder trabekulärer autologer Knochen von der Unterkiefersymphyse oder der Tibia beschafft. Wenn es für

Vorgehen **10**

Abb. 10-7
Applikation des Augmentationsmaterials an der Leiche *(a)* und am Patienten *(b)*. Mit einem modifizierten Amalgamstopfer werden die Augmentatpartikel verdichtet und in das Empfängergebiet gestopft *(c und d)*.

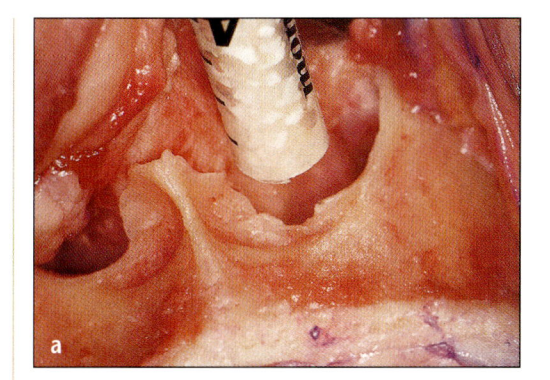

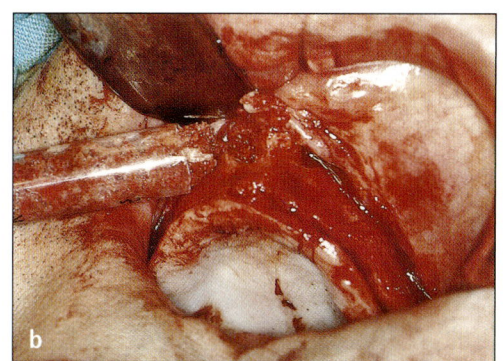

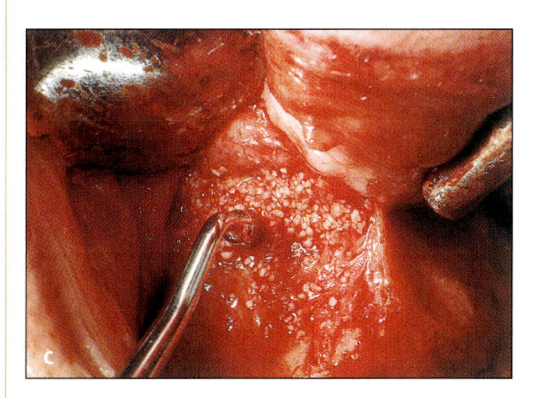

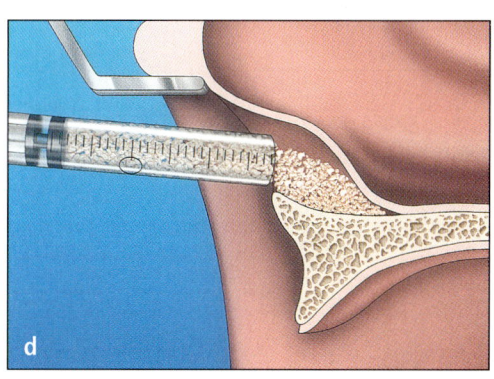

Abb. 10-8
Komplett gefüllte Nasenbodenkavität an der Leiche *(a)* und am Patienten *(b)*. Der Operateur sollte darauf Acht geben, das Gebiet nicht zu überfüllen.

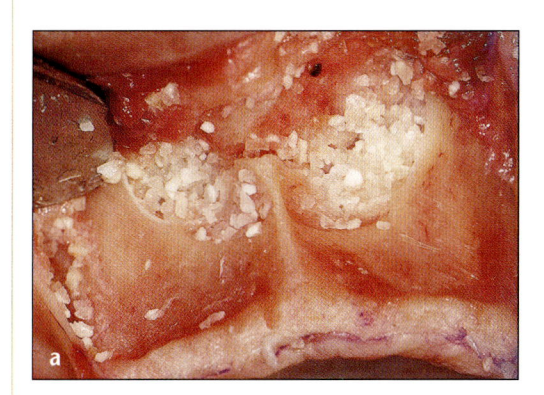

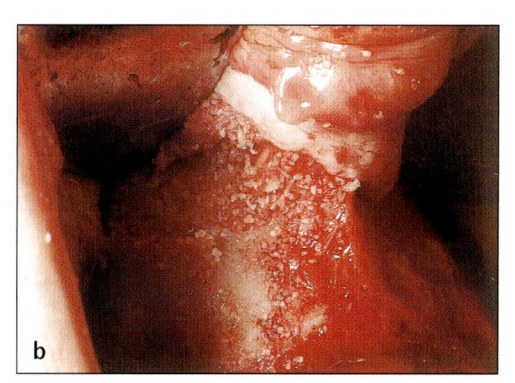

die Volumenstreckung notwendig ist, kann dieser Knochen mit gefriergetrocknetem Allotransplantat im Verhältnis 1:1 gemischt (ein Minimum von 40% autologem Knochen wird für diese Operation empfohlen) und in 1 ml bis 3 ml Tuberkulin-Spritzen verdichtet werden. Diese Mischung wird, beginnend in den am weitesten hinten liegenden Gebieten des Nasenraumes, bis nach vorn in der Gegend der Spina nasalis und Apertura piriformis eingebracht (Abb. 10-5, 10-8).

Wenn die subnasale Augmentation in Verbindung mit einem Beckenkammtransplantat zur Rekonstruktion des Oberkiefers durchgeführt wird, wird eine 2 mm bis 5 mm messende Reduktion des Nasenseptums vollzogen. Dabei muss man darauf achten, nicht die Schleimhautbedeckung des basalen Septums zu verletzen. Dann wird ein 5 mm bis 7 mm hoher Knochenblock mit ein oder zwei Minischrauben lateral befestigt. Die Minischrauben können dauerhaft belas-

10 Nasenbodenaugmentation

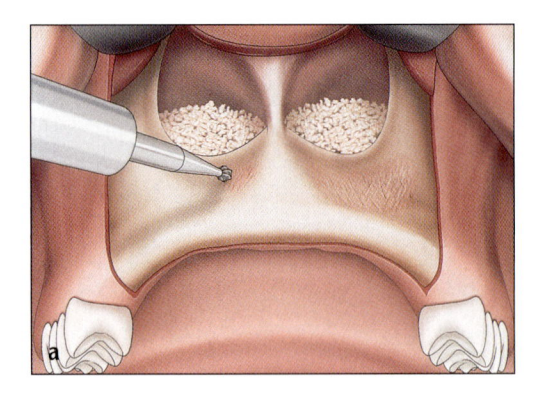

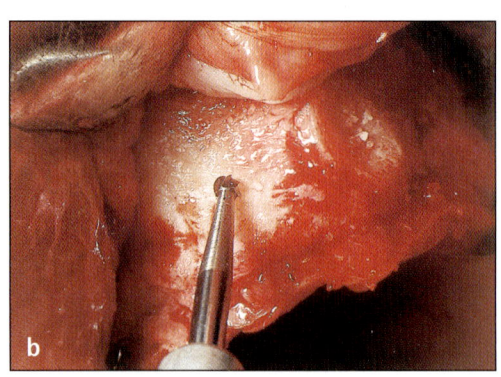

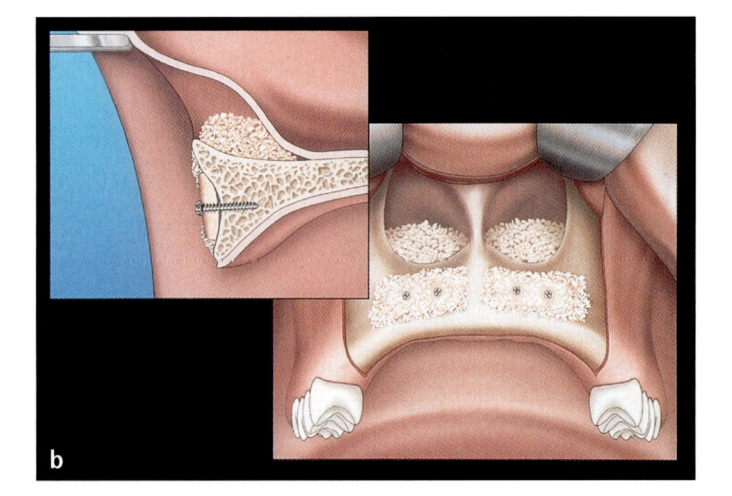

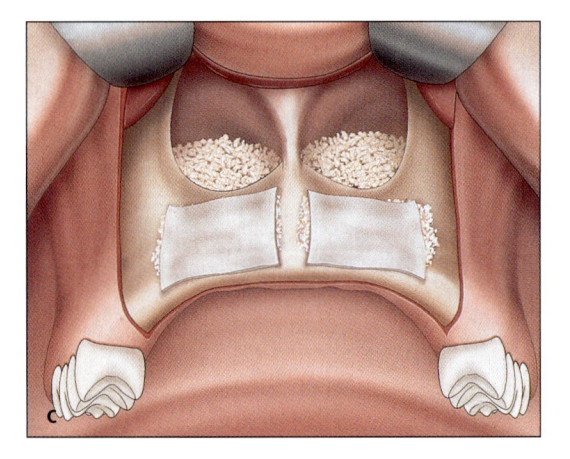

Abb. 10-9
Mit einer großen Kugelfräse wird das Knochenlager beschliffen, um eine enge Anlagerung eines Knochenblocktransplantates zu ermöglichen. Wenn eine Nasenbodenanhebung zur Gewinnung zusätzlicher Knochenhöhe erforderlich ist, ist meistens auch ein Blocktransplantat zur Verbreiterung des Kieferkammes indiziert. Die bukkale Wand des anterioren Oberkiefers wird wiederholt mit einer kleinen Fräse perforiert, um eine Blutung zu provozieren.

Abb. 10-10
Die Knochenblöcke wurden mit Schrauben befestigt *(a)*. Die laterale und anteriore Ansicht *(b)* verdeutlichen den vertikalen und horizontalen Knochengewinn. Membranen können über den Knochenblock gelegt werden, sollten aber nicht in den Nasenboden eingelegt werden *(c)*.

248

sen werden, wenn zusätzlich eine Augmentation des Gesichts über den Schrauben erfolgt ist. Damit kann eine ausreichende Stabilisierung für Standard-Implantate geschaffen werden. Wenn eine zusätzliche Kieferkammbreite erforderlich ist, können Blocktransplantate vom anterioren Unterkiefer oder vom Ramus mandibulae auf die bukkale Seite des anterioren Oberkiefers geschraubt werden (Abb. 10-9, 10-10). Nach Ausreifung des Transplantates können Implantate von passender Größe eingebracht werden.

Vor dem Wundverschluss wird das Periost des Mukosalappens über dem Transplantat horizontal mit einem Skalpell eingeritzt, um einen spannungsfreien Wundverschluss und eine spannungsfreie Anhebung des Lappens zu ermöglichen. Die primäre Kieferkammizision und die vertikalen Entlastungsinzisionen werden mit 4.0 chromierten Nähten, entweder als einzelne Matratzennähte oder als fortlaufende Matratzennaht, verschlossen. Das Gebiet sollte für vier bis sechs Monate ausheilen können, bevor Implantate eingesetzt werden[3,7]. Die provisorische Teilprothese oder die provisorische Vollprothese sollten so angepasst und unterfüttert werden, dass kein Kontakt mit dem augmentierten Gebiet besteht.

Die postoperativen Empfehlungen ähneln denen für die meisten oralchirurgischen Eingriffe oder Kieferhöhlenoperationen. Nach einer Woche sollte der Patient für zwei Wochen zweimal täglich mit Chlorhexidin spülen, um das Risiko einer Infektion zu reduzieren. Für mindestens eine Woche postoperativ sollte der Patient nicht Schnäuzen oder negativen Druck durch Trinken mit einem Strohhalm oder Zigarettenrauchen erzeugen (auch Rauchen kann die Heilung eines intraoralen oder subnasalen Augmentates behindern). Der Patient sollte stets nur mit offenem Mund niesen, um den Druck zu entlasten.

Potenzielle Komplikationen

Eine Nachblutung ist selten ein Grund zur Besorgnis bei der Nasenbodenanhebung mit Knochenaugmentation. Wenn eine Blutung auftritt, können die Gefäße durch Druck, hämostatische Mittel, Knochenwachs oder Elektrokauterisation verschlossen werden. Postoperative Schwellungen in diesem Operationsgebiet sind häufig, aber der Schmerz ist geringer als bei einer Sinusbodenaugmentation oder der Insertion von Unterkieferimplantaten.

Ein falscher Umgang mit dem Weichgewebe kann zu verheerenden Effekten in der frühen postoperativen Phase führen. Die Blutversorgung zum Augmentationsgebiet kann durch eine falsche Schnittführung beeinträchtigt sein und übermäßige Spannung am Wundrand kann zu Dehiszenz und Exposition des Augmentates führen. Eine verzögerte Abheilung, ein Austreten von Augmentationsmaterial in die Mundhöhle und erhöhtes Infektionsrisiko sind die Folge.

Bei der Implantatinsertion kann ein Implantat in den unteren Nasengang oder sogar in die Kieferhöhle penetrieren, wenn das Gebiet unzureichend augmentiert wurde. Wenn das eintritt, kann in der Heilungsphase das Implantat versehentlich ganz in die Kieferhöhle oder Nasenhöhle luxiert werden. Die Primärstabilität der Implantate sollte immer zum Zeitpunkt der Insertion überprüft werden und ein Implantat, das mobil oder unzureichend stabilisiert ist, sollte entfernt werden[7].

Wenn das Implantat nicht allseits von Knochen bedeckt ist, speziell wenn Weichgewebe dem Implantat anliegt, dann kann ein Herunterwachsen des Saumepithels die Osseointegration behindern. Wenigstens drei Studien haben gezeigt, dass in der Heilungsphase keine unerwünschten Komplikationen nach ursprünglicher Penetration des Titanschraubenimplantates in die Kieferhöhle oder Nasenhaupthöhle auftraten, solange das Implantat ausreichend im Knochen verankert war[13-15].

Wenn sich ein Implantat oder ein Augmentat infiziert, kann die lokale Ausbreitung der Entzündung eines infizierten Oberkieferimplantats eine Rhinitis oder Sinusitis verursachen. Die Sinusitis maxillaris kann ebenfalls auftreten, wenn ein Implantat verlagert ist und als Fremdkörper wirkt, was eine chronische Infektion zur Folge haben kann[16].

Bei Septumplastiken muss sorgfältig darauf geachtet werden, eine Verlagerung oder Verbiegung des Septums zu vermeiden. Das tritt im Allgemeinen nicht auf, wenn nur der anteriore untere Anteil des Septums reseziert wird[17].

Schlussfolgerung

Die Nasenbodenelevation ist ein nützliches und extrem vorhersagbares Vorgehen bei Verwendung von wenigstens 50% autologem Knochen. Die Nasenbodenanhebung schafft zusätzliche Knochenhöhe im anterioren Oberkiefer bei Patienten, bei denen ohne diese Maßnahme keine Implantation im Oberkiefer möglich wäre. Operationen zur Alveolarkammverbreiterung werden zusätzlich häufig zur Vorbereitung für die Implantatinsertion benötigt.

Literatur

1. Raghoebar GM, Batenburg RH, Vissink A, Reintsema H. Augmentation of localized defects of the anterior maxillary ridge with autogenous bone before insertion of implants. J Oral Maxillofac Surg 1996;54:1180–1185.
2. Keller EE, Tolman DE, Eckert SE. Maxillary antral-nasal inlay autogenous bone graft reconstruction of compromised maxilla: A 12-year retrospective study. Int J Oral Maxillofac Implants 1999;14:707–721.
3. Lundgren S, Nystrom E, Nilson H, Gunne J, Lindhagen O. Bone grafting to the maxillary sinuses, nasal floor and anterior maxilla in the atrophic edentulous maxilla: A two-stage technique. Int J Oral Maxillofac Surg 1997; 26:428–434.
4. Lozada JL, Emanuelli S, James RA, Boskovic M, Lindsted K. Root-form implants placed in subantral grafted sites. J Calif Dent Assoc 1993;21:31–35.
5. Tataryn RW, Torabinejad M, Boyne PJ. Healing potential of osteotomies of the nasal sinus of the dog. Oral Surg Oral Med Oral Pathol Oral Radiol Endod 1997;84:196–202.
6. Keller EE, Eckert SE, Tolman DE. Maxillary antral and nasal one-stage inlay composite bone graft: Preliminary report on 30 recipient sites. J Oral Maxillofac Surg 1994;52:438–447.
7. Adell R, Lekholm U, Grondahl K, Branemark PI, Lindstrom J, Jacobsson M. Reconstruction of severely resorbed edentulous maxillae using osseointegrated fixtures in immediate autogenous bone grafts. Int J Oral Maxillofac Implants 1990;5: 233–246.
8. Keller EE, Tolman DE, Brånemark PI. Surgical reconstruction of advanced maxillary resorption with composite grafts. In: Worthington P, Brånemark PI (eds). Advanced Osseointegration Surgery: Application in the Maxillary Region. Chicago: Quintessence, 1992;146–161.
9. Misch CE, Dietsh F. Bone-grafting materials in implant dentistry. Implant Dent 1993;2: 158–167.
10. Koole R, Bosker H, van der Dussen FN. Late secondary autogenous bone grafting in cleft patients comparing mandibular (ectomesenchymal) and iliac crest (mesenchymal) grafts. J Craniomaxillofac Surg 1989;17(suppl 1):28–30.
11. Garg AK. Practical Implant Dentistry. Dallas: Taylor, 1996:89–101.
12. Hising P, Bolin A, Branting C. Reconstruction of severely resorbed alveolar ridge crests with dental implants using bovine bone mineral for augmentation. Int J Oral Maxillofac Implants 2001;16:90–97.
13. Brånemark PI, Adell R, Albrektsson T, Lekholm U, Lindstrom J, Rockler B. An experimental and clinical study of osseointegrated implants penetrating the nasal cavity and maxillary sinus. J Oral Maxillofac Surg 1984; 42:497–505.
14. Jensen J, Sindet-Pedersen S, Oliver AJ. Varying treatment strategies for reconstruction of maxillary atrophy with implants: Results in 98 patients. J Oral Maxillofac Surg 1994;52: 210–216.
15. Jensen J, Sindet-Pedersen S. Autogenous mandibular bone grafts and osseointegrated implants for reconstruction of the severely atrophied maxilla: A preliminary report. J Oral Maxillofac Surg 1991;49: 1277–1287.
16. Ueda M, Kaneda T. Maxillary sinusitis caused by dental implants: Report of two cases. J Oral Maxillofac Surg 1992;50:285–287.
17. Garg AK. Nasal sinus lift: An innovative technique for implant insertions. Dent Implantol Update 1997;8:49–53.

TEIL IV

Zukünftige Entwicklungen

KAPITEL 11

Biologische Wachstumsfaktoren und Knochenmorphogene in der Knochenregeneration

Die möglicherweise vielversprechendste Forschungsrichtung in der Knochenregeneration ist gegenwärtig die Einbindung von biologischen Wachstumsfaktoren und Knochenmorphogenen. Im Allgemeinen sind diese biologischen Proteine eng in die Regulation der zellulären Ereignisse während der Knochenheilung und bei der Heilung anderer Körpergewebe eingebunden. Solche Vorgänge sind unter anderem Zellproliferation, Chemotaxis, Mitose, Differenzierung und Matrixsynthese. Wachstumsfaktoren binden an spezifische Rezeptoren auf den Oberflächen der Zielzellen. Dort führen sie zu einer komplexen Kaskade von intrazellulären Vorgängen, die am Ende zur Knochenneubildung führen. Die grundsätzliche Theorie ist, dass durch klinische Anwendung einer zusätzlichen Anzahl dieser Knochen aufbauenden Faktoren in einer Wunde im Endeffekt das normale osteoregenerative Potenzial des Organismus stimuliert und sogar verbessert werden kann. Einige Forscher spekulieren darüber hinaus sogar, dass in nicht allzu ferner Zukunft Wachstumsfaktoren und Morphogene eventuell die Verwendung anderer Knochenaugmentationsmaterialien – sogar autologen Knochen – obsolet machen werden. Ein Potenzial besteht darüber hinaus für eine Beschleunigung und Verbesserung der Osseointegration von Zahnimplantaten.

Solche biologischen Behandlungen kommen gerade auf den Markt für orthopädische Anwendungen. InFuse Bone Graft (Medtronic Sofamore Danek, Memphis, TN) hat im Frühjahr 2002 eine Zulassung durch die Food and Drug Administration (FDA) zur Verwendung in der Wirbelkörperfusionsoperation erhalten. Dieses Produkt besteht aus zwei Kollagenschwämmen, die mit rekombinantem humanem Bone Morphogenetic Protein-2 (rhBMP-2) getränkt werden und in den Defekt im Inneren eines speziellen Titankäfigs für die Wirbelsäulenchirurgie eingebracht werden (Abb. 11-1). Ein anderes biologisches Produkt, Stryker Biotech OP-1 (Sryker Biotech, Natick, MA) erhielt eine Zulassung im Rahmen der humanitären Ausnahmegenehmigung der FDA im Jahr 2001 für die Behandlung von nicht mehr als 4.000 erwachsenen Patienten pro Jahr, bei denen

11 Biologische Wachstumsfaktoren und Knochenmorphogene in der Knochenregeneration

Kollagenschwamm

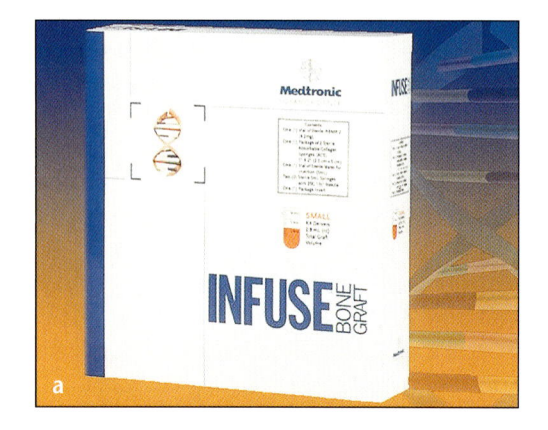

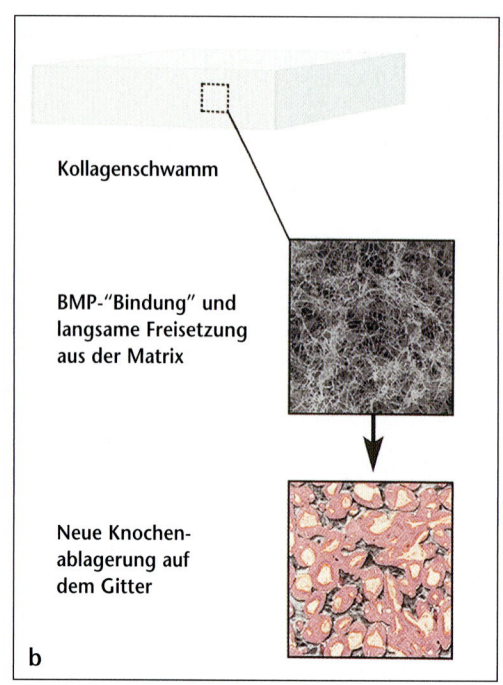

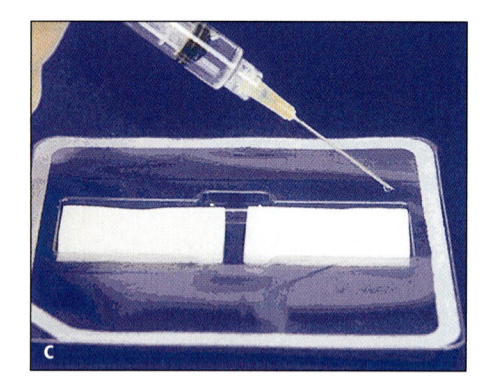

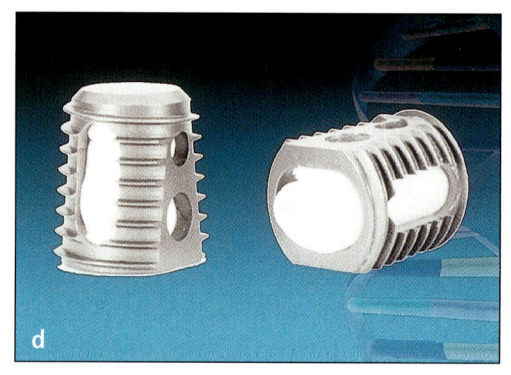

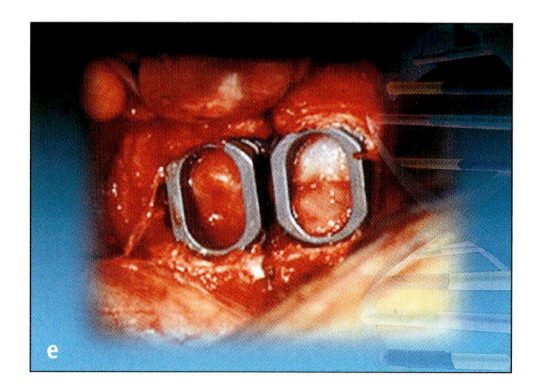

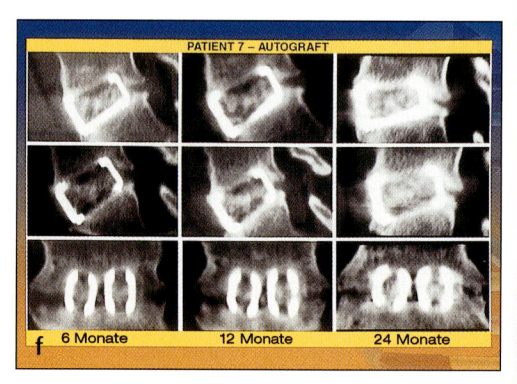

BMP-"Bindung" und langsame Freisetzung aus der Matrix

Neue Knochenablagerung auf dem Gitter

Abb. 11-1

(a) Eine kleine Packung des InFuse-Materials, die zwei Kollagenschwämme und rhBMP-2 enthält.

(b) Der resorbierbare Kollagenschwamm hält das rhBMP-2 im Defekt und bietet als Trägermaterial für rhBMP-2 günstige Bedingungen zur Knochenbildung.

(c) Resorbierbare Kollagenschwämme werden als Träger zur Behandlung mit rhBMP-2 verwendet.

(d) Mit Gewinde versehene Titankäfige werden mit autologen Beckenknochentransplantaten oder mit rhBMP-2-getränkten Kollagenschwämmen bei Patienten mit degenerativen Lendenwirbelsäulen-Bandscheibenerkrankungen zur lumbalen Wirbelsäulenchirurgie eingesetzt.

(e) Zwei Titankäfige wurden mit den rhBMP-2-gesättigten Kollagenschwämmen gefüllt und in den Zwischenwirbelbereich eingeschraubt. In dieser randomisierten vergleichenden klinischen Studie wurden die Patienten in zwei Gruppen eingeteilt, die beide eine Zwischenwirbelverblockung mit zwei Wirbelkörperfusionskäfigen erhielten: eine Gruppe von 123 Patienten erhielt rhBMP-2 auf einem resorbierbaren Kollagenschwamm und die anderen 132 Patienten erhielten autologe Knochentransplantate vom Beckenkamm. Nach 24 Monaten war die Fusionsrate in der BMP-Gruppe um 5,8% höher (94,5% Fusion) als in der Kontrollgruppe (88,7% Fusion).

(f) Die Serie von computertomografischen (CT-)Schnitten zeigt den rechten Käfig (obere Reihe), den linken Käfig (mittlere Reihe) und die Frontalansicht beider Käfige (untere Reihe) nach sechs, 12 und 24 Monaten. Deutlich zeigt sich die Induktion von Knochen und das Einwachsen von Knochen in beiden Gruppen.

eine Behandlung von Pseudarthrosen der Tibia nach Trauma, mit autologen Transplantaten fehlgeschlagen oder nicht möglich war. Dieses Produkt wurde im Jahr 2001 außerdem von der Europäischen Agentur zur Bewertung von Medizinprodukten in derselben Applikation ohne Begrenzung der Fallzahl in allen 15 Staaten der Europäischen Union, inklusive Island und Norwegen, zugelassen. Derzeit sind keine dieser biologischen Behandlungsmethoden für die maxillofaziale Rekonstruktion zugelassen; jedoch läuft bereits zum Zeitpunkt der Zusammenstellung dieses Manuskriptes eine multizentrische Phase III klinische Studie für rhBMP-2. RhBMP-2 ist einer der vielversprechendsten Wachstumsfaktoren zur Anwendung bei dentalen Applikationen.

Viele andere individuelle Wachstumsfaktoren und ihre spezifischen Funktionen in der Knochenheilung wurden identifiziert und auf ihr Potenzial zur Beeinflussung des Knochenwachstums getestet. Diese Faktoren sind unter anderem Platelet-Derived Growth Factor (PDGF), Insulin-Like Growth Factor (IGF), Fibroblastic Growth Factor (FGF) und Transforming Growth Factor-β (TGF-β). In diesem Kapitel wird ihre Funktion bei der Knochenbildung beschrieben und über den jeweiligen Stand der Forschung bei jedem Faktor informiert.

Wachstumsfaktoren
Platelet-Derived Growth Factor

PDGF ist eines der führenden Wundheilungshormone. PDGF spielt verschiedene wichtige Rollen bei der Knochenformation und -regeneration, unter anderem (*1*) Steigerung der Anzahl der Heilungszellen (inklusive Osteoblasten), die in der Wunde vorhanden sind; (*2*) Transformation endothelialer Mitosen in funktionierende Kapillaren; (*3*) Reinigung der Wunde; (*4*) Phase-II-Quelle von Wachstumsfaktoren für die fortgesetzte Knochenregeneration[1]. Der Haupteffekt des PDGF ist eine starke mitogene Wirkung, die eine Zellteilung auslöst. PDGF ist ein chemotaktischer Faktor für Zellen von mesenchymalem Ursprung inklusive Osteoblasten. Verschiedene Untertypen von PDGF existieren; sie bestehen aus Homodimeren oder Heterodimeren von PDGF-A und PDGF-B Genprodukten. Quellen für PDGF sind unter anderem die Blutplättchen, wie auch aktivierte Makrophagen und die Knochenmatrix[2]. Die intensivste Forschung zu PDGF findet auf dem Gebiet des Platelet-Rich-Plasmas (PRP), wie unten beschrieben, statt.

Weil Wachstumsfaktoren zellspezifisch sind, also bestimmte Wachstumsfaktoren nur spezifische Zelltypen stimulieren, haben sich viele Forscher bei der Untersuchung der Anwendbarkeit von PDGF auf die Kombination mit anderen Wachstumsfaktoren zur Optimierung der gesamten Knochenregeneration konzentriert. Viele Forschungsarbeiten zu diesen PDGF-Kombinationen – insbesondere mit IGF – haben die Nutzbarkeit für die Parodontalregeneration untersucht[3]. Darunter befindet sich ein kürzlich durchgeführter Versuch (FDA Phase I und II) bei 38 Patienten mit mäßiger bis schwerer Parodontitis. Sechs bis neun Monate postoperativ wurden die Patienten mit einer Kombination von PDGF-BB und IGF-I (150 µg/ml von jedem Faktor) behandelt. Dabei zeigte sich eine statistisch signifikante mittlere Knochenauffüllung von 43% (mit 2,1 mm vertikalem Knochengewinn), wogegen die Kontrollgruppen entweder nur eine Scheinoperation oder das Trägermaterial allein erhielten und eine mittlere Knochenfüllung von 18,5% (mit 0,8 mm vertikalem Knochengewinn) zeigten[4].

Lee et al. demonstrierten die Fähigkeit von PDGF, Knochenregeneration früher als durch die gesteuerte Knochenregeneration zu induzieren[5]. Sein Team setzte 500 ng PDGF-BB geformten Poly-L-Laktid-Membranen zu und legte diese in Defekte verschiedener Größen von Kaninchenschädeln ein. Nach vier Wochen wurde bei den halbkugelförmigen behandelten Membranen eine fast komplette Knochenfüllung (28% neuer Knochen), im Vergleich mit den unbehandelten Membranen (13%), neuer Knochen gefunden. Die Defekte der Kontrollgruppen füllten sich 12 bis 18 Monate postoperativ nicht komplett auf.

In einigen Hundestudien haben Forscher gezeigt, dass die PDGF-IGF-Kombination ebenfalls das Knochenwachstum um Implantate steigern und die Osseointegration beschleunigen kann. Eine Studie von Lynch et al. umfasste 40 Implantate mit apikalen Hohlräumen, die PDGF-IGF-Kombinationen oder den Träger allein enthielten. Die Implantate wurden in die Prämolarenregionen von acht Beagle-Hunden eingesetzt und nach ein und drei Wochen untersucht[6]. Eine Woche postoperativ waren die periimplantäre Knochenauffüllung und der Knochen-Implantatkontakt in der Testgruppe signifikant höher als in der Vergleichsgruppe. Drei Wochen postoperativ war die Knochenauffüllung in der Testgruppe signifikant größer, aber der Unterschied im Knochen-Implantatkontakt war nicht mehr signifikant. In einer anderen Hundestudie stellten Stephani et al. eine signifikant frühere Knochenbildung und einen besseren Knochen-Implantatkontakt (22% versus 17%) innerhalb der ersten drei Wochen fest. Die acht Hunde waren mit PDGF-IGF-Kombinationen behandelt worden, wurden mit Kontrolltieren verglichen und mit Sofortimplantaten versorgt[7]. Eine weitere Studie untersuchte die Kombination von PDGF-IGF in Verbindung mit der gesteuerten Knochenregeneration in frischen Extraktionsalveolen bei vier Hunden mit bukkalen Dehiszenzdefekten und Implantaten[8]. Nach 18 Wochen beobachteten Becker et al. dichteren Knochen und einen doppelt so hohen Knochen-Implantatkontakt sowie eine doppelt so hohe Querschnittsfläche der Knochenfüllung der Defekte nach Behandlung mit den Wachstumsfaktoren und expandierten Polytetrafluorethylen-(e-PTFE-)Membranen, verglichen mit den Kontrolltieren, die nur Membranen allein erhalten hatten[8].

Der Mechanismus, durch den diese Wachstumsfaktoren die knöcherne und parodontale Heilung verbessern, muss noch in vivo geklärt werden. Gleiches gilt für die spezifischen Dosierungen der Wachstumsfaktoren, die den optimalen Nutzen entfalten.

Insulin-Like Growth Factor

Es gibt zwei Typen von IGF: IGF-I und IGF-II, die beide ähnliche Wirkungen entfalten, aber unabhängig voneinander reguliert werden. Wie ihr Name anzeigt, ähnelt IGF biochemisch und funktionell dem Insulin[1]. Es wird primär in der Leber produziert und zirkuliert durch das Gefäßsystem[2]. Obwohl die direkten und indirekten Effekte auf das Knochenremodelling nicht komplett verstanden werden, scheint IGF die Knochenformation oder die Knochenbildung durch Steigerung der zellulären Proliferation und Differenzierung, als auch durch die Produktion von Matrix zu steigern. Es gibt Anzeichen, dass IGF-I die Fähigkeit von Parathormon zur Stimulierung der Proliferation der Osteoprogenitorzellen im Knochen steuert[9].

Wie zuvor erwähnt, unterstützen tierexperimentelle Studien die Annahme, dass IGF-I und PDGF synergistisch arbeiten; IGF führt in der Kombination zu besseren Geweberegenerationsergebnissen als bei alleiniger Verwendung. Deshalb wurde in den meisten In-vivo-Studien IGF in Kombination mit diesen und anderen Wachstumsfaktoren untersucht.

Fibroblastic Growth Factor

FGFs erhielten ihren Namen wegen ihrer allgemein wachstumssteigernden Effekte auf die meisten fibroblastischen Zelltypen. Dieser Wachstumsfaktor – der sowohl in einer sauren, als auch in einer basischen Form existiert und im Knochen gespeichert wird – stimuliert auch die Angiogenese und das Eindringen von Gefäßen in Knochentransplantate, die Wundheilung und die Zellmigration. Beide Formen von FGF stimulieren die Replikation der Knochenzellen, aber sie können auch die Matrixsynthese der Knochenzellen unter bestimmten Bedingungen hemmen und sie haben keine stimulatorische Wirkung auf reife Osteoblasten[3,10].

Laborstudien legen nahe, dass FGFs die Migration und Proliferation der Endothelzellen und der Zellen des Parodontalligamentes fördern, aber nur wenige In-vitro-Studien zeigen einen gesteigerten Nutzen bei der Knochenregeneration, entweder in orthopädischen oder kraniomaxillofazialen Anwendungen[11-14]. Die angemessene Dosierung und Trägersysteme sind wichtige ungelöste Probleme bei der Verwendung von FGF[13-15].

Transforming Growth Factor-β

Transforming Growth Factor-β (TGF-β) ist ein multifunktionaler Wachstumsfaktor, der durch viele Zelltypen synthetisiert wird und fast jeder Zelltyp kann durch wenigstens eines der verschiedenen TGF-β-Moleküle stimuliert werden. TGF-β ist einer der häufigsten Wachstumsfaktoren im Knochen (wie auch in den Blutplättchen) und ist strukturell mit den BMPs verwandt, unterscheidet sich aber in seiner Funktion von diesen. Im Allgemeinen ist TGF-β ein schwaches Mitogen für Osteoblasten. Es wurde gezeigt, dass TGF-β chemotaktisch auf Knochenzellen wirkt und ihre Proliferation, je nach Bedingung, entweder steigert oder mindert. Es wurde auch gezeigt, dass TGF-β die Synthese von Kollagen-Typ-I stimuliert[2,3]. Verschiedene In-vivo-Studien legten dar, dass TGF-β die Produktion von neuem Knochen und Knorpel anregen kann, aber nur, wenn es in der Nähe eines knöchernen Defektes eingebracht wird[3]. Wie bei IGF bestehen Anzeichen, dass TGF-β in vitro stärkere Knochen bildende Effekte in Kombination mit PDGF erzeugt[16]. Die In-vivo-Studien zeigten, dass TGF-$β_1$ den knöchernen Verschluss von Schädeldefekten bei Kaninchen[17] bewirkt, die Frakturheilung in Kaninchen-Tibiae steigert[18] und die Heilung von Knochenwunden bei Ratten verbessert[19]. Diese Studien enthüllten ebenfalls, dass TGF-β einen dosisabhängigen Effekt auf die Knocheninduktion hat, aber dass eine höhere Dosis nicht immer mehr Knochen erzeugt.

Zwei kürzlich durchgeführte tierexperimentelle Studien zeigten, dass TGF-β ein sinnvolles Hilfsmittel in der gesteuerten Knochenregeneration (GTR) zur Erzeugung einer größeren und früheren Knochenbildung ist. Mohammed et al. untersuchten TGF-$β_1$ mit GTR bei Klasse-II-Furkationsdefekten in Unterkieferprämolaren bei 24 Schafen[20]. Die Defekte wurden mit TGF-$β_1$ und Membranen behandelt und heilten mit keinem signifikant größerem mittlerem Knochenvolumen nach sechs Wochen (59%) aus, als solche Defekte, die mit Membranen allein (52%) oder Trägermaterial allein (43%) behandelt wurden. Ruskin et al. stellten ebenfalls eine statistisch höhere Knochenbildung nach acht Wochen in chirurgisch geschaffenen Alveolarkammdefekten bei 13 Foxterriern fest, wenn sie mit TGF-$β_1$ und einer Membran behandelt wurden; (84%) im Vergleich zur Kontrollgruppe, die mit TGF-$β_1$ (61%) oder dem Trägermaterial allein (30%) behandelt wurde[21].

Platelet-Rich-Plasma

Obwohl die Anwendung von Wachstumsfaktoren sehr vielversprechend zur Steigerung der Wundheilung und Knochenregeneration war, sind immer noch keine pharmazeutischen Präparate in Sicht. Zusätzlich ist möglicherweise das zur Verfügung stellen von Wachstumsfaktoren für mögliche klinische Anwendungen ein sehr teurer Vorsatz. Deshalb wurde eine alternative Quelle von Wachstumsfaktoren, PRP, ein klinisches Hilfsmittel von wachsendem Interesse für verschiedene Operationsverfahren, darunter auch die oralen Knochenregenerationsmaßnahmen.

PRP ist eine konzentrierte autologe Quelle für verschiedene Wachstumsfaktoren, insbesondere PDGF, TGF-β_1 und TGF-β_2, wie auch Vascular Edothelial Growth Factor (VEGF), IGF und andere möglicherweise in den Plättchen enthaltene Faktoren. Der Operateur stellt das PRP selbst durch Entnahme einer kleinen Menge Patientenblut her, trennt die Blutplättchen ab und konzentriert sie – ein Prozess, der etwa 20 bis 30 Minuten unter Praxisbedingungen benötigt. Danach kann das PRP verwendet werden, um ein Augmentationsmaterial zu verbessern, um eine an Wachstumsfaktoren reiche Membran zu bilden[22] oder um eine traditionelle Barrieremembran zu verbessern. Der Anteil von Fibrinogen macht PRP außerdem zu einem exzellenten hämostatischen Mittel, Gewebekleber, Wundstabilisator und Transplantatverdichter, das eine gelartige Substanz bildet, die geformt werden kann und exzellent an den Defekträndern klebt.

Im Röntgenbild wurde gezeigt, dass die Hinzufügung von PRP zum Augmentationsmaterial die Rate der Knochenneubildung erheblich steigert und die Dichte des spongiösen Knochens im Vergleich mit Bereichen, die nur mit autologen Knochentransplantaten behandelt wurden, anhebt[22,23]. Zahlreiche klinische Berichte und kürzlich publizierte Forschungsergebnisse zeigten, dass PRP die folgenden signifikanten Effekte hatte: Verbesserung der Weichteilheilung, reduzierte Blutung, Ödem- und Narbenbildung; erniedrigte, vom Patienten selber gemessene postoperative Schmerzen[24-29]. Weitere Anzeichen bestehen, dass PRP als Zusatz zum Augmentationsmaterial zu einem dichteren Knochenwachstum als der native Knochen führt[21,30]. Dies ist ein möglicher Nutzen, der bisher nicht in Studien auftrat, in denen BMP oder Wachstumsfaktoren allein verwendet wurden. Die Wachstumsfaktoren des PRP sind besonders attraktiv bei Patienten und Bedingungen, die üblicherweise den Erfolg von Knochentransplantationen und die Osseointegration behindern, darunter Patienten mit zahnlosen und extrem atrophierten Oberkiefern, Osteoporose, Narbengewebe oder vorbestehenden Zahnerkrankungen[31]. Die konzentrierten Mengen von PDGF und TGF-β im PRP (zusätzlich zur Anwesenheit anderer Wachstumsfaktoren und Proteine) zeigen scheinbar einen Effekt, der zu einer schnelleren und effektiveren Knochenregeneration führt. Die nützlichen Effekte dieser Wachstumsfaktoren können möglicherweise am besten durch die Beschreibung der Komponenten und der Biologie des PRP's verstanden werden.

Die Zusammensetzung von PRP und die Knochenheilung

Um zu verstehen, wie die Wachstumsfaktoren des PRP die Knochentransplantationen und die Osseointegration von Implantaten verbessern, ist es erforderlich, die Komponenten der PRPs und ihre Rolle bei der Wund- und Knochenheilung zu beschreiben (Abb. 11-2).

Spezifische Studien für PRP haben zumindest drei wichtige Faktoren in den α-Granula der abgetrennten Blutplättchen festgestellt: PDGF, TGF-β_1, TGF-β_2[32-34]. Zusätzlich haben andere Studien die Anwesenheit von VEGF und IGF-I in Blutplättchen von humanen Blutuntersuchungen dokumentiert[35-39].

PDGF wird als eines der grundlegenden Heilungshormone in jeder Wunde angesehen und Blutplättchen sind die wichtigste Quelle für diese Wachstumsfaktoren im menschlichen Körper[23]. PDGF, das aus menschlichen Blutplättchen isoliert wurde, besteht aus Homodimeren (AA oder BB) oder Heterodimeren (AB) der zwei PDGF-Produkte, wobei die Heterodimere vorherrschen. Zwei verschiedene PDGF-Homodimere, PDGF-AA und PDGF-PB, sind zu 56% identisch, durch verschiedene Gene kodiert

Wachstumsfaktoren 11

Abb. 11-2
(a) Die richtige Technik erhält die Vitalität der Zellen, wenn man Vollblut in die Hauptkomponenten auftrennt, wie z. B. diese verpackten Erythrozyten aus einer Blutbank.

(b) Beutel mit konzentrierten Blutplättchen aus einer Blutbank.

(c) Beutel mit Blutplasma aus einer Blutbank.

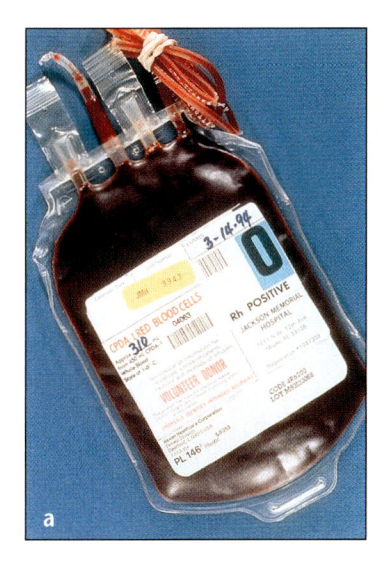

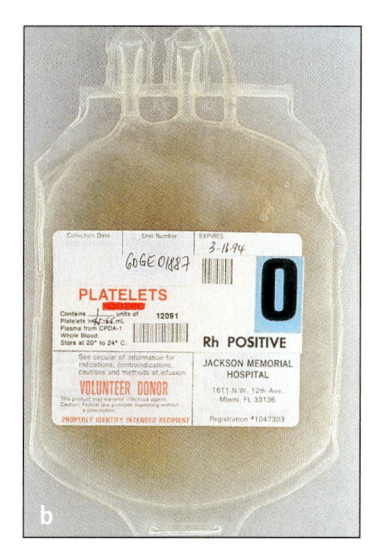

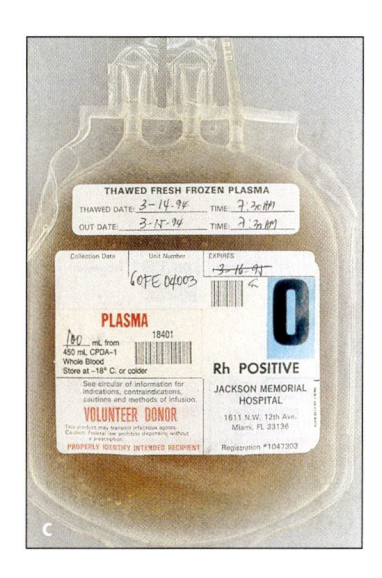

Abb. 11-3
Dieses für die Bedürfnisse einer Zahnarztpraxis entworfene Gefäß dient dazu, 20 ml bis 60 ml Vollblut eines Patienten in die Einzelkomponenten aufzutrennen.

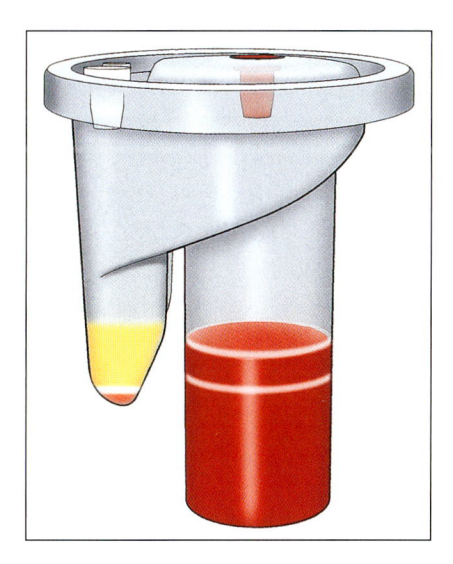

259

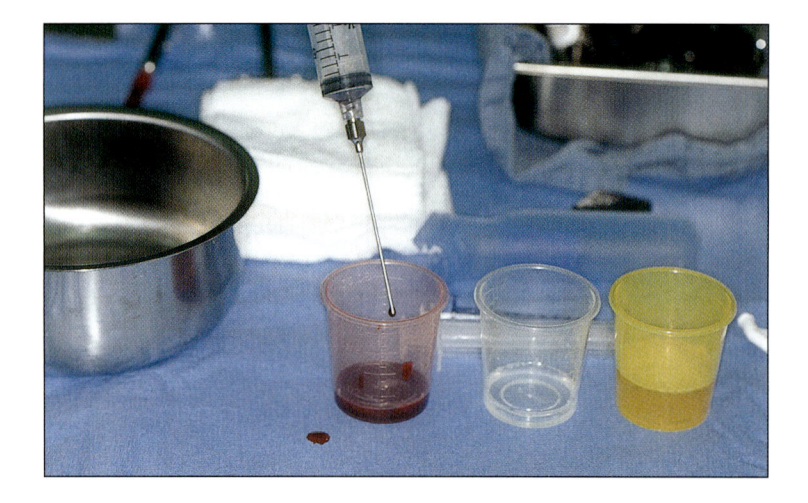

Abb. 11-4
PRP wird für die Wundversorgung vorbereitet. Zur Aktivierung der konzentrierten Plättchen, zur Freisetzung ihrer Wachstumsfaktoren und zur Auslösung der Koagulation für eine bessere klinische Handhabung wird eine Mischung aus Thrombin und Kalziumchlorid verwendet.

und unabhängig voneinander reguliert. Kürzliche Forschungsergebnisse zeigen, dass das PDGF-AB Heterodimer und das PDGF-BB Homodimer eine gleichwertige Aktivität haben und im gleichen Maße in der Lage sind, die DNA-Synthese in humanen Fibroblasten zu stimulieren[40,41].

PDGF-AA und PDGF-BB wurden als potente Mitogene für humane Parodontalligamentzellen beschrieben, die die Mitoserate jeweils auf das 10- bzw. 12fache erhöhen; außerdem war die Mitoserate für beide PDGF-Isoformen dosisabhängig gesteigert worden. Eine Studie aus dem Jahre 1989 identifizierte zwei molekulare Untereinheiten des Rezeptors für PDGF α und β[42]. Die AA-Isoform bindet nur an α-Rezeptordimere, während die BB-Isoform an alle Kombinationen von α- und β-Rezeptordimeren bindet. Die Zahl der Rezeptor bindenden Domänen für jede Isoform legt wahrscheinlich die mitogene Potenz jeder Isoform in einem bestimmten Zelltyp fest. Daher ist die Strategie zum Einsatz des PRP die Vervielfältigung und Beschleunigung der Effekte der Wachstumsfaktoren aus den Blutplättchen, die die universellen Initiatoren der gesamten Wundheilung sind (Abb. 11-3).

TGF-β_1 und TGF-β_2 sind multifunktionale Zytokine, die in die allgemeine Bindgewebsheilung und Knochenregeneration eingebunden sind. Die wichtigste Rolle scheint Chemotaxis und Mitogenese der Osteoblastenvorläuferzellen, die Stimulation der Bildung von Kollagenmatrix in der Wundheilung und Knochenformation zu sein[23]. Diese Wachstumsfaktoren steigern die Knochenbildung durch Steigerung der Rate der Stammzellproliferation und zu einem gewissen Grad durch Hemmung der Osteoklastenbildung, und damit durch Hemmung der Knochenresorption[43,44]. Knochen und Blutplättchen enthalten etwa 100-mal mehr TGF-β als jedes andere Gewebe und Osteoblasten besitzen die größte Zahl der TGF-β-Rezeptoren[45].

PRP enthält Fibrin, Fibronektin- und Vitronektin-Zelladhäsionsmoleküle, die die Zellwanderung unterstützen (Osteokonduktion) (Abb. 11-4)[46]. Das dichte Fibrinnetzwerk, das sich durch PRP bildet, wirkt auch hämostatisch und hilft, das Augmentationsmaterial zu vernetzen und das Blutgerinnsel nach Applikation im Defekt zu stabilisieren. Damit wirkt PRP möglicherweise als Barrieremembran, die die Migration von epithelialen und Bindegewebszellen hemmt[46]. Die hämostatischen und wundabdichtenden Effekte des PRP wurden eindrucksvoll in der kardiovaskulären, orthopädischen, plastischen Chirurgie und anderen Bereichen der Chirurgie bewiesen. PRP modelliert und reguliert in verstärkender Weise auch die Funktion eines Wachstumsfaktors in Anwesenheit anderer Wachstumsfaktoren. Diese Eigenschaft unterscheidet Wachstumsfakto-

Abb. 11-5

Wachstumsfaktoren können mesenchymale Stammzellen stimulieren, sich in verschiedene Gewebe, entsprechend den Anforderungen des Organismus, zu differenzieren. Beispielsweise kann eine Mutterzelle zu einem Chondroblasten oder einer epithelialen Zelle werden. In ähnlicher Weise können BMPs mesenchymale Zellen stimulieren, sich in Knochen bildende Zellen umzuwandeln (Osteoblasten).

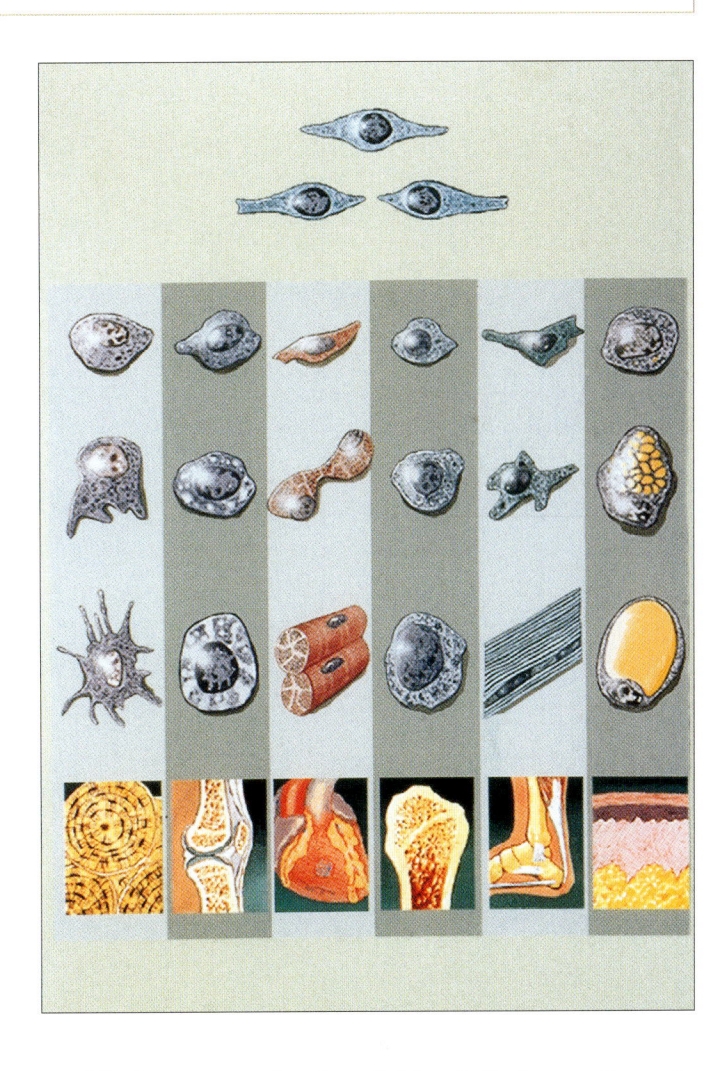

ren aus PRP von rekombinanten Wachstumsfaktoren, die nur einen einzigen Regenerationsweg bedienen[22].

Bone Morphogenetic Proteins

Obwohl Bone Morphogenetic Proteins (BMPs) oft der Kategorie der Wachstumsfaktoren zugeordnet werden, bilden sie tatsächlich eine eigene Gruppe von Proteinen. Die Wachstumsfaktoren des Knochens befinden sich hauptsächlich in der Knochenmatrix und werden beim Knochenumbauprozess oder als Reaktion auf ein Trauma freigesetzt. Wenn das eintritt, modellieren oder stimulieren die Wachstumsfaktoren die benachbarten Osteoprogenitorzellen (differenzierte Zellen), die sich bereits in dem entsprechenden Gebiet befinden, sodass sie Knochen induzieren und bei der Knochenbildung helfen. Weil die Wachstumsfaktoren auf lokale Osteoprogenitorzellen angewiesen sind, können Wachstumsfaktoren keinen Knochen an ektopischen Orten induzieren. Ihr Effekt ist also auf größere Knochendefekte limitiert[47].

Der Hauptvorteil der BMPs, die sich in der extrazellulären Knochenmatrix befinden, ist, dass sie keine vorbestehenden Osteoprogenitorzellen benötigen, um Knochen zu bilden. BMPs sind osteoinduktive Faktoren, die mesenchymale Zellen stimulieren können, sich in Knorpel und Knochen bildende Zellen zu differenzieren (Abb. 11-5)[48]. Anders als die echten Wachstumsfaktoren, sind sie aber für viele Zellen und Zelltypen nicht mitogen[49]. In der Embryonalentwicklung beeinflussen BMPs die Richtung der Zelldiffe-

Abb. 11-6
Das Volumenverhältnis des InFuse mit Kollagen im Vergleich zu autologem Knochentransplantat bei einer Transplantation. Das Verhältnis von rhBMP-2 und Autotransplantat ist 1:1 – 1 ml des InFuse mit Kollagenschwamm erzielt dieselbe Menge von neuem Knochen wie 1 ml autologes Knochentransplantat.

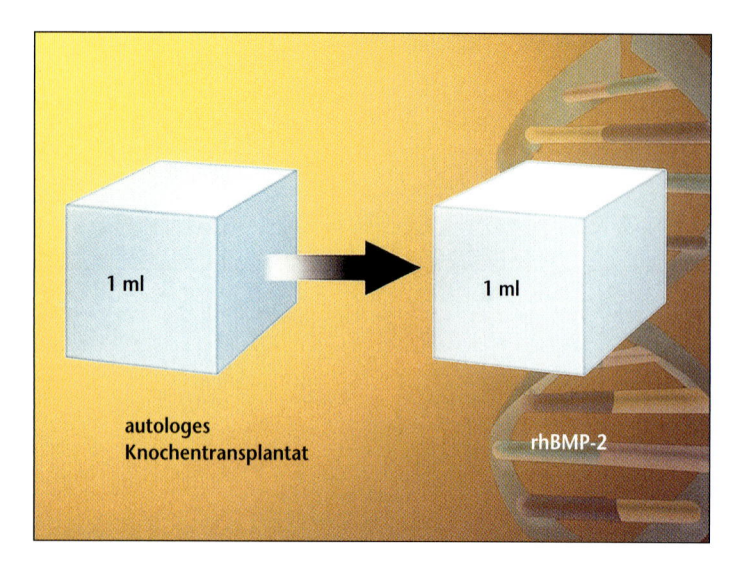

renzierung und arbeiten als räumliche Positionssignale, die die Information darstellen, wenn ein bestimmtes Wachstumsmuster ausgebildet wird, das dann zur adulten Form des Gewebes führt. Ob die Fähigkeit, solche Wachstumsmuster zu bilden, auch in der adulten Knochenregeneration besteht, ist immer noch unklar, aber die Eigenschaften erlauben den BMPs eine im Prinzip unbegrenzte Menge von neuem Knochen zu bilden[47].

Die Entwicklung des Knochens kann auf zwei Wegen stattfinden: Bei der membranösen Ossifizierung differenzieren die mesenchymalen Stammzellen direkt den Knochen. Das geschieht im flachen Knochen des kraniofazialen Skeletts. Bei der enchondralen Ossifikation bildet Knorpel zunächst eine Vorlage für die Morphogenese des Knochens und diese kurzlebige Vorlage wird dann durch Knochen ersetzt. Auf diese Weise werden die meisten Knochen des menschlichen Skeletts gebildet[50]. Es scheint so, dass BMPs in der Lage sind, beide Typen der Knochenbildung zu beeinflussen[51,52].

Marshall Urist gebührt das Verdienst, erstmalig BMPs in den 60er Jahren isoliert zu haben. Er entdeckte, dass dieses aus demineralisierter Knochenmatrix extrahierbare Protein verantwortlich für die Induktion von neuem Knochen war, wenn es ektopisch in einem Tier implantiert wurde[53]. Am Anfang war es schwierig, BMPs zu isolieren und zu reinigen, weil nur Spurenmengen im Knochen existieren. 1988 haben Wang et al. einen großen Fortschritt erzielt, indem sie drei verschiedene BMPs im bovinen Knochen identifizierten, ihre Aminosäurefolge charakterisierten und dann rekombinante Klone für jedes isolierten, um damit korrespondierende humane DNA-Bibliotheken zu untersuchen[54]. Das führte zur Entdeckung der rekombinanten Proteine BMP-1, -2a und -3. Seitdem ist die Zahl der bekannten BMPs auf wenigstens 15 angewachsen, die alle eine leicht unterschiedliche Aminosäurestruktur aufweisen[55]. Viele dieser BMPs sind untereinander verwandt und werden aufgrund ihrer Aminosäureabfolge als Teile der TGF-β-Superfamilie klassifiziert.

Obwohl Jahrzehnte vergangen sind, seit die BMPs isoliert wurden, macht die Forschung zu ihrer klinischen Verwendung relativ langsame Fortschritte, weil die Forscher sich fortwährend mit grundsätzlichen Problemen auseinandersetzen müssen. Zu diesen Problemen gehören die Identifizierung passender Trägermaterialien, um die BMPs für eine ausreichende Zeitdauer zu immobilisieren (ein Gebiet von intensiver Forschung)[56], die Bestimmung optimaler Dosierungen und die Fertigstellung verlässlicher

Studien zum Gebrauch von BMP in spezifischen maxillofazialen Situationen[57].

Nichtsdestoweniger erlaubt die rekombinante DNA-Technologie die Produktion von BMP-2 und BMP-7, auch Osteogenetic Protein-1 (OP-1) genannt, in großen Mengen. Diese sind die zurzeit am intensivsten untersuchten BMPs, die in humanen klinischen Studien eingesetzt wurden und eine begrenzte Zulassung für den Gebrauch in der orthopädischen Chirurgie bei großen segmentalen Knochendefekten erhalten haben. Derzeit besteht immer noch eine relativ geringe Erfahrung mit rekombinanten humanen BMPs im kraniomaxillofazialen Bereich. Die Studien zu diesen Knochen induzierenden Proteinen werden im folgenden Absatz diskutiert.

Rekombinantes BMP-2

Wie zuvor schon festgestellt, ist die primäre Aktivität des rhBMP-2 differenzierte mesenchymale Vorläuferzellen in reife Osteoblasten und/oder Chondroblasten zu differenzieren. Zusätzlich ist rhBMP-2 chemotaktisch für einige osteoblastenartige Zellen.

Es wurde gezeigt, dass rhBMP-2 die komplette Abfolge der enchondralen Ossifikation induzieren kann. Die Anwendung von BMP-2 führt zu lokaler Induktion von Knorpel, der daraufhin von Knochen und Knochenmark ersetzt wird. BMP-2 scheint auch eine besonders wichtige Rolle im frühen Stadium der Osteoinduktion zu spielen[58]. Wenn ansteigende Mengen von rhBMP-2 in einen Wunddefekt implantiert werden, sinkt die benötigte Zeit bis die Knochenbildung auftritt. Es konnte auch gezeigt werden, dass große Mengen von rhBMP-2 zu einer gleichzeitigen Bildung von Knochen und Knorpel führen. Diese Ergebnisse zeigen, dass rhBMP-2 möglicherweise sowohl den direkten Weg der Knochenbildung als auch die enchondrale Abfolge beeinflusst (Abb. 11-6)[51]. Die Anwendung von rhBMP-2 über Artgrenzen hinaus hat die Fähigkeit zur Ausheilung von Defekten kritischer Größe gezeigt. Die Ergebnisse einer Hundestudie zur Verwendung von rhBMP-2 zeigten eine erhebliche Knochenregeneration nach chirurgischer Implantation in 5 mm-Defekten im Unterkiefer-Prämolarenbereich, im Vergleich mit Kontrolltieren, die kein BMP erhalten hatten. Der Effekt des BMP wurde histometrisch in Bezug auf Höhe (im Mittelwert 3,5 mm versus 0,8 mm bei den Kontrollen) und Querschnittsfläche des neuen Knochens (im Durchschnitt 8,4 mm versus 0,4 mm bei den Kontrolltieren) vermessen[59].

In einer anderen Hundestudie wurden Unterkiefer-Prämolaren extrahiert und rechteckige Knochendefekte der Größe 10 x 8 x 7 mm geschaffen und mit entweder rhBMP-2 oder einem unbehandelten Trägermaterial gefüllt[60]. In der Kontrollgruppe bestand nach 12 Wochen fast keine computertomografisch oder histologisch zu messende Knochenbildung. In der mit rhBMP-2 behandelten Gruppe wurde ab der vierten Woche neuer Knochen in allen Defekten gefunden, eine komplette Auffüllung des Defektes wurde in der 12. Woche beobachtet. Qualitative Ergebnisse der Computertomografie zeigten, dass sich der Knochen gut in den umgebenden kortikalen Empfängerknochen integriert hat und sich eine ähnliche Dichte nach 12 Wochen ausgebildet hatte.

Eine andere Studie in einem Hundemodell untersuchte die regenerative Fähigkeit von rhBMP-2 in horizontalen zirkumferenten Defekten um Zahnoberflächen nach Parodontalerkrankungen[61]. Die Ergebnisse dieser Studie zeigten eine signifikant größere Menge von Knochenneubildung in den Defekten, die mit rhBMP-2 behandelt wurden, verglichen mit den Kontrolldefekten.

In einer histomorphometrischen Analyse von extrahierten Oberkiefer-Prämolaren an Ratten konnten Matin et al. eine signifikant schnellere Knochenneubildung in Extraktionsalveolen finden, die mit rhBMP-2 gefüllt waren, als bei den Kontrollen. Eine größere

Knochenhöhe und eine größere Knochenquerschnittsfläche bestand nach 14, 28 und 56 Tagen[62]. Nach 84 Tagen wurde in beiden Gruppen eine vergleichbare abgeschlossene Wundheilung beobachtet. Die Beschleunigung konnte durch die größere Zahl der proliferierenden Zellen und die dichte Population aus differenzierten mesenchymalen Stammzellen erklärt werden, die in den mit rhBMP-2 behandelten Alveolen in frühen Stadien beobachtet worden waren.

Die Studien haben sich auch mit der Verwendung von rhBMP-2 als Ersatz für Knochenaufbaumaterialien bei der Sinusbodenaugmentation beschäftigt. In einer ersten klinischen Studie untersuchten Boyne et al. 11 von 12 Patienten, die eine Sinusbodenaugmentation mit rhBMP-2 in einem resorbierbarem Kollagenschwammträger erhalten hatten[63]. Alle Patienten erfuhren eine induzierte Knochenneubildung, die im Durchschnitt etwa 8,5 mm in der Höhe betrug. Nach der BMP-Behandlung wurde bei acht von 11 Patienten der Knochen als ausreichend zur Aufnahme von Implantaten beurteilt. Die histologische Analyse von Knochenbohrkernen, die während der Implantatinsertion entnommen wurden, zeigten eine ähnliche Knochendichte wie im nativen Knochen.

In einer experimentellen Studie zeigten Nevins et al. im Vergleich zu unbehandelten Kontrollen eine schnellere und stärkere Knochenbildung in Kieferhöhlen, die mit rhBMP-2 augmentiert wurden[64]. Kürzlich hatten Wada et al. in einem Hundemodell vergleichbare Resultate bezüglich der Knochenqualität und -quantität erreicht, als sie rhBMP-2, im Vergleich zu partikulärem spongiösem Knochen und Knochenmark aus dem Beckenkamm, zur Sinusbodenaugmentation eingebracht hatten[65].

Verschiedene Studien haben sich mit der Nützlichkeit von rhBMP-2 in der Verstärkung der Knochenformation und Osseointegration von Zahnimplantaten beschäftigt[49]. In einer klinischen Pilotstudie haben Cochran et al. 12 Patienten begleitet bei denen rhBMP-2 in einem resorbierbarem Kollagenträgermaterial in Extraktionsalveolen oder in Defekten, die vor Implantatinsertion einer Augmentation bedurften, angewendet wurde[66]. Die meisten Defekte befanden sich in der anterioren Maxilla. Die Implantate wurden 16 bis 30 Wochen postoperativ gesetzt. Drei von 10 Patienten benötigten eine zusätzliche Augmentation vor der Implantatinsertion. Alle Implantate, inklusive derer, die in den mit BMP behandelten Defekten standen, waren während der Nachsorgetermine stabil. Nach okklusaler Belastung bleiben sie während der gesamten Beobachtungsperiode (von 66 bis 104 Wochen postoperativ) immobil und funktional. Obwohl keine Kontrollgruppe bestand und es daher unmöglich ist festzulegen, wie viel Knochenbildung dem rhBMP-2 zugeschrieben werden konnte, zeigt doch das Fehlen von Nebenwirkungen und der Langzeiterfolg der Implantate, dass BMP-2 sicher in diesen Defekten genutzt werden kann, und dass Implantate in Knochengebiete eingesetzt werden können, die mit BMP-2 ohne Komplikationen funktionell restauriert worden sind[66] (Abb. 11-7).

RhBMP-2 zeigte außerdem ein gewisses Potenzial, die frühere Osseointegration von Implantaten zu fördern. Beispielsweise haben Besso et al. die Ausdrehmomente von Implantaten, die mit BMP in Kollagenträger gesetzt wurden, mit Implantaten, die zusammen mit dem unbehandeltem Trägermaterial eingesetzt wurden, verglichen[67]. Sechs zahnlose Hunde erhielten 36 Vollschraubenimplantate, die auf die Quadranten verteilt wurden. Der Ausdrehtest nach drei Wochen zeigte, dass der Durchschnitt für die BMP-stimulierten Implantate doppelt so hoch war, wie für die Kontrollimplantate, sodass eine beschleunigte Knochenbildung durch BMP nahe lag. Die histologische Untersuchung zeigte zu diesem Zeitpunkt ebenfalls einen statistisch höheren Implantat-Knochenkontakt im Vergleich zu den Kontrollen. Der

Abb. 11-7

Es ist dokumentiert, dass rhBMP-2 zur Knochenbildung bei Alveolarfortsatzaugmentationen und bei der Sinusbodenaugmentation geeignet ist.

(a) Das lyophilisierte rhBMP-2 vor der Rehydrierung für eine Studie zur Sinusbodenaugmentation.

(b) Streifen von Kollagenschwämmen, die mit rhBMP-2-Lösung getränkt wurden.

(c) Das Zugangsfenster zur Kieferhöhle mit der sichtbaren intakten Schneider'schen Membran, die sehr vorsichtig präpariert wurde, um das rhBMP-2 im subantralen Raum zu halten.

(d) Der rhBMP-2-getränkte Streifen wurde in den subantralen Raum eingelegt.

(e) Der Operateur legt die Streifen Stück für Stück dicht in die Höhle ein und vermeidet Leerräume.

(f) Mit einem 3 mm bis 5 mm breiten Stopfer wird das rhBMP-2-getränkte Schwammmaterial in der Sinusbodenkavität verdichtet.

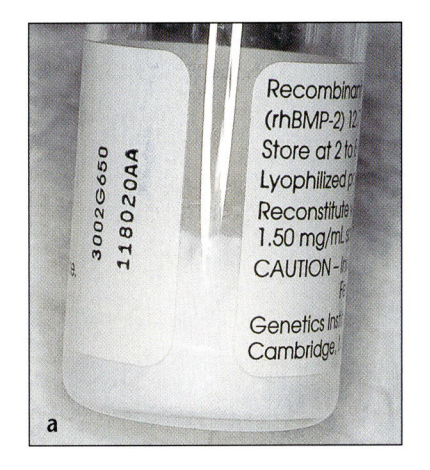

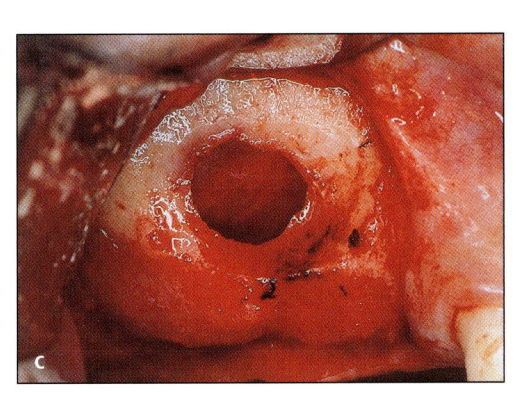

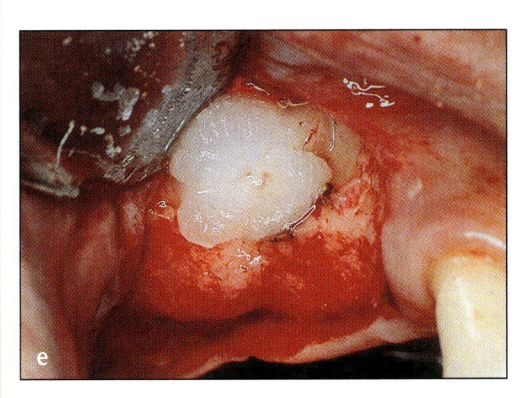

Unterschied in den Kontaktwerten verschwand histologisch nach der 12. Woche. Zu diesem Zeitpunkt bestand kein statistischer Unterschied zwischen Test- und Kontrollgruppe mehr. Interessanterweise unterschieden sich die Ausdrehmomente der Kontrollen zum Zeitpunkt 12 Wochen nicht statistisch von den BMP-Implantaten zum Zeitpunkt drei Wochen.

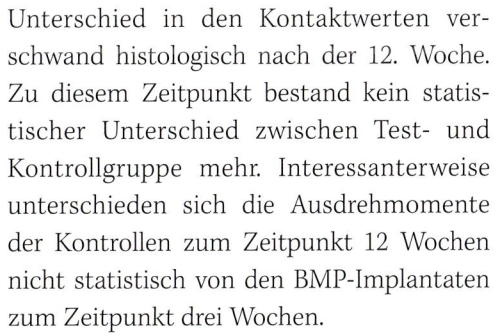

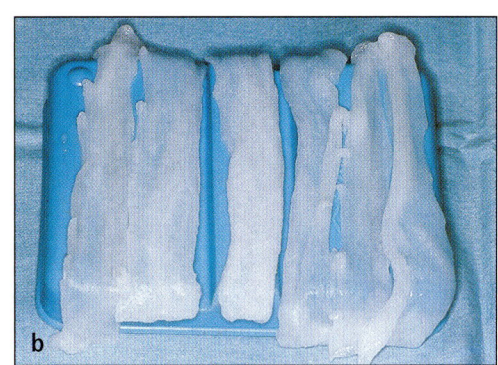

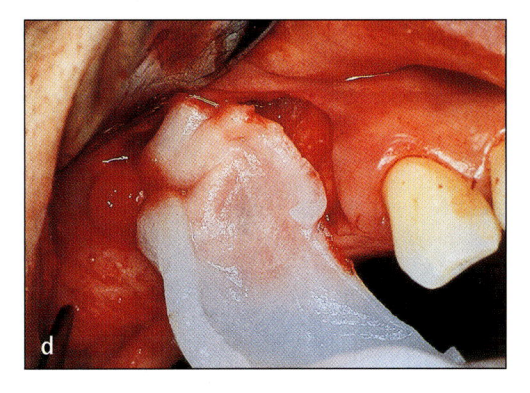

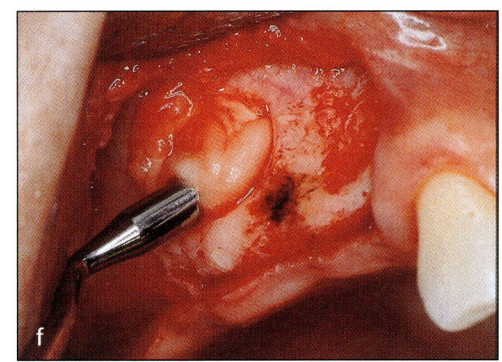

Sykaras hat in einem Hundemodell 104 Zylinderimplantate im extrahierten Prämolarengebiet des Unterkiefers bei 14 Foxterriern eingesetzt[68]. Die eine Hälfte diente als Kontrolle und die andere Hälfte der Implantathohlkammern wurde mit rhBMP-2 im Kollagenschwamm gefüllt. Obwohl nach zwei Wochen keine Unterschiede im Knochenwachstum bestanden, wurde nach vier (23,48% versus 5,98%) und acht Wochen (20,94% versus 7,75%) in der rhBMP-2-Gruppe statistisch ein höheres Knochenwachstum gefunden als in den Kontrollimplantaten. Nach 12 Wochen bestand kein signifikanter Unterschied im Knochenwachstum, aber der Knochen-Implantatkontakt blieb signifikant höher in der mit BMP behandelten Gruppe (43,78% versus 21,05%). Eine komplette Auffüllung der Extraktionsalveolen wurde nicht erreicht[68].

In einer Primatenstudie haben Hanish et. al die Möglichkeit einer Reosseointegration von Zahnimplantaten durch implantiertes BMP-2 untersucht[69]. Nach Schaffung von fortgeschrittenen Periimplantitisdefekten bei vier mit Implantaten behandelten Rhesusaffen beobachteten sie eine dreimal höhere Knochenneubildung in den Defekten, die mit BMP-2 behandelt wurden, als in den unbehandelten Kontrollen (2,6 mm versus 0,8 mm). Der Knochen-Implantatkontakt war in den behandelten Defektgebieten ebenfalls statistisch höher als in den Kontrolldefekten (29% versus 45%).

Andere Forscher haben in Hundemodellen ähnliche Verbesserungen der Rate und des Ausmaßes der Knochenbildung im Vergleich mit Kontrollen beobachtet, wenn BMP-2 im Zusammenhang mit Zahnimplantaten eingesetzt wurde[70-72]. Aber die Resultate der Osseointegration hatten eine Tendenz zur Variabilität, möglicherweise, weil sich die Dosierung, die Trägermaterialien, die Implantate oder die Eigenschaften der Defekte unterschieden[68,73,74].

Rekombinantes BMP-7/ Osteogenetic Protein-1

Die Verwendung von rekombinanten DNA-Techniken zur Produktion von BMP-7 (auch bekannt als OP-1) haben eine intensive Forschungstätigkeit zu ihrer klinischen Verwendung erlaubt. Diese fand hauptsächlich zu orthopädischen Indikationen statt. Wie zuvor erwähnt, ist ein orthopädisches OP-1-Produkt in der Europäischen Union zur Behandlung sehr großer segmentaler Knochendefekte zugelassen; auch die FDA hat eine in der Fallzahl limitierte Zulassung für diese orthopädische Indikation zugestanden. Die Forschung zur Verwendung von OP-1 in humanen maxillofazialen Anwendungen ist relativ begrenzt, aber es wurden tierexperimentelle und wenige humane Studien publiziert.

Wie rhBMP-2 und andere BMPs wurde auch für OP-1 in verschiedenen tierexperimentellen Studien dargelegt, dass es in der Lage ist, die enchondrale Knochenformation zu induzieren[75]. Es wurde in vivo gezeigt, dass OP-1 neuen Knochen bildet, das Wachstum von Osteoblasten fördert, und auch in vitro den Osteoblastenphänotyp bewahrt. Dies ist ein Anzeichen dafür, dass OP-1 möglicherweise zentral in die Homöostase des gesamten Knochens eingebunden ist[76]. Ebenfalls wurde gezeigt, dass die Zementogenese in Furkationsdefekten des Pavians[77-79] und des Hundes[80] induziert wird. Dies zeigt an, dass OP-1 möglicherweise eine spezifische Rolle in der Regeneration der parodontalen Gewebe spielt.

Die aktuellste Pavianstudie durch Ripamonti et al. untersuchte 12 Furkationsdefekte im Prämolarengebiet des Unterkiefers von drei Pavianen, die mit OP-1, rhBMP-2 oder einer Kombination von beiden behandelt wurden[79]. Die histologische Analyse 60 Tage postoperativ zeigte, dass die mit OP-1 behandelten Defekte eine substanzielle Zementogenese, aber nur wenig Knochenbildung zeigten. Die Gebiete, die mit rhBMP-2 behandelt wurden, zeigten wenig Zementogenese, aber erheblich mehr Knochenbildung, als die entweder mit OP-1 behandelten Defekte oder die Defekte, die mit der Kombination von BMP-2 und OP-1 behandelt worden waren. Die Kombinationsbehandlung führte zur geringsten Menge von Knochen und neuem parodontalen Attachment, obwohl dies auch durch die Dosierung und andere Variablen in der Knochenheilungssequenz bedingt sein könnte.

In einer Studie von Giannobile et al., in der höhere Dosierungen von OP-1 verwendet wurden, konnte eine substanzielle Menge regenerierten Knochens – wie auch Zementogenese und Bildung von parodontalem Attachment – in Klasse-III-Furkationsdefekten im Unterkiefer an 18 Beagle-Hunden beobachtet werden[80]. Die histomorphometrische Analyse acht Wochen postoperativ zeigte, dass die Knochenbildung signifikant höher ausfiel, als bei Defekten, die nur chirurgisch oder mit dem Kollagenträger allein behandelt worden waren.

In zwei anderen tierexperimentellen Studien wurde OP-1 in Extraktionsalveolen um Sofortimplantate eingesetzt. Hier wurde eine Bildung von hoher Knochenqualität in den Alveolen, wie auch in enger Apposition an die Implantatoberfläche, im Vergleich zu den unbehandelten Kontrollen festgestellt[81,82]. Rutherford et al. haben signifikant weniger Knochen auf der Gewindeoberfläche gefunden, wenn der Spalt zwischen Implantat und Alveolenwand größer als 3 mm war[83]. Anzeichen für eine größere Knochenquantität und -qualität im Vergleich zu unbehandelten Kontrollen, wurde ebenfalls bereits nach drei Wochen in Extraktionsalveolen, die mit OP-1 behandelt wurden, aber kein Implantat erhalten hatten, beobachtet[83].

Einige Studien haben sich auf die Verwendung von OP-1 bei der Sinusbodenaugmentation konzentriert. Allerdings war der Nutzen zur Förderung der Knochenbildung in diesen schwierigen Fällen unvorhersagbar. Margolin et al. haben bei 15 Schimpansen je zwei Sinusbodenaugmentationen durchgeführt[84]. Danach wurden die Defekte mit natürlichem Knochenmineral und einer von drei verschiedenen Dosierungen des OP-1 (0,25, 0,6 oder 2,5 mg OP-1 per Gramm) behandelt; außerdem wurde Kollagenmatrix mit einer der drei OP-1-Dosierungen kombiniert oder die Kollagenmatrix allein eingesetzt. Die Daten der Röntgenuntersuchung und der Histologie zeigten die beste Quantität und Qualität des neu gebildeten Knochens bei der Kombination von 2,5 mg OP-1 und 1g Kollagenmatrix nach siebeneinhalb Monaten. Der Knochen wurde als ausreichend für die Zahnimplantation eingeschätzt.

Van den Bergh et al.[57] berichteten über drei Patienten mit Sinusbodenaugmentation, die alle die gleiche Dosierung von 2,5 mg OP-1 auf Kollagenträger erhalten hatten, während drei andere Patienten mit autologen Knochentransplantaten behandelt worden waren. Die klinische und histologische Messung nach sechs Monaten zeigte, dass nur ein Patient der mit OP-1 behandelten Gruppe ein gut vaskularisiertes Knochenlager mit guter Knochenqualität aufwies, das die Insertion von Implantaten zuließ. Von den beiden anderen Testpatienten zeigte einer keine Knochenbildung und der andere wenig knochenartige Regeneration in einer beweglichen Gewebemenge. Im Gegensatz dazu zeigten alle mit autologem Knochen behandelten Defekte eine Knochenneubildung, die dem normalen Oberkieferknochen ähnelte. Groeneveld et al. haben den Patienten, der kein Knochenwachstum zeigte, für weitere sechs Monate nachverfolgt[81]. Kein zusätzlicher Knochen konnte in OP-1-behandelten Defekten nachgewiesen werden, tatsächlich war fast der gesamte neue Knochen verloren gegangen. Die Autoren meinten, dass dies auf die fehlende mechanische Belastung zurückzuführen sei. Terheyden et al.[82] haben den Versuch unternommen, diese Ergebnisse durch Kombination von OP-1 mit Bio-Oss zu verbessern. Die Studie umfasste fünf Minischweine, die einer bilateralen Sinusbodenaugmentation unterzogen wurden. Eine Seite erhielt die Kombinationsbehandlung, die andere Seite wurde mit Bio-Oss allein behandelt. Zahnimplantate wurden simultan in jeden Defekt inseriert. Nach sechs Monaten hat ein akzeptables Maß an Knochenregeneration in beiden Behandlungsgruppen stattgefunden; jedoch wurden signifikant höhere Knochenimplantatraten in den Defekten beobachtet, die die Kombinationsbehandlung erhalten hatten im Vergleich mit den Defekten, die mit Bio-Oss allein behandelt worden waren (80% versus 36%). Die Testdefekte zeigten eine frühere Knochenapposition an das Implantat, beginnend bereits nach zwei Wochen – im Vergleich mit den Kontrollgruppen, in denen die früheste Knochenapposition nach acht Wochen stattfand.

Die Arbeitsgruppe von Terheyden erforscht ebenfalls einen neuartigen Ansatz in der Verwendung von OP-1 zur Unterkieferrekonstruktion durch Implantation in den Musculus latissimus dorsi von Miniaturschweinen. Dadurch wird ein vaskularisiertes Knochentransplantat präfabriziert. Als diese vaskularisierten Transplantate in Unterkieferdefekte transplantiert und dort mit Miniaturplatten befestigt wurden, zeigte sich ein signifikant besseres rekonstruktives Resultat in Bezug auf Volumen, Form und Kontur, verglichen mit den Kontrolldefekten, die mit einer Kombination von OP-1 und Bio-Oss direkt behandelt worden waren[85,86].

Zukünftige Ausrichtung

Während vielversprechende präklinische und klinische Forschungsarbeiten weiterhin die Anwendbarkeit der BMPs als Alternative zu verfügbaren Knochenaugmentationsmaterialien erforschen, werden neue gentherapeutische Ansätze untersucht, die darauf abzielen, die Macht der biologischen Faktoren zu nutzen[87]. Beispielsweise haben Forscher an der Universität von Michigan und anderen Orten Techniken ex vivo eingesetzt, um Gene in Zellen einzuschleusen, die BMPs kodieren[88,89]. Gegenwärtig wird der Gentransfer unter Gewebekulturbedingungen erzielt; die transduzierten Zellen tragen die fremden Gene und werden dann in den Empfängerorganismus zurückverpflanzt. In tierexperimentellen Modellen zeigten diese Forscher, dass verschiedene Zelltypen, inklusive Osteoblasten, das BMP-7-Gen nach Transfektion mit einen adenoviralen Vektor exprimieren[88]. Forscher an der Universität von Virginia zeigten, dass es möglich ist – im Gegensatz zur Ex-vivo-Zellkultur – das BMP-2-Gen direkt in vivo über einen adenoviralen Vektor in das Gewebe einzuschleusen und damit die Heilung von Unterkieferdefekten zu erzielen.

Literatur

1. Marx RE, Carlson ER, Eichstaedt RM, Schimmele SR, Strauss JE, Georgeff KR. Platelet-rich plasma: Growth factor enhancement for bone grafts. Oral Surg Oral Med Oral Pathol Oral Radiol Endod 1998;85:638–646.
2. Rose LF, Rosenberg E. Bone grafts and growth and differentiation factors for regenerative therapy: A review. Pract Proced Aesthet Dent 2001;13: 725–734.
3. Cochran DL, Wozney JM. Biological mediators for periodontal regeneration. Periodontol 2000 1999; 19:40–58.
4. Howell TH, Fiorellini JP, Paquette DW, Offenbacher S, Giannobile WV, Lynch SE. A phase I/II clinical trial to evaluate a combination of recombinant human platelet-derived growth factor-BB and recombinant human insulin-like growth factor-I in patients with periodontal disease. J Periodontol 1997;68: 1186–1193.
5. Lee SJ, Park YJ, Park SN, et al. Molded porous poly (L-lactide) membranes for guided bone regeneration with enhanced effects by controlled growth factor release. J Biomed Mater Res 2001;55: 295–303.
6. Lynch SE, Buser D, Hernandez RA, et al. Effects on the platelet-derived growth factor/ insulin-like growth factor-I combination on bone regeneration around titanium dental implants. Results of a pilot study in beagle dogs. J Periodontol 1991;62: 710–716.
7. Stefani CM, Machado MA, Sallum EA, Sallum AW, Toledo S, Nociti FH Jr. Platelet-derived growth factor/insulin-like growth factor-1 combination and bone regeneration around implants placed into extraction sockets: A histometric study in dogs. Implant Dent 2000;9:126–131.
8. Becker W, Lynch SE, Lekholm U, et al. A comparison of ePTFE membranes alone or in combination with platelet-derived growth factors and insulin-like growth factor-I or demineralized freeze-dried bone in promoting bone formation around immediate extraction socket implants. J Periodontol 1992;63:929–940.
9. Tokimasa C, Kawata T, Fujita T, et al. Effects of insulin-like growth factor-I on nasopremaxillary growth under different masticatory loadings in growing mice. Arch Oral Biol 2000;45:871–878.
10. The potential role of growth and differentiation factors in periodontal regeneration. J Periodontol 1996;67:545–553.
11. Inui K, Maeda M, Sano A, et al. Local application of basic fibroblast growth factor minipellet induces the healing of segmental bony defects in rabbits. Calcif Tissue Int 1998;63: 490–495.

12. Hosokawa R, Kikuzaki K, Kimoto T, et al. Controlled local application of basic fibroblast factor (FGF-2) accelerates the healing of GBR. An experimental study in beagle dogs. Clin Oral Implants Res 2000;11:345–353.
13. Rossa C Jr, Marcantonio E Jr, Cirelli JA, Marcantonio RA, Spolidorio LC, Fogo JC. Regeneration of Class III furcation defects with basic fibroblast growth factor (b-FGF) associated with GTR. A descriptive and histometric study in dogs. J Periodontol 2000;71: 775–784.
14. Aspenberg P, Thorngren KG, Lohmander LS. Dose-dependent stimulation of bone induction by basic fibroblast growth factor in rats. Acta Orthop Scand 1991;62:481–484.
15. Schliephake H, Jamil MU, Knebel JW. Experimental reconstruction of the mandible using polylactic acid tubes and basic fibroblast growth factor in alloplastic scaffolds. J Oral Maxillofac Surg 1998;56: 616–626.
16. Mott DA, Mailhot J, Cuenin MF, Sharawy M, Borke J. Enhancement of osteoblast proliferation in vitro by selective enrichment of demineralized freeze-dried bone allograft with specific growth factors. J Oral Implantol 2002; 28:57–66.
17. Beck LS, Deguzman L, Lee WP, et al. Rapid publication. TGF-beta 1 induces bone closure of skull defects. J Bone Miner Res 1991;6: 1257–1265.
18. Lind M, Schumacker B, Soballe K, Keller J, Melsen F, Bunger C. Transforming growth factor-beta enhances fracture healing in rabbit tibiae. Acta Orthop Scand 1993;64: 553–556.
19. Joyce ME, Roberts AB, Sporn MB, Bolander ME. Transforming growth factor-beta and the initiation of chondrogenesis and osteogenesis in the rat femur. J Cell Biol 1990;110: 2195–2207.
20. Mohammed S, Pack AR, Kardos TB. The effect of transforming growth factor beta one (TGF-beta 1) on wound healing, with or without barrier membranes, in a Class II furcation defect in sheep. J Periodontal Res 1998;33: 335–344.
21. Ruskin JD, Hardwick R, Buser D, Dahlin C, Schenk RK. Alveolar ridge repair in a canine model using rhTGF-beta 1 with barrier membranes. Clin Oral Implants Res 2000;11: 107–115.
22. Garg AK, Gargenease D, Peace I. Using a platelet-rich plasma to develop an autologous membrane for growth factor delivery in dental implant therapy. Dent Implantol Update 2000;11:41–44.
23. Marx RE, Carlson ER, Eichstaedt RM, Schimmele SR, Strauss JE, Georgeff KR. Platelet-rich plasma: Growth factor enhancement for bone grafts. Oral Surg Oral Med Oral Pathol Oral Radiol Endod 1998;85:638–646.
24. Marx RE. Platelet-rich plasma: A source of multiple autologous growth factors for bone grafts. In: Lynch SE, Genco RJ, Marx RE (eds). Tissue Engineering: Application in Maxillofacial Surgery and Periodontics. Chicago: Quintessence, 1999:71–82.
25. Tischler M. Platelet-rich plasma. The use of autologous growth factors to enhance bone and soft tissue grafts. N Y State Dent J 2002; 68:22–24.
26. Petrungaro PS. Using platelet-rich plasma to accelerate soft tissue maturation in esthetic periodontal surgery. Compend Contin Educ Dent 2001;22: 729–732, 734, 736 passim.
27. Marx RE. Clinical effects of platelet-rich plasma on soft-tissue healing. Presented at the First Symposium on Platelet-Rich Plasma and Its Growth Factors, Lake Buena Vista, FL, 28 Feb–2 Mar 2002.
28. Krauser JT. PRP and PepGen P-15: Case report on a bilateral sinus graft. Presented at the First Symposium on Platelet-Rich Plasma and Its Growth Factors, Lake Buena Vista, FL, 28 Feb–2 Mar 2002.
29. Misch DM. The use of platelet-rich plasma in oral reconstruction with dental implants. Presented at the First Symposium on Platelet-Rich Plasma and Its Growth Factors, Lake Buena Vista, FL, 28 Feb–2 Mar 2002.
30. Marx RE. Biology of platelet-rich plasma and growth factors. Presented at the First Symposium on Platelet-Rich Plasma and Its Growth Factors, Lake Buena Vista, FL, 28 Feb–2 Mar 2002.
31. Marx RE, Garg AK. Bone graft physiology with use of platelet-rich plasma and hyperbaric oxygen. In: Jensen OT (ed). The Sinus Bone Graft. Chicago: Quintessence, 1999: 183–189.
32. Bowen-Pope DF, Malpass TW, Foster DM, Ross R. Platelet-derived growth factor in vivo: Levels, activity, and rate of clearance. Blood 1984;64:458–469.
33. Wickenhauser C, Hillienhof A, Jungheim K, et al. Detection and quantification of transforming growth factor beta (TGF-beta) and platelet-derived growth factor (PDGF) release by normal human megakaryocytes. Leukemia 1995;9:310–15.
34. Ledent E, Wasteson A, Berlin G. Growth factor release during preparation and storage of platelet concentrates. Vox Sang 1995;68:205–209.
35. Hartmann K, Baier TG, Loibl R, Schmitt A, Schonberg D. Demonstration of type I insulin-like growth factor receptors on human platelets. J Recept Res 1989;9:181–198.
36. Stuart CA, Meehan RT, Neale LS, Cintron NM, Furlanetto RW. Insulin-like growth factor-I binds selectively to human peripheral blood monocytes and B-lymphocytes. J Clin Endocrinol Metab 1991;72:1117–1122.
37. Kooijman R, Willems M, De Haas CJ, et al. Expression of type I insulin-like growth factor receptors on human peripheral blood mononuclear cells. Endocrinology 1992;131:2244–2250.
38. Taylor VL, Spencer EM. Characterisation of insulin-like growth factor-binding protein-3 binding to a novel receptor on human platelet membranes. J Endocrinol 2001;168:307–315.
39. Auernhammer CJ, Fottner C, Engelhardt D, Bidlingmaier M, Strasburger CJ, Weber MM. Differential regulation of insulin-like growth factor-(IGF) I and IGF-binding protein (IGFBP) secretion by human peripheral blood mononuclear cells. Horm Res 2002;57:15–21.
40. Gope R. The effect of epidermal growth factor & platelet-derived growth factors on wound healing process. Indian J Med Res 2002;116: 201–206.

41. Muller C, Richter S, Rinas U. Kinetics control preferential heterodimer formation of platelet-derived growth factor from unfolded A- and B-chains. J Biol Chem 2003;278:18330–18335.
42. Seifert RA, Hart CE, Phillips PE, et al. Two different subunits associate to create isoform-specific platelet-derived growth factor receptors. J Biol Chem 1989;264:8771–8778.
43. Centrella M, Massague J, Canalis E. Human platelet-derived transforming growth factor-beta stimulates parameters of bone growth in fetal rat calvariae. Endocrinology 1986;119; 2306–2312.
44. Mohan S, Baylink DJ. Bone growth factors. Clin Orthop 1991;(263):30–48.
45. Lind M. Growth factors: Possible new clinical tools. A review. Acta Orthop Scand 1996;67: 407–417.
46. Lekovic V, Camargo PM, Weinlaender M, Vaslic N, Kenney EB, Madzarevic M. Comparison of platelet-rich plasma, bovine porous bone mineral, and guided tissue regeneration versus platelet-rich plasma and bovine porous bone mineral in the treatment of intrabony defects: A reentry study. J Periodontol 2002; 73:198–205.
47. Lee MB. Bone morphogenetic proteins: Background and implications for oral reconstruction. A review. J Clin Periodontol 1997;24: 255–265.
48. Reddi A, Cunningham NS. Initiation and promotion of bone differentiation by bone morphogenetic proteins. J Bone Miner Res 1993; 8(suppl 2):S499–S502.
49. Salata LA, Franke-Stenport V, Rasmusson L. Recent outcomes and perspectives of the application of bone morphogenetic proteins in implant dentistry. Clin Implant Dent Relat Res 2002;4:27–32.
50. Reddi AH. Bone morphogenesis and modeling: Soluble signals sculpt osteosomes in the solid state. Cell 1997;89:159–161.
51. Wozney JM. The potential role of bone morphogenetic proteins in periodontal reconstruction. J Periodontol 1995;66:506–510.
52. Wang EA, Rosen V, D'Alessandro JS, et al. Recombinant human bone morphogenetic protein induces bone formation. Proc Natl Acad Sci U S A 1990;87: 2220–2224.
53. Urist MR. Bone: Formation by autoinduction. Science 1965;150:893–899.
54. Wang EA, Rosen V, Cordes P, et al. Purification and characterization of other distinct bone-inducing factors. Proc Natl Acad Sci U S A 1988;85:9484–9488.
55. Vehof JW, Haus MT, de Ruijter AE, Spauwen PH, Jansen JA. Bone formation in transforming growth factor beta-I-loaded titanium fiber mesh implants. Clin Oral Implants Res 2002;13:94–102.
56. Murphy WL, Mooney DJ. Controlled delivery of inductive proteins, plasmid DNA and cells from tissue engineering matrices. J Periodontal Res 1999; 34:413–419.
57. van den Bergh JP, ten Bruggenkate CM, Groeneveld HH, Burger EH, Tuinzing DB. Recombinant human bone morphogenetic protein-7 in maxillary sinus floor elevation surgery in 3 patients compared to autogenous bone grafts. A clinical pilot study. J Clin Periodontol 2000;27:627–636.
58. Okubo Y, Bessho K, Fujimura K, Kusumoto K, Ogawa Y, Iizuka T. Expression of bone morphogenetic protein in the course of osteoinduction by recombinant human bone morphogenetic protein-2. Clin Oral Implants Res 2002;13;80–85.
59. Sigurdsson TJ, Lee MB, Kubota K, Turek TJ, Wozney JM, Wikesjo UM. Periodontal repair in dogs: Recombinant human bone morphogenetic protein-2 significantly enhances periodontal regeneration. J Periodontol 1995;66: 131–138.
60. Nagao H, Tachikawa N, Miki T, et al. Effect of recombinant human bone morphogenetic protein-2 on bone formation in alveolar ridge defects in dogs. J Oral Maxillofac Surg 2002; 31:66–72.
61. Kinoshita A, Oda S, Takahashi K, Yokota S, Ishikawa I. Periodontal regeneration by application of recombinant human bone morphogenetic protein-2 to horizontal circumferential defects created by experimental periodontitis in beagle dogs. J Periodontol 1997;68:103–109.
62. Matin K, Nakamura H, Irie K, Ozawa H, Ejiri S. Impact of recombinant human bone morphogenetic protein-2 on residual ridge resorption after tooth extraction: An experimental study in the rat. Int J Oral Maxillofac Implants 2001;16: 400–411.
63. Boyne PJ, Marx RE, Nevins M, et al. A feasibility study evaluating rhBMP-2/absorbable collagen sponge for maxillary sinus augmentation. Int J Periodontics Restorative Dent 1997;17:25.
64. Nevins M, Kirker-Head C, Nevins M, Wozney JA, Palmer R, Graham D. Bone formation in the goat maxillary sinus induced by absorbable collagen sponge implants impregnated with recombinant human bone morphogenetic protein-2. Int J Periodontics Restorative Dent 1996;16:8–19.
65. Wada K, Niimi A, Watanabe K, Sawai T, Ueda M. Maxillary sinus floor augmentation in rabbits: A comparative histologic-histomorphometric study between rhBMP-2 and autogenous bone. Int J Periodontics Restorative Dent 2001;21:252–263.
66. Cochran DL, Jones AA, Lilly LC, Fiorellini JP, Howell H. Evaluation of recombinant human bone morphogenetic protein-2 in oral applications including the use of endosseous implants: 3-year results of a pilot study in humans. J Periodontol 2000;71:1241–1257.
67. Bessho K, Carnes DL, Cavin R, Chen HY, Ong JL. BMP stimulation of bone response adjacent to titanium implants in vivo. Clin Oral Implants Res 1999; 10:212–218.
68. Sykaras N, Triplett RG, Nunn ME, Iacopino AM, Opperman LA. Effect of recombinant human bone morphogenetic protein-2 on bone regeneration and osseointegration of dental implants. Clin Oral Implants Res 2001;12:339–349.
69. Hanisch O, Tatakis DN, Rohrer MD, Wohrle PS, Wozney JM, Wikesjo UM. Bone formation and osseointegration stimulated by rhBMP-2 following subantral augmentation procedures in nonhuman primates. Int J Oral Maxillofac Implants 1997;12: 785–792.

70. Fiorellini JP, Buser D, Riley E, Howell TH. Effect on bone healing of bone morphogenetic protein placed in combination with endosseous implants: A pilot study in beagle dogs. Int J Periodontics Restorative Dent 2001;21:41–47.
71. Sigurdsson TJ, Fu E, Tatakis DN, Rohrer MD, Wikesjo UM. Bone morphogenetic protein-2 for peri-implant bone regeneration and osseointegration. Clin Oral Implants Res 1997;8: 367–374.
72. Cochran DL, Nummikoski PV, Jones AA, Makins SR, Turek TJ, Buser D. Radiographic analysis of regenerated bone around endosseous implants in the canine using recombinant human bone morphogenetic protein-2. Int J Oral Maxillofac Implants 1997;12: 739–748.
73. Sigurdsson TJ, Nguyen S, Wikesjo UM. Alveolar ridge augmentation with rhBMP-2 and bone-to-implant contact in induced bone. Int J Periodontics Restorative Dent 2001;21: 461–473.
74. Cochran DL, Schenk R, Buser D, Wozney JM, Jones AA. Recombinant human bone morphogenetic protein-2 stimulation of bone formation around endosseous dental implants. J Periodontol 1999;70: 139–150.
75. Rutherford RB, Wahle J, Tucker M, Rueger D, Charette M. Induction of reparative dentine formation in monkeys by recombinant human osteogenic protein-1. Arch Oral Biol 1993;38:571–576.
76. Cook SD, Rueger DC. Osteogenic protein-1. Biology and applications. Clin Orthop 1996; (324):29–38.
77. Ripamonti U, Reddi AH. Growth and morphogenetic factors in bone induction: Role of osteogenin and related bone morphogenetic proteins in craniofacial and periodontal bone repair. Crit Rev Oral Biol Med 1992;3:1–14.
78. Ripamonti U, Heliotis M, Ruger DC, Sampath TK. Induction of cementogenesis by recombinant human osteogenic protein-1 (hop-1/ bmp-7) in the baboon (Papio ursinus). Arch Oral Biol 1996;41: 121–126.
79. Ripamonti U, Crooks J, Petit JC, Rueger D. Periodontal tissue regeneration by combined applications of recombinant human osteogenic protein-1 and bone morphogenetic protein-2: A pilot study in Chacma baboons (Papio ursinus). Eur J Oral Sci 2001;109:241–248.
80. Giannobile WV, Ryan S, Shih MS, Su DL, Kaplan PL, Chan TC. Recombinant human osteogenic protein-1 (OP-1) stimulated periodontal wound healing in class III furcation defects. J Periodontol 1998;69: 129–137.
81. Groenveld HH, van den Bergh JP, Holzmann CM, ten Bruggenkate CM, Tuinzing DB, Burger EH. Histological observations of a bilateral maxillary sinus floor elevation 6 and 12 months after grafting with osteogenic protein-1 device. J Clin Periodontol 1999;26:841–846.
82. Terheyden H, Jepsen S, Moller B, Tucker MM, Rueger DC. Sinus floor augmentation with simultaneous placement of dental implants using a combination of deproteinized bone xenografts and recombinant human osteogenic protein-1. A histometric study in miniature pigs. Clin Oral Implants Res 1999;10: 510–521.
83. Rutherford RB, Sampath TK, Rueger DC, Taylor TD. Use of bovine osteogenic protein to promote rapid osseointegration of endosseous dental implants. Int J Oral Maxillofac Implants 1992;7:297–301.
84. Margolin MD, Cogan AG, Taylor M, et al. Maxillary sinus augmentation in the non-human primate: A comparative radiographic and histologic study between recombinant human osteogenic protein-1 and natural bone mineral. J Periodontol 1998;69: 911–919.
85. Terheyden H, Jepsen S, Rueger DR. Mandibular reconstruction in miniature pigs with prefabricated vascularized bone grafts using recombinant human osteogenic protein-1: A preliminary study. Int J Oral Maxillofac Surg 1999;28:461–463.
86. Terheyden H, Warnke P, Dunsche A, et al. Mandibular reconstruction with prefabricated vascularized bone grafts using recombinant human osteogenic protein-1: An experimental study in miniature pigs. Part II: Transplantation. Int J Oral Maxillofac Surg 2001;30:469–478.
87. Baum BJ, Kok M, Tran SD, Yamano S. The impact of gene therapy on dentistry: A revisiting after six years. J Am Dent Assoc 2002;133: 35–44.
88. Krebsbach PH, Gu K, Franceschi RT, Rutherford RB. Gene therapy-directed osteogenesis: BMP-7–transduced human fibroblasts form bone in vivo. Hum Gene Ther 2000;11: 1201–1210.
89. Oakes DA, Lieberman JR. Osteoinductive applications of regional gene therapy: Ex vivo gene transfer. Clin Orthop 2000;(379 suppl): S101–S112.
90. Alden TD, Beres EJ, Laurent JS, et al. The use of bone morphogenetic protein gene therapy in craniofacial bone repair. J Craniofac Surg 2000;11:24–30.

Register

A

α-Granula 258
α-Rezeptordimer 260
Abdruck 231
Abdruckpfosten 230
Abformung, intraoperative 230
Abstoßreaktion 81
Adaptation 81
Adhäsionsmoleküle 18
Adrenalinzusatz 155, 245
Algen, kalzifizierte 39
Allergien 183
Alkalibehandlung 70
AlloDerm 81, 87f., 217
Allotransplantat 21f., 28f., 81, 99, 181, 217
  gefriergetrocknetes 247
Alterungsprozess 3
Alveolarfortsatz 37, 97
  -defekte 37, 70
Alveolarkamm
  -augmentation 242
  -breite 108, 213
  -defekte 57, 257
  -erhaltung 98f., 114
  -höhe 213
  -knochen 97
  -schrumpfung 97
  -resorption 99
  -unterschnitte 220
Alveolarknochen 57, 63
  -breite 172
  -mangel 21
Amoxizillin 146, 224

Analgetika 146, 161, 231
Anästhesiedauer 245
Anästhetikum 184
Angiogenese 14f.
Antibiotika 160, 191, 223f.
  intravenöse 160, 184
Antigenität 28f., 60, 181
Antihistaminikum 191
Antrumbodenaugmentation 171
Apertura piriformis 241, 245
Apex 140
Apposition 180
Approximalpapille 229f.
Arteria
  buccalis 122
  carotis interna 244
  ethmoidalis anterior 178, 244
  ethmoidalis posterior 244
  labialis superior 178
  maxillaris 178
  ophthalmica 244
  palatina major 244
  sphenopalatina 178
Arthritis
  degenerative 152
  rheumatische 152
Articain 135
Ästhetik 97, 213, 216, 229
Atrisorb 76, 88
Atrophie 171
Attachment 70, 72f., 86, 182
Aufbaupfosten 230f.
Aufbewahrung 158

Register

Aufbewahrungslösung 158
Auflagerungsosteoplastik 224, 241
Augmentat 250
  -größe 190
Augmentation
  Bedarf 215, 223
  Materialien 189, 246, 249, 258
  Volumen 181
  Vorgang 189
Augmentin 191
Ausknospungen 14
Auszugsversuch 171
Autoimmunerkrankungen 47
Autoregulationsmechanismus 12
Avitene 140, 145, 159, 189

B

β-Rezeptordimer 260
β-Trikalziumphosphat (β-TCP) 38
Bakterien 74, 178, 184
Barrieremembran 18, 57, 84, 86, 98, 107, 110, 125, 145, 216, 221, 258, 260
  -materialien 57, 76, 87
  -techniken 57
Beckenkamm 23, 132, 181, 184, 228, 245
  anteriorer 23
  posteriorer 23, 181
  -transplantation 23
Beckenknochen 180
Behandlungsplanung 215
Behandlungszeit 173
Bestrahlung 47
Betadine 154
Bettruhe 160
Beweglichkeit 112
Biegsamkeit 11
Bindegewebe
  Einwachsen 18
  Heilung 260
  Transplantate 81, 112, 215
Bioaktivitätsindex 42
Biocoral 39
Bio-Gide 70, 88
Bioglas 42
Biogran 46
Biokompatibilität 59, 67, 68, 81
Bio-Oss 34, 267
BioMend 68, 88
BioMend Extend 88
Bioplant HTR Polymer 42
Biopsin 180
Biostite 72
Bisslagediskrepanzen 224

Bissregistrierung 230
Block, allogener 110, 221
Blocktransplantat 110, 121, 125, 131, 143, 221, 241
  Hebung 143
  Konturierung 143
  kortikospongiöses 221
Blut
  -bild 189
  -gefäße 6, 18, 42, 58
  -gerinnsel 14, 18, 57, 78, 97, 98, 151, 189
  -plättchen 14, 151, 189, 255, 258, 260
  -stillung 45
  -verlust 152
  -versorgung 3, 6, 98, 184, 191, 249
Blutdruck 189
Bluter 189
Blutung 145f., 154, 189
  Nachblutung 249
Bohrprozess 17, 180, 230
Bohrschablone 189, 230, 231
Bohrverfahren, traditionelles 219
Bone Morphogenetic Proteins (BMPs) 3, 8, 12, 15f., 18, 32, 181f., 253, 255, 261, 263, 268
Brückenglied 112
Bupivacain 135, 245
Bündelknochen 11
Bürstensaum 6

C

CAD/CAM-Technologie 215
Caldwell-Luc-Operation 171
Canalis mandibulae 124
Canalis incisivus 133, 213, 244
CapSet 47, 80, 87, 89
C-Graft 39
Cerasorb 38
Chemotaxis 65, 253, 260
Chemotherapie 47
Chlorhexidin 146, 249
  Mundspülung 191
Chromgut-Naht 160
Cingulumbereich 230
Clindamyzin 146, 224
CollaTape 67, 90, 145
Computertomografie 183, 215
Copolymer 74
Coralline 38

D

DBX 103
Deckprothese 243
  implantatgestützte 228
Defekte 64, 84
  Dehiszenz 216
  dreiwandige 108
  einwandige 110
  fünfwandige 101, 145
  Geometrie 47
  Größe 47
  im Oberkiefer 144
  im Unterkiefer 268
  Klasse-III-Kammdefekte 131
  mukogingivale 81
  ossäre 68
  osteogenes Potenzial 49
  parodontale 29, 57
  vierwandige 103
  Wände 47
  zweiwandige 110
Defekttyp 101
Deformation 133
Degradationsprozess 65f.
Dehiszenz 216
  -defekte 256
Dehnbarkeit 65
Demineralisation 29, 181
Demineralised Freeze Dried Bone Allograft (DFDBA) 99, 181
Design
  transgingivales 60
  schleimhautbedecktes 60
Desinfektionsmittel 224
Dexamethason 146, 224
Diabetes 47
Diamantfräse 186
Distraktionsosteogenese 224
DNA 115, 266
Drainageöffnung 176
Druckverband 128, 146, 160, 231
Dura mater 82
Durchleuchtung 183
Dyna-Graft II 103

E

Einfrieren 28
Eispackung 128, 146, 235
Elevation, subnasale 241
Emergenzprofil 213, 230
Emergenzwinkel 220
Empfänger
  -bett 15

Register

Empfänger
 -lager 14, 47, 121f.
Endothelzellen 257
Endozytose 15
Entlastungsschnitte 223
Entnahmestelle, intraorale 99
Epi-Guide 74, 88
Epithelwanderung 87
Ethidocain 245
Exostosen 23
Extraktionsalveole 37, 45, 68, 97, 256, 266f.

F
Faktoren, autokrine 12
Faktoren, parakrine 12
Farbbestimmung 230
Fasermatrix 74
Fenestration 216
Fernröntgenaufnahme 134
Fibrin 13, 151, 260
 -gerinnsel 15
 -netzwerk 15, 260
Fibroblasten 66, 260
Fibroblastic Growth Factor (FGF) 256
 Probleme 257
Fibronektin 66, 260
Fibulaköpfchen 152
Fixationsschrauben 110
Fluoride 11
Foramen mentale 143
Forschung 255, 258, 261, 266, 268
Foxterrier 257
Frakturkallus 15
Freeze Dried Bone Allograft (FDBA) 21, 29, 32, 99
Fremdkörper 250
Frios-Mikrosäge 144
Füllermaterial 133, 182
Funktionseinschränkungen 153
Furkationsdefekte 66, 68, 72, 78, 84, 257, 266f.
Furniertransplantat 121
Fußplatte 19

G
GBR-Maßnahme 106
Gefäß
 -netzwerk 15
 -region 145
 -system 16
 -versorgung 14, 189, 244
Geflechtbarrieren 78

Gefriertrocknung 28, 82
Gehstrecke 161
Gelenkfläche, Verletzung 152
Gelfoam 145, 189
Gen
 -technik 115
 -transfer 268
Gerüstfunktion 34
Gewebe
 -bett 14
  bestrahltes 47
 -banken 28, 81
 -integration 59, 67
 -invasion 84
 -kleber 258
 -kompatibilität 60
 -regeneration 57
  gesteuerte 57
 -separation 58
 -toleranz 68
 -veränderung 231
 -verlust 98
Gewinnung, intraorale 23
Gingiva 114, 230
 befestigte 139
 -fibroblasten 79
 keratinisierte 139
 -lappen 57
 Topografie 230
Gingivektomie 183
Gingivoplastik-Operation 231
Gips 47, 78
Glas
 -aluminiumoxid 99
 bioaktives 21, 33, 42, 99, 180
 -ionomere 99
Glukosaminoglykane 11
Gore-Tex 88, 216
Grafton 33, 103, 124
Grenzfläche 175
GTAM 88
Guidor 72

H
Hämatome 161
 Bildung 152
 Bluterguss 161
 Schwellung 161
Hämostase 189
Hard Tissue Replacement (HTR)
Hartgewebe 98
Hautdesinfektion 154, 245
Hautnähte 161

Hautnarben 133
Havers'sches System 6
Hebelarm, destruktiver 17
Heilung, sekundäre 192
Heilungsfähigkeit 47
Heilungsprozess 18, 215
Heilungsstörung 182
Heilungszeit 121, 132
Heparinsulfat 66
Heterodimere 255
Histokompatibilitätskomplex 81, 99
Histologie 267
HIV 28
Höhendifferenz 131
Hohlraum 58, 68
Homodimere 255, 258, 260
Hormone 7
Howship'sche Lakune 6
Hunde 264, 266
 Beagle 256
 -modell 264
 -studien 256, 263
Hydrolyse 76
Hydroxylapatit 3, 33, 38, 180f.
 koralines 99
 -kristalle 11
 -partikel 34
 synthetisches 99
Hygienefähigkeit 229
Hypertension, unkontrollierbare 189

I
Immunantwort 68
Immunglobuline 178
Implantat 57, 229, 249, 256
 Ausdrehmoment 264
 Bohrung 180, 190, 245
 -Bohrschablone 228
 -design 17
 durchmesserreduziertes 17
 endostales 175
 Freilegung 231
 -insertion 114, 146, 171, 191, 215, 229, 241, 249
 Langzeiterfolg 264
 -material 17
 -oberfläche 171
  Makrotopografie 17
  Mikrotopografie 17
 Platzierung 231
 Primärstabilität 249
 -restauration 213
 Sofortbelastung 224

Register

Implantat
  Stabilisierung 249
  -stollen 190
  -sterilität 17
  -verlust 8, 192
In-vivo-Studien 257
Indexabdruck 230
Indikation, orthopädische 266
Infektion 86, 101, 107, 146, 182, 224, 243
  Kontrolle 45
  Risiko 146, 249
Infiltrationsanästhesie 245
Infrakturierung 186
Inkorporation 132
Inlay-Transplantat 215, 241
Insulin 256
Insulin-Like Growth Factor (IGF) 255f., 258
Interaktionen, hormonell metabolische 8
Interdentalpapille 98
Interdentalseptum 98
Interimsersatz 47
Interpore 200 35, 38
Interzellulärsubstanz 6
Invagination 86
Invasion 58
Inzisalkante 215
Inzision 135, 245
Isolation 58

J

Jakob-Creutzfeldt-Erkrankung 82
J-Block 108

K

Kallus, fibrokartilaginöser 19
Kalzium
  -fluorid 3
  -karbonat 3, 38f.
  -niveau 7
  -phosphat 3, 99, 182
  -stoffwechsel 3
  -sulfat 47, 78, 99
  -transport 6
Kambiumschicht 11
Kammaugmentation 183
Kammresorption 181
Kammspreizung 218
Kaninchen 257
  -schädel 255
Kapillarknospe 14
Karbonate 11
Kaskade 253

Kieferhöhle 171, 175, 177f., 213, 249
  Erkrankung 183
  Physiologie 178
Kieferhöhlenboden 186
  Augmentation 171
Kieferhöhlenwand 190
Kieferkamm 98, 114
  -aufdehnung 220
  -augmentation 34, 70, 98, 215
  -breite 171, 249
  -defekte 215
  -erhaltungsimplantat 45
  Expansion 218
  Inzision 249
  Relation, interokklusale 216
  Spreizung 215
  -verbreiterung 131, 221
  zahnloser 215
Kieferkortikalis 16
Kinn 131, 140
  -knochen 180
  Nervausfälle 133
  -pflaster 146
  -ptose 133, 136
  Sensibilität 133
  Transplantat 132, 180
Knochen
  -anbaurate 45
  -aufbaumaßnahmen 112
  -aufbaumaterialien 99f., 140, 145
  -aufbausituation 52
  -augmentation 68, 97, 231, 245
    Materialien 14, 21 180, 268
    Vermeidung 97
  -auffüllung 256
  autologer 21ff., 180f., 217
  -apposition 5, 267
  -belastung 6, 12
  bestrahlter spongiöser 33
  -bildung 6, 15, 178, 267
  -block
    autologer 223
    monokortikaler 134
  -brüchigkeit 8
  -deckel 156, 186
  demineralisierter gefriergetrockneter 21, 28
  -dichte 19, 219, 264
  -dicke 229
  -einheilung 57, 146
  -entnahme 151, 160f., 172, 181f.
  Ermüdungsbrüche 9
  -ersatzmaterial 39, 99, 158, 180
  -fenster 186

Knochen
  -festigkeit 11
  -formation 14, 266
  Geflechtknochen 11
  gefriergetrockneter 217
  -gesundheit 213
  -gewebe
    kortikales 9
    spongiöses 9
  -gewinnung 121, 131
  Gleichgewicht 4
  -hebung 121
  Heilung 8, 13, 178, 253, 258
  Heilungskapazität 9
  -höhe 241, 246
  -höhle 159, 191
  Integrität 8
  Kalzifizierung 13
  -kern 140
  -kompakta 9
  -kompression 13
  Konsolidierung 112
  kortikaler 9
  -lager 241
  lamellärer 11, 97, 213
  laminarer 81
  -mark 9, 174
    -stammzellen 14
  -masse 3, 8f.
  -material, autogenes 99
  -matrix 4, 255, 261
    organische 6
    -material, bovines anorganisches 34
  Mikrostruktur 11
  -mineral 180
  -modelling 12
  -morphogene 253
  -mühle 15, 189
  -neubildung 8, 258
  Phase 1 11, 15f.
  Phase 2 11, 16
  Qualität 220
    Verbesserung 171
  -regeneration 12, 21, 68, 215, 253, 255, 257, 260
    gesteuerte 57, 216, 255
  -remodellierungsprozess 3, 7
  -remodelling 4, 8, 12
  -resorption 6, 12, 97, 260
  -schädigung 98
  spongiöser 9, 151, 158, 172, 182
  -steifigkeit, biomechanische 8
  -stoffwechsel 4, 7
  -status 9

276

Register

Knochen
 -struktur 3f., 8f.
 trabekulärer 9, 145, 213
 -transplantat 14, 16, 19, 78, 180, 268
 -transplantat
  autologes 14
  kortikales 121
 Perfusion 15
 -transplantation 9, 13, 19, 145, 171, 173, 178
 -typ 11
 -überalterung 9
 -umbau 7, 16, 261
  Gleichgewicht 8
  Abnormalitäten 8
 -verlust 21, 133, 218, 224
  Schneidezähne 136
 -volumen 19, 180f.
 -wachs 143, 189, 223
 -wachstum 5, 178, 221, 256, 265
 -zellen 4, 158, 257
 zusammengesetzter 11
Knorpel 257, 263
Koagulopathie 189
Kochsalzlösung 158
Kofferdamgummi 59, 63
Kollagen 11, 42, 45, 65, 145, 217
 -aktivität 87
 -fasern 11
 -matrix 260, 267
 -membran 23, 65, 87, 186
 -abbau 65
 resorbierbares 145
 -schwamm 253, 264
  -implantat 183
 Typ I 99
Kombinationsbehandlung 267
Komplikationen 86, 152, 161, 173, 191, 235, 249
Kompressionsbelastungen 11
Kondensationsinstrumente 15
Konkavitäten, faziale 213
Kontaktinhibition 60
Kontamination 70, 86, 243
 virale 29, 70
Kontraindikation 21, 152, 184
Konturierung 143
Koralle 38f.
Kortikalis
 faziale 144
 linguale 145
Kosten 65
Krankheiten, hämostatische 189
Kristallinität 34

Krone
 abgetrennte 112
 implantatgestützte 230
 provisorische 230
 überkonturierte 229
 unterkonturierte 229
Kronen-Implantat-Verhältnis 215

L

Laborimplantat 230
Lagerknochen 47, 182
Laktidcopolymer-Membran 86
Lambone 81, 89
Langzeiterfolg 18
Lappen 112, 139, 223
 -design 135
Lebenszeitraum 12
Le-Fort-I-Osteotomie 224, 228
Leichenhaut 81
Leichenknochen 182
Leitschienenfunktion 47, 58, 99, 180, 217, 221
Leitungsanästhesie 245
Lidocain 155, 245
Lift, nasaler 243
Linea obliqua externa 121
Lining-Cells 7
Lokalanästhesie 135, 151, 156, 184
Lösung, hypotone 159
Luftwege
 Obstruktion 145
 Verlegung 140
Lupus 47
Lüer'sche Zange 144
Lyodura 82, 89

M

Macrophage-Derived Angiogenesis Factor (MDAF) 14
Macrophage-Derived Growth Factor (MDGF) 14
Magnesiumfluorid 3
Makrophagen 14, 255
Markzellen, osteokompetente 132
Matrix
 -fasern 11
 -synthese 253
Material
 allogenes 145
 alloplastisches 21f., 33, 145, 159, 180, 182, 217, 245
 biotechnologisch hergestelltes 33

Material
 -freilegung 65
 osteokonduktives 22
 partikuliertes 221
 -porosität 34
 Wirkungsmechanismus 47
 synthetisches 37
Matrixsynthese 257
Maxilla
 anterior 213
 posterior 171
 rekonstruierte 228
Medikamente 128, 161, 223, 231
Meißel 144
Membran 81, 110, 125, 217, 258
 -abdichtung 87
 -barriere 146, 258, 260
 -entfernung 224
 -exposition 87, 146, 224, 231
 -freilegung 86
 -kollaps 65
 -materialien, resorbierbare 65
 -perforation 186
 Pinbefestigung 146
 protektive 182
 PRP 84, 145
 Schneider'sche 176, 186, 245
 -signalprotein 8
 synthetische 75
 -techniken 67
 -typ 87
Mentalis
 -muskel 136, 146
 -nerven 133
Mesh-Barrieren 78
Metaphyse
 Totraum 159
Methode, vestibuläre 136
Migration 74, 78, 257, 260
 Fähigkeit 79
Mittel, hämostatisches 159, 258
Mikrobiologie 86
Mikromobilität 18
Mikroorganismen 86
Mineralisationskerne 11
Mineralisierung 6
Mitogenese 14, 260
Mitose 253
Mitoserate 260
Molt-Kürette 156
Morbidität 23, 65, 81, 131f., 152, 221
Morphogenese 253, 261
Mukosalappen 223
Mundhygiene 161, 235

277

Register

Mund-Kieferhöhlen-Verbindung 192
Musculus
  latissimus dorsi 267
  mentalis 136
  tensor fasciae latae 152
  tibialis 152

N

Nachsorgetermin 224
Nährstoffe 158
Naht
  interdentale 231
  Maßnahmen 112
  -material 139
  -verfahren
    zweischichtiges 136
  -versorgung 98
N-Methyl-2-Pyrolydon 76
Narben
  -bildung 114
  -gewebe 47, 223, 258
Narkose 184
Nase
  Atmung 246
  Blutversorgung 244
  Gefäßversorgung 243f.
  Haupthöhle 249
  Mukosa 241
  Operationsfeld 244
Nasenboden 215, 241
  -anhebung 241
  -augmentation 241, 245
  Flora, bakterielle 243
Nasengang 249
Nasenhaupthöhle 213
Nasenmuschel 246
Nasentropfen 191
Nebenhöhlenprobleme 183
Nebenwirkungen 264
Nervus
  alveolaris inferior 123
  mentalis 136
Nicht-Kollagen-Protein 3
Nikotin 183

O

Oberkiefer
  anteriorer 97, 131, 213, 231
  atrophierter 228, 258
  Blutversorgung 178
  -mobilisation 228
  Ostium 176

Oberkiefer
  posteriorer 171
  Rekonstruktion 228
Onlay-Transplantat 125, 215
Operation, parodontal plastische 231
OrthoBlast 103, 124
Osseointegration 13, 16, 99, 213, 256, 258, 264
  Beschleunigung 253
  biologischer Prozess 18
  Oberfläche 17
  Verbesserung 253
  Verlust 9
  von Zahnimplantaten 17
OsseoQuest 75, 89
Ossifikation 18, 261, 263
Ossix 68, 89
Osteoblasten 4, 6, 11, 257, 260
  endostale 15
  Migration 18
Osteofil 33
OsteoGen 37
Osteogenese 6, 21, 99, 178, 224
Osteogenic Protein I 114, 263
OsteoGraf/N 35
Osteoid 15, 19, 178
  -inseln 15
Osteoinduktion 21f., 99, 178, 181, 263
Osteoinduktivität 32
Osteoklasten 4, 6, 11
Osteokonduktion 15f., 18, 21f., 33, 99, 182
Osteoporose 8, 258
Osteoprognitorzellen 11, 98, 256, 261
  Bildung 260
Osteopromotionsverfahren 57
Osteotomie 218f.
  ovale 186
  trapezförmige 186
  u-förmige 186
Osteozyten 4, 6
Östrogenspiegel 8

P

Palatinalgefäß 178
Papillen 215
  Abstumpfung 139
  -kontur 98
  -regeneration 230
Parathormon 6, 256
Parodontalerkrankungen 184, 224
Parodontalligament 45, 57, 257
Parodontalregeneration 182
Paroguide 68

Partikelgröße 29
Pavian 266
PegGen 36f., 72, 99, 103
Peptid 36
Perforation 145, 186, 241, 243
Periimplantitisdefekt 266
PerioGlas 45
Periost 4, 9, 11, 110, 156, 160, 177, 241
Periotom 98
Phase
  inflammatorische 18
  osseophyllische 18
  osteoadaptive Phase 19
Phase-1-Knochen 11, 15f.
Phase-2-Knochen 11, 16
Phase-I-Operation 230
Phase-II-Operation 230
pH-Gleichgewicht 7
pH-Wert 8, 34
Pinfixationssysteme 59, 217
Planung, rückwärtsgerichtete 231
Plaquekontrolle 146
Platelet Derived Growth Factor (PDGF) 6, 14f., 151, 255ff., 260
Platelet-Rich-Plasma (PRP) 15f., 99, 158f., 221, 245, 257f., 260
Platzhalter
  -funktion 60, 63, 67, 74
  -wirkung 59
Polyglactin 78
Polyglykolsäure 72, 74
Polymere, synthetische 21
Polymilchsäure 72, 74
Polysaccharide 11
Polytetrafluorethylen (e-PTFE) 23, 59f., 63, 69, 182, 221, 256
  -barriere 29
Pontic 215
Porphyromonas gingivalis 86
Praxisbedingungen 245
Primärstabilität 216
Primatenstudie 266
Probeaufstellung 215
Progenitorzellen 57f.
Prolene 160
Proliferation 256f., 260
  zelluläre 18
Protein
  knocheninduziertes 115
  nicht-kollagenes 11
  osseoinduktives 181
  rekombinantes 261
Proteoglykane 11
Prothese, provisorische 112

Provisorium, herausnehmbares 224
PRP-Gel 85
Pseudarthrose 255
Puros 29

Q
Quasimembran 84

R
Ramus mandibulae 23, 121, 180
Ramus-Osteotomie 122
Rand, bukkogingivaler 229
Ratten 257, 263
Rauchen 74, 183, 191
Recessus 188
Regeneration 60, 114
  parodontale 45, 74, 78
Regentex GBR-200 63, 89
Reguarde 72, 89
Rehydrierung 221
Reosseointegration 266
Resolut 74f., 86, 89
  Adapt 88
  XT 89
Resorption 23, 72, 76, 131
  Rate 34, 221
  Zeit 34
Restauration 229, 231
  implantatgetragene 215
  prothetische 174
  provisorische 112, 230
Restknochen 172
Revaskularisation 14, 125, 132, 223
Reverse-Phase-Trägermedium 106
Rezeptoren, spezifische 253
Rezession 81, 231
  gingivale 139
Rezessionsdefekte 74
Rhinitis 183, 250
Rinderknochen 182
Rinderkollagen 189
Rinderthrombin 85
Rückstellkraft 81

S
Säge 122, 144
Salbe, antibakterielle 160
Sauerstoffgradient 14
Saumepithel 249
Schablone 68, 140
Schlingennähte 110

Schmerz
  -kontrolle 128, 147, 161
  -linderung 235
  postoperativer 146
Schneider'sche Membran 176, 186, 245
Schnittführung 114, 135, 139, 154, 190, 223, 231
Schrauben 125, 223, 247
  -fixierung 110
  Titanlegierung 145
  Verbindung 230
  Zugangsloch 229
Schweine 266
Schwellung 147, 161, 235
  postoperative 128
  Reduktion 128, 235
Sedierung, intravenöse 151
Septen 176, 183, 186, 188
Septum 247
  -plastiken 250
Sinus lift 183, 243
Sinus maxillaris 171
  Bildung 176
  Pneumatisation 171
Sinusbodenaugmentation 36f., 131, 171, 174, 183, 264, 267
  Risiken 173
Sinusitis 183, 250
Sinuspneumatisation 181
Skelett 8, 12
Sklerodermie 47
Sofortimplantation 47
Sondierungstiefe 68, 74
Spender 99, 145
  -gebiet 23, 132, 135, 159, 180, 245
  Traumatisierung 146
  -knochenmenge 134, 223
  -material 29
Spitzenmineraldichte 3
Spongiosa 131f.
Stabilität 18, 110, 145, 216, 228
Stammzellen 15f., 132, 264
  mesenchymale 8, 99
  Proliferation 260
  Transplantation 114
  zirkulierende 15
Stanztechnik 114
Steri-Strips 160
Stoffwechselerkrankungen 151f.
Streptococcus mutans 86
Studie 267
  experimentelle 264
  human klinische 263
  tierexperimentelle 257, 267

Surgicel 84, 140, 145, 159, 189
Symphyse 121, 221

T
Tamponade 189
Taschenbildung 78
Teilprothese, provisorische 249
Testpatient 267
Tetrazyklin 32, 218
Thromboplastinzeit 189
Thrombozyten 15
Tibia 23, 151f., 181, 245, 255
  anatomische Orientierungspunkte 152
  -kondyle 152
  -plateau 23, 151, 180
  -transplantat 152
Tiefenwachstum
  apikales 72
  epitheliales 72, 78
Tierversuchsstudien 183
Tissue Guide 72
Titan
  -folien 59
  -gitter 224
  -membranen 64
Titanschraubenimplantat 249
Titanium 89
Trabekel 174
Tractus iliotibialis 152
Trägersysteme 257, 261
Transforming Growth Factor (TGF) 6, 151, 255, 257f., 261
Transplantat 131
  Aufbewahrung 158
  autologes 255
  -dicke 144
  -empfängerlager 114
  enchondrales 132
  -größe 221
  -fraktur 182
  -herstellungsmethoden 33
  Infektion 191
  -integration 147
  kortikal membranös 132
  -material 181
  -mischung 47
  partikuläres 217
  Stabilisierung 146
  vaskularisiertes 268
  -verdichter 258
  -volumen 221
Transplantationserfolg 146
Trauma 261

Register

Trepanbohrer 140
Trepanfräse 140
Trikalziumphosphat 21, 37, 99, 180
Tuber maxillae 23, 180
Tuberkulum Gerdy 152
Tuberositas tibiae 152
Tumor 184

U

Underwood-Septen 188
Unterkiefer 125, 134, 268
  -knochentransplantation 23, 121
  Rekonstruktion 268
  -restgebiss 242
  Symphyse 23, 131, 180, 245
Unterschenkelknochen 152
Unterschnittregion 245
Urist 262

V

Vascular Edothelial Growth Factor (VEGF) 258
Vaskularisierung 17, 132, 147
  Netzwerk, vaskuläres 14, 16, 18, 132, 189
Vektor, adenoviraler 268
Verband, biologischer 81
Verhaltensinstruktion, postoperative 160
Verletzung 123, 152, 154
Versorgung, prothetische 112
Vicryl 160
  -faser 87
  Periodontal Mesh 89
Vitalität 132
Vitronektin-Zelladhäsionsmoleküle 260
Volkmann'sche Kanäle 6
Vollnarkose 151, 152
Vollprothese 249

Volumen
  -streckung 246
  -verlust 132

W

Wachstumsfaktoren 6, 13, 15, 85, 114, 146, 181, 183, 253, 255ff., 261
Wangenfettpfropf 122
Weichgewebe 45, 107, 112, 114, 178, 224, 230
  -ästhetisches Resultat 213
  Augmentation 231
  -kontur 230
  -lappen 110
  -transplantation 213
Weichteil
  -ästhetik 231
  -augmentation 215
  -bedeckung 224
  chirurgische Maßnahmen 230
  -dehiszenz 112, 224
  -heilung 230
  -lager 47
  -lappen 114, 245
  -verschluss 47, 184
Wirbelkörperfusionsoperation 253
Wunddeckung 57
Wunddehiszenz 125
Wunde 159
  Heilung 12, 60, 191, 256
  Spannung 224
  Stabilisator 258
Wundverschluss 107, 110, 112, 223, 249
Wurzel
  -bedeckung 81
  -glättung 60, 68
  -oberfläche 57
  -spitzen 133f.
    -resektion 70ff.

X

Xenotransplantate 21, 33, 99, 217

Z

Zahnbewegung, kieferorthopädische 12
Zahnextraktion 72, 97
  atraumatische 98
Zahnfleischrandschnitt 135
Zahnimplantat, Oberfläche 17
Zahntechniker 230
Zellen 58, 261
  Aktivität 158
  Migration 256
  pluripotente 115f.
  regenerative 57
  remodellierende 6
  osteokompetente 15, 151
  transduzierte 268
  Vitalität 158
Zellkulturmedium 158
Zellokklusivität 59, 67
Zellproliferation 253
Zellulose
  -filter 59
  -geflecht 84
  oxidierte 84
Zement 60, 78, 99
Zementogenese 266
Zirkel 143
Zugangsschnittführung 121
Zugfestigkeit 11, 65
Zystektomie 72
Zysten 184
Zytokine 18, 260
Zytoplasmafortsätze 6